核医学病例点评 200 例

Nuclear Medicine Case Review

（第 2 版）

注　意

医学在不断进步。虽然标准安全措施必须遵守，但是由于新的研究和临床实践在不断拓展我们的知识，在治疗和用药方面做出某些改变也许是必需或适宜的。建议读者核对本书所提供的每种药品的生产厂商的最新产品信息，确认药物的推荐剂量，服用方法、时间及相关禁忌证。确定诊断、决定患者的最佳服药剂量和最佳治疗方法以及采取适当的安全措施是经治医师的责任，这有赖于他（她）们的个人经验和对每一位患者的了解。在法律允许的范围内，出版商和编著者对于因与本书所包含的资料相关而引起的任何个人损伤或财产损失，均不承担任何责任。

出版者

临床影像病例点评系列
Case Review Series

核医学病例点评200例
Nuclear Medicine Case Review

（第2版）

原　著 Harvey A. Ziessman
Patrice Rehm

主　译：杨吉刚　李春林　袁磊磊
副主译：邹兰芳　张　楠　阚　英

北京大学医学出版社

图书在版编目（CIP）数据

核医学病例点评200例：第2版 /（美）齐斯曼（Ziessman，A. Z.），（美）雷姆（Rehm，P.）原著；杨吉刚，李春林，袁磊磊译 . —北京：北京大学医学出版社，2012. 11

（病例分析系列）

书名原文：Nuclear Medicine：Case Review

ISBN 978-7-5659-0434-9

Ⅰ . ①核… Ⅱ . ①齐… ②雷… ③杨… ④李… ⑤袁… Ⅲ . ①核医学－病案－分析 Ⅳ . ① R81

中国版本图书馆CIP数据核字（2012）第192960号

北京市版权局著作权合同登记号：图字：01-2012-5593

原著书名Nuclear Medicine：Case Review，Second Edition
原作者Harvey A. Ziessman，Patrice Rehm
ISBN-13：978-0-323-05308-2
ISBN-10：0-323-05308-4

Elsevier (Singapore) Pte Ltd.
3 Killiney Road, #08-01 Winsland House I, Singapore 239519
Tel: (65) 6349-0200, Fax: (65) 6733-1817
First Published 2012
2012年初版

核医学病例点评200例（第2版）

主　　译：杨吉刚　李春林　袁磊磊
出版发行：北京大学医学出版社（电话：010-82802230）
地　　址：（100191）北京市海淀区学院路38号　北京大学医学部院内
网　　址：http://www.pumpress.com.cn
E-mail：booksale@bjmu.edu.cn
印　　刷：北京佳信达欣艺术印刷有限公司
经　　销：新华书店
责任编辑：安　林　**责任校对**：金彤文　**责任印制**：苗　旺
开　　本：889mm × 1194mm　1/16　**印张**：27　**字数**：670千字
版　　次：2012年11月第1版　2012年11月第1次印刷
书　　号：ISBN 978-7-5659-0434-9
定　　价：125.00元

序

当拜读《核医学病例点评200例》的译著后，感到一种清新和简单，不长的点评，精炼的注解，如画龙点睛，恰到好处，给人以启发与思索。全书精选了200例颇有价值的病例，涵盖了常见及部分不常见的SPECT和PET相关病例，结合不同显像剂的表现形式，融入CT的精确解剖结果，不仅诊断明确、定位清晰，而且在病程、分期、病理反应及疗效和预后等方面均显示出核医学分子影像的独到作用及关键价值。

核医学分子影像作为当今医学影像学发展的方向，以分子生物学为基础，借助现代医学影像技术，真正实现在活体上、用无创伤可视化技术，从细胞及分子水平动态定量观测功能蛋白（受体、酶）和功能基因表达及产生作用的实时成像；其优势是动态、客观地定量描述启动疾病发生的分子作用、促进疾病发展的基因表达、反映疾病预后的蛋白变化、评估治疗效果的动态反应、设计研发新药的靶点定位与机制研究等。然而，如何将此优势真正转化为临床应用，并为临床医生广泛接受直接用于解决实际问题，是核医学医师的重要职责与巨大挑战。杨吉刚、李春林和袁磊磊等专家翻译本书，正是用自己的行动帮助核医学医生全面理解核医学分子影像的临床应用及其关键作用，帮助核医学医生用较为简明的方式与临床医生沟通与解释，推动核医学分子影像在临床的广泛应用。

本译著既忠实原作，又不失中国读者的理解习惯，尤其是书中的部分内容有一定的前瞻性，让我们理解到分子影像不仅仅有PET进展，SPECT/CT同样值得关注，其在受体显像和感染显像中的作用不可小视。

衷心希望借助本书的出版，有效推广核医学影像的规范应用，使核医学影像检查真正进入临床常规检查的范畴中。

中华核医学会主委　黄钢

2012年10月于上海

译者前言

十分感谢关注本译著或者说关注核医学的读者。

Nuclear Medicine：*Case Review Series* 是美国著名核医学专家主编的一本参考书，该书主要面向核医学专业的医生和技术员。由于该书内容丰富（涵盖了临床核医学所有的诊断和治疗项目），而且编写格式新颖（所有病例都是以“图像——问题——分析”的方式呈现给读者），因此我们几位译者将此书翻译成中文。

Nuclear Medicine：*Case Review Series*（《核医学病例点评 200 例》）一书不仅包括核医学最常用检查项目的病例（如全身骨显像、心肌显像、肺灌注显像等），也包括一些少见检查项目的病例（如全身 MIBG 显像、^{111}In 白细胞和 ^{67}Ga 炎症显像、心血池显像等）；不仅包括单光子显像也包括正电子显像；不仅包括核医学诊断也包括核医学治疗；不仅包括核医学诊断和治疗的病例也包括核医学技术方面的病例。最为难得的是该书还包括了一些辐射防护、辐射安全的病例。我认为该书适用于开展 SPECT、PET/CT 和核素治疗科室的医生、技术员和辐射防护管理人员；也适用于影像医学与核医学的研究生和住院医师。

翻译这本书的过程，我正好在费城儿童医院核医学科师从庄红民教授做访问学者，我更加深刻的体会到了中美临床核医学之间的差距。主要有：①国外常规应用的核素远多于国内，我列举几个国外使用而国内不使用的核素，如 ^{123}I（碘）、^{111}In（铟）、^{67}Ga（镓）、^{133}Xe（氙）、^{68}Ga（镓）；②国外的放射性药物远多于国内，如用于神经母细胞瘤诊断和治疗的 MIBG、用于白细胞显像的 HMPAO；③国外开展的核医学检查项目远多于国内，如 ^{67}Ga 炎症显像、^{111}In 标记白细胞显像、^{99m}Tc-HMPAO 标记白细胞显像、^{111}In DTPA 脑脊液显像、肝胆显像诊断胆漏、急性胆囊炎和胆囊排空功能等。有些项目不是核医学主要检查项目，但这些项目都体现着核医学的精髓——“示踪”技术，充分发挥着核医学“示踪”技术的特点和优势解决临床实际问题。除了这些“硬件”方面的差距，更重要的是认识上、知识上的差距。希望通过阅读此书能开阔大家思路，让临床医师了解核医学，让核医学医师了解临床，更重要的是让核医学医师要了解核医学——提高对于核医学“精髓”的理解和认识。

在翻译这本著作过程中，我们体会到“翻译”之难。希望此书能起到一个“桥梁”的作用，引导有兴趣的读者去读原版的核医学著作，这对于核医学工作者来说非常重要。

翻译国外原版书是我们几位译者第一次尝试，由于经验不足，翻译中难免会有不妥之处，敬请各位读者批评指正和谅解。希望此书能让读者有所收获。

杨吉刚

首都医科大学附属北京友谊医院核医学科

丛书前言

过去十年，核医学是放射科所有专业中进展最明显的学科。PET/CT 扫描仪的出现对肿瘤专业医生的帮助非常大，PET/CT 能帮助选择谁接受治疗、治疗如何影响患者预后、是否继续当前治疗、局部是否有肿瘤残余或复发。作为一个头颈部放射学家，我在临床上经常遇到 PET/CT 的病例并认识到 PET/CT 检查中 FDG PET 的价值。心脏显像、甲状旁腺腺瘤 MIBI 显像和分子影像方面取得的巨大进步也对医学产生了巨大的影响。

Ziessman、Rehm、Bartel 和 Brown 编写的第二版《核医学病例点评》是在第一版成功发行的基础上出版的。这本书为读者提供了核医学最新技术进展，并提供了 200 个病例的针对性问题和讨论。该书不仅有核物理和辐射安全的病例，还有大量的临床病例，这使这本书为核医学住院医师和主治医师提供很多有价值的信息。病例分析丛书仍是通过好图像、尖锐问题、简短答案、充分讨论来学习核医学相关知识，这是学习核医学知识的最好途径之一，特别是交叉参考文献能为读者提供更多有指导意义的资料。

恭喜 Ziessman、Rehm、Bartel 和 Brown 编写的第二版《核医学病例点评》取得又一次成功。

David M. Yousem, MD, MBA

原著前言

核医学病例点评（第 2 版）是第 1 版成功发行基础上的再版，该版的重点是 2002 年第 1 版发行以来的一些新技术和新方法。新版更新了第 1 版的大量病例以反映这些正应用的新技术、新方法。第 2 版有两位副主编，来自 Arkansas 大学的 Twyla Bartel 和 Tracy Brown 博士，他们为第 2 版提供了很好的病例。从众多好的病例中选出 200 个病例是很有挑战性的一项工作，我们最终选出了最好的 200 个病例。第 2 版中大多是新病例，特别是 PET/CT、SPECT/CT 和辐射安全方面的病例。第 1 版发行时，^{18}F-FDG PET 经过多年的研究和发展刚作为一种检查方法进入临床，主要用于肿瘤显像。FDG PET 是一个非常大的进步，改变了肿瘤和核医学显像的临床应用。后来随着市场上出现融合 PET/CT，PET/CT 的临床应用迅速增加，且变成一种常规检查方法。多种肿瘤行 PET/CT 属于医疗保险的范围，且神经系统和心血管系统疾病行 PET/CT 也渐渐进入医疗保险范围。由于图像质量非常好，许多医院行 ^{82}Ru（铷 -82）PET 负荷心肌显像。发生器即可得到 ^{82}Ru，因此不需要现场加速器。^{18}F-FDG 和 ^{82}Ru-PET 显像判断心肌活性的临床应用越来越多。脑 PET/CT 的临床应用也在逐渐增加，预计将来的临床应用会越来越多，特别是在 Alzheimer 病、癫痫、帕金森病。PET/CT 的临床应用越来越广，促进了单光子显像 SPECT/CT 的出现（如生长抑素受体显像、^{123}I-MIBG 显像、甲状旁腺显像、感染显像）。近年 SPECT/CT 的临床应用增长速度与前几年 PET/CT 的增长速度相似。PET/CT 和 SPECT/CT 两种同机融合技术将引领我们进入分子显像时代。辐射安全，是一长期的话题，但第 1 版中并没有强调，第 2 版中我们增加了很多病例。第 1 版的病例如出现在第 2 版，说明其临床的重要性。但我们更新了这些病例以反映目前的临床应用情况。

Harvey A. Ziessman, MD
Patrice Rehm, MD

基础篇

目　录

提高篇

目　录

挑战篇

目　录

基础篇

病例 1

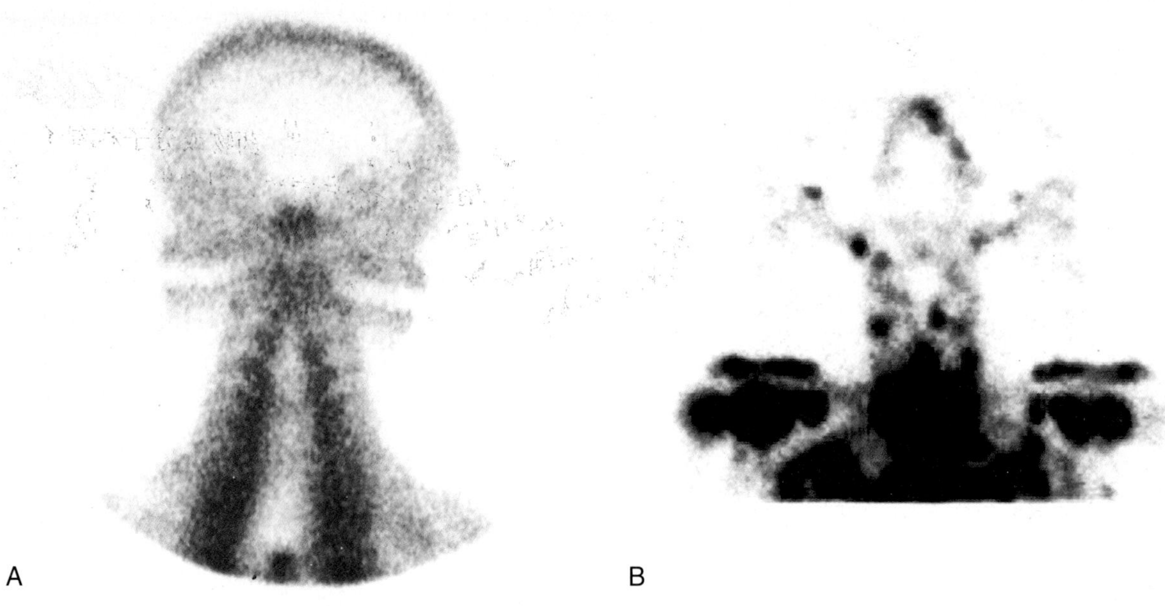

1．这两项检查使用的是哪种放射性药物？
2．请描述该显像表现，并解释出现此征象的原因。
3．指出这些图像使人想起哪位虚构的罗马神。
4．放射性同位素（radioisotope）、放射性核素（radionuclide）、放射性核苷酸（radionucleotide）、放射性、放射性示踪剂的不同之处？

病例 1

骨骼系统：Janus（杰纳斯）– 罗马双面神

1. 骨扫描时常用放射性药物是二磷酸盐，如[^{99m}Tc] 锝^{99m}标记亚甲基二磷酸盐。
2. 两患者图像均可见头颅转向相反方向。A 图，显像时患者自己移动了头，并不是技术员让患者移动引起。B 图，头颅右侧位和左侧位图像融合在一起。
3. Janus（杰纳斯，两面神）。
4. 这些术语经常被滥用或混淆，请参考下面点评中的相关讨论。

参考文献

Burr E (trans): Chapter J. In: *The Chiron Dictionary of Greek & Roman Mythology*. New York: Chiron, 1994.
Cherry SR, Sorenson JA, Phelps ME: *Physics in Nuclear Medicine*, 3rd ed. Philadelphia: WB Saunders, 2003.

相关参考文献

Nuclear Medicine: THE REQUISITES, 3rd ed, pp 5, 113-158.

点　评

Janus 是掌管开始和未来的罗马双面神，是门和通道的神，名字由“January”和“janitor”而得，他有两副面孔凝视着相反的方向。回顾核医学短暂的历史，该领域有很多重大进展——如检查设备和放射性药物及其临床应用的进展。FDG-PET 就是近年核医学进展的一个例子，FDG 改变了核医学在肿瘤学的临床应用。就像 Janus，我们不仅要回头看过去，还必须展望前方众多的机遇。

核苷酸是 DNA 和 RNA 的基本构成成分，即核糖和脱氧核糖构成嘌呤或嘧啶碱基和磷酸基团。不同类型的原子结构称为元素，不同种类的原子核称为核素。放射性核素是不稳定放射性元素。放射性活性指不稳定原子核的自发辐射。具有相同质子数的核素称为同位素（如 ^{131}I、^{123}I)。元素按原子序数（Z）分类，然而核素按照质量数（A）和原子序数（Z）分类。放射性核素指所有具有放射性的元素，不管是自然存在的还是人工合成的。锝（Tc）是第一个人造放射性核素。放射性核素与化学药品、药物或分子相结合称为放射性药物，用于研究疾病的生理和生化过程（如 ^{99m}Tc 标记的亚甲基二磷酸盐）。放射性药物常被称为放射性示踪剂，是因为只使用微量药物观察生理过程（如骨代谢），而并无药物的效果。

病例 2

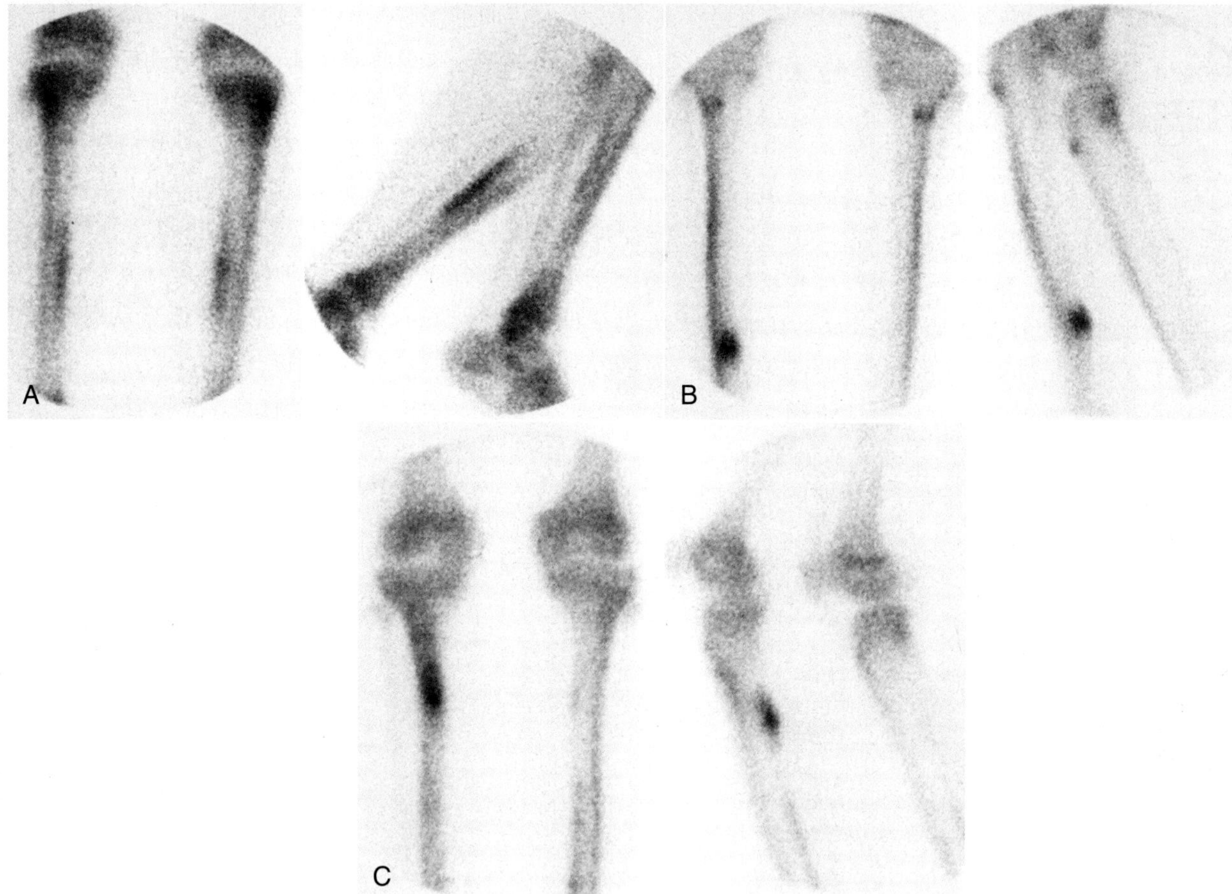

3 名患者均诉（A，B，C）下肢痛，三人均为高中田径队员。

1．描述患者 A 的阳性发现。

2．最可能的诊断是什么？

3．描述患者 B 和 C 的阳性发现。

4．患者 B 和 C 最可能的诊断是什么？

病例 2

骨骼系统：应力性骨折和胫骨应力综合征（外胫夹，胫纤维发炎）

1. 双侧胫骨中段后侧和内侧可见线形放射性增高。
2. 胫骨应力综合征（外胫夹）。
3. 患者 B：右侧胫骨近端 2/3 和远端 1/3 连接处可见局灶性卵圆形放射性浓聚。患者 C：右侧胫骨近端后内侧可见局灶性梭形放射性浓聚，左侧胫骨近端后内侧可见线形放射性浓聚，远端为著。
4. 患者 B：应力性骨折。患者 C：右侧胫骨应力性骨折，左侧胫骨应力综合征。

参考文献

Etchebehere EC, Etchebehere M, Gama R, et al: Orthopedic pathology of the lower extremities: scintigraphic evaluation of the thigh, knee, and leg, *Semin Nucl Med* 28:41-61, 1998.

Love C, Din AS, Tomas MB, et al: Radionuclide bone imaging: an illustrative review, *Radiographics* 23:341-358, 2003.

相关参考文献

Nuclear Medicine: THE REQUISITES, 3rd ed, pp 138-139.

点 评

骨骼是一种动态组织，间歇的外力刺激可引起骨结构重建来抵抗这种外力。外力损伤刺激破骨细胞，引起局部骨质吸收、微小骨折和板层骨的重建。当骨形成的速度小于骨吸收，就会导致骨强度减弱。骨强度减弱部位会代偿出现骨膜反应和 / 或骨内膜增生。如果外力没有减少，骨吸收速度超过修复速度时就发生骨折。

由于应力性骨折骨更新加快，所以骨显像可见骨折部位放射性摄取增加。应力性骨折常呈局灶性、卵圆形或梭形，发生于骨皮质，病变部位轴线和累及骨轴线平行。有时应力性骨折也可表现为横行带状放射性浓聚。骨显像比典型的影像学表现早 1 ~ 2 周。胫骨应力骨折最常见于胫骨中远 1/3 交界处的中后部，类似患者 B 的显像表现。

专业术语外胫夹是指腿部疼痛的另外一种临床表现，有时也叫前胫骨应力综合征。一般没有明确的刺激因素，典型表现是疼痛经常发生在运动后，休息后缓解。骨显像可有多种表现，但常表现为双侧胫骨皮质线形、多灶性或弥漫性摄取增加，异常放射性摄取可能并不对称。但形态不同于应力性骨折。有些情况下应力性骨折常与胫骨应力综合征同时发生。两者准确鉴别有重要临床意义，因应力性骨折有完全骨折的可能性，需要进行积极治疗，应停止体力活动 6 周；而胫骨应力综合征只需进行对症治疗。

病例 3

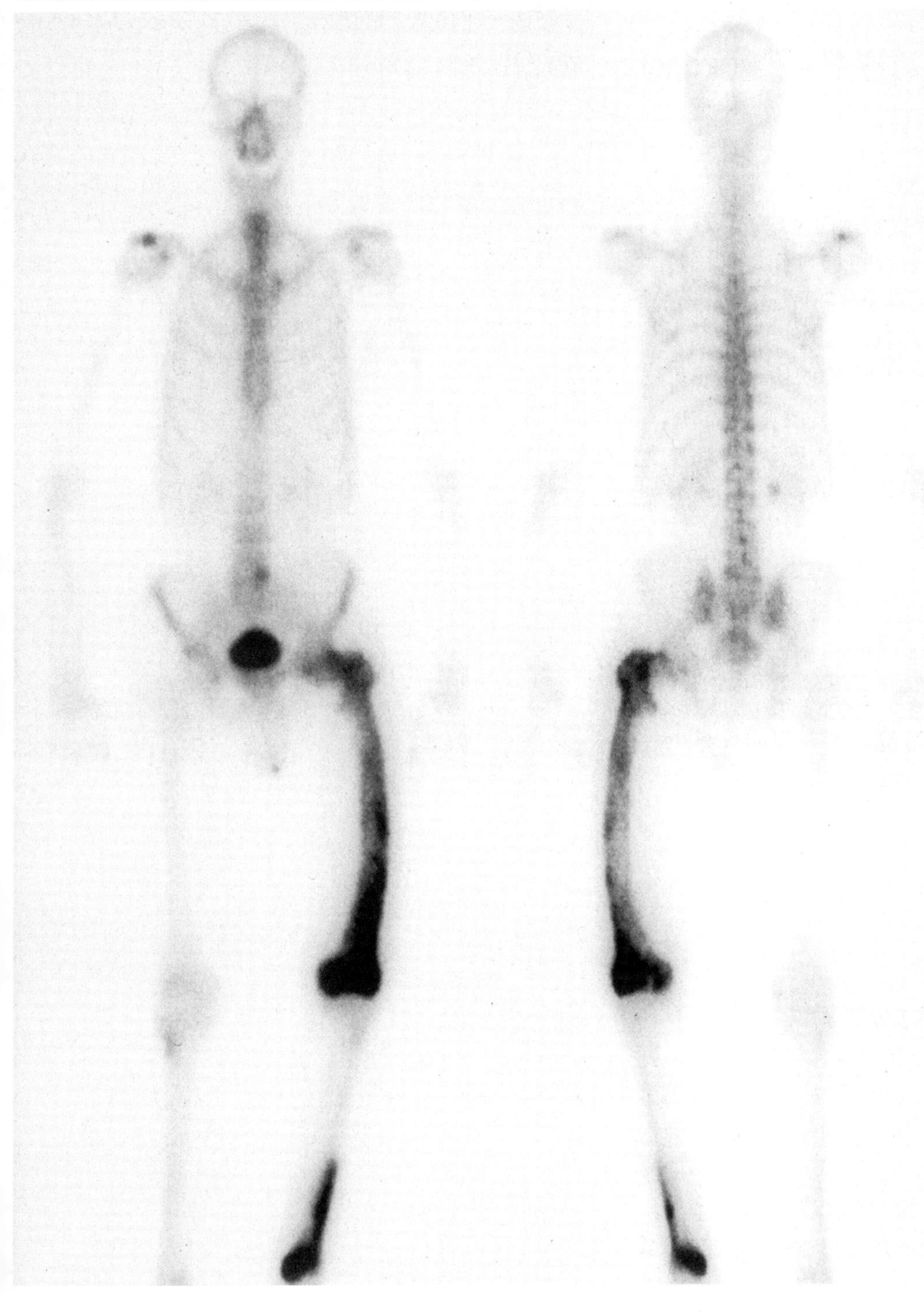

1．描述骨扫描的异常表现。
2．描述胫骨放射性摄取的特点。
3．请列出鉴别诊断。
4．患此疾病的患者其他系统的临床症状是什么？机制是什么？

病例 3

骨骼系统：Paget 病畸形性骨炎（Paget 骨病）

1．左侧整个股骨放射性摄取异常增高、股骨增宽、弯曲，左侧胫骨远端 1/3 有相同表现。
2．溶解期，影像学和骨显像可能看到锥形、边界锐利的边缘，被称为“火焰状”（flame-shaped）或“锯齿状”（blade of grass）。
3．畸形性骨炎、骨肉瘤、骨纤维结构不良、慢性骨髓炎、原发骨肿瘤。
4．高排血型充血性心力衰竭。曾认为是骨病变处动静脉分流引起心力衰竭，现在认为是病变处血流量增加引起。

参考文献

Brown ML: Bone scintigraphy in benign and malignant tumors, *Radiol Clin North Am* 31:731-738, 1993.
Manaster BJ, May DA, Disler DG: *Musculoskeletal Imaging: THE REQUISITES*, 3rd ed. St. Louis: Mosby, 2007, pp 397-404.

相关参考文献

Nuclear Medicine: THE REQUISITES, 3rd ed, pp 132, 144-145.

点 评

畸形性骨炎是一种良性骨病变，以过度和异常骨重塑为特点。畸形性骨炎一般多见于 40 岁以上，可由于局部骨痛、压痛或骨膨胀而发现，但通常由于血清碱性磷酸酶水平增高、X 线平片或其他原因行骨扫描而发现骨骼异常。影像学表现分为三期：溶骨期、硬化期、混合期。典型表现是骨体积增大、密度增高、骨小梁变粗。典型的病灶始发于长骨末端，20%为单发。该疾病的特征为病变初期呈过度骨溶解表现，随后出现明显成骨反应和编织骨沉积。骨溶解和骨硬化的混合病变使骨结构紊乱。骨重塑不平衡导致骨皮质增厚及骨膨胀。骨显像表现为皮质下区域至整个病变的明显异常放射性浓聚，大部分或全部受累骨均呈这种表现。尽管疾病活动期三时相骨显像呈阳性表现，但常行单纯骨显像或延迟相做出畸形性骨炎的诊断，因此不是必须行三时相骨显像。骨扫描可用于评估治疗疗效，如降钙素或磷酸盐治疗后。均匀或不均匀放射性摄取减低，提示治疗有效。

病例 4

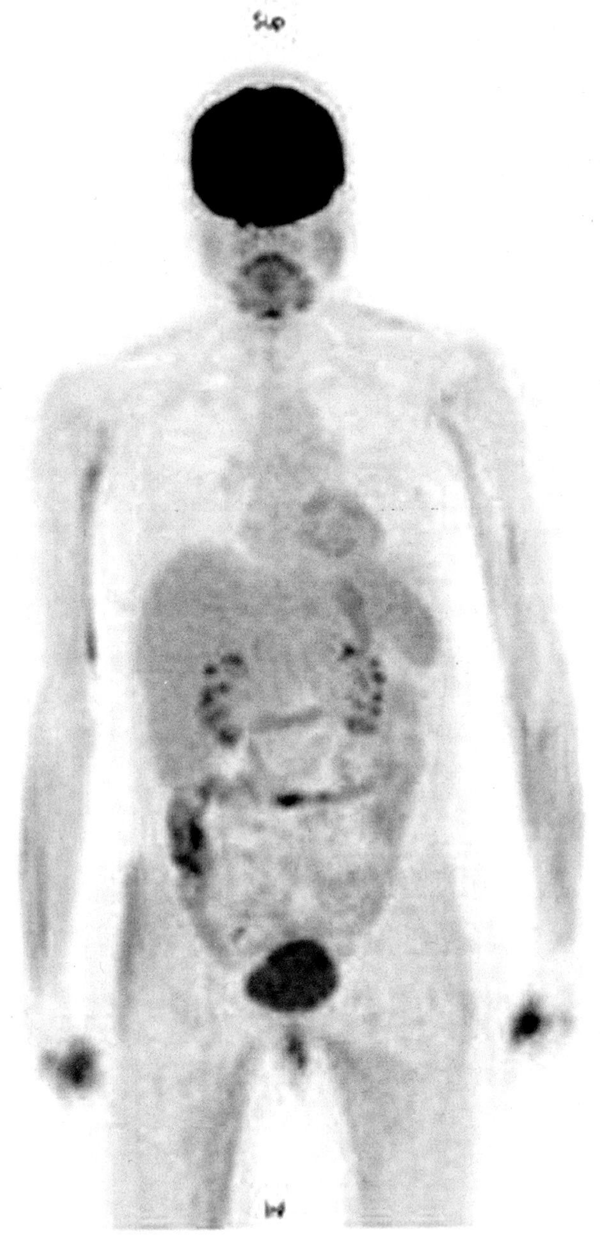

1．指出此项检查所使用的药物。
2．这种放射性药物的摄取机制是什么？
3．这种药物分布和排泄正常吗？
4．这项检查表现是否正常？如表现异常，请进行解释。

病例 4

FDG–PET：^{18}F–FDG 摄取、分布和排泄

1. ^{18}F-FDG
2. FDG 是一种葡萄糖类似物，通过细胞膜的葡萄糖转运蛋白（GLUT）转运至细胞内，GLUT-1（非胰岛素依赖）和 GLUT-4（胰岛素依赖，如横纹肌）。FDG 进入细胞后经己糖激酶磷酸化后，在大多数细胞以 FDG-6-phosphate（FDG-6-P）形式滞留胞内。这一点不同于葡萄糖，葡萄糖一旦磷酸化后，就会在葡萄糖 -6- 磷酸酶作用下代谢而从细胞排出。
3. FDG 在体内的分布通常取决于全身器官 / 组织对葡萄糖的代谢。脑组织摄取最多，其次是肝和脾。唾液腺、心脏和肠道可有不同程度的摄取。FDG 排泄途径与葡萄糖不同，主要经过肾和膀胱排泄。
4. 正常除肌肉运动导致胳膊和大腿放射性摄取明显增加。

参考文献

Cherry SR, Sorenson JA, Phelps ME: *Physics in Nuclear Medicine*, 3rd ed. Philadelphia: Saunders, 2003, pp 358-359.

Fanti S, Farsad M, Mansi L: *Atlas of PET/CT: A Quick Guide to Image Interpretation*. Berlin/ Heidelberg: Springer-Verlag, 2009.

相关参考文献

Nuclear Medicine: THE REQUISITES, 3rd ed, pp 304-307.

点 评

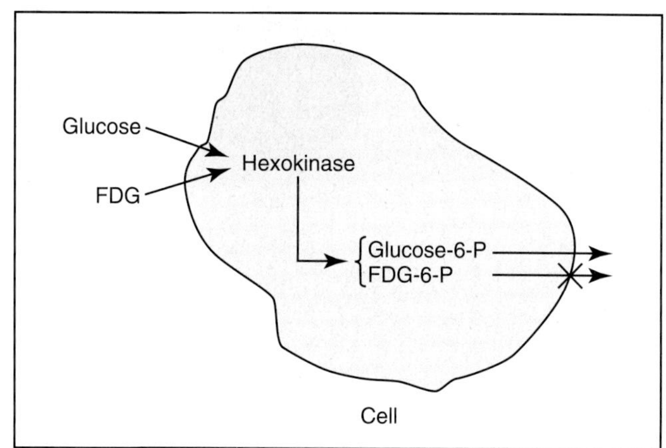

一般，注射 ^{18}F-FDG 1h 开始扫描。FDG 的摄取在这段时间逐渐增加。虽然此后会持续摄取，但根据 FDG 的摄取、^{18}F 衰变（(t 1/2 为 120 min）以及 ^{18}F-FDG 的采集过程，现在认为注射后 1h 是成像的最佳时间。FDG 在组织或细胞中的摄取量取决于不同种类细胞内葡萄糖 -6- 磷酸酶的浓度。细胞消耗葡萄糖越多，FDG 在细胞中聚集的越多。由于脑组织以葡萄糖作为基本能源，所以摄取非常高。心脏的摄取是可变的，这取决于患者是否禁食，禁食良好的情况下，心脏摄取相对较低。患者在检查前需禁食 4 ~ 12h。虽然部分 FDG 经肠道排泄，但是肠道摄取可能与平滑肌收缩相关。FDG 的肠道摄取发生在炎症及肌张力高的部位。注意肌肉的过度运动或应激可导致四肢肌肉摄取。患者检查前应避免运动。

病例 5

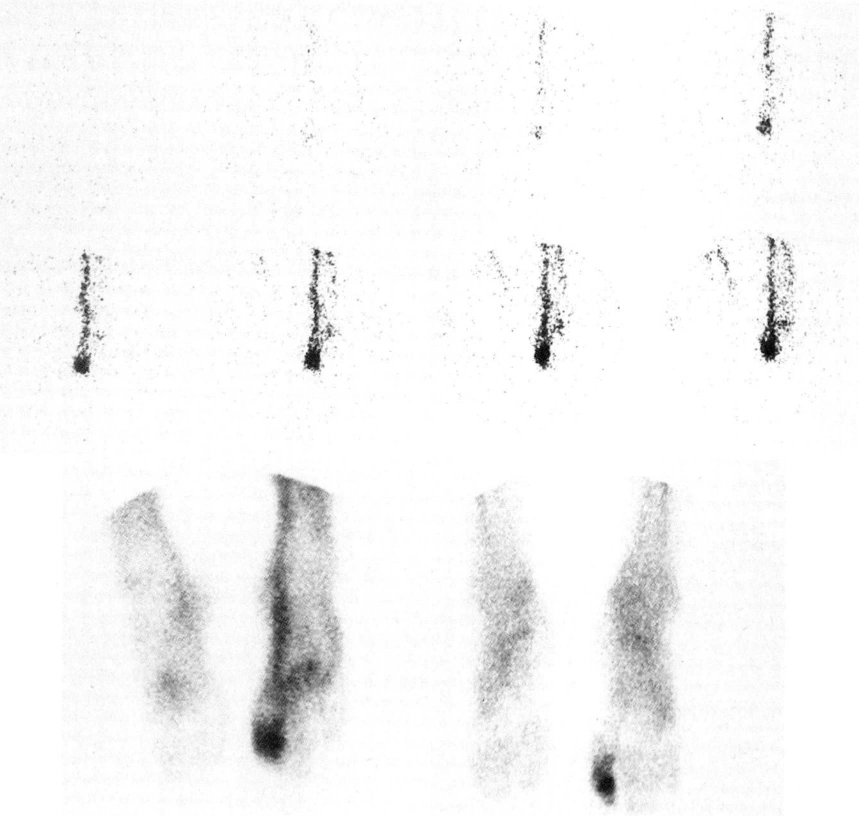

60 岁糖尿病患者，足远端蜂窝组织炎。患者行此检查排除左侧蹲趾骨髓炎。X 线平片未能诊断。

1．描述三时相骨显像中每个时相。
2．描述骨显像的表现。
3．鉴别诊断是什么？
4．最可能的诊断是什么？三时相骨显像的敏感性和特异性如何？

病例 5

骨骼系统：足骨髓炎——三时相阳性骨显像

1．第一时相：动脉血流相（1 ~ 3 秒 / 帧）。

第二时相：血池相或血流相之后的细胞外间隙分布。

第三时相：显示注射显像剂 3h 后的骨摄取和本底清除情况。

2．左足第一远端趾骨血流相、血池相和延迟相放射性分布增高。

3．骨髓炎与骨折相鉴别，X 线平片未显示骨折。

4．骨髓炎。如 X 线平片表现正常，三时相骨扫描的敏感性和特异性约为 95%。

参考文献

Donovan A, Schweitzer ME: Current concepts in imaging diabetic pedal osteomyelitis, *Radiol Clin North Am* 46:1105-1124, 2008.

Palestro CJ, Love C: Nuclear medicine and diabetic foot infections, *Semin Nucl Med* 39:52-65, 2009.

相关参考文献

Nuclear Medicine: THE REQUISITES, 3rd ed, pp 147, 151, 155-157.

点 评

糖尿病患者足溃疡经常是骨髓炎和感染的入侵部位。X 线平片在疾病早期往往呈阴性或呈非特异性表现。三时相骨显像表现阴性，排除骨髓炎的准确性很高。骨髓炎患者三个时相往往呈阳性表现。蜂窝组织炎患者只有前两时相呈阳性表现。而缺血患者在血流相和血池相可能表现为放射性减低。检查足部温度和血管搏动有助于鉴别诊断。远端肢体三个时相放射性缺损提示坏疽和坏死。鉴别关节感染和骨感染非常重要。炎性滑膜炎可见双侧关节面放射性摄取增加。

破骨性和慢性骨病患者的三时相骨显像特异性较低。各种原因引起的骨重塑（如愈合骨折、近期骨科植入物、痛风性关节炎、神经性骨关节病）都可能导致假阳性结果。但 X 线平片可显示这些原因。放射性核素标记白细胞显像对诊断不明的患者非常有帮助。由于 ^{111}In 图像分辨率低，有时 ^{111}In（铟）-8- 羟基喹啉标记白细胞难以鉴别骨骼和周围软组织感染。这种情况下，^{99m}Tc-HMPAO 标记白细胞显像诊断足远端的感染有一定优势，可鉴别软组织和骨的放射性异常摄取。SPECT/CT 有助于明确诊断或排除累及骨病变。

病例 6

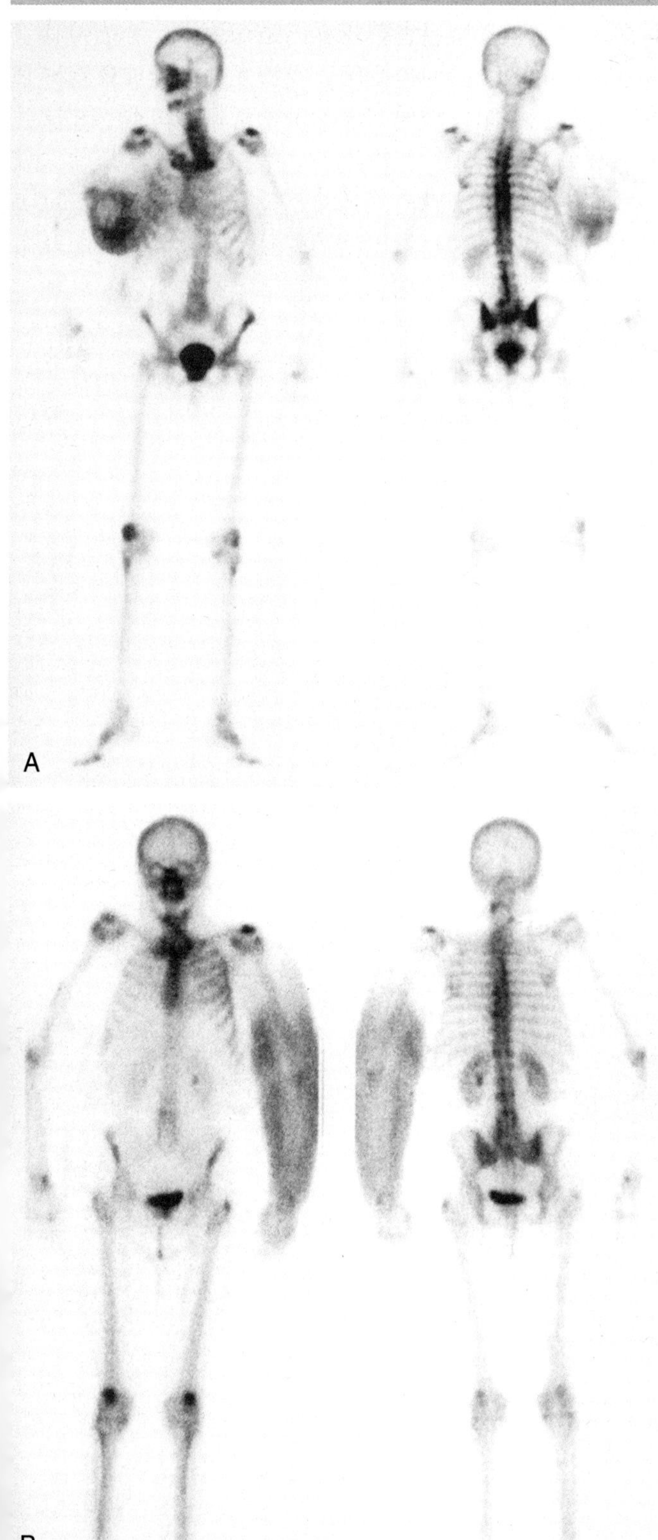

1. 描述患者 A 骨显像表现。
2. 描述患者 B 骨显像表现。
3. 患者 A 骨显像的鉴别诊断是什么？
4. 列出可解释患者 B 骨显像表现的三种常见疾病。

病例 6

骨骼系统：炎性乳癌和淋巴水肿

1. 胸壁软组织可见不均匀的放射性异常摄取，可能位于右侧乳腺。
2. 左臂软组织肿胀，放射性浓聚；左前肋放射性较对侧不均匀增高。
3. 乳腺癌、无菌性或细菌性乳腺炎、皮肤疾病如银屑病、血管和淋巴梗阻及放射治疗。
4. 静脉或淋巴梗阻、软组织肿瘤、软组织损伤。

参考文献

Hamaoka T, Madewell JE, Podoloff, et al: Bone imaging in metastatic breast cancer, *J Clin Oncol* 22:2942-2953, 2004.

Maffiioli L, Florimonte L, Pagani, et al: Current role of bone scan with phosphonates in the followup of breast cancer, *Eur J Nucl Med Mol Imaging* 31:S143-S148, 2004.

Yang WT, Le-Petross HT, Macapinlac H, et al: Inflammatory breast cancer: PET/CT, MRI, mammography, and sonography findings, *Breast Cancer Res Treat* 109:417-426, 2008.

相关参考文献

Nuclear Medicine: THE REQUISITES, 3rd ed, pp 125-126.

点 评

骨显像时乳腺摄取显像剂可以是正常表现。摄取量越多、越不对称，疾病引起显像剂摄取的可能性越大。双侧摄取常见于纤维腺瘤、乳腺结构不良、囊性乳腺病以及哺乳期乳腺。恶性病变的摄取一般为单侧。患者 A 主诉右侧乳腺炎数周且行活检。结合骨扫描和临床病史考虑炎性乳癌或乳腺炎。炎性乳癌常表现为浸润癌，早期弥漫性侵犯真皮淋巴管。而真正原发灶的表现可能不明显。炎性乳癌发生率低于浸润性乳腺癌的 1%，其预后比已侵犯皮肤的浸润性导管癌差。原发或转移的恶性肿瘤侵犯软组织可摄取骨显像剂。最常见原因有原发或转移性乳腺癌、肺癌、转移性结肠癌和黑色素瘤。

肿胀上肢的软组织放射性摄取增高，是腋窝淋巴结清除术和乳房切除术引起淋巴水肿的典型表现。除此之外，还应该考虑引起淋巴或静脉梗阻的其他原因，如黑色素瘤患者曾行淋巴结切除术、肿瘤转移至淋巴结导致淋巴回流受阻以及特发性血栓或留置导管引起静脉梗阻。需要考虑的虽不常见但可能引起这种表现的上臂疾病，如肉瘤和电击、冻伤或挤压伤。乳腺癌患者行腋窝淋巴结活检不仅有诊断价值而且可提示预后。受累腋窝淋巴结的外科手术切除是否有益于治疗仍有争议。然而切除腋窝淋巴结可引起一些并发症，如短暂的或终身的不适、感觉异常、淋巴水肿，临床症状类似此患者。15%的女性乳癌患者治疗后出现同侧上肢的淋巴水肿。

病例 7

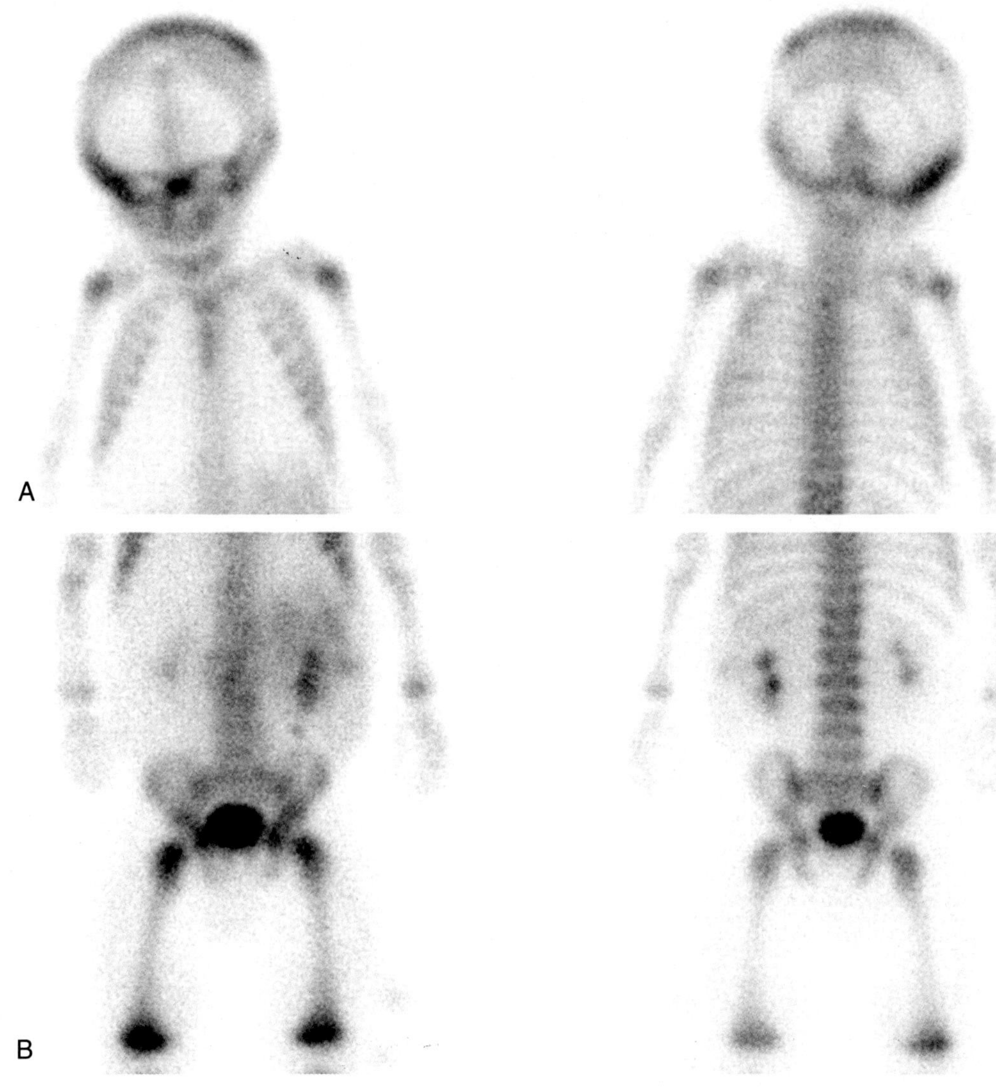

患儿，2 岁，发现腹部肿物。

1．描述骨显像的异常表现。

2．指出最可能的原发器官。

3．最可能的诊断是什么？

4．常用于该疾病分期的其他检查方法是什么？

病例 7

骨骼系统：神经母细胞瘤

1. 左腹可见巨大不对称软组织的异常放射性摄取，前位图像显示最佳。双侧眼眶邻近颅骨、枕颞骨皮质邻近颅骨放射性分布增高。
2. 肾上腺。
3. 原发性神经母细胞瘤伴骨转移。
4. I-123 间位碘代苄胍（MIBG）显像，MRI。

参考文献

Connolly LP, Drubach LA, Treves ST: Applications of nuclear medicine in pediatric oncology, *Clin Nucl Med* 27:117-125, 2002.

Kushner BH: Neuroblastoma: a disease requiring a multitude of imaging studies, *J Nucl Med* 45:1172-1188, 2004.

相关参考文献

Nuclear Medicine: THE REQUISITES, 3rd ed, p 126.

点 评

神经母细胞瘤是交感神经系统的一种恶性肿瘤，多发于童年。85%以上的肿瘤分泌不等量的儿茶酚胺和其代谢物。大多数神经母细胞瘤可不同程度摄取骨显像剂。摄取强度与恶性程度及预后无关。即使 X 线平片未显示原发肿瘤有钙化，骨显像也可见病灶摄取显像剂。骨显像是诊断神经母细胞瘤骨转移的敏感方法，且对病变显示比 X 线平片提前数周。骨显像和 I-123 或 I-131 标记 MIBG 显像的联合应用诊断骨转移的敏感性最高，且这两种方法可评估治疗效果。

肿瘤分期应根据 CT 和 MRI 解剖学检查方法确定的肿瘤病变侵犯范围和骨髓组织学检查结果。目前最常用的是埃文斯分期系统（Evens staging system）。此分期系统中，Ⅰ期：肿瘤限于原发组织或器官；Ⅱ期:肿瘤扩散，但未穿过中线或肿瘤起源于中线部位；Ⅲ期：肿瘤穿过中线；Ⅳ期：肿瘤播散并远处转移到骨骼、软组织、远处淋巴结或器官；特殊Ⅳ期：原发肿瘤属于Ⅰ期或Ⅱ期，有肝、皮肤或骨髓转移，无骨转移。

病例 8

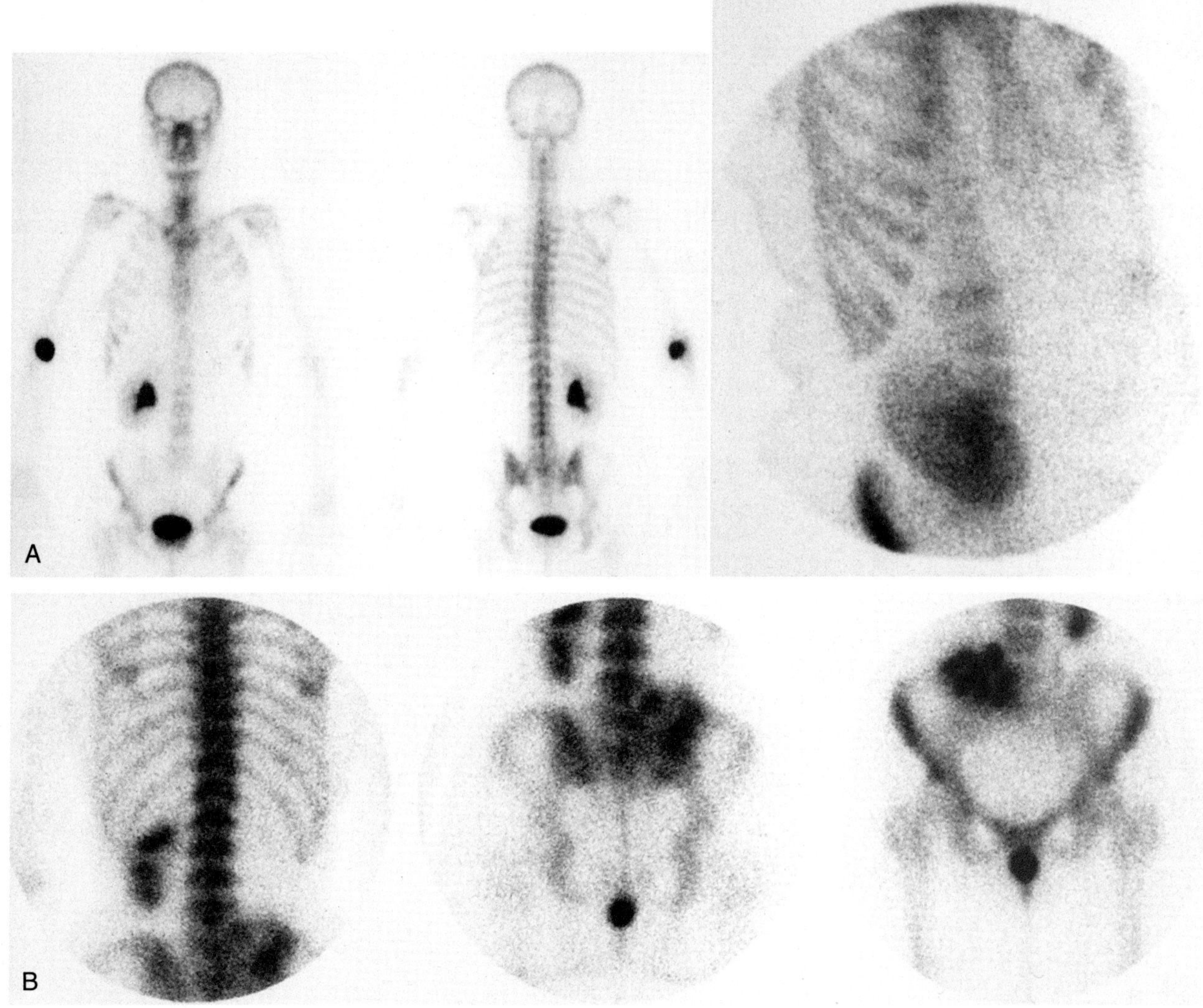

1．描述并解释患者 A 的异常软组织表现。上面显示的是仰卧位（左）和直立前斜位（右）图像。
2．描述患者 B 的显像特点。
3．指出患者 B 最可能的诊断。
4．请列出肾畸形的其他类型。

病例 8

骨骼系统：肾外型肾盂、肾下垂、异位肾

1. 仅见右肾显影，肾盂可见明显放射性滞留。立位时未见示踪剂滞留，排除梗阻所致，可能为肾外型肾盂，且立位时右肾位置低于卧位。左肾未见显影。右肘注射部位可见放射性浓聚点。
2. 右肾窝未见右肾显影。右侧骶髂关节处可见不均匀的放射性浓聚，且向下延伸越过骶骨上缘。
3. 先天性肾异常，盆腔肾。
4. 数量异常（额外肾，又称多肾异常或附加肾），位置异常（肾旋转不良），融合肾（马蹄肾）。

参考文献

Dunnick NR, Sandler CM, Newhouse JH, et al: *Textbook of Uroradiology*, 3rd ed. Philadelphia: Lippincott Williams & Wilkins, 2001.

Zagoria RJ: *Genitourinary Radiology: The REQUISITES*, 2nd ed. St Louis: Mosby, 2004.

相关参考文献

Nuclear Medicine: THE REQUISITES, 3rd ed, pp 215-216.

点 评

病例 A 说明使用一简单方法就可明确诊断，而不需要进一步检查。如显像剂仍滞留在肾盂，则应建议患者进一步检查与梗阻鉴别。患者检查结束离开核医学科前，医生应分析患者的所有图像，这样可使诊断更明确且可避免不必要的检查。病例 A 是游离肾的很好病例，因仰卧位采集后又行立位采集。

肾畸形可分为以下几种：(1) 数量：包括发育不全或少见的多肾异常；(2) 位置：包括未旋转、旋转不良、肾异位；(3) 融合：包括马蹄肾、交叉异位肾。胚胎期肾胚芽位于盆腔，发育过程肾逐渐上升到腰部。异位肾是肾发育上升过程中出现的异常。上升不全比过度上升（引起胸腔肾的原因）更常见。异位肾由邻近血管供血。异位肾可能伴有融合异常或对侧肾异常。上升不全的肾可位于盆腔——盆腔肾、髂窝、下腹部，但不会上升到第 2 腰椎水平。由于肾旋转不良及肾盏变异程度不同，盆腔肾与正常肾的外形不同。盆腔肾通常无症状，但患侧肾盂输尿管连接部梗阻、反流、结石和外伤的风险增加。

交叉融合肾是一种不常见的先天畸形，一侧肾跨越中线并与对侧肾融合，所以双肾位于脊柱一侧。输尿管膀胱入口位置正常，因此一侧输尿管跨越中线进入肾对侧的膀胱入口。融合肾一般无临床症状，但容易发生其他异位肾的并发症。

病例 9

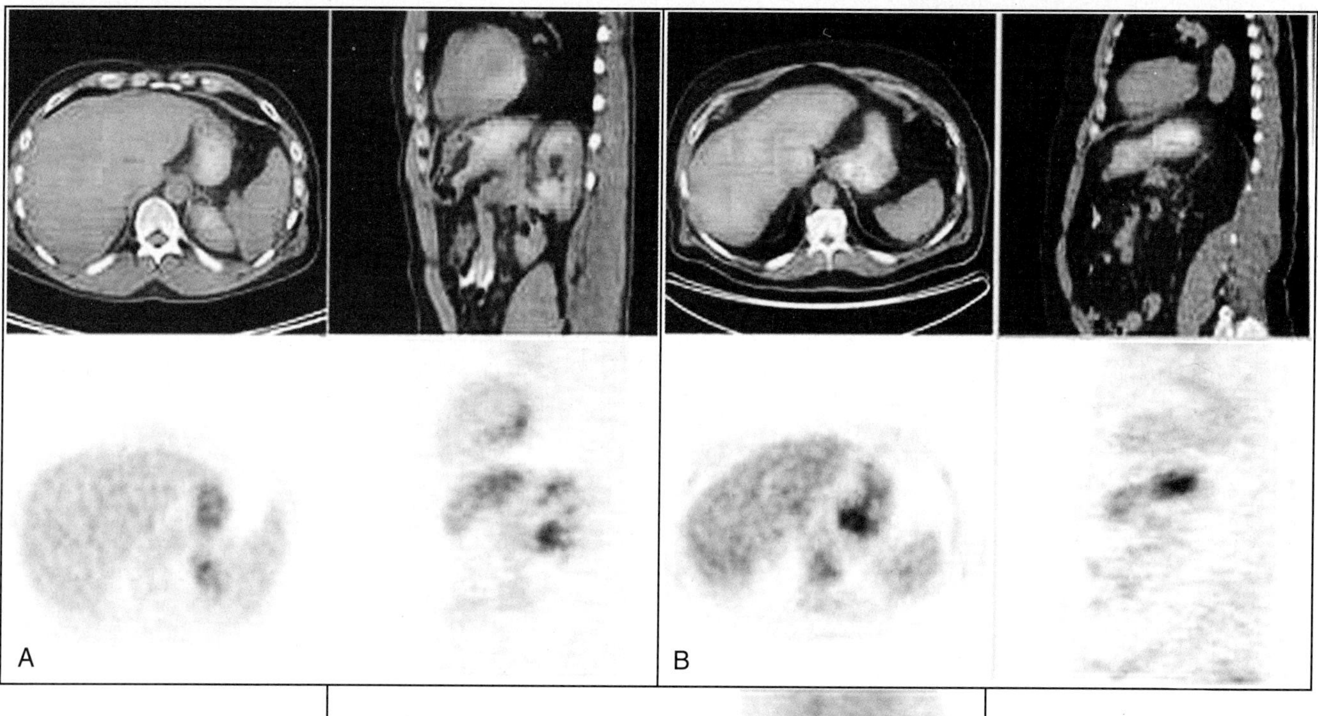

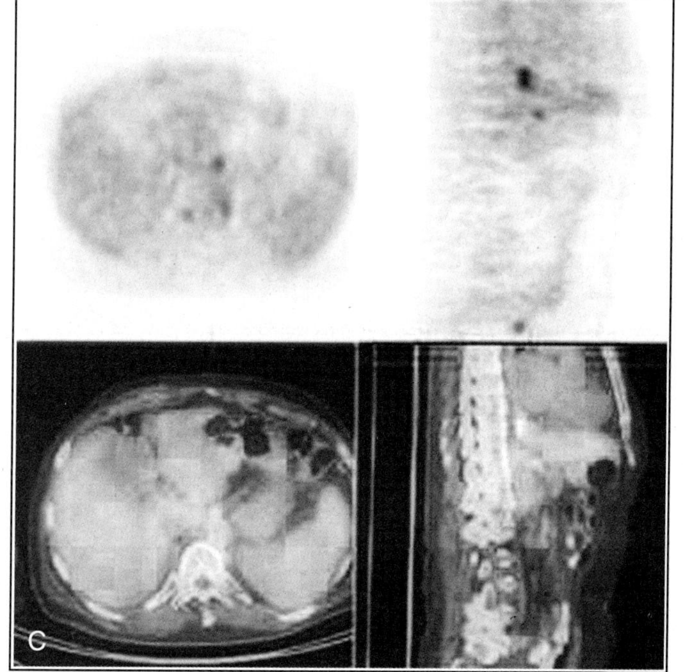

1. 描述患者 A 和患者 B 胃肠道 FDG 摄取的特点。
2. 引起胃局部 FDG 摄取增加最常见的原因是什么？
3. 引起胃弥漫性 FDG 摄取增加最常见的原因是什么？
4. 患者 C 局部 FDG 摄取增加最可能的原因是什么？

病例 9

FDG–PET/CT：胃摄取

1. 患者 A：胃弥漫性摄取增加。患者 B：胃底局灶性摄取增加，其余胃中度弥漫性摄取增加。两者均可见轻度肠道放射性摄取增加。
2. 恶性肿瘤，如腺癌、类癌、胃肠道间质瘤、淋巴瘤；良性肿瘤（如息肉）；以及溃疡和局部炎症。患者 B 诊断为胃肠道间质瘤。
3. 感染（如幽门螺旋杆菌感染）、胃炎和浸润性胃肿瘤。然而胃弥漫性摄取差距较大且经常是生理性摄取。
4. 可能是胃食管连接处和胃下区淋巴结的局灶性摄取（矢状位）。明显转移的淋巴结提示远端食管或胃食管连接处癌。括约肌收缩或炎症引起孤立胃食管连接处 FDG 摄取增加比较常见。

参考文献

Lim JS, Hun MJ, Kim MJ, et al: CT and PET in stomach cancer: preoperative staging and monitoring of response to therapy, *Radiographics* 26:143-156, 2006.

Wong WL, Chambers RJ: Role of PET/PET CT in the staging and restaging of thoracic oesophageal cancer and gastro-oesophageal cancer: a literature review, *Abdom Imaging* 33:183-190, 2008.

相关参考文献

Nuclear Medicine: THE REQUISITES, 3rd ed, pp 326-336.

点　评

过去几年，上段食管癌组织学类型最常见的是鳞状细胞癌。而远端食管腺癌的发生率有所升高；95% 发生于 Barrett 食管，在亚洲，腺癌一直是最常见的组织学类型。腺癌是胃癌最常见病理组织学类型。

FDG-PET 显像示胃腺癌一般呈局灶性或肿块状放射性异常浓聚。胃肠道间质瘤可有不同程度 FDG 摄取，其中 2/3 起源于胃。有研究建议胃肠道间质瘤治疗前行 FDG-PET 并观察 FDG 的摄取，以评价治疗效果。胃浸润性肿瘤（如弥漫型或印戒细胞癌）摄取 FDG 较少。低分化腺癌及黏膜相关淋巴组织淋巴瘤（MALT 淋巴瘤）仅有中度或非局灶性 FDG 摄取。

PET 对早期食管及胃食管交界处肿瘤的检出能力要优于 CT（80% ~ 85% 对 65% ~ 70%），但对局部淋巴结的检出能力相似（63% 对 66%）。CT 和 PET 比内镜超声准确率低，诊断局部淋巴结转移的准确率为 75%。对新诊断的食管癌患者，FDG-PET 在诊断实质脏器远处转移方面很有价值，PET 敏感性（67% ~ 82%）优于 CT（29% ~ 64%）。FDG-PET 比 CT 能更准确识别无法手术的胃食管恶性肿瘤。PET 监测治疗效果更有效；治疗过程中 FDG 摄取的变化具有重要的预后意义。

病例 10

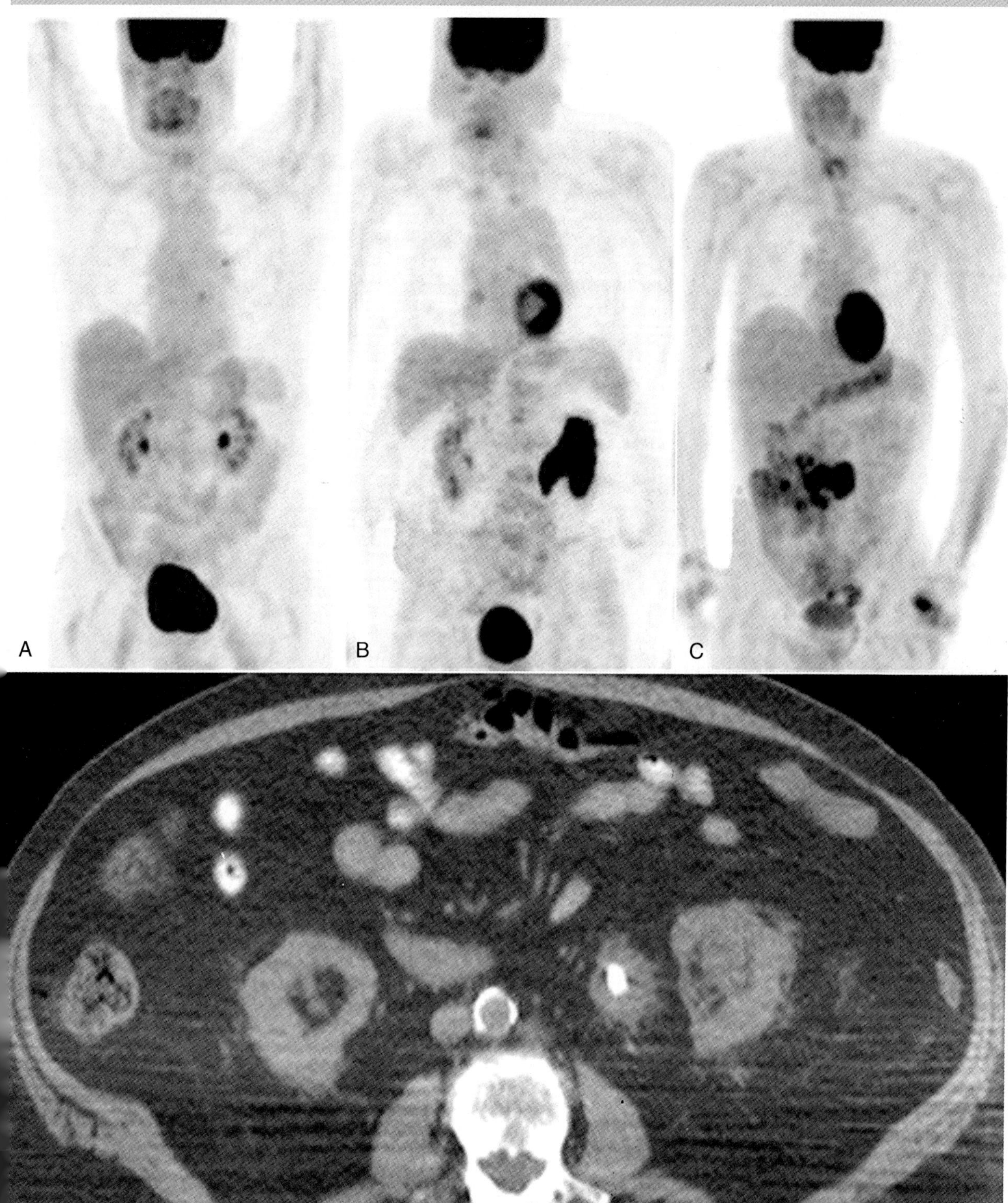

. 描述患者 A 肾 FDG 摄取的特点。
. 为什么患者 B 可见左肾放射性浓聚？图 D 是患者 B 的 CT 图像。
. 出现患者 C 肾 FDG 摄取特点的原因是什么？
. FDG-PET 检查中，如何减少肾和膀胱的放射性照射？

病例 10

FDG–PET：肾功能不全，肾癌

1. 患者 A：肾显影正常。FDG 通过肾排泄，所以肾放射性分布可增高，且输尿管和膀胱放射性分布也常增高。
2. 患者 B：左肾和近端输尿管放射性浓聚。相应腹部 CT 显示其突然截断的原因，近端输尿管结石引起梗阻。
3. 患者 C：肾未见明显放射性，膀胱可见少量放射性，提示肾病变。此患者活检证实为慢性间质性肾炎及间质纤维化。
4. 图像采集前患者排空膀胱，静脉注射呋塞米可减少肾和膀胱的放射性照射。

参考文献

Delbeke D, Coleman RE, Guiberteau MJ, et al: *Procedure Guideline for Tumor Imaging with F-18-FDG PET/CT 1.0.* Reston, VA: Society of Nuclear Medicine, 2006.

Laffon E, Cazeau AL, Monet A, et al: The effect of renal failure on F-18-FDG uptake: a theoretic assessment, *J Nucl Med Technol* 36:200–202, 2008.

Scheipers C: *PET and PET/CT in Kidney Cancer.* Berlin/Heidelberg: Springer-Verlag, 2006, pp 89–101.

相关参考文献

Nuclear Medicine: THE REQUISITES, 3rd ed, pp 344–345.

点 评

FDG 通过肾滤过并排泄至膀胱。此过程与葡萄糖代谢不同，尿中出现葡萄糖是不正常的。带有放射性的尿液常使肾和膀胱可能存在的恶性肿瘤诊断困难。肾盂输尿管积水是一解剖学诊断。FDG-PET 显示集合系统放射性滞留可能不是梗阻引起的，而是由脱水、尿液淤滞、集合系统重复畸形等引起。

对相应部位的 CT 进行细致分析非常重要。不同类型肾细胞癌患者 FDG 摄取差距较大，可能与 GLUT 的表达有关。尽管如此 FDG-PET 有助于识别肾细胞癌的远处转移。

成人 FDG-PET 显像时总的照射剂量大约为 1 雷姆（rem）。膀胱的照射剂量最大。CT 使 PET/CT 照射剂量增至 2.5 rem。尿路梗阻会使肾照射剂量增加；肾功能不全使全身有效照射剂量增加。某些影像中心通过注射呋塞米来减少患者或膀胱的照射剂量，提高肾皮质图像质量，并可避免患者插导尿管。

病例 11

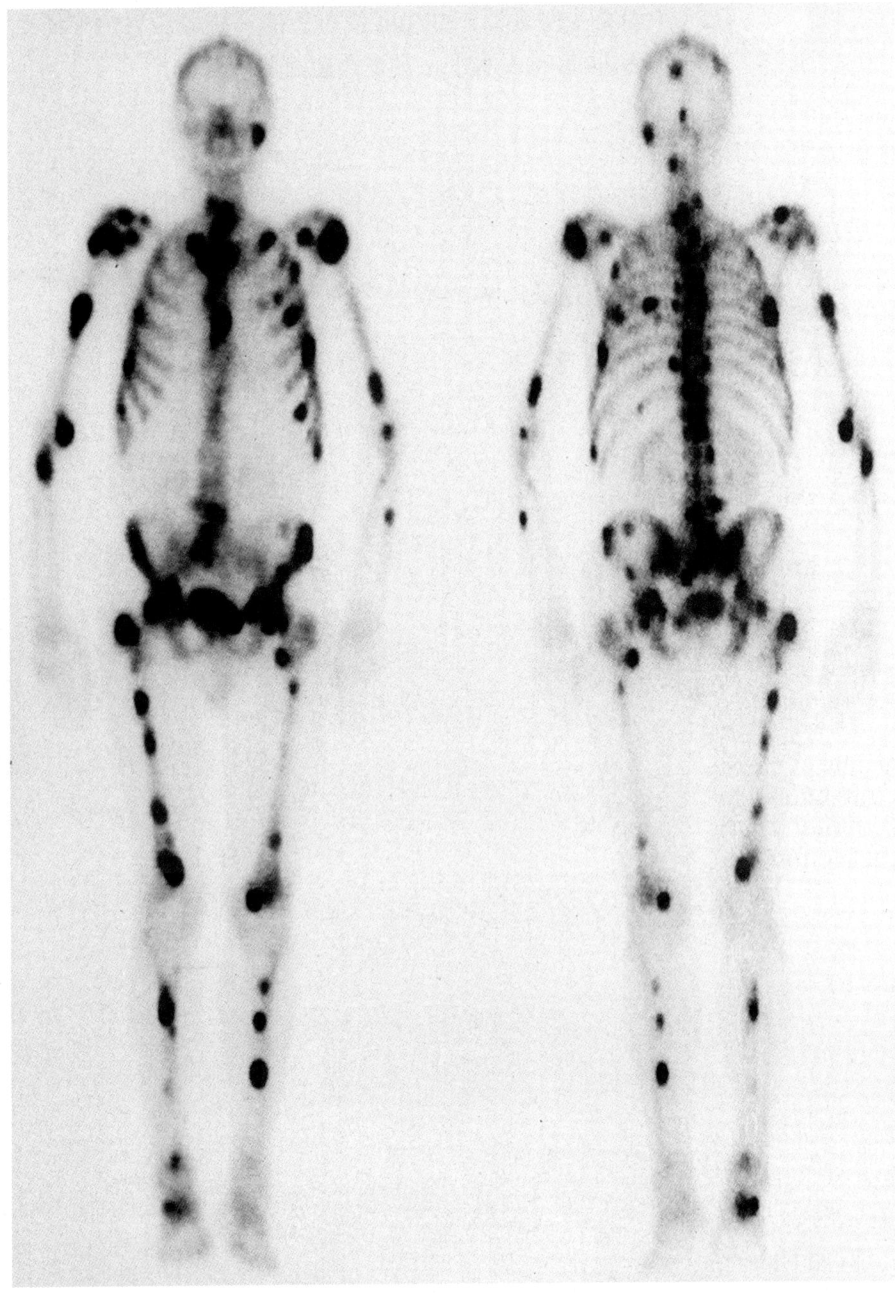

67 岁男性前列腺癌患者。

1. 描述骨显像的表现并解释。
2. 请预测血清前列腺特异性抗原（PSA）可能在什么水平？
3. 哪些类型骨转移灶因其以溶骨性病灶为主而不易被骨扫描发现（低敏感性）？
4. 如果患者前列腺癌术后 PSA 明显升高而骨显像阴性，哪种放射性核素显像对诊断有帮助？

病例 11

骨骼系统：转移性前列腺癌

1. 中轴骨及四肢骨局灶性放射性异常浓聚，高度提示转移。远端四肢骨的多处转移不常见，常见于疾病晚期。
2. PSA 值高于 20ng/ml。血清 PSA 值低于 10ng/ml 的患者骨转移比较少见。
3. 多发骨髓瘤、甲状腺癌、肾细胞癌和淋巴瘤。
4. ^{111}In-ProstaScint 检查。（一种靶向前列腺特异膜抗原 [PSMA] 的放射性同位素抗体）。CT 和 MRI 诊断前列腺癌软组织 / 淋巴结转移的特异性较低（< 20%）。

参考文献

Dasgeb B, Mulligan MH, Kim CK: The current status of bone scintigraphy in malignant diseases, *Semin Musculoskelet Radiol* 11:301-311, 2007.

Jacobson AF, Fogelman I: Skeletal scintigraphy in breast and prostate cancer: past, present, and future. In Freeman LM (ed): *Nuclear Medicine Annual 1999.* Philadelphia: Lippincott Williams & Wilkins, 1999.

相关参考文献

Nuclear Medicine: THE REQUISITES, 3rd ed, pp 120, 290.

点 评

骨显像诊断多数癌骨转移非常敏感，明显高于 X 线平片。X 线平片能显示病变前已有至少 50%的骨矿物质丢失。虽然血清前列腺特异性抗原（PSA）低于 20ng/ml 的患者不建议常规行骨显像，但如 Gleason 评分高、有骨骼系统症状、X 线平片表现异常的患者以及既往骨骼疾病可能影响骨显像诊断时，则应在初诊时行全身骨显像。PSA 值高于 100ng/ml 提示广泛骨转移。80%的转移灶位于中轴骨。已明确有骨转移的患者，四肢和颅骨转移的可能性达 50%。多发骨髓瘤病灶多为溶骨性病灶（即主要为破骨性），骨显像诊断的敏感性较低（50%）。

虽然血清 PSA 水平越来越多的用于判断疗效，但骨显像也可用于判断疗效。骨显像评估有症状或准备改变治疗方案的患者有很大价值。血清 PSA 水平对接受激素治疗的患者没有价值，抗雄激素治疗的患者即使 PSA 水平正常也可能有骨转移。

病例 12

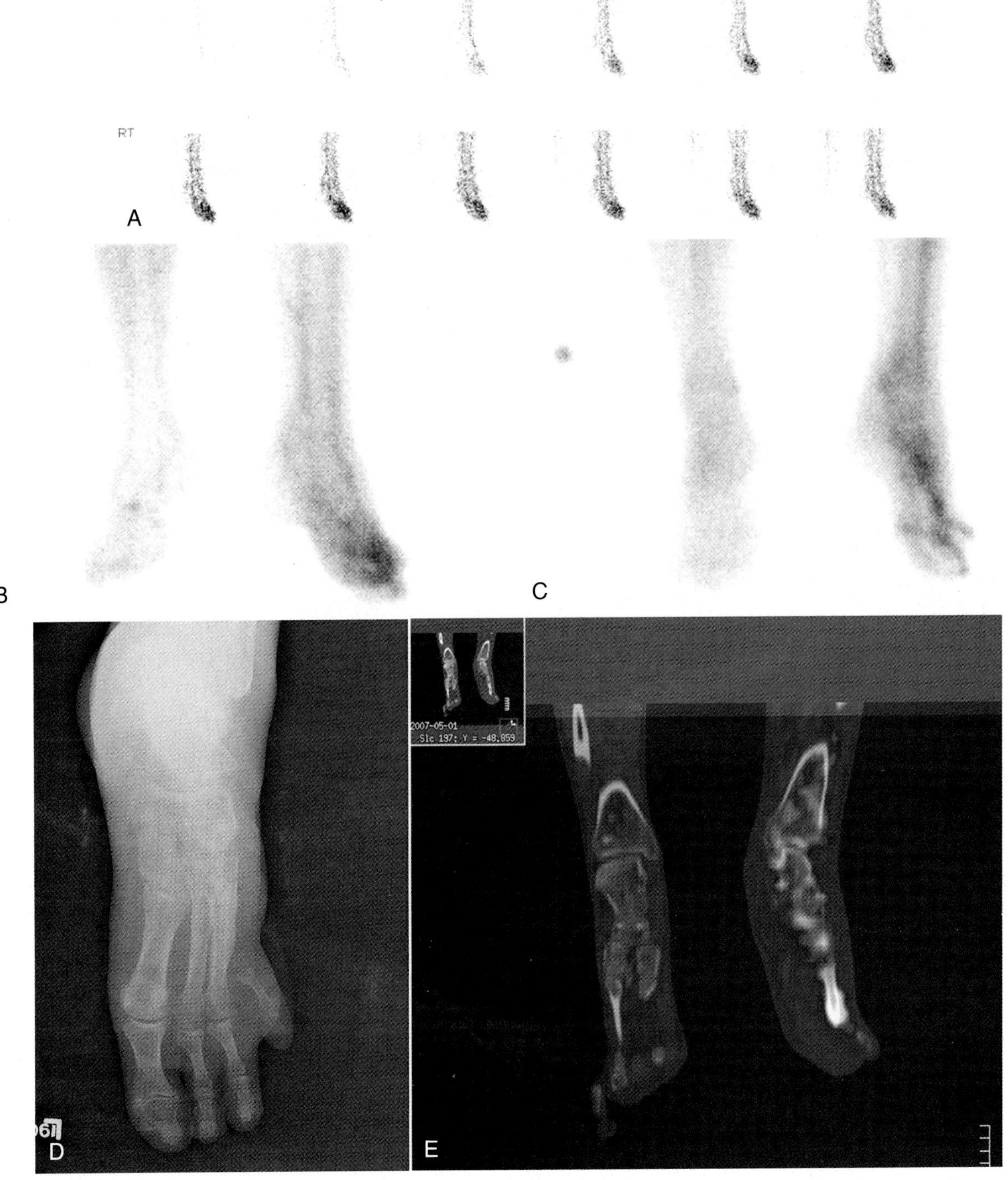

一 65 岁糖尿病患者，既往左足远端截肢病史，合并蜂窝组织炎，骨髓炎待除外。血流相（A），血池相（B），延迟骨显像（C），X 线平片（D），SPECT/CT（E）。

1．影响骨三相诊断骨髓炎的因素有哪些？

2．血流相的诊断价值是什么？

3．描述此病例的显像特点。

4．SPECT/CT 的诊断价值是什么？最可能的诊断是什么？

病例 12

骨骼系统：骨髓炎，SPECT/CT

1. 病灶摄取骨显像剂为非特异性。既往手术或骨折处均可摄取骨显像剂。骨周围软组织感染和水肿使骨和软组织摄取显像剂的鉴别有一定困难。
2. 血流相可提高特异性。陈旧骨折处、手术部位、退行性病变血流一般不增加。
3. X 线片示左足第五趾和第四跖骨截肢（D），左足远端血流增加（A），左足远端血池相放射性增加（B），延迟相可见局部放射性异常浓聚（C），第三跖骨可疑放射性摄取增加。患者足部摆位困难。SPECT/CT 显示第三跖骨放射性浓聚。
4. SPECT 提高了骨与软组织之间的对比。CT 可更好的解剖定位（如该部位骨摄取显像剂增加）。

参考文献

Palestro CJ, Love C: Nuclear medicine and diabetic foot infections, *Semin Nucl Med* 39:52-65, 2009.

Scharf S: SPECT/CT imaging in general orthopedic practice, *Semin Nucl Med* 39:293-307, 2009.

相关参考文献

Nuclear Medicine: THE REQUISITES, 3rd ed, pp 147-153.

点 评

骨显像不仅用于恶性病变，也用于良性骨疾病（如隐性骨折、应力性骨折、骨样骨瘤和骨髓炎）的诊断。临床对于骨髓炎的诊治比较困难，因骨髓炎多发生于糖尿病足，同时合并多种其他病变，如夏科关节、骨折、术后感染和退行性疾病，这些疾病骨三相均可呈阳性表现，使骨髓炎诊断较难。骨三相可提高诊断特异性。然而软组织感染和水肿导致病变局部放射性浓聚，且清除缓慢。有时需采集第四时相，使软组织有充足时间清除放射性而降低本底水平，但该方法有时仍不足以鉴别骨和软组织的放射性摄取。SPECT/CT 提高了蜂窝织炎和骨髓炎的鉴别诊断能力。SPECT 断层显像可分辨骨和软组织的重叠放射性而提高对比分辨率，但解剖定位仍有困难，尤其是解剖异常的部位。因此 CT 和 SPECT 断层融合能更好地定位病变部位。放射性标记白细胞 SPECT/CT 显像在鉴别骨和软组织感染方面也有价值。白细胞可聚集在软组织和骨感染部位。SPECT/CT 可对两者进行鉴别（如病变是否位于骨组织）。

病例 13

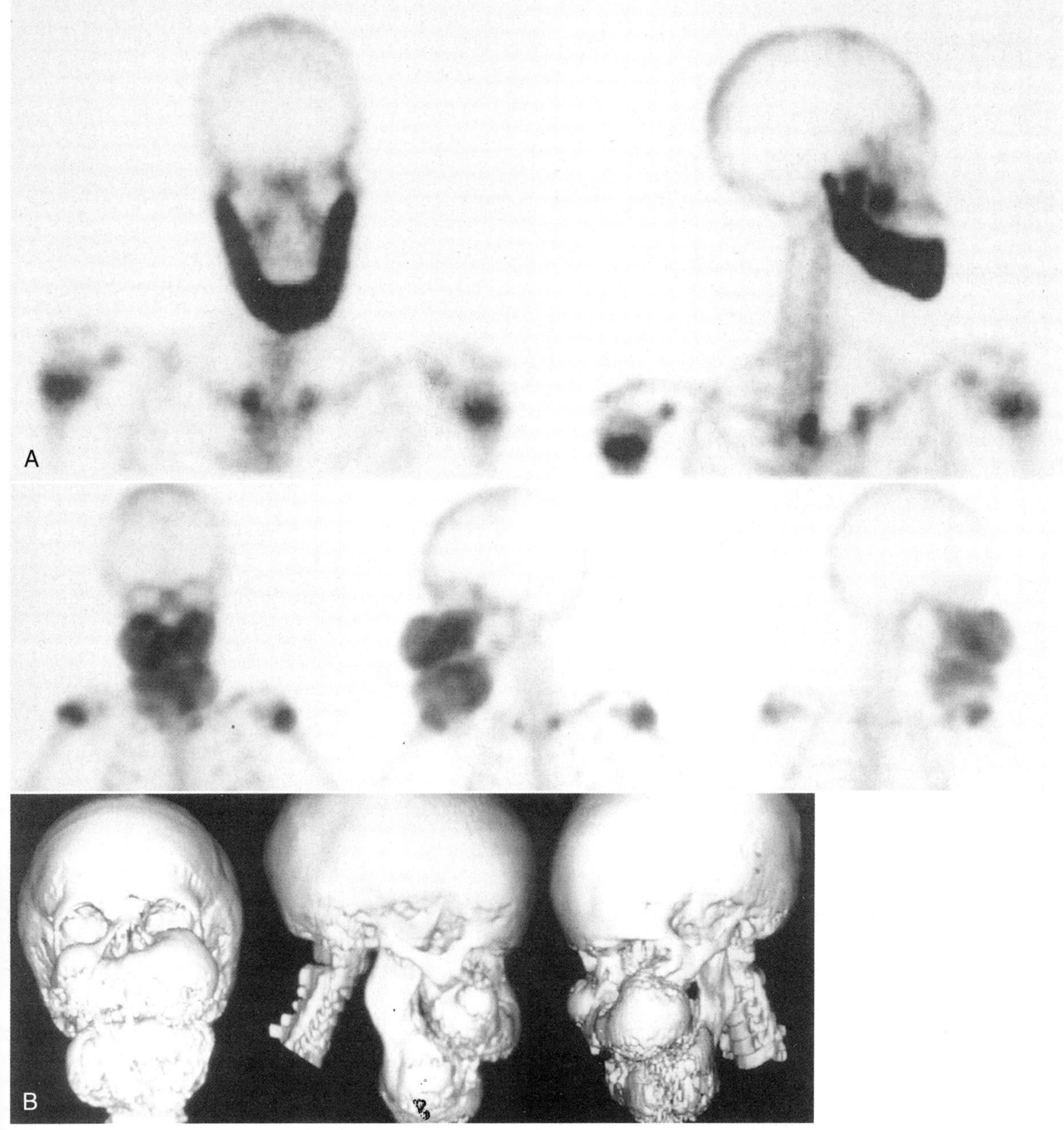

因“下颌病变”，一儿童行骨显像（A），另一儿童行骨显像 / CT-3D 重建（B）。

1．描述骨显像的特点？

2．哪些其他信息有助于诊断？

3．鉴别诊断是什么？

4．患儿 B 母亲述患儿无既往史和家族史。最可能的诊断是什么？

病例 13

骨骼系统：骨纤维异常增殖症

1. A 表现为整个下颌放射性异常浓聚。B 表现为上颌和下颌放射性异常浓聚，且变形、过度生长。
2. 检查其他部位的骨显像情况；询问是否有家族性疾病史。
3. 骨纤维异常增殖症，颌骨增大症。
4. 骨纤维异常增殖症。

参考文献

Blickman H, Parker BR, Barnes PD: *Pediatric Imaging: THE REQUISITES*, 3rd ed. St. Louis: Mosby, 2009.
Sartoris DJ: *Musculoskeletal Imaging: THE REQUISITES*, 3rd ed. St. Louis: Mosby, 2007, pp 460-465.

相关参考文献

Nuclear Medicine: THE REQUISITES, 3rd ed, pp 131-133.

点　评

骨纤维异常增殖症是一种常见的起源不明的先天性非遗传性骨疾病。典型特点是骨发育异常，骨髓由纤维组织取代。骨纤维异常增殖症发生于大龄儿童和青少年的骨生长期，且渐增大。75%的病例为单发。其他常受累部位有股骨近端（35%）、胫骨（20%）、面骨和肋骨（15%）。受累面骨增生硬化，称为“狮面”（像狮子的脸）。

颌骨增大症是一种少见，与骨纤维异常增殖症病变不同的疾病，可导致双侧颌骨肿胀，呈分叶状膨胀性生长，外形似骨纤维异常增殖症。与骨纤维异常增殖症相比，颌骨增大症是一相对常见病。反复病理性骨折可引起骨畸形。

CT 确定特殊部位骨骼受累程度有价值。确定多骨受累程度是骨显像的主要适应证之一，因其中许多骨病变无症状。软组织和骨的肥大可见于很多其他疾病，如神经纤维瘤、脂瘤性营养异常性巨大发育、凯里勃畸形（Klippel-Trenaunay Weber 病或先天性静脉畸形骨肥大综合征）的血管瘤和淋巴管瘤病。

病例 14

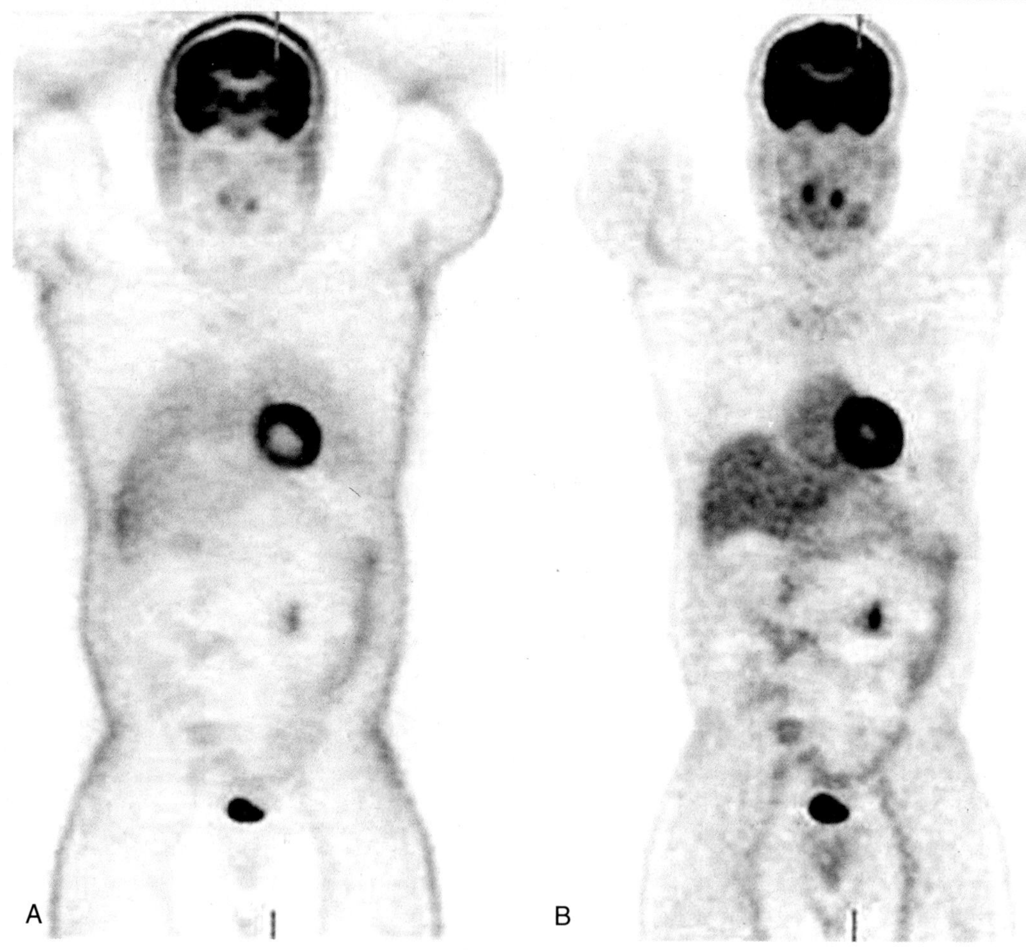

1．描述在 A 图和 B 图中 ^{18}F-FDG 放射性分布特点的不同之处。

2．A 和 B 为同一患者的图像，处理程序有什么不同？

3．两种图像都用于什么目的？

4．口腔两处放射性浓聚的来源是什么？

病例 14

PET：衰减校正

1. A 图，体表放射性摄取高而内脏器官摄取少；B 与之相反。
2. A 为非衰减校正的 PET 图像，体表光子衰减少，有较高放射性强度。B 为衰减校正图像，能更真实地反应 FDG 分布情况，特别是内脏器官的分布情况。
3. 衰减校正图像（B）一般用于临床日常工作。当衰减校正图像上无法鉴别是病变还是伪影所致“热区”时，非衰减校正图像（A）很有价值。无衰减校正的情况下能更好地显示表面结构（如：肺周边病灶或皮肤病灶）。
4. 口腔放射性浓聚来源于腭扁桃体。侧方和下方放射性浓聚来源于正常颌下腺的摄取。

参考文献

Saha GB: *Basics of PET Imaging*. New York: Springer, 2005, pp 48-53.

von Schulthess GK, Steiner HC, Hany TF: Integrated PET/CT: current applications and future directions, *Radiology* 238:405-422, 2006.

相关参考文献

Nuclear Medicine: THE REQUISITES, 3rd ed, pp 60, 317.

点 评

单纯 PET 扫描仪通常用锗 -68 作为衰减校正源，该源围绕患者旋转行透射扫描，然后行衰减校正。同机 PET/CT 扫描时 CT 行透射扫描。然而诊断 CT 所提供的高计数密度数据并不是好的 PET 衰减校正数据，目前市售的都是同机 PET/CT 扫描仪。

PET/CT 依靠特定能量的 X 线 CT（通常 40 ~ 140kVp）生成组织衰减系数（μ）图，然后校正 PET 数据。应用双线性比例法计算骨和非骨组织的比例系数。PET 采集的是能量 511keV 的光子，因此 CT 扫描后应将 CT 衰减图转化为 511keV 的衰减图。将此“衰减图”用于非衰减校正的 PET 图，得到衰减校正 PET 图像。CT 与放射性源（如锗 -68）的衰减校正比较，最主要优势是透射采集快 25% ~ 30%。当然 CT 图像还可用于 PET 所示放射性异常浓聚灶的定位。

只有 PET 和 CT 图像很好地配准才能对 PET/CT 图像做出正确诊断。同机 PET/CT 扫描时可连续采集；先行 CT 后行 PET。利用内置的基准 / 硬件标记将两次扫描图像融合。因 PET 和 CT 并非同时采集，所以采集过程中患者移动或生理性运动（如肠道）可能导致图像不配准。当 PET 和 CT 图像不配准或误配准时，衰减校正 PET 图像会出现假象，有时软件配准计算法可校正这些假象。衰减校正软件和硬件的正确匹配是重建出好的衰减校正图像的重要因素。

病例 15

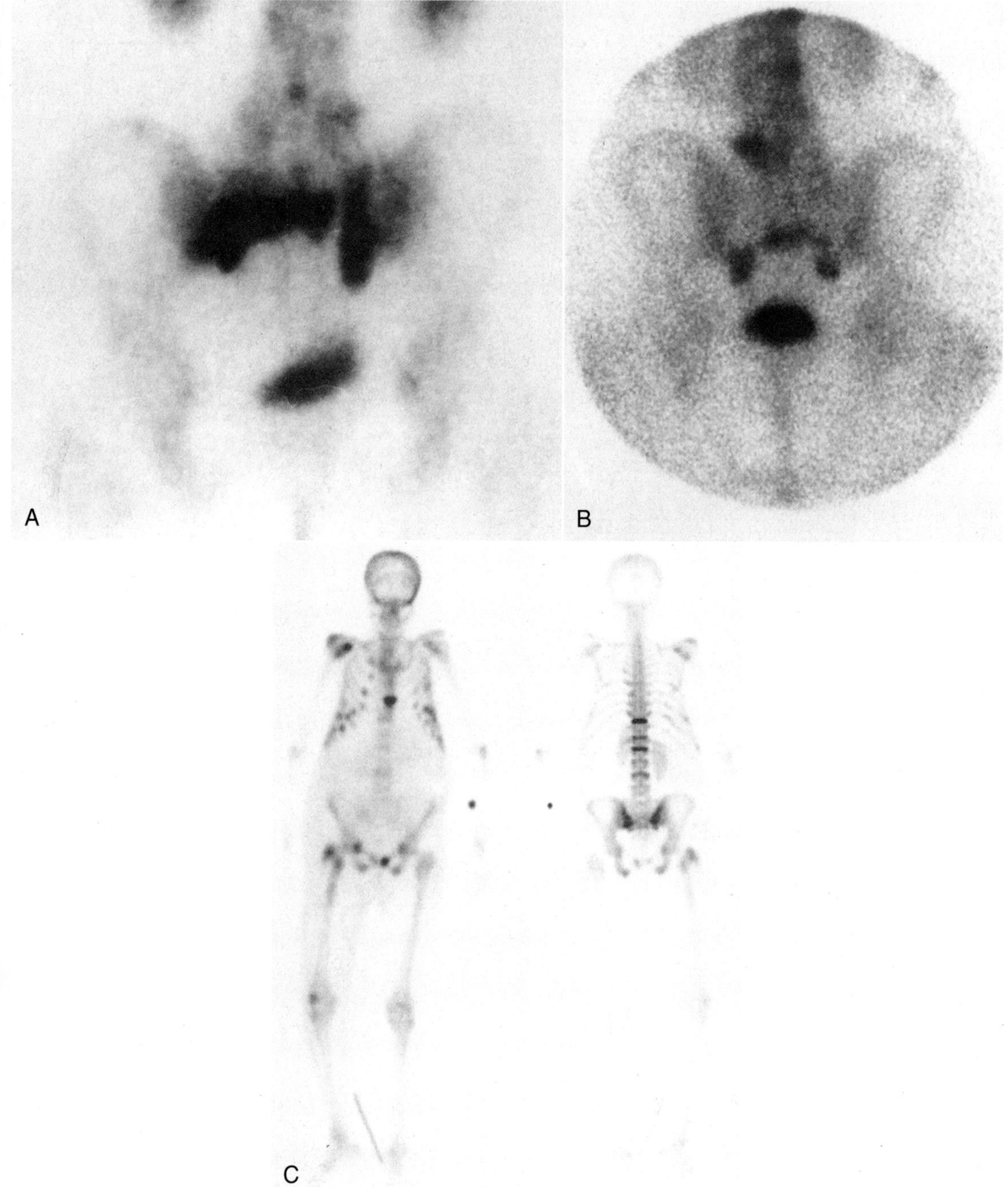

患者 A 下背部疼痛。患者 B 有髋关节骨折病史，目前主诉骨盆疼痛、走路困难。

1．描述患者 A 骨显像的异常表现并提供可能的诊断。

2．描述患者 B 的骨显像异常表现。

3．列出患者 B 的鉴别诊断和最可能的诊断。

4．列出患者易发生此疾病的三种疾病。

病例 15

骨骼系统：骶骨和骨盆的不全骨折

1．患者 A 双侧骶髂关节和骶骨（H 形）可见放射性浓聚。患者 B 下骶骨可见曲线形放射性异常浓聚。这些特点是骶骨不全骨折的典型表现。恶性疾病也不能除外。

2．多个肋骨、骨盆多处（包括双侧耻骨支）、胸骨下端和多个椎体可见放射性异常浓聚。双侧骶髂关节区放射性分布增高，骶骨放射性分布轻度增高。

3．良性或恶性肿瘤引起多发骨病变、多发骨髓瘤、骨折。最可能诊断是继发于骨质疏松的多发不全骨折。右肩关节退行性变，既往右侧髋关节固定术后改变。

4．皮质醇增多症、甲状旁腺功能亢进、甲状腺功能亢进症。

参考文献

Balseiro J, Brower AC, Ziessman HA: Scintigraphic diagnosis of sacral fractures, *AJR Am J Roentgenol* 148:111, 1987.

Fujii M, Abe K, Hayashi K, et al: Honda sign and variants in patients suspected of having a sacral insufficiency fracture, *Clin Nucl Med* 30:165-169, 2005.

相关参考文献

Nuclear Medicine: THE REQUISITES, 3rd ed, pp 132-133, 144.

点　评

不完全骨折是骨质疏松的一个重要和常见并发症，见于绝经后妇女、甲状旁腺功能亢进症、类固醇类药物治疗致骨量减少。很多病例骨折发生于轻微或无外伤的情况下。除骨盆外，骨质疏松引起不全骨折的常见部位包括：椎体、股骨颈和股骨粗隆间、桡骨远端、肱骨颈、近端和远端胫骨和胸骨。可用双能 X 线吸收法（DEXA）预测骨折的风险。虽然多处骨病变也可能是肿瘤骨转移引起，但对病变特点和部位进一步分析，常可做出正确诊断。X 线可进一步证实诊断。脊柱的条状放射性异常浓聚提示骨折（楔形压缩骨折或椎体终板畸形）。相邻多个肋骨的线状放射性异常浓聚点，提示骨折引起的可能性大。

由于受累骨射线透过性增高，所以 X 线平片很难发现骨折。然而骨显像显示骨转换和成骨活动的敏感性高，所以骨显像可早期发现骨折。典型的骨盆不全骨折常累及骶骨、耻骨联合或耻骨支。骶骨骨折的骨显像特点也有特征性，如骶骨翼垂直方向骨折和骶骨水平方向骨折呈“H”形。骨显像可能只显示“H”形的一部分。其他形状包括线形、曲线形或如病例 B 中“点和划”放射性分布特点。放射治疗后诱发的骨折也可有相似的表现特点。

病例 16

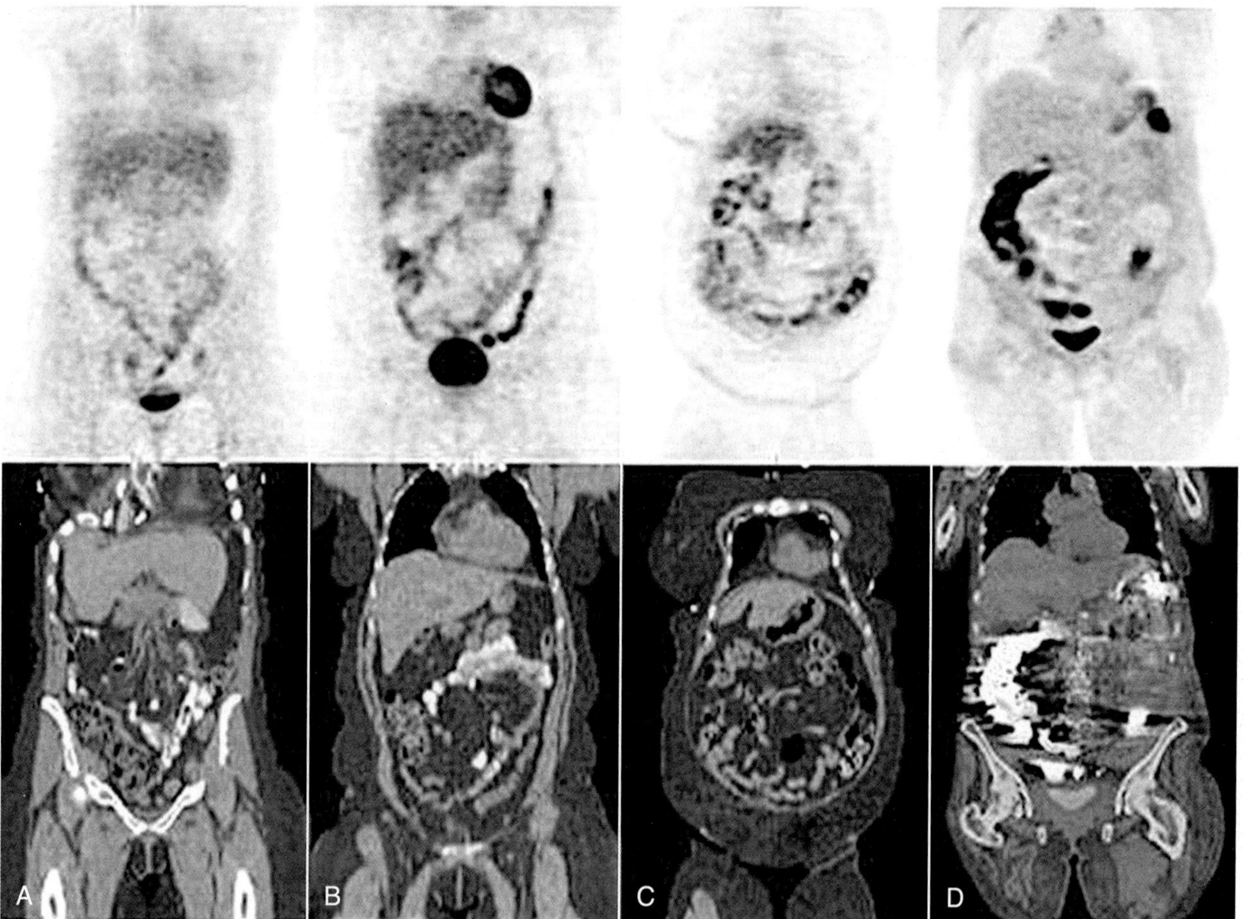

4 名患者的冠状位 PET 图像（上）和 CT（下）图像。

1．描述 4 名患者不同程度的肠道 FDG 摄取表现。

2．这些患者中，哪些患者肠道放射性摄取是正常或异常？

3．解释引起肠道放射性摄取 / 分布不同的原因。

4．腹部 FDG-PET/CT 显像，口服对比剂的影响是什么？

病例 16

FDG–PET：肠道放射性

1. 所有患者显示小肠和 / 或大肠有不同程度、不同形态的放射性摄取。部分患者的肠道放射性摄取增加与口服对比剂有关。口服对比剂可引起衰减重建伪影，并影响衰减校正。
2. 所有患者的肠道放射性摄取都是生理性摄取。正常情况下肠道FDG的摄取形式也有很大不同。
3. 平滑肌蠕动、淋巴组织含量增高、回盲瓣部位平滑肌摄取，口服对比剂诱发的刺激或连接部以及 FDG 生理性排泄，都可引起摄取 / 分布形态不同。
4. 口服对比剂可引起肠道生理性 FDG 摄取明显增加，可能是口服对比剂对肠管刺激和 / 或重建伪影引起，因在衰减校正的图像上，对比剂浓度高的区域放射性计数假性升高，而在非衰减校正的图像不会增高。最右侧的 PET 和 CT 图像是一由钡引起计数过度校正的病例。稀释口服对比剂可以减少影响。

参考文献

Antoch G, Jentzen W, Freudenberg LS, et al: Effect of oral contrast agents on computed tomography-based positron emission tomography attenuation correction in dual-modality positron emission tomography/computed tomography imaging, *Invest Radiol* 28:784-789, 2003.

Otsuka H, Graham MM, Kubo A, Nishitani H: The effect of oral contrast on large bowel activity in FDG-PET/CT, *Ann Nucl Med* 19:101-108, 2005.

Rabhakar HB, Sahani DV, Fischman AJ, et al: Bowel hot spots at PET-CT, *Radiographics* 27:145-159, 2007.

相关参考文献

Nuclear Medicine: THE REQUISITES, 3rd ed, p 306.

点 评

PET 检查中，很多因素可引起肠道 FDG 摄取增加，包括外科手术夹或对比剂引起的伪影、肌肉摄取以及示踪剂分泌入肠道等。医生在解释或分析肠道放射性增加的原因时需谨慎，并应熟悉各种各样的肠道生理性摄取特点。分析相应部位的 CT 图像有助于鉴别诊断。肠道节段性或弥漫性 FDG 摄取增多提示炎症。然而如肠道有局灶性放射性异常浓聚时，同时分析该部位的 CT 非常重要，这样可确定是否存在可解释这种摄取特点的软组织异常（如绞窄、水肿或肿块）。目前建议内镜检查局灶性放射性异常浓聚灶以除外恶性病变或癌前病变。

如使用 CT 衰减校正，口服对比剂会使示踪剂放射性计数的高估，并且对比剂浓度越高，高估程度越高。PET/CT 检查应用的口服对比剂相对稀释，不会像近期钡灌肠的对比剂引起伪影。由于校正算法将对比剂和骨骼划分为一类，所以使用对比剂会出现伪影。高估与对比剂浓度直接相关。对可疑有高估的病例，需分析非衰减校正图像，因非衰减校正图像上无伪影。

病例 17

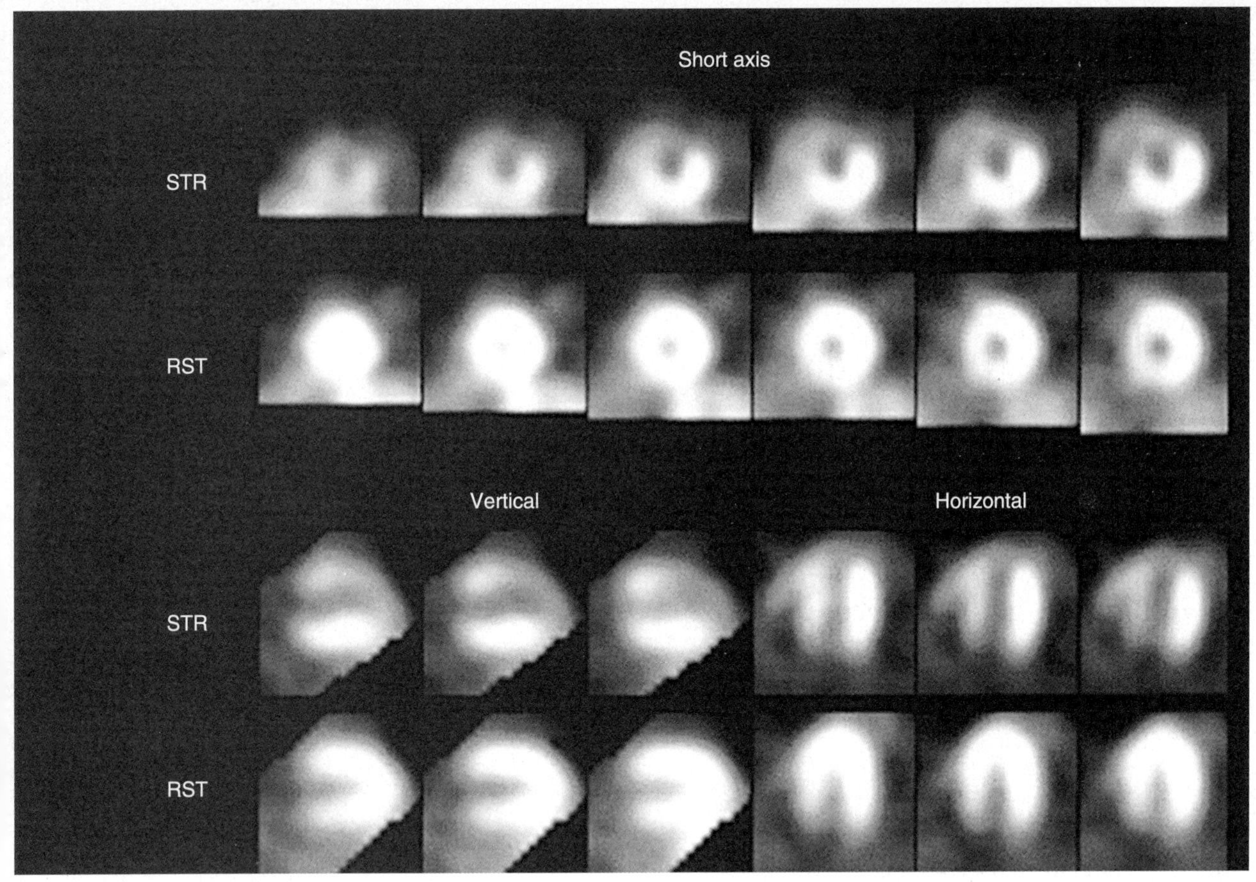

55 岁男性患者，目前反复胸痛，进行 SPECT 运动负荷心肌灌注显像检查。

1．描述异常表现并做出解释。

2．指出最可能的病变血管？

3．列出其他的显像表现。

4．列出与该负荷 - 静息心肌显像特点相关的症状或表现？

病例 17

心血管系统：左前降支动脉缺血

1. 负荷显像表现为大部前壁、心尖、室间隔严重的灌注下降，静息显像正常，提示存在严重心肌缺血。
2. 冠状动脉左前降支。
3. 负荷引起的一过性心室腔扩张。
4. 负荷诱导的心绞痛、ST 段异常、收缩压下降、室性心律失常及已达最大负荷。

参考文献

Yao SS, Rozanski A: Myocardial perfusion scintigraphy in conjunction with exercise and pharmacologic stress: prognostic applications in the clinical management of patients with coronary artery disease. In DePuey EG, Garcia EV, Berman DS (eds): *Cardiac SPECT Imaging*, 2nd ed. Philadelphia: Lippincott Williams & Wilkins, 2001, pp 263-296.

相关参考文献

Nuclear Medicine: THE REQUISITES, 3rd ed, pp 459-470.

点 评

虽然负荷心肌灌注显像诊断冠心病（CAD）的敏感性高（> 85%），但诊断多支血管病变的敏感性较低。多支血管病变患者的心肌灌注显像示放射性分布减低并不明显。因为运动刚开始病变严重血管即可引起缺血症状，血管病变较轻的心肌出现缺血前运动已停止。

缺血引起一过性室腔扩张和负荷引起肺 ^{201}Tl 摄取增多是多支血管病变的重要特点。比较负荷(STR）和静息心肌显像（RST）的图像可发现负荷引起的左心室腔扩张很明显。这种表现可能是左心容量增大的结果，提示负荷引起心室功能减低。另一种可能是广泛心内膜下缺血引起心室腔增大。

运动负荷时出现心绞痛性胸痛和心电图 ST 段降低提示心肌缺血。严重心肌缺血的表现包括收缩压降低、ST 段降低 2mm 以上以及室性心律失常（室性早搏、室性心动过速）。这些表现是运动终止的指征，如果可能应在注射负荷显像剂后再运动 1min，以使心肌细胞有充足时间摄取显像剂，这样可获得运动负荷时心肌细胞摄取显像剂的图像。

病例 18

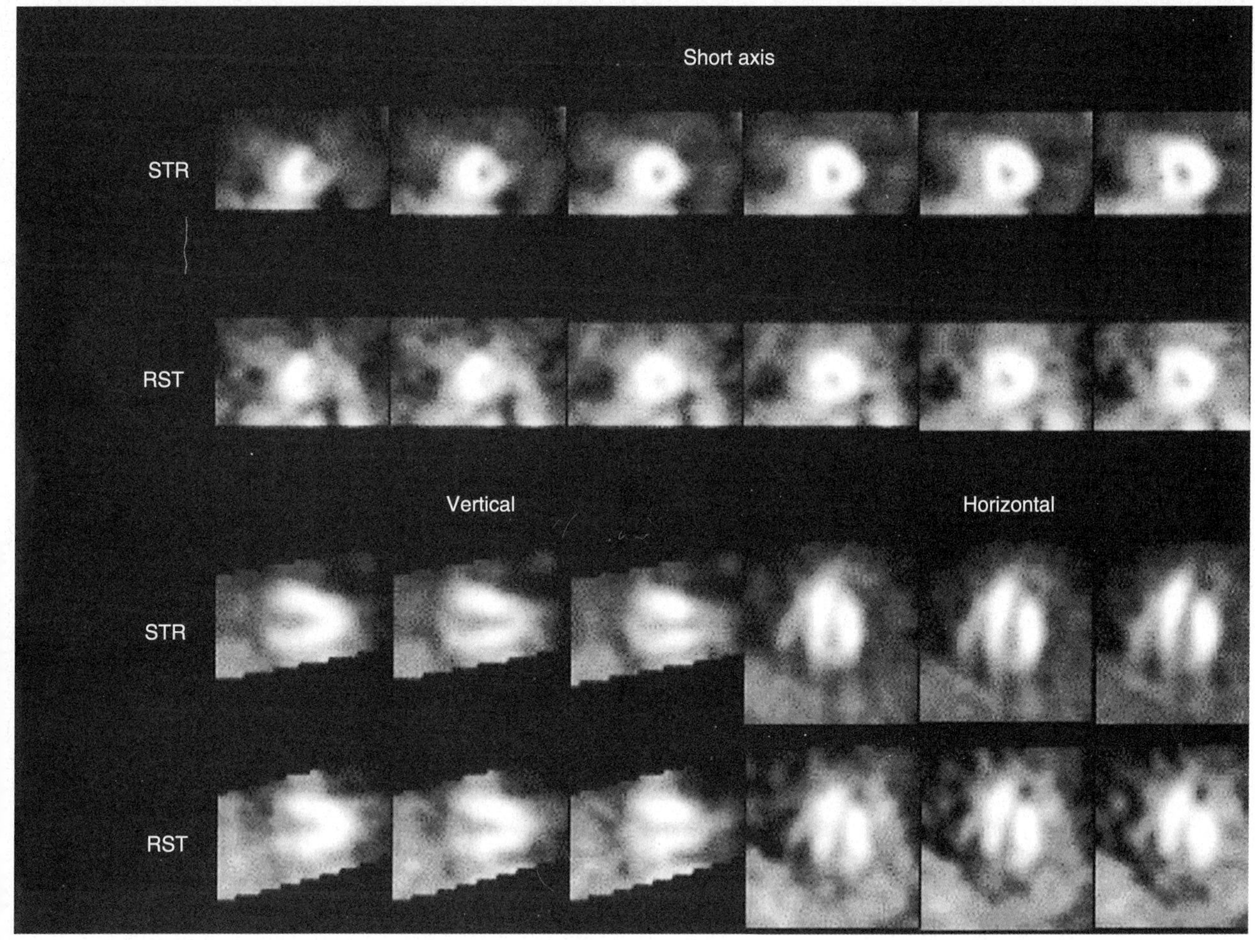

60 岁偏瘦男性患者，既往陈旧性心肌梗死及冠状动脉搭桥术。行双嘧达莫（潘生丁）药物负荷心肌显像。超声心动图未见异常。

1．描述 SPECT 的阳性表现。

2．请列出鉴别诊断。

3．最可能的诊断是什么？

4．请解释超声心动图和 SPECT 检查结果不同的原因？

病例 18

心血管系统：心尖部梗死

1．负荷心肌显像和静息显像示心尖部中等大小、明显放射性缺损。心脏和心腔大小正常。
2．心肌梗死、心尖部室壁变薄、衰减。
3．心尖部小范围瘢痕组织。
4．可能因素：技术因素、操作错误、诊断错误。

参考文献

Berman DS, Hayes SW, Germano G: Assessment of myocardial perfusion and viability with ^{99m}Tc perfusion agents. In DePuey EG, Garcia EV, Berman DS (eds): *Cardiac SPECT Imaging,* 2nd ed. Philadelphia: Lippincott Williams & Wilkins, 2001, pp 179-210.

Jain D, Zaret BL: Nuclear imaging in cardiovascular medicine. In Rosendorf C (ed): *Essential Cardiology: Principles and Practice*, 2nd ed. Totowa, NJ: Humana Press, 2005, pp 221-244.

相关参考文献

Nuclear Medicine: THE REQUISITES, 3rd ed, pp 463-466, 470-474.

点 评

体型较瘦患者心肌显像出现固定性心尖灌注缺损，衰减引起的可能性很小。心肌显像示心尖变薄与心尖部心肌较少及部分容积效应有关。心脏大小正常的情况下，心尖变薄最常见于水平长轴图像，而在垂直长轴和短轴图像上少见，如此病例所见。伴心室扩张时，心尖变薄表现更明显，不仅见于水平长轴图像也可见于其他两横断面图像。此患者心室未见扩张。静息心肌灌注显像未见放射性填充，证明病灶是梗死而非缺血。室间隔运动异常（运动减低或反向运动）常见于既往行冠脉搭桥术的患者。膈下肝的放射性稍低于心脏放射性，表明患者或者行药物负荷心肌显像或者运动负荷时未达目标心率。因为运动时血流从腹部内脏器官流向运动的肌肉。

此患者超声心动图也显示局部心肌无运动。超声心动图检查与操作者的关系很大，负荷超声心动图更是如此（如操作者的操作水平可影响检查结果）。一些患者，特别是慢性阻塞性肺病患者，有可能声窗欠佳并影响检查结果。如行门控运动负荷心肌显像，可能显示此部位运动减低；然而病变范围较小，也可能表现为室壁运动正常。邻近室壁运动正常或反向运动可能会掩盖小范围的心肌运动减低。

病例 19

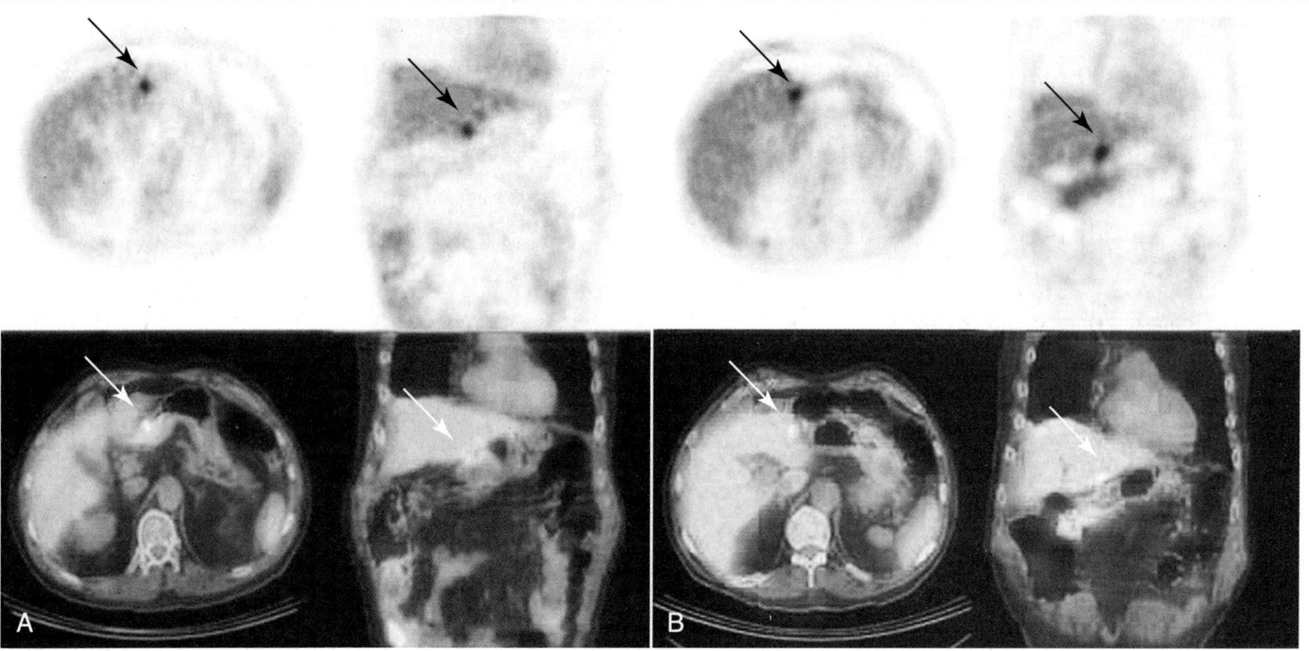

64 岁患者，乙状结肠腺癌 IIIA 期，需制订治疗方案。A，初次检查的 FDG-PET 图像（顶端）和融合 PET/CT 图像（底端）。B，3 个月后的随访图像。在此期间未进行任何治疗。

1．两次检查局灶性摄取（箭头）的鉴别诊断是什么？

2．结直肠癌患者行 FDG-PET 检查的常见临床适应证是什么？

3．在解释 PET/CT 图像表现时，需要考虑的质量控制问题是什么？

4．在融合 PET/CT 检查时，为达到衰减校正目的而采集的 CT 图像，与腹部诊断性 CT 在哪些方面有所不同？

病例 19

PET/CT：FDG-PET 和 CT 的失配准及融合

1. 胃或肠壁转移、腹膜转移、肝转移、胃溃疡或息肉。
2. (1) 原发性结直肠癌或局部转移灶根治性切除术前分期；(2) 血清癌胚抗原增高、传统影像学诊断不明确 / 阴性患者的复发灶定位；(3) 治疗后残余肿块是否有存活病变的评估。
3. 分析图像是否有患者准备不充分（如未禁食）和重建错误。检查 CT 是否有伪影(如金属物质、FOV 较小)。应检查是否有患者自身、呼吸运动或心脏搏动引起的 PET/CT 融合图像失配准。
4. 诊断性腹部 CT 在屏气状态下扫描。衰减校正 CT 作为全身 FDG PET/CT 扫描的一部分，是在平静潮式呼吸下扫描。为使照射剂量最小化，衰减校正 CT 的管电流（mAs）和电压（kVp）比诊断性 CT 低。

参考文献

De Geus-Oei LF, Vriens D, van Laarhoven HW, et al: Monitoring and predicting response to therapy with 18F-FDG PET in colorectal cancer: a systematic review, *J Nucl Med* 50(Suppl 1):43S-54S, 2009.

Nehmeh SA, Erdi YE: Respiratory motion in positron emission tomography/computed tomography: a review, *Semin Nucl Med* 38:167-176, 2008.

相关参考文献

Nuclear Medicine: The REQUISITES, 3rd ed, pp 311-312.

点　评

分析患者 A 的部分融合图像显示：PET 和 CT 图像失配准，与 CT 相比 PET 与下方和后方的图像配准。A，右上腹局灶性异常摄取位于胃。B，配准较好，异常浓聚灶位于肝，提示肝转移。

结直肠癌肝转移可见明显 FDG 浓聚。与传统的影像学分期（CT，MRI）相比，PET 提高了治疗前发现转移灶的敏感性，且发现 25%的患者有较小转移灶或临床未怀疑有转移的病灶。PET 诊断复发结直肠癌肝转移灶的敏感性和特异性高达 96%以上。如癌胚抗原增高且传统影像学检查阴性，FDG-PET 可以明确复发部位，其敏感性为 92%～100%。

由于每个床位的图像采集时间较长，所以 PET 图像是在平静潮式呼吸下采集。膈肌和相邻结构（如肝、肾、肺底）可沿 Z 轴移动 8 ～ 25mm。为使 PET 和 CT 图像最好的配准，CT 和 PET/CT 也在潮式呼吸下采集。因 CT 采集时间短，与 PET 图像相比 CT 所示的器官可能移动。因此图像依然会失配准。由于部分容积效应，图像的失配准会导致病灶摄取放射性的低估。应用呼吸门控技术可减少此影响。

病例 20

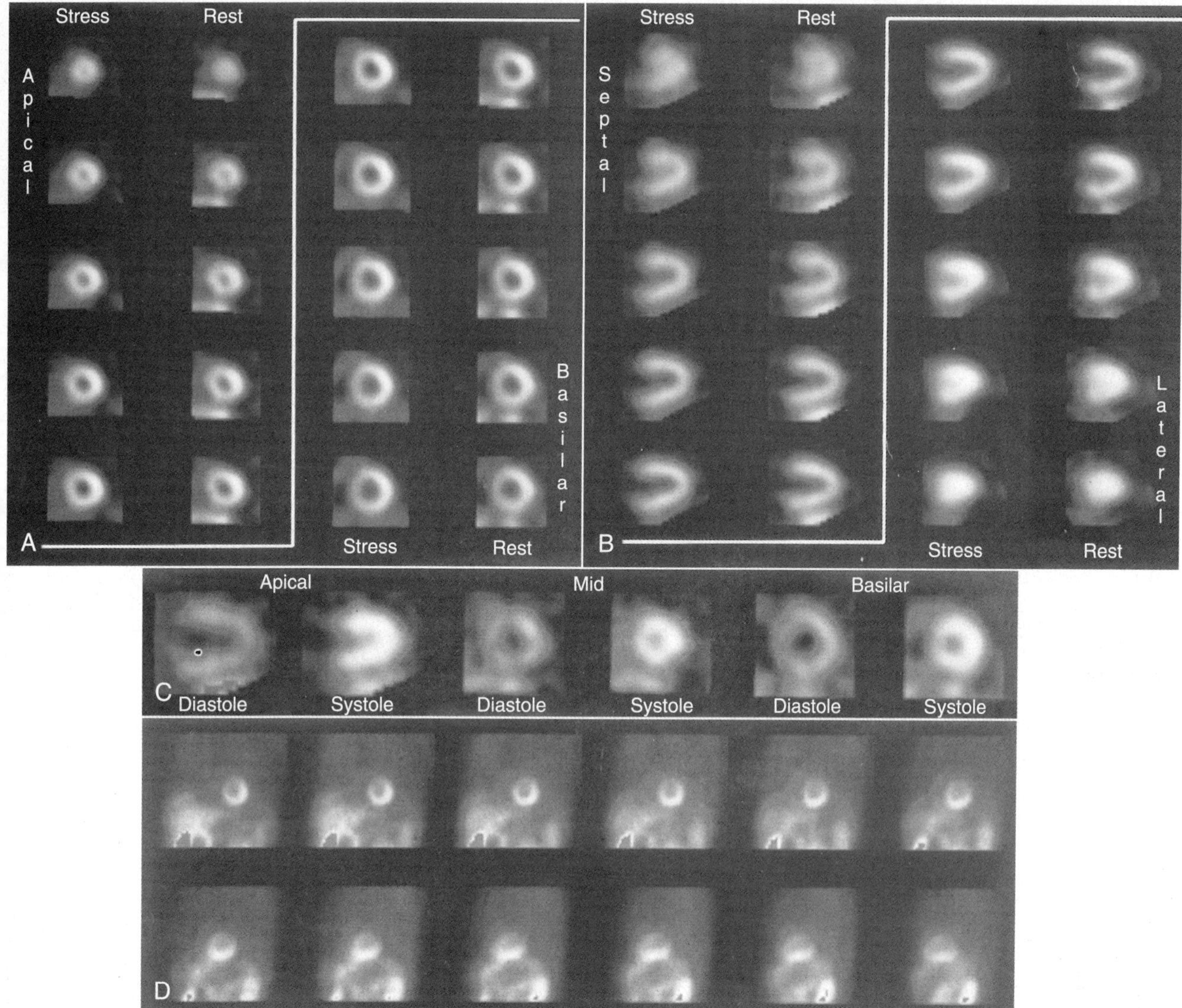

50 岁女性患者，非典型胸痛。运动心电图结果未见异常。SPECT 灌注显像（A，门控短轴；B，垂直长轴；C，SPECT 室壁增厚；D，原始数据连续投影图像）。

1．描述 SPECT 心肌灌注显像和门控显像的阳性表现。

2．原始数据连续投影图像提供的信息是什么？

3．最可能的诊断是什么？

4．列举 SPECT 心电图同步（门控）显像的优势。

病例 20

心血管系统：乳腺衰减，室壁增厚

1．固定的心室前间壁轻度放射性分布减低，室壁运动一致，门控 SPECT 图像示室壁变亮，提示室壁增厚正常。
2．左前斜位和侧位图像示心脏上部放射性减低最明显。未见明显的患者移动。
3．灌注显像正常，室壁增厚正常及乳腺衰减。
4．可观察和评估局部室壁运动 / 室壁增厚，及可计算左心室射血分数（LVEF）。

参考文献

Go V, Bhatt MR, Hendel RC: The diagnostic and prognostic value of ECG-gated SPECT myocardial perfusion imaging, *J Nucl Med* 45:912-921, 2004.

相关参考文献

Nuclear Medicine: THE REQUISITES, 3rd ed, pp 470-472.

点 评

门控 SPECT 可观察局部室壁运动、室壁增厚和计算 LVEF。门控 SPECT 检查时计数率较低，心动周期常被分为 8 帧图像（平面平衡法心室显像时分为 16 帧或更多）。受时间分辨率的限制，较少的帧数使 LVEF 的计算欠准确。如每一帧采集时间较长，不能获得真正的收缩末期和舒张末期的放射性计数。与 ^{201}Tl 相比使用放射性计数较高的 ^{99m}Tc 显像剂，并使用多探头 SPECT，有助于最大化门控 SPECT 采集的计数率。由于小体积的心肌壁有相同的放射性计数，所以通过收缩末期心肌变亮的程度可评估室壁增厚。

负荷心肌灌注显像评估冠状动脉疾病（CAD）的准确性大大高于负荷心电图。负荷心电图敏感性和特异性约为 70%，且假阴性率和假阳性率为 30%。由于乳腺位置不同而存在各种各样的乳腺衰减，所以假阳性结果是女性患者的特殊问题。相比之下负荷心肌灌注显像准确率大约为 85%。显像表现正常的人群，每年心脏事件的发生率小于 1%。

病例 21

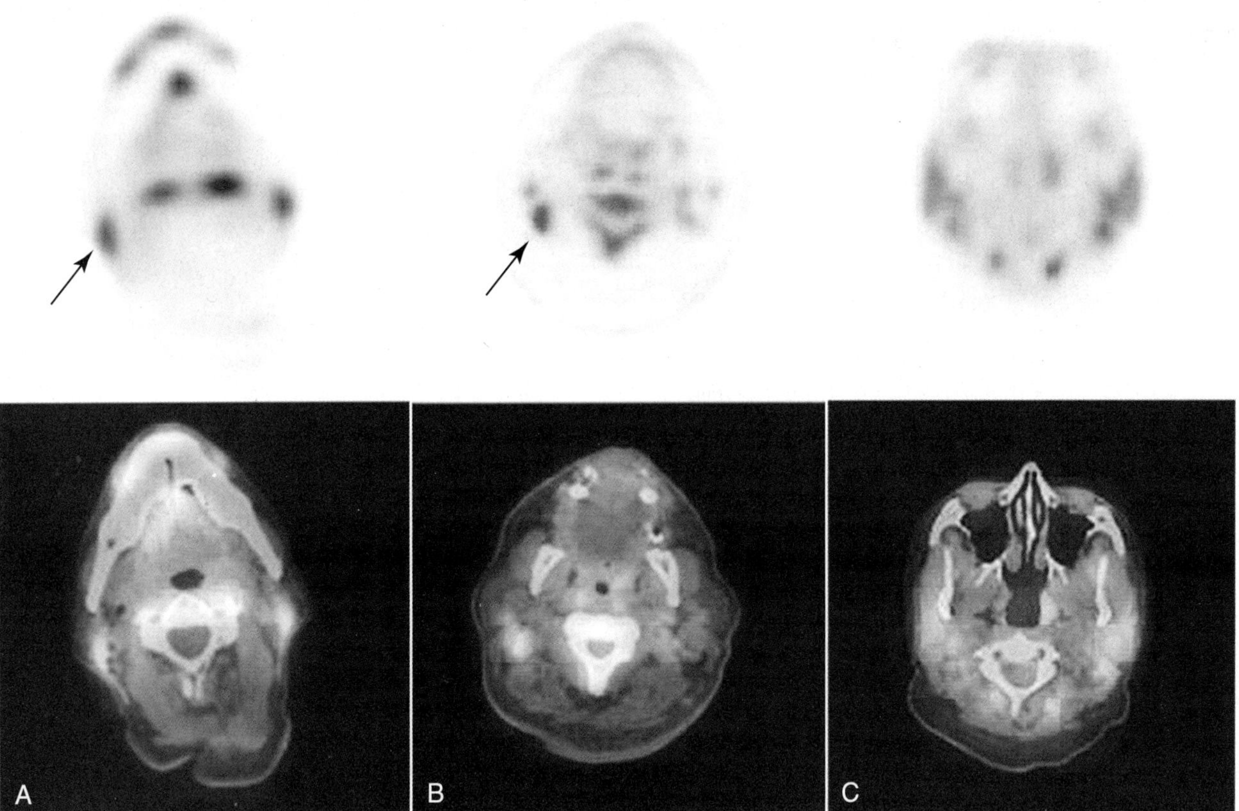

3 名患者（A，B，C）为进一步肿瘤分期行头颈部 FDG-PET 和融合 PCT/CT 检查。

1．描述三名患者（A，B，C）的 FDG 摄取特点。上排为 PET 图像，下排为融合 PET/CT 图像。
2．每个病例最可能的病因是什么？
3．患者 C 摄取 FDG 的机制与患者 A 有何不同？
4．患者 B 颈部局部病灶摄取 FDG 的最大 SUV 值为 2.8，患者 A 颈部局部病灶摄取 FDG 的最大 SUV 值为 3.3（箭头）。鉴别头颈部良恶性病变的 SUV 分界值是多少？

病例 21

FDG-PET：颈部摄取，棕色脂肪，淋巴结转移

1. 3 名患者均表现为双侧多发局灶性 FDG 摄取，对称分布。患者 B 摄取较少。
2. A，淋巴瘤患者肌肉生理性摄取。B，头颈部肿瘤患者淋巴结病理性 FDG 摄取增高。C，乳腺癌患者棕色脂肪组织生理性摄取。
3. 棕色脂肪组织摄取增加与体温调节有关。与储存能量的白色脂肪相比，棕色脂肪有广泛的肾上腺素能神经分布。去甲肾上腺素刺激能使血流和葡萄糖代谢增加。患者 A 肌肉摄取增加是肌张力增加引起。
4. 没有绝对的 SUV 分界值能可靠鉴别头颈部良恶性病变。在分析检查结果时应考虑病变是否对称和相应部位的 CT 表现。

参考文献

Cypess AM, Lehman S, Williams G, et al: Identification and importance of brown adipose tissue in adult humans, *N Engl J Med* 360:1509-1517, 2009.

Nakamoto Y, Tatsumi M, Hammoud D, et al: Normal FDG distribution patterns in the head and neck: PET/CT evaluation, *Radiology* 234:879-885, 2005.

相关参考文献

Nuclear Medicine: THE REQUISITES, 3rd ed, pp 306-307.

点 评

棕色脂肪摄取 FDG 最常见于颈部和锁骨上区域，其次是纵隔、腋窝、脊柱旁、肾周和脾周围区。2.5% ~ 4%的患者颈部有明显的棕色脂肪摄取。虽然在 PET/CT 上容易识别，但病变淋巴结也可能有 FDG 摄取，特别是小于 1cm 的淋巴结。虽然肌肉和棕色脂肪摄取的典型特点是对称分布且呈条形，但也可表现为局灶性。棕色脂肪常见于寒冷天气，特别是寒战、神经紧张或焦虑的患者，常见于年轻妇女和儿童。棕色脂肪摄取也见于应用尼古丁和麻黄碱后的患者。

融合 PET/CT 的应用大大提高了 PET 诊断各种肿瘤的准确性、特异性。由于有同机 CT，可容易发现生理性局灶性棕色脂肪或肌肉摄取，而在以往诊断比较困难。目前减少棕色脂肪摄取的方法包括：注射室和检查室温暖、使用温暖的毛毯及应用苯海拉明或 β 受体阻滞剂。

病例 22

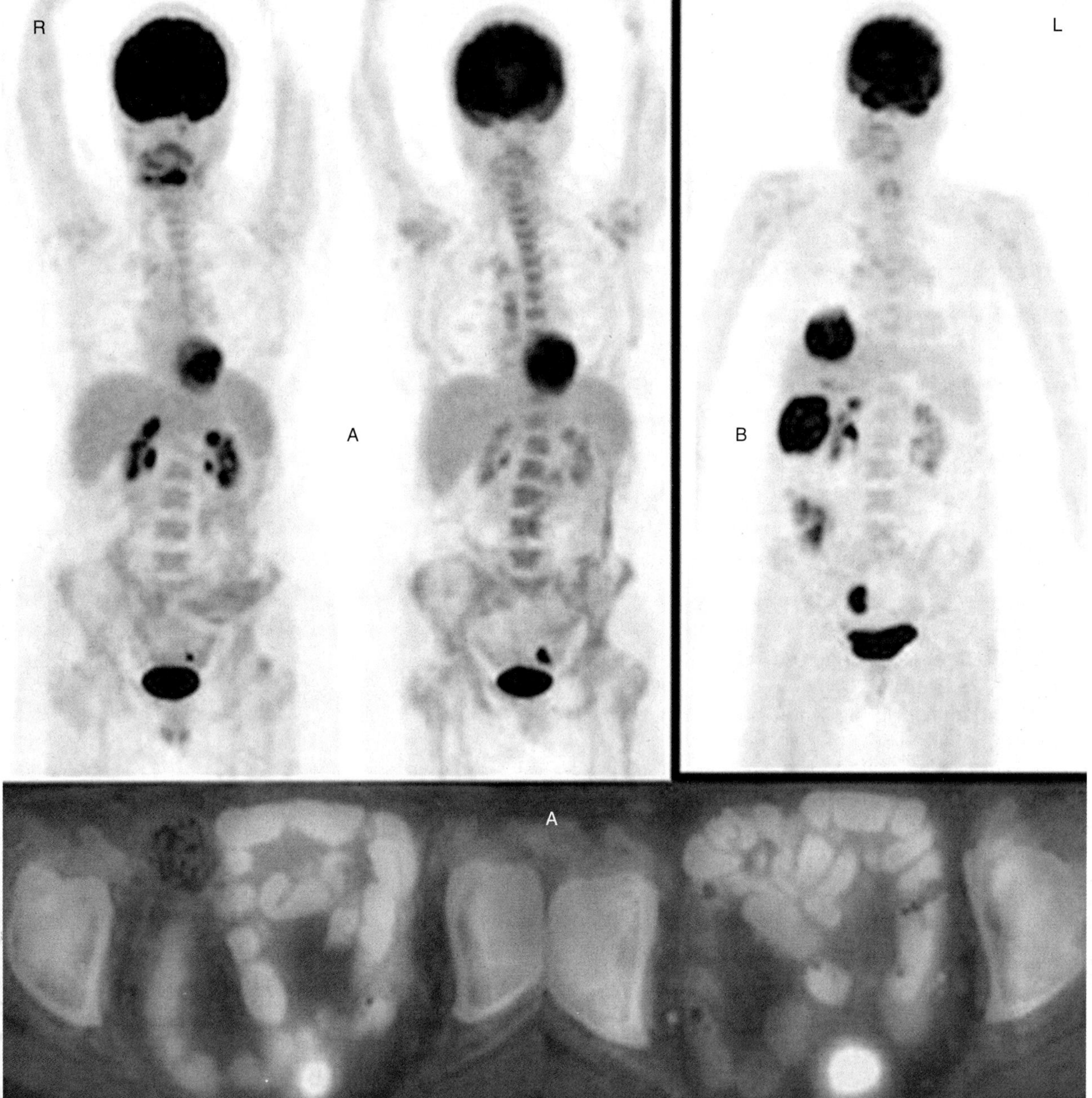

患者A(左)和患者B(右)为结肠癌患者。患者A行两次PET/CT检查,初始检查(左)和7个月后的随访检查(中)。

1．指出患者 A 两次检查的至少两个不同点，并解释可能原因。

2．分析患者 A 的 CT 图像后，假设 PET 所示高代谢区没有软组织绞窄、水肿或肠道对比剂滞留，最可能的诊断是什么?

3．引起患者 B 异常摄取的可能原因是什么?

4．PET 检查中，肠道局灶性放射性浓聚灶的恶性病变的概率是多少?

病例 22

PET/CT：结肠癌局灶性摄取

1．随访 PET 示膀胱左上方局灶性病灶摄取增高且增大。鉴别诊断包括：左侧输尿管放射性尿潴留、憩室炎及肿瘤。后一幅图可见脊柱弥漫性摄取增高，这与红骨髓活化相一致。
2．肠道软组织病变。根据所给的信息可排除憩室炎或对比剂伪影所致。
3．肝可见两个巨大 FDG 摄取增高病灶。膀胱上方中线右侧可见局灶性摄取增高，可能是原发结肠癌。CT 示右腹部放射性分布增高灶位于回盲部，且无肿块；可能为生理摄取。
4．为 20%～35%。有时腺瘤恶变前也有局灶性 FDG 摄取。

参考文献

Pandit-Taskar N, Schoder H, Gonen M, et al: Clinical significance of unexplained abnormal focal FDG uptake in the abdomen during whole-body PET, *AJR Am J Roentgenol* 183:1143-1147, 2004.

Tatlidil R, Jadvar H, Bading JR, et al: Incidental colonic fluorodeoxyglucose uptake: correlation with colonoscopic and histopathologic findings, *Radiology* 224:783-787, 2002.

相关参考文献

Nuclear Medicine: THE REQUISITES, 3rd ed, pp 330-331.

点 评

FDG-PET 示回盲部放射性分布增高而 CT 表现正常时，常认为良性病变。这种 FDG 摄取与淋巴组织含量及回盲瓣肌肉生理性摄取有关。化疗后的患者，回盲部的 FDG 摄取可能是由盲肠炎所致。

弥漫性骨髓 FDG 摄取增加常见于化疗后富含红骨髓的部位，最常见于椎体、骨盆、臀部、长骨近端以及胸骨。恶性骨髓疾病引起 FDG 摄取更加局限，不应将两者混淆。骨髓 FDG 摄取增加常由刺激白细胞生长的药物引起（如粒细胞集落刺激因子）。此类药物停用后 FDG 摄取仍会持续大约 4 周或更长时间。红骨髓摄取增高还可见于贫血和其他骨髓扩张疾病。放射治疗可导致局灶性 FDG 摄取减低。

病例 23

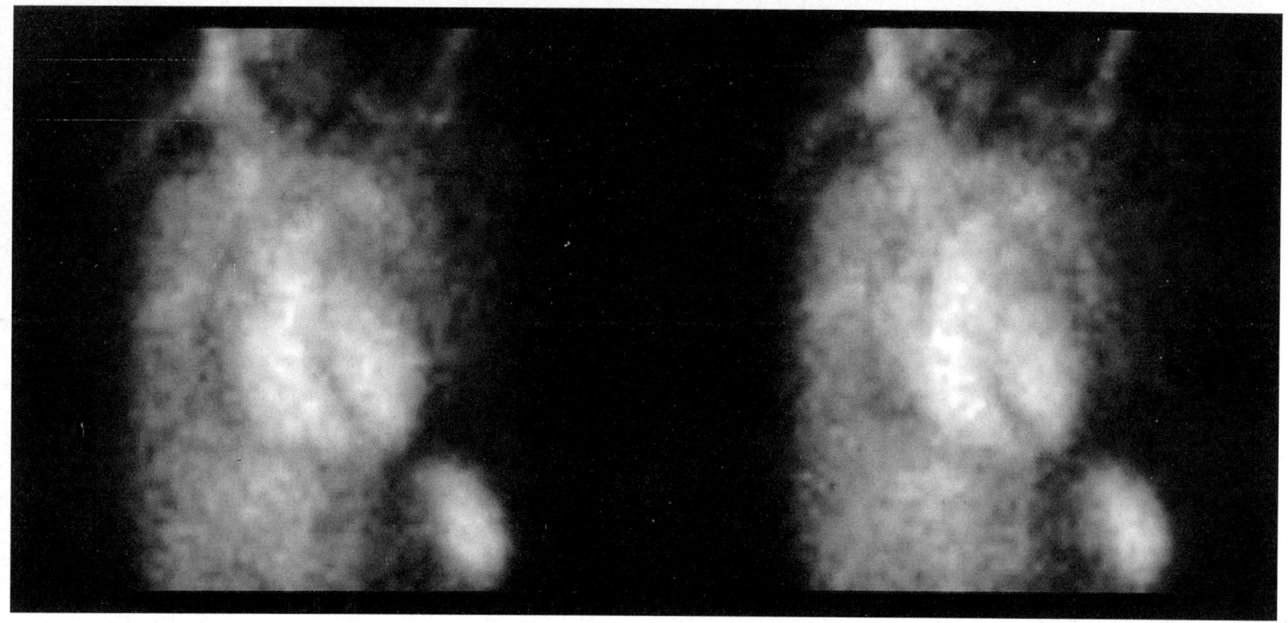

45 岁男性患者运动性呼吸困难。最近冠状动脉造影未见明显冠脉病变。图示为舒张末期（左）和收缩末期（右）平面显像。

1．指出此检查名称及所使用的放射性药物，并描述扫描发现。
2．所显示的是哪种心脏体位？为什么用它来计算 LVEF？指出其他经常应用的体位。
3．列举用于描述心肌室壁运动的专业术语。
4．指出心肌病的分类？

病例 23

心血管系统：心肌病门控心血池显像

1. ^{99m}Tc 标记的红细胞。平衡法门电路心血池显像（RVG）或多门控采集。舒张末期和收缩末期图像类似，因此左心室 LVEF 减少。
2. 是左前斜位，该体位能最好地显示室间隔和左右心室。为判断室壁运动也常采集前位和左侧位或后斜位。
3. 用于描述心肌室壁运动的专业术语包括：整个心室或心室壁区域性的无运动、运动减低、反向运动以及运动延迟。
4. 根据室壁功能状态分类：限制性、扩张性或肥厚性；根据病因分类：酒精性、感染性、代谢性、中毒性、药物性或缺血性/冠状动脉疾病、原因不明。

参考文献

Guido G, Borer JS, Berman DS: Myocardial function assessment by nuclear techniques. In: Dilsizian V, Narula J (eds): *Atlas of Nuclear Cardiology*, 2nd ed. Philadelphia: Current Medicine Group, 2006, pp 115-142.

Sheiner J, Sinusas A, Wittry MD, et al: Procedure guideline for gated equilibrium radionuclide ventriculography. Society of Nuclear Medicine Procedure Guidelines Manual, June 2002.

相关参考文献

Nuclear Medicine: THE REQUISITES, 3rd ed, pp 492-502.

点　评

放射性核素心室显像是一种能准确评估室壁运动并计算 LVEF 的方法。基本原理是左心室总计数与心室容积成正比。因此根据心搏量（舒张末期容积减去收缩末期容积）和舒张末期容积的比值可计算 LVEF。目前这种方法最常用于行有心脏毒性药物的化疗患者。室壁运动异常可能是弥漫性室壁运动异常，就像该患者，或表现为区域性运动异常。区域性运动异常可由 CAD 引起（如心梗）或负荷引起急性缺血。用于描述心脏室壁运动专业术语包括：正常、无运动（完全没有室壁运动）、运动减低（有收缩功能但明显减低）、反向运动（矛盾室壁运动，与预期的运动方向相反，见于心包膜破裂行冠状动脉搭桥术后患者的室间隔及心肌梗死合并动脉瘤样室壁运动障碍）、运动延迟（有室壁运动但与相邻部位相比延迟）。

心肌病根据功能分为：限制性、扩张性或肥厚性；根据病因，原发性或继发性。如病因明确，心肌病分为酒精性、感染性、代谢性、中毒性、药物引起以及缺血性；其他情况为特发性。扩张性心肌病常表现为左心室扩张伴 LVEF 降低。相反肥厚性心肌病和限制性心肌病常表现为左心室变小或正常。

病例 24

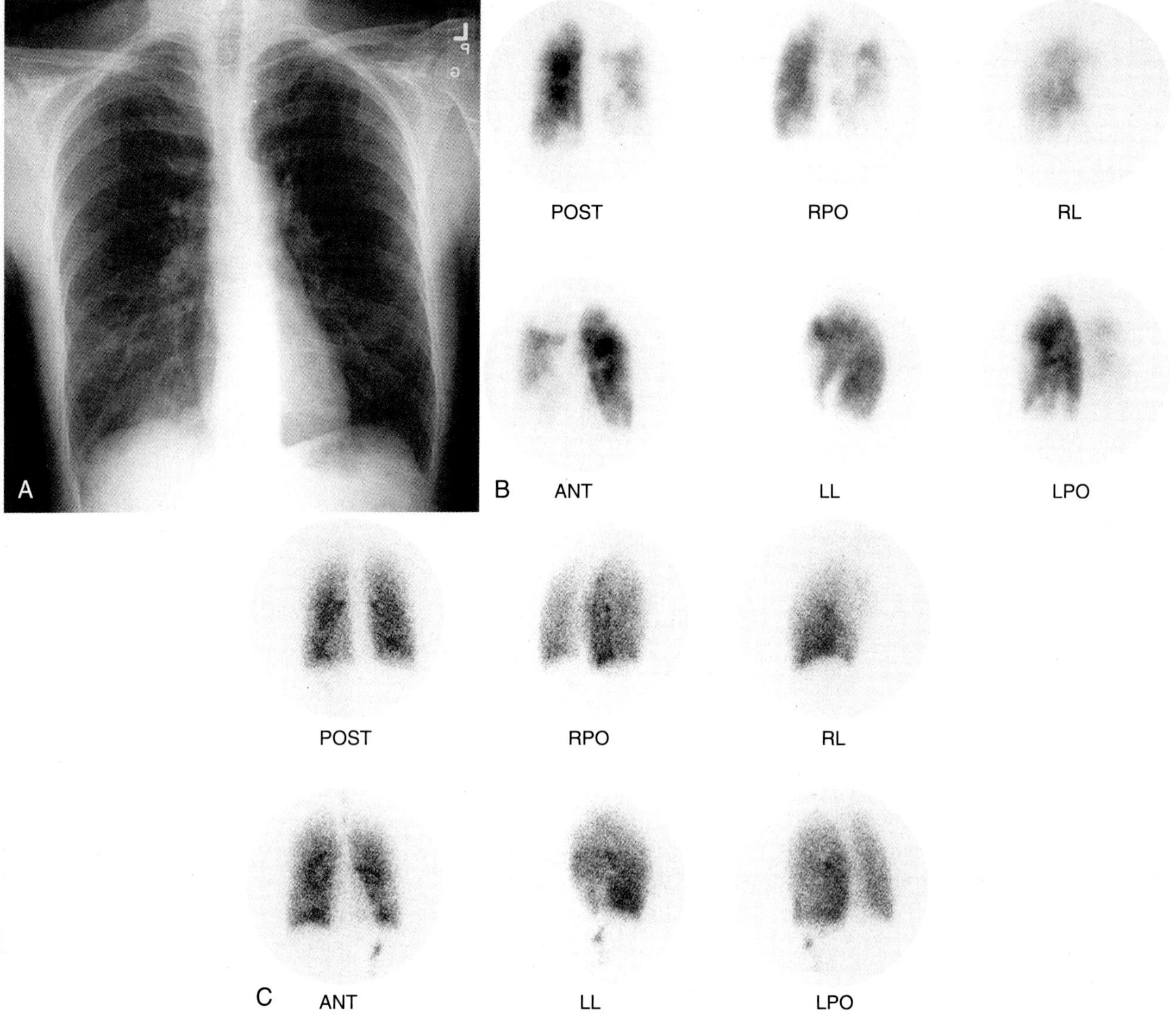

62 岁患者，右侧胸痛伴呼吸困难。所示为：后前位 X 线胸片（A），肺灌注显像（B），肺通气显像（C）。

1．检查所使用的放射性药物是什么？描述其摄取及分布机制。
2．描述肺通气 - 灌注显像表现。
3．解释检查所见，该患者诊断为肺栓塞的可能性是多大？
4．肺栓塞患者胸片最常见表现是什么？

病例 24

呼吸系统：肺栓塞高度可能性

1. ^{99m}Tc-MAA。这些颗粒大小为 30-60μm，静脉注射后随血流嵌顿在小动脉和毛细血管内。^{99m}Tc-DTPA 气溶胶吸入肺内并分布到正常肺泡。
2. 右肺野灌注明显下降，部分区域下降明显。右肺节段性灌注缺损，特别是下叶基底段。肺通气显像示除左侧肋膈角外其余部位基本正常，可能由少量渗出引起。因此，存在广泛肺通气 - 灌注显像“不匹配”。X 线胸片未见异常。
3. 肺栓塞高度可能性，根据 PIOPED 研究，肺栓塞可能性大于 80%。
4. X 线胸片常可显示肺栓塞继发的肺梗死。常见表现为正常 X 线胸片或盘状肺不张，这也是无肺栓塞患者常见的胸片表现。

参考文献

Freeman LM, Stein EG, Sprayregen S, et al: The current and continuing role of ventilation perfusion scintigraphy in evaluating patients with suspected pulmonary embolism, *Semin Nucl Med* 38:432-430, 2008.

Gottschalk A, Stein P, Coleman RE, et al: Ventilation-perfusion scintigraphy in the PIOPED study. Part II, *J Nucl Med* 34:1119-1126, 1993.

相关参考文献

Nuclear Medicine: THE REQUISITES, 3rd ed, pp 508-534.

点 评

此病例双肺有节段性灌注缺损，右肺灌注严重减低。伴如此严重的低灌注，特征性节段性分布并不常见。当分析肺灌注显像时，无灌注与灌注减低同样重要。

虽然高度可能性的肺显像提示肺栓塞可能性大(80%可能性)，但 20%的患者为其他诊断（如血管炎、恶性病变）。纵隔肿瘤可阻塞肺动脉，使之受压变形，肺动脉与较硬的支气管不同。

虽然肺显像有高特异性，但只有一半以下的患者肺通气 - 灌注显像呈高度可能性。大多数呈中度可能性。中度可能性显像显像结果（35%可能性）与低度可能性显像（< 20%）结果不同。临床医师将决定是否进一步检查。常行下肢多普勒超声诊断是否有血栓性静脉炎。

肺通气 - 灌注显像需要 X 线胸片辅助诊断，X 线胸片容易显示局部急性渗出、肺不张等异常。按照 PIOPED 标准，慢性病变（如瘢痕和纤维化、既往手术、心脏扩大、其他解剖异常）不应视为异常。如同一部位出现急性渗出、灌注和通气缺损，称为“三匹配”，提示为中度可能性。而肺上叶“三匹配”考虑低度可能性。

病例 25

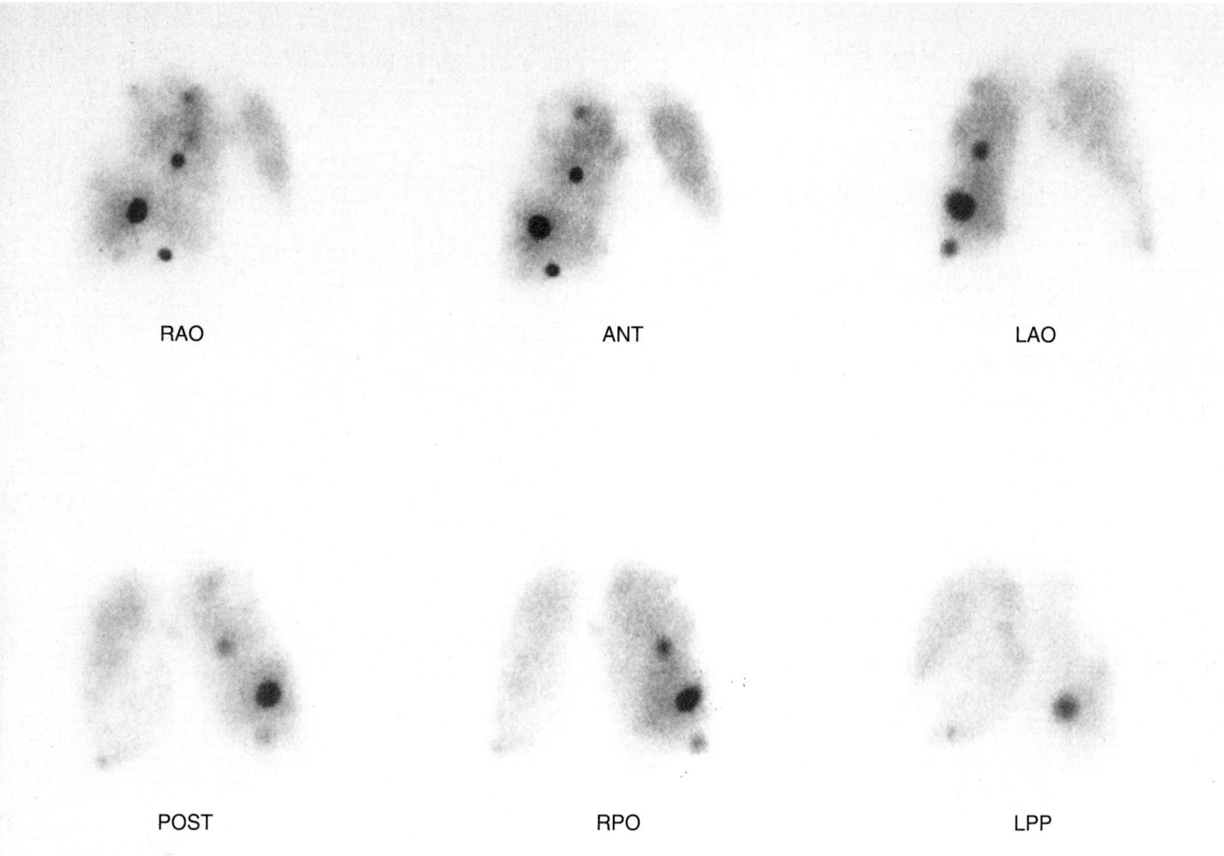

45 岁女性患者，行肺通气 - 灌注显像。所示为灌注显像图像。

1. 请描述异常显像表现。
2. 此表现最可能的原因是什么？
3. 为避免这种情况发生，应该怎么做？
4. 注射放射性药物的相对禁忌证是什么？

病例 25

呼吸系统：肺显像上的“热点”

1. 肺上叶和下叶，特别是右肺野可见多发“热点”。
2. MAA 加速血液凝固，且血凝块（热点）黏附在 MAA 上。
3. 由于操作不当，注射前血液反流至装有 ^{99m}Tc-MAA 的注射器，导致放射性血栓形成。应告知技术员注射 ^{99m}Tc-MAA 时不要抽回血到含 ^{99m}Tc-MAA 的注射器中，否则会出现上述现象。
4. 右向左分流或肺动脉高压是相对禁忌证，建议减少 MAA 颗粒数量。

参考文献

Conca DM, Brill DR, Shoop JD: Pulmonary radioactive microemboli following radionuclide venography, *J Nucl Med* 18:1140-1141, 1977.

Preston DF, Greenlaw RH: “Hot spots” on lung scans, *J Nucl Med* 11:422-425, 1970.

相关参考文献

Nuclear Medicine: THE REQUISITES, 3rd ed, pp 510-516.

点　评

肺灌注显像时常规应用 200,000 ~ 400,000 个放射性标记的 MAA 微粒。副作用非常少见。这些微粒不会完全阻塞血管，且阻塞局部血管后很快开始碎裂，半衰期为 4h。建议严重肺动脉高压或明显右向左分流患者行肺灌注显像时应减少颗粒数量，副作用发生率非常低。

操作失误是引起异常“热点”的原因。与其他放射性药物不同，注射 MAA 时不应回血到注射器。注射前应摇动 ^{99m}Tc-MAA 微粒，以避免微粒沉淀或聚集而导致“热点”。有报道称这种热点也发生于远端肢体注射、近端有血栓性静脉炎的患者。注射放射性药物时可使标记血栓脱落。

注射 MAA 时其他重要注意事项有：患者深呼吸且仰卧保证微粒分布均匀一致。若患者直立位重力使下叶颗粒分布较多。为避免 MAA 微粒破碎，需用 23G 或更大针管进行注射。推荐采集 6 ~ 8 个体位的图像，前位、后位、后斜位最重要。由于对侧肺的穿透，分析侧位相应谨慎。前斜位显像有时也有帮助。

病例 26

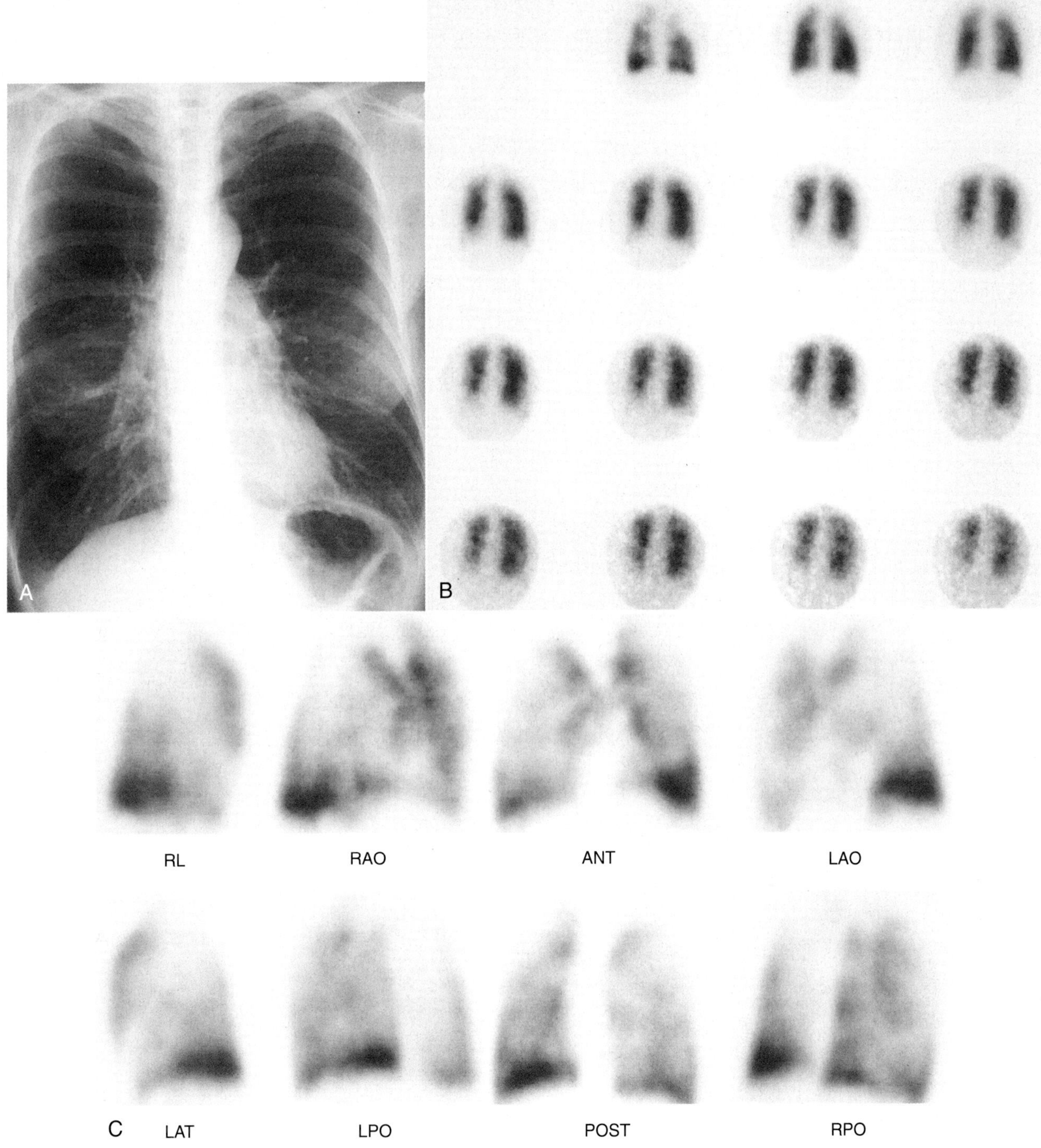

患者气短，行 X 线胸片（A），后位 Xe-133（^{133}Xe）肺通气显像（B），8 体位 ^{99m}Tc-MAA 肺灌注显像（C）。

1．请描述肺通气显像表现。

2．请描述肺灌注显像表现。

3．根据上述表现是否可诊断为肺栓塞？

4．这种灌注特点应用哪个术语描述？

病例 26

呼吸系统：通气－灌注－条带征，肺气肿

1. 初始吸入相双肺上叶放射性分布减少；清除相双肺上叶和右肺下叶可见放射性滞留（B）。
2. 双肺大面积灌注减低，而胸膜下肺组织仍有血流灌注，特别是肺基底段和双肺上叶纵隔面。
3. 低度可能性。
4. 条带征。

参考文献

Gottschalk A, Stein PD, Sostman HD, et al: Very low probability of interpretation of V/Q lung scans in combination with low probability objective clinical assessment reliably excludes pulmonary embolism: data from PIOPED II, *J Nucl Med* 48:1411-1415, 2007.

Sostman HD, Gottschalk A: The stripe sign: a new sign for diagnosis of nonembolic defects on pulmonary perfusion scintigraphy, *Radiology* 142:737-741, 1982.

相关参考文献

Nuclear Medicine: THE REQUISITES, 3rd ed, pp 512-519, 527.

点 评

条带征指胸膜下局部肺组织有 ^{99m}Tc-MAA 摄取，而近心端肺组织（或远离胸膜肺组织）MAA 摄取减低（灌注缺损）。灌注缺损不是以胸膜为基底，因邻近胸膜的放射性分布区大于邻近的放射性缺损区。需要在最佳切线位对病变部位评估。条带征对排除肺栓塞引起的灌注缺损非常有价值，且是一可靠指征。如出现条带征则提示非栓塞引起灌注缺损，肺栓塞为低度可能性，准确率约 90%。但是条带征只提示出现此征象的局部肺野，所以要分析其余肺野的情况才能做出最后诊断。

^{133}Xe 是一种具有放射性的惰性气体，诊断慢性阻塞性肺病非常敏感，常表现为局部肺组织吸入和清除延迟。由于 ^{133}Xe 肺通气显像时吸入及清除较快，因此只能采集两体位（使用双探头照相机）的图像。^{133}Xe 也不是理想的显像剂，光电峰能量为 81keV，低于伽玛相机的理想值，且快速清除使图像计数低。^{133}Xe 同时也有一些放射安全问题。如果没有足够负压气流，此较重的 ^{133}Xe 气体会沉积在检查室地面。核管理委员会（NRC）对此有要求。另外 ^{133}Xe 半衰期长；呼出时被木炭吸附直至衰变。

肺气肿或慢性阻塞性肺病是慢性气流梗阻的主要原因，这两种病表现为远端终末细支气管的永久性病理性扩张。X 线胸片最常见表现是肺野透亮度增高，但也可见血管改变、肺大泡、肺纹理增强。^{133}Xe 肺通气显像是慢性阻塞性肺病的敏感方法，如本病例。局灶性清除延迟可提高诊断特异性，但双肺野清除延迟也可能是患者配合不好和通气量降低引起。

病例 27

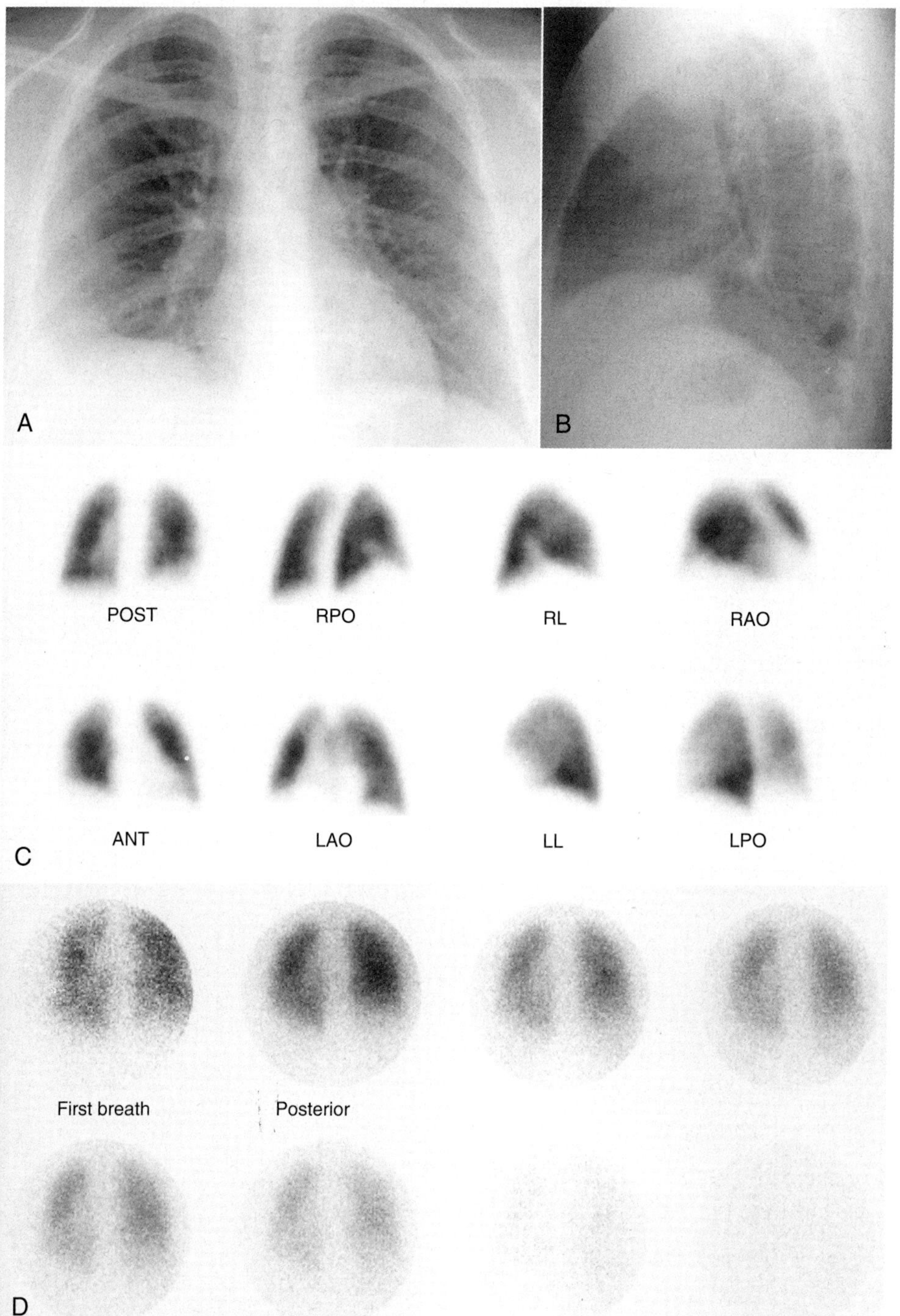

年轻女性患者,因胸痛送至急诊科。图中所示为:后前位 X 线胸片(A),侧位 X 线胸片(B),肺灌注显像(C),肺通气显像 (D)。

1. 请描述 X 线胸片表现。
2. 请描述肺灌注显像和通气显像表现。
3. 单纯一个体位的通气显像是否会影响诊断?
4. 请根据 PIOPED 研究，该患者是否可诊断为肺栓塞并归类。

病例 27

呼吸系统：汉普顿驼峰（Hampton Hump）– 中度可能性

1. X 线胸片示右肺侧基底段透亮度增高。
2. 肺灌注显像：单纯楔形、胸膜为基底的灌注缺损与 X 线胸片一致，可能是右肺下叶前基底段。^{133}Xe 肺通气显像表现正常。
3. 单纯一个体位的肺通气显像会影响诊断。单纯后位显像不能显示前基底段的放射性分布缺损。
4. 肺栓塞中度可能。

参考文献

Armstrong P, Wilson AG, Dee P, et al: *Images of Diseases of the Chest*, 3rd ed. St. Louis: Mosby, 2000, pp 75, 407-408.

Lu P, Chin BB: Simultaneous chest radiographic findings of Hampton's hump, Westermark's sign, and vascular redistribution in pulmonary embolism, *Clin Nucl Med* 23:701-702, 1998.

相关参考文献

Nuclear Medicine: THE REQUISITES, 3rd ed, pp 515-522.

点 评

无梗死或出血的急性肺栓塞 X 线胸片表现有：肺血减少（韦特马克征，Westermark 征）、主肺动脉增宽、膈肌抬高。所有征象均非特异性。大多数栓子不会引起肺梗死，当发生梗死后，梗死区表现为肺实变，多发生于下肺。Hampton 和 Castleman（1940）报道了这些 X 线胸片表现并被称为汉普顿驼峰：梗死总与胸膜表面相连，如出现阴影，外形为锥形。当肺栓塞由于出血或非梗死病变出现实变时，渗出常在一周内吸收。相比之下，梗死需要几个月恢复，也可能形成永久性的条形瘢痕。空洞少见，如出现空洞则提示继发感染。

该患者虽仅有一个肺段的不匹配，但根据检查结果不能划分为低度可能性（< 20%可能性）。虽然是单纯一个、中等大小（25%～75%）亚段灌注缺损，但也应归为中度可能性（35%）。该患者不存在两个以上肺段的不匹配，所以不应归为高度可能性（> 80%可能性）。根据此检查结果应归为肺栓塞中度可能性。不论灌注和通气显像缺损是否与 X 线胸片匹配（渗出、漏出、肺不张），按照 PIOPED 标准，不会改变中度可能性的诊断，且它们之间经常是匹配的。

病例 28

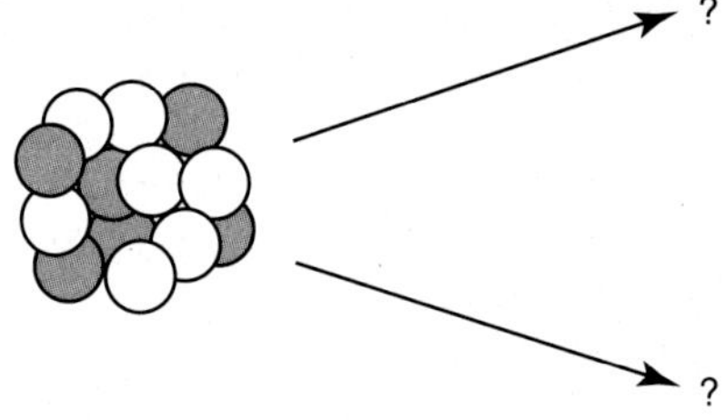

1．什么是正电子？
2．请描述正电子衰变，γ 射线的产生及检测（看上面的图片）。
3．请列出 5 种临床常用正电子放射性核素，半衰期，以及可检测到的光电峰？
4．PET 示踪剂如何应用于医学？

病例 28

PET：正电子衰变 /γ 射线发射

1. 正电子是与电子相对的（如正电子或 β^+）。它有 +1 价的电荷且质量与电子相同。
2. 所示为正电子或 β + 衰变：p → n + → β + ν

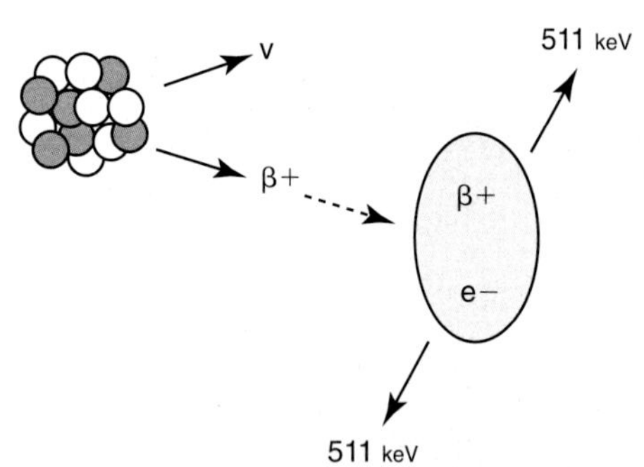

β^+ 衰变发生于富含中子的放射性核素。一个质子（p）转变为一个中子（n），发射出正电子（β^+）以及中微子（ν）。原子核发射正电子后，正电子失去动能并与一个电子相撞，发生湮灭，产生一对互成 180 度、能量同为 511keV 的光子（γ 射线）。PET 利用符合探测技术探测这对光子。

3. 所有正电子核素产生的γ射线的能量都是511keV。

正电子核素	半衰期（$T_{1/2}$）
R-82	75s
O-15	2min
N-13	10min
C-11	20min
F-18	110min

4. 放射性核素与生物标记物（化学药物、分子、细胞）相结合，然后作为特定生理过程的探针。以下列举了一些临床使用的 PET 放射性药物。

正电子放射性药物	生理功能
O-15 水	血流
N-13 氨	心肌灌注
C-11 蛋氨酸，乙酸	蛋白合成，肿瘤代谢
^{18}F-FDG，氟化物，氟胸苷	代谢，骨摄取，肿瘤增殖
R-82 氯化物	心肌灌注

参考文献

Karp JS, Surti S, Daube-Witherspoon ME, Muehllehner G: Benefit of time-of-flight in PET: experimental and clinical results, *J Nucl Med* 49:462-470, 2008.

Wahl RL: *Principles and Practice of PET and PET/CT*, 2nd ed. Philadelphia: Lippincott Williams & Williams, 2009.

相关参考文献

Nuclear Medicine: THE REQUISITES, 3rd ed, pp 5, 63-67, 302-304.

点　评

半衰期较短的正电子发射体，如 O-15 和 N-13，PET 设备附近应有回旋加速器，因这些显像剂生产出来后必须立即应用于患者。^{82}Rb 半衰期也非常短，但是由便携式 Sr-82/Rb-82 发生器生产，与钼 /^{99m}Tc 发生器相似。

典型或传统的 PET 显像，患者被一圈探测器包绕，使 2 个 511keV 的光子被同时检测到（符合探测技术），产生电脉冲，系统记录每一个符合事件。沿每一个响应线（配对探测器间纵列内的任何位置）的计数生成原始数据。

飞行时间（TOF）PET 目前已经投入使用。飞行时间 PET 通过测量两个光子到达探测器的时间差，从而精确得知正电子发生湮灭辐射的精确位置，在没有降低空间分辨率的基础上提高了信噪比，这一点对体重大的患者有很大的影响。

病例 29

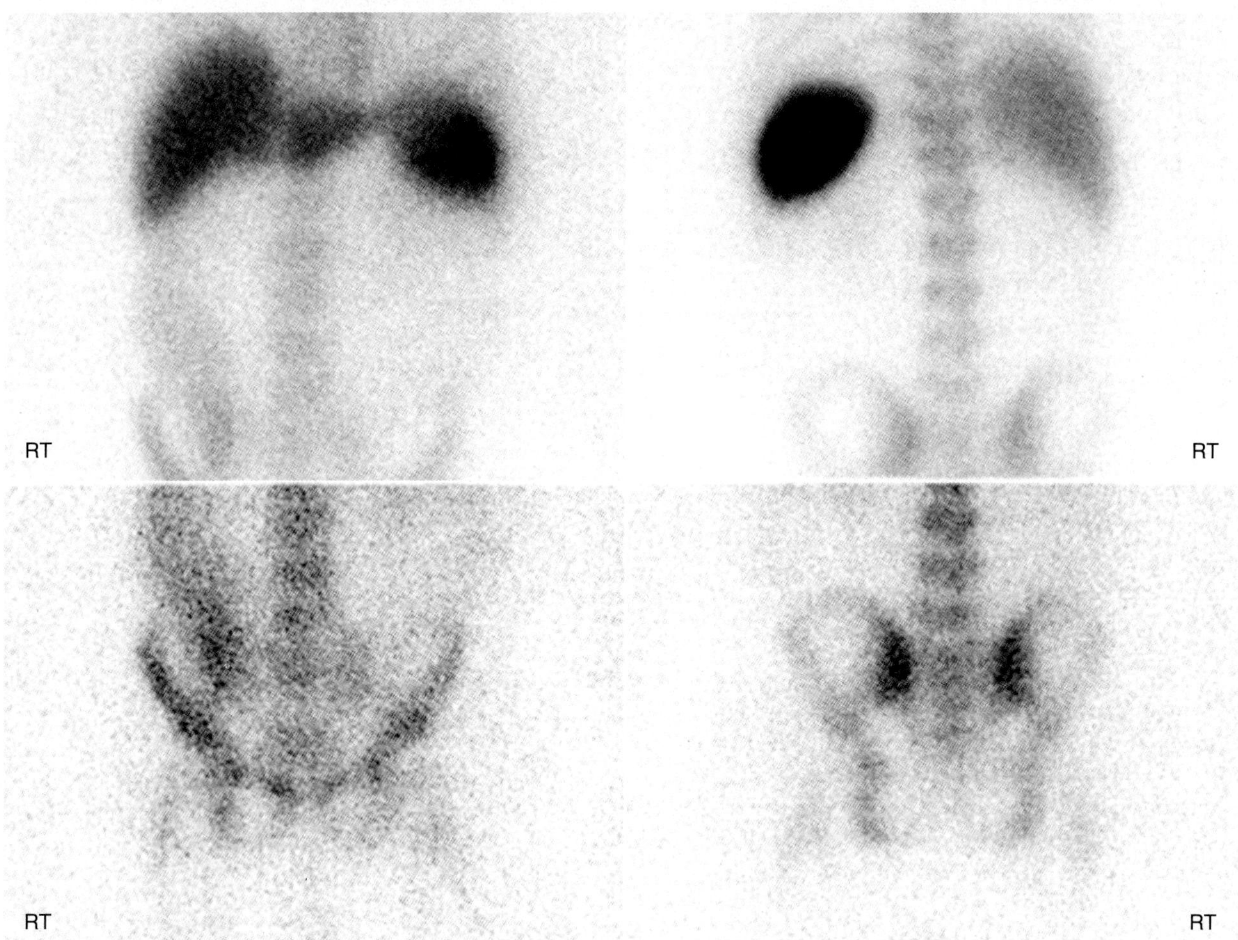

65 岁女性患者，胆道梗阻术后，病程复杂、需强的抗生素治疗、伴持续发热和腹泻。

1．检查所使用放射性药物是什么？

2．这种放射性药物正常分布和排泄途径是什么？

3．请描述此检查的表现。

4．列出鉴别诊断及最可能的诊断。

病例 29

炎性病变：炎症性肠病

1. ^{111}In-oxine-labeled leukocytes（^{111}In-8- 羟基喹啉标记的白细胞）。
2. 正常情况下摄取最高器官是脾，其次是肝，然后是骨髓。正常情况下不经泌尿系统或肝胆系统清除。
3. 右腹部放射性分布增高，乙状结肠区也可见放射性分布增高。
4. 腹腔感染、炎症性肠病（如溃疡性结肠炎、抗生素相关性肠炎）。结肠镜检查诊断为伪膜性结肠炎。

参考文献

Lantto E, Jarvi K, Krekela I, et al: Tc-99m hexamethyl propylene amine oxime leucocytes in the assessment of disease activity in inflammatory bowel disease, *Eur J Nucl Med* 18:14-18, 1992.

Stathaki MI, Koukouraki SI, Karkavitsas NS, Koutroubakis IE: Role of scintigraphy in inflammatory bowel disease, *World J Gastroenterol* 15:2693-2700, 2009.

相关参考文献

Nuclear Medicine: THE REQUISITES, 3rd ed, pp 388-394.

点　评

放射性核素标记白细胞显像可诊断活动性溃疡性结肠炎、克罗恩病（节段性肠炎）及伪膜性结肠炎。初次诊断常根据内镜活检结果，但核素标记白细胞显像在评估治疗效果、检出和定位复发病灶方面很有价值。^{111}In-oxine（8- 羟基喹啉）标记白细胞和 ^{99m}Tc-HMPAO 标记白细胞均可用于该检查。^{111}In 标记白细胞的优点是显像剂没有腹腔内排泄。^{99m}Tc-HMPAO 标记白细胞通过肾和肝胆系统排泄，这一点会影响诊断的准确性。尽管有一些缺点，但 ^{99m}Tc-HMPAO 标记白细胞仍成功的用于感染的诊断，并有报道称该显像剂的图像质量好，能更好地鉴别脓肿和炎症。如加做 SPECT/CT 可提高诊断准确性。^{111}In 标记的白细胞常于注射显像剂后 24h 显像；但如显像目的是诊断炎症性肠病，则不是 24h 显像，因炎症局部的黏膜和白细胞可脱落到肠管内，24h 显像不能准确定位炎性病变的肠管，因此常于注射显像剂 4h 采集图像。如怀疑炎症性肠病，行 ^{99m}Tc-HMPAO 标记白细胞显像时，常于注射显像剂后 2h、泌尿系统和肝胆清除显像剂前采集图像。几乎所有伪膜性结肠炎均与抗生素的应用有关，多由艰难梭菌引起。

病例 30

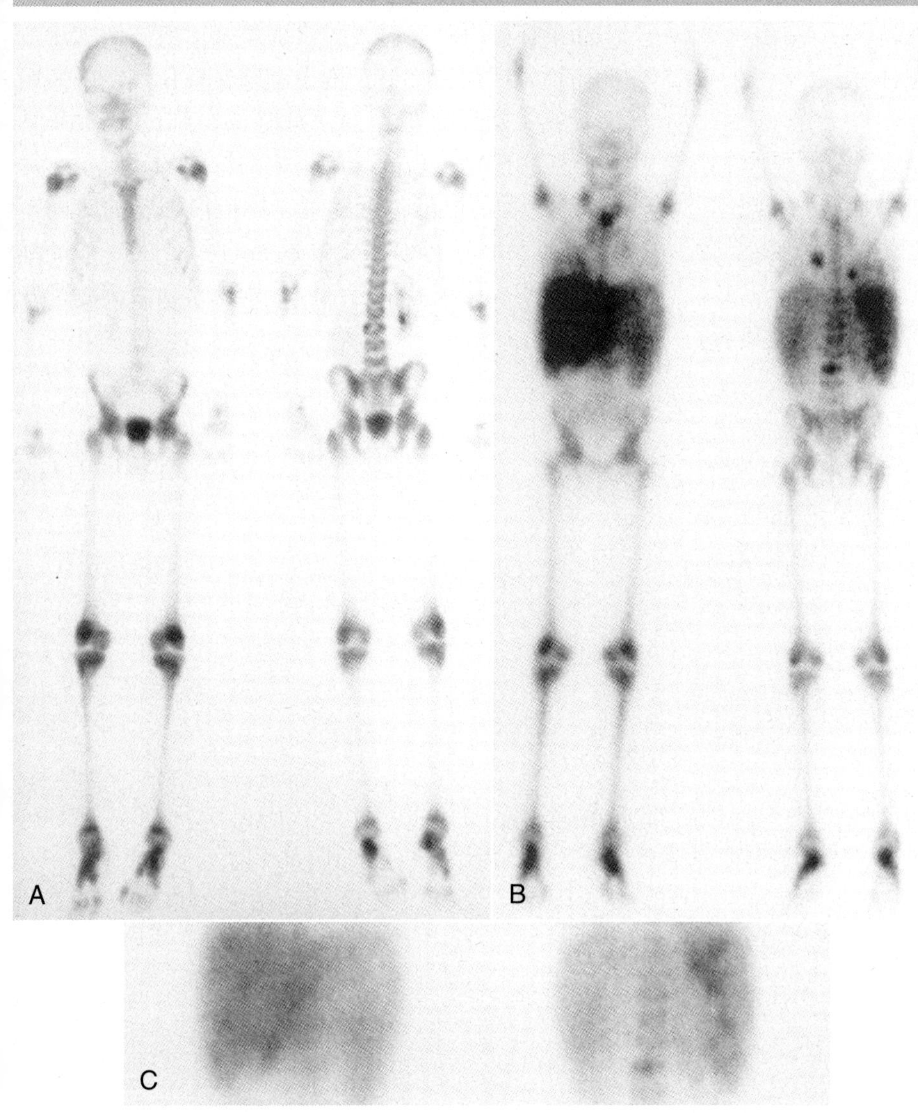

9 岁患者，背痛并发热 4 周。骨显像（A），镓 -67（^{67}Ga）全身显像（B），腹部局部显像（C）。

1．请描述骨显像和镓显像的阳性表现？

2．如同时预约这两项检查，需先行哪一个？

3．列出鉴别诊断及最可能的诊断。

4．列出 ^{67}Ga 的能量。哪一个用于显像？进行此检查需要哪种准直器？

病例 30

炎性病变：67Ga- 不明原因发热

1. 骨显像示第 3 腰椎摄取轻度增高。^{67}Ga 显像示第 3 腰椎、双侧（右侧 > 左侧）颈部、纵隔、右侧支气管旁淋巴结、右肺基底部、后胸部、肝多发的放射性摄取增高。
2. 先行骨显像。^{67}Ga 具有高能量光电峰，如果先行 ^{67}Ga 显像，则可能因散射而影响骨显像。
3. 霍奇金病、结核或不典型分枝杆菌感染；最可能是霍奇金病。
4. 光电峰能量为 91 ～ 93、185、300 和 394keV，较低的三个能量用于显像。应使用中能准直器。

参考文献

Rehm PK: Radionuclide evaluation of patients with lymphoma, *Radiol Clin North Am* 39:957-978, 2001.

相关参考文献

Nuclear Medicine: THE REQUISITES, 3rd ed, pp 263-271.

点 评

自 1970s 开始 ^{67}Ga 用于炎症显像。目前由于其他放射性药物的应用，^{67}Ga 的临床价值变的有限。^{67}Ga 有时对持续发热、无局部症状及 CT 阴性的患者有帮助。患者不明原因发热（FUO）时，^{67}Ga 可定位炎症或 / 和肿瘤部位。肿瘤有时可表现为 FUO，^{67}Ga 显像寻找腹部感染灶没有优势，因肠道排泄该显像剂而可能掩盖病理性摄取。

正常情况下骨髓和骨均可摄取 ^{67}Ga。然而此患者的表现提示软组织和局部骨组织受累；因此鉴别诊断包括可聚集 ^{67}Ga 的肿瘤、感染和炎症。根据显像剂的分布特点和患者年龄，首先考虑为霍奇金病。骨显像上单纯一个椎体受累而两个相邻椎体未受累，不是椎体骨髓炎的典型表现。该患者骨骼受侵（与骨髓无关）提示是Ⅳ期霍奇金病。

为避免 ^{67}Ga 高能量光子散射入以 140keV 为中心的 ^{99m}Tc 能量窗，必须在注射镓前完成骨显像。^{67}Ga 可以在骨显像后立即注射，注射 48 ～ 72h 后行 ^{67}Ga 显像。

如果怀疑脊柱骨髓炎，^{67}Ga 是确诊所需的理想放射性药物，因放射性标记的白细胞在脊柱病变中假阴性率很高。放射性标记的白细胞（如 ^{111}In-oxine）常用于腹腔内感染。放射性标记的白细胞的缺点是：需要 50ml 患者的血液进行标记，标记白细胞的时间至少 2h，以及有通过血液传播疾病的可能性。^{99m}Tc 标记的白细胞经胆道和尿道清除，因此诊断腹部感染并不理想。

病例 31

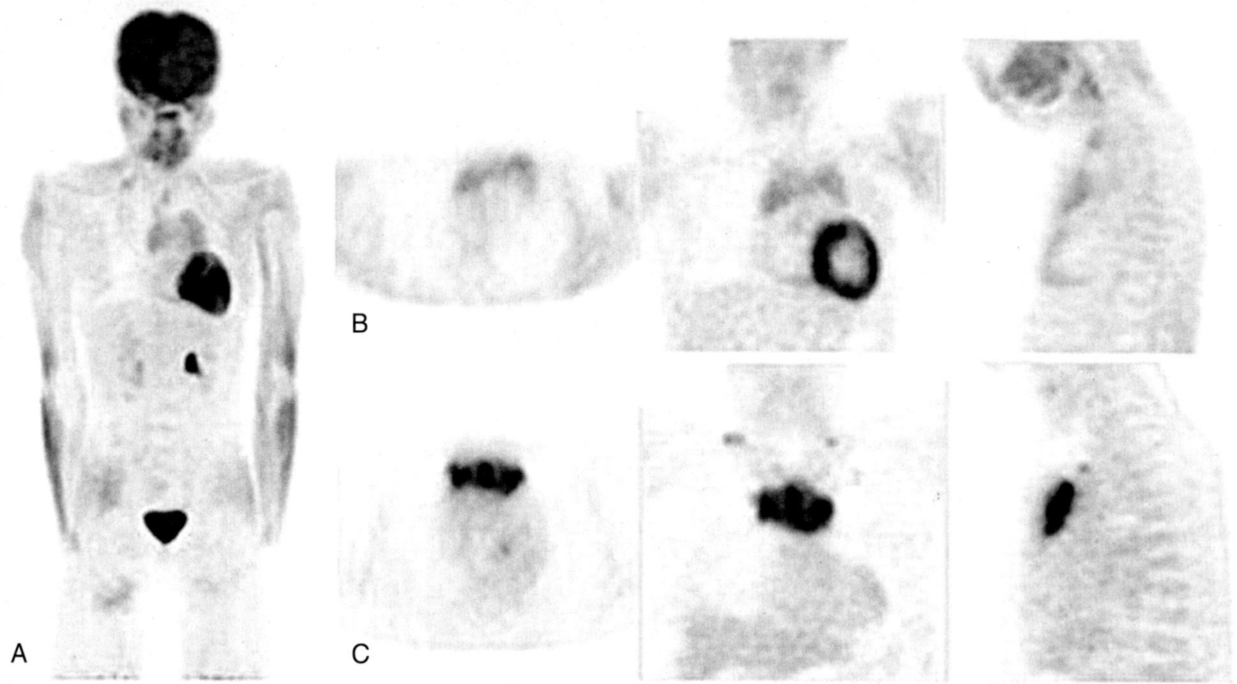

图 A 和 B，32 岁男性患者，恶性淋巴瘤化疗后。图 C，45 岁男性患者前纵隔肿物，以往未进行治疗。

1．请描述第一位患者（图 A 和 B）胸部 FDG 摄取表现。最可能的原因是什么？

2．请描述患者（图 C）FDG 摄取表现。最可能的病因是什么？

3．前纵隔肿物的鉴别诊断有哪些？

4．请指出图 A 中患者一侧盆腔及上肢摄取增加的可能原因。

病例 31

肿瘤学：FDG-PET——淋巴瘤，胸腺摄取

1. 化疗刚结束的患者前纵隔可见边界光滑、呈倒“Y”型的胸腺轻度 FDG 均匀摄取。化疗后胸腺反弹是常见原因。
2. 前纵隔可见明显不均匀的 FDG 摄取增加，首先考虑为恶性病变。
3. 甲状腺肿、胸腺瘤、淋巴瘤、畸胎瘤、生殖细胞瘤、转移淋巴结。
4. FDG 注射前或注射时肌肉活动引起肌肉 FDG 的生理性摄取。

参考文献

Brink I, Reinhardt MJ, Hoegerle S, et al: Increased metabolic activity in the thymus gland studied with 18F-FDG PET: age dependency and frequency after chemotherapy, *J Nucl Med* 42:591-595, 2001.

Ferdinand B, Gupta P, Kramer EL: The spectrum of thymic uptake at ^{18}F-FDG PET, *Radiographics* 24:1611-1616, 2004.

Suster S, Moran CA: Thymoma classification: current status and future trends, *Am J Clin Pathol* 125:542-544, 2006.

相关参考文献

Nuclear Medicine: THE REQUISITES, 3rd ed, p 311.

点 评

胸腺反弹在化疗后患者很常见，特别是年轻患者，直至 40 岁。化疗时正常胸腺组织受到抑制，但化疗后会反弹或恢复。^{67}Ga 显像也可显示这种现象。胸腺的 FDG 摄取一般为轻到中度，呈“蝴蝶状”或“三角形”分布。常见于化疗刚结束和应用骨髓刺激药物的成年患者。FDG 摄取在治疗后可持续一年。组织病理学显示体积增大胸腺的细胞形态正常。多次 PET 显像的典型表现是：随时间延长胸腺摄取逐渐减低。在儿童胸腺反弹常见于疾病、烧伤、手术和应用类固醇药物后。

前纵隔肿块最常见的 4 种来源称为可怕的 T (terrible Ts)：甲状腺肿大 / 甲状腺肿（T）、恶性淋巴瘤（Terrible lymphoma）、胸腺瘤（良性、非典型性或癌）（T）、畸胎瘤（T）。其他来源包括转移性淋巴结和生殖细胞瘤。所有这些疾病均可出现不同程度的 FDG 摄取。

病例 32

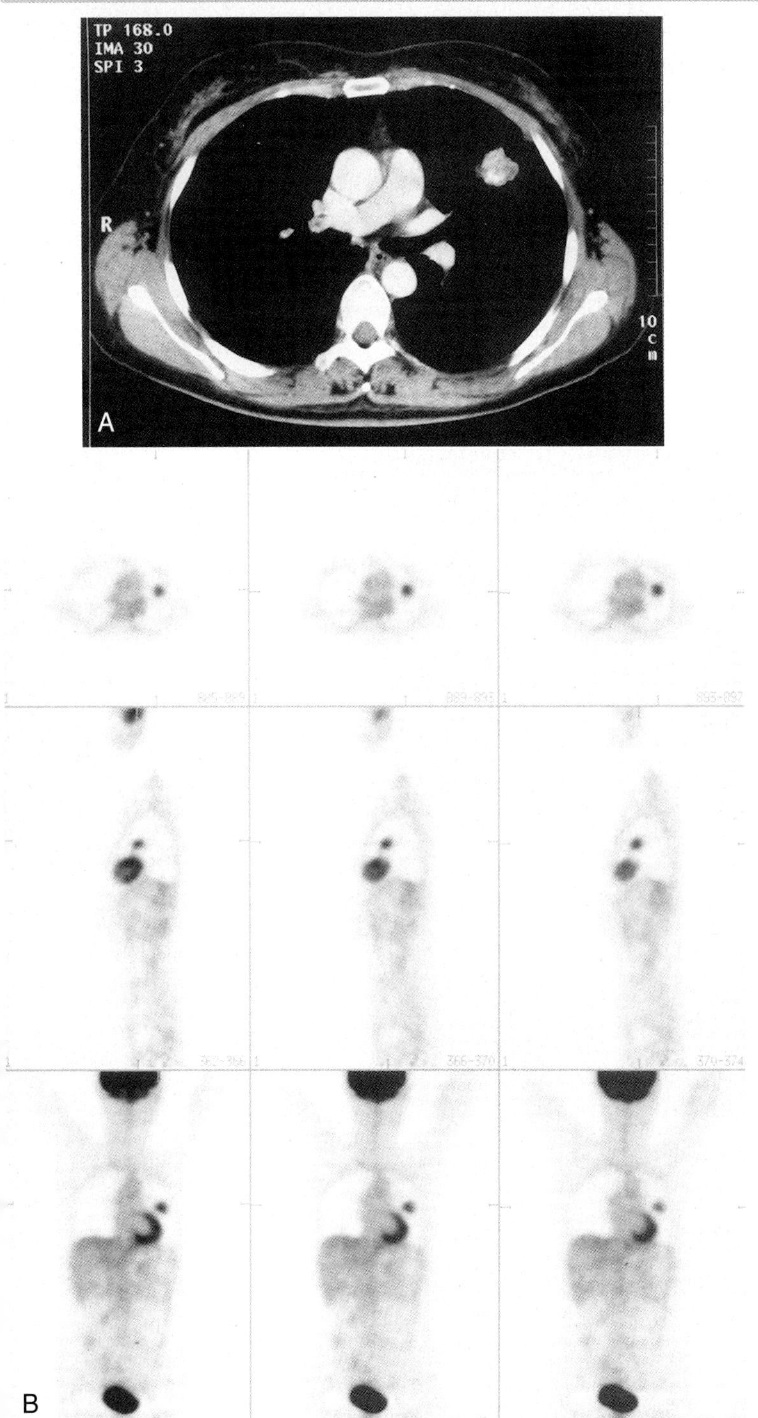

67 岁男性患者，X 线胸片发现左肺上叶 2.5cm 大小病灶，CT 也显示该肿块（A）。FDG-PET 显像（B）。

1．新发现的肺结节中是恶性的可能性有多少？

2．胸片和 CT 检查后，仍不能确诊的孤立性肺结节百分比为多少？多少为良性？

3．此病例中，肺癌的可能性大吗？

4．在 ^{18}F-FDG-PET 检查中出现假阴性或假阳性的原因有哪些？

答　案

病例 32

肿瘤学：FDG-PET- 孤立性肺结节

1．只有 20%～30%为恶性病变，但吸烟患者发生率高达 50%。
2．根据胸片 /CT 诊断标准，仍有 30%～40%肺结节诊断不确定；50%为良性。
3．大。
4．出现假阴性的情况：小病灶（< 1cm）、支气管肺泡癌、类癌。出现假阳性的情况：良性肿瘤及炎性或传染性疾病（如：组织胞浆菌病、结核）引起。炎性病变 FDG 摄取的典型表现是 FDG 的摄取低于恶性肿瘤，但两种病变有重叠。

参考文献

Gould MK, Maclean CC, Kuschner WG, et al: Accuracy PET for diagnosis of pulmonary nodules and mass lesions: a meta-analysis, *JAMA* 285;936-937, 2001.

相关参考文献

Nuclear Medicine: THE REQUISITES, 3rd ed, pp 317-319.

点　评

每年能检出 130,000 个肺结节，其中三分之一为恶性。CT 可进一步显示病灶特点。但 CT 检查后仍有 30%～40%的肺结节诊断不明确；而这其中 50%的肺结节最终诊断是恶性病变。如低风险患者未见良性病变典型表现，需应在 2 年后再行 CT 检查以确定是否是良性病变。各种有创性检查可用于诊断，包括支气管镜、经皮穿刺活检、可视胸腔镜及开胸术。肺结节切除术有一定风险。术前行无创性检查来确定哪些患者需行有创检查，可避免一些患者行不必要的手术、并发症、甚至死亡。^{18}F-FDG-PET 有助于良恶性病变鉴别，根据 17 个研究中心、588 位患者资料显示其诊断恶性孤立性肺结节的敏感性为 96%，特异性为 88%，总的准确性为 94%。对于慢性阻塞性肺疾病或有其他严重疾病，手术并发症风险高和恶性病变可能性小的年轻患者，FDG-PET 显像阴性可降低诊断性手术的紧迫性。

病例 33

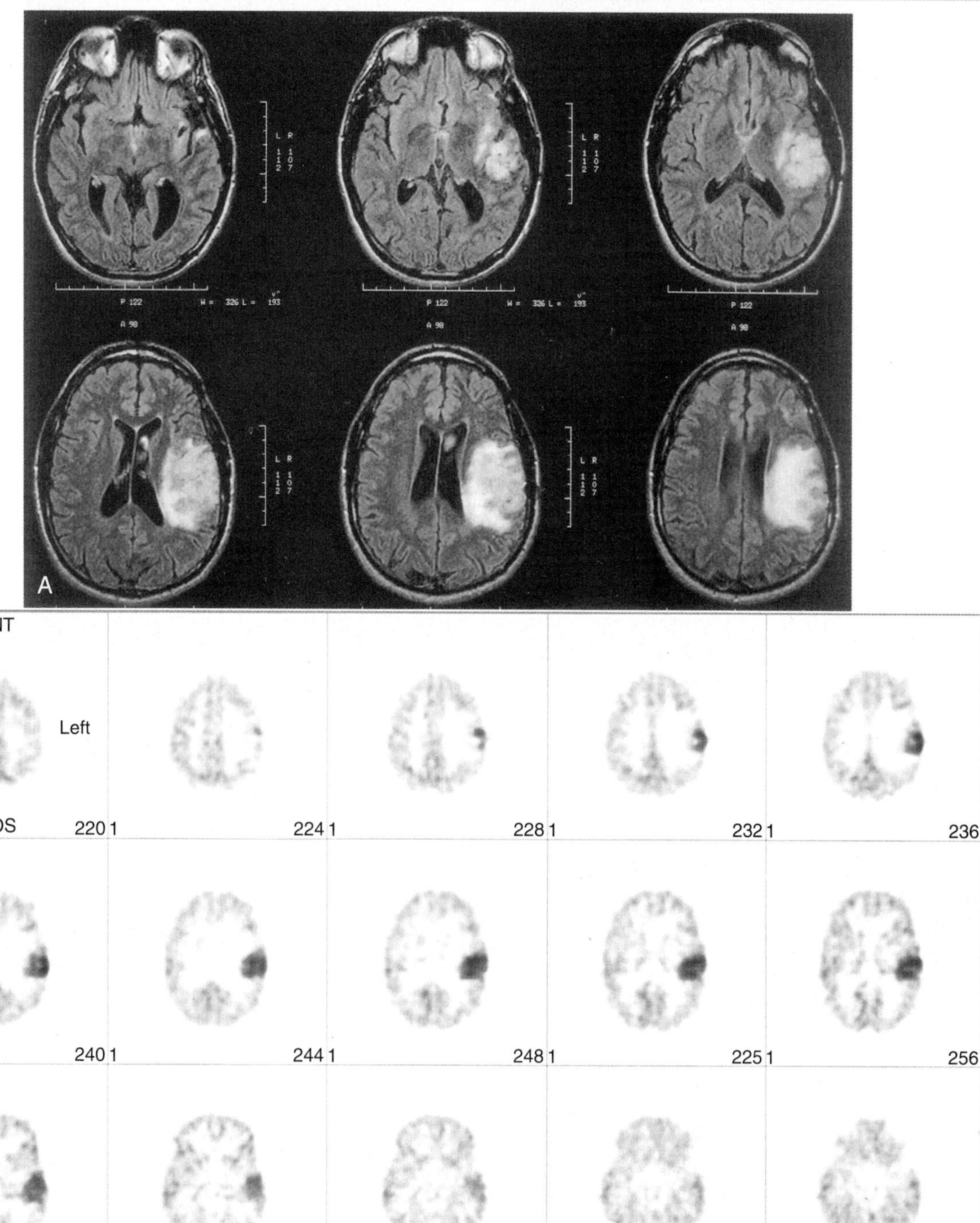

38 岁男性患者，9 年前诊断为 I ~ II 级星形细胞瘤，近期有癫痫发作。MRI（A）与以往检查相比未见明显变化。行 FDG-PET 脑显像（B）。

1. FDG-PET 显像中，低级别胶质瘤呈什么表现？
2. 此病例的 FDG-PET 显像阳性表现是什么？
3. 请解释该检查。
4. SPECT 灌注显像（^{99m}Tc-HMPAO 或 ^{99m}Tc-ethylcysteinate dimer〔ECD〕具有相同的显像表现特点吗？

病例 33

FDG-PET：原发性脑肿瘤

1. 低级别胶质瘤的典型表现是低水平摄取或无摄取。
2. MRI 所示左侧颞顶叶病变可见巨大放射性异常浓聚。
3. 低级别胶质瘤转化为高级别胶质瘤。
4. 没有类似的显像特点。恶性肿瘤经常无与放射性药物结合的受体，而这些受体是显像剂进入细胞内所必需的。

参考文献

Delbeke D, Myerowitz C, Lapidus RL, et al: Optimal cutoff levels of F-18 FDG uptake in the differentiation of low-grade from high-grade brain tumors with PET, *Radiology* 195:47-52, 1995.

Langleben DB, Segall GM: PET in differentiation of recurrent brain tumor from radiation injury, *J Nucl Med* 41:1861-1867, 2000.

相关参考文献

Nuclear Medicine: THE REQUISITES, 3rd ed, p 440.

点 评

原发性脑肿瘤是 1982 年第一批应用 FDG-PET 显像的疾病之一。肿瘤 FDG 摄取程度与肿瘤恶性程度及患者预后相关。低度恶性肿瘤（Ⅰ～Ⅱ级星形细胞瘤）摄取 FDG 很少或无摄取。高度恶性肿瘤（Ⅲ级间变性星形细胞瘤和Ⅳ级多形性胶质母细胞瘤）摄取高于灰质。由于灰质转移瘤发生率是白质的 3 ～ 4 倍，白质 FDG 显像的典型表现是无摄取。活检是一种有创检查，且可能由于神经胶质瘤局部坏死，而未取到肿瘤病变组织。对病变成分不一致的肿瘤，FDG-PET 显像可引导立体定位穿刺活检。此病例的 FDG 高摄取提示病变向高度恶性肿瘤转化，而恶性肿瘤需要更积极的治疗。FDG-PET 还可用于诊断肿瘤治疗后的复发病灶。MRI 常不能鉴别肿瘤复发和放射性坏死，复发常位于 MRI 所示病灶的周边。FDG-PET 评估治疗效果也有重要价值。放疗后肿瘤是否有 FDG 摄取可判断肿瘤对放疗是否有效。放射性坏死区葡萄糖代谢非常低，然而如病灶仍有 FDG 摄取则表明治疗无效。

FDG-PET 对 AIDS 患者颅内肿块的鉴别诊断也有帮助。肿瘤（如淋巴瘤）可摄取 FDG，但感染性疾病（如弓形体病）常无 FDG 摄取增加。也可使用 SPECT 氯化铊（^{201}Tl）显像鉴别 AIDS 患者颅内淋巴瘤和感染性疾病。

病例 34

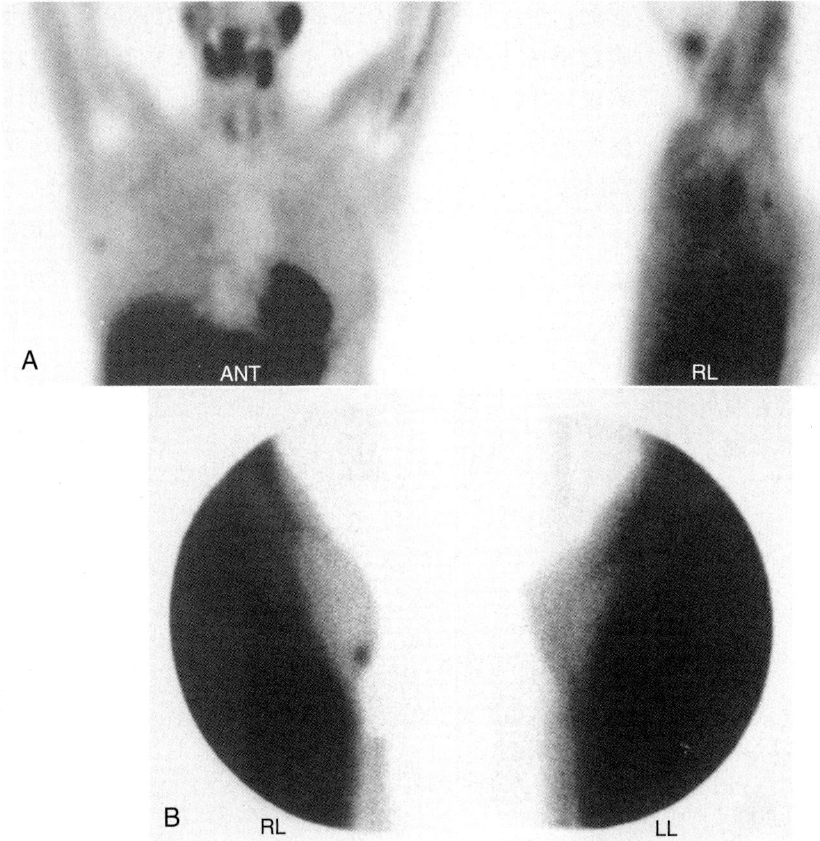

两位患者行乳腺肿瘤显像：A，乳腺 X 线平片显示右乳肿块；B，邻近乳房假体有一可触及的肿块。

1．所使用放射性药物是什么？摄取机制是什么？

2．描述显像阳性表现并作出解释。

3．传统影像学检查与核素显像诊断乳腺癌的准确性是多少？

4．引起乳腺肿瘤显像假阴性和假阳性表现的原因有哪些？

病例 34

肿瘤：乳腺肿瘤显像

1. ^{99m}Tc-MIBI 有亲脂性，能进入细胞并聚集在线粒体内。
2. 患者 A 右乳肿块可见明显局灶性摄取。患者 B 乳腺假体周边可见边界清楚的局灶性摄取。
3. 传统乳腺平片的准确性：敏感性 70%～90%；乳腺癌的阳性预测值 20%～30%。多中心试验示乳腺肿瘤显像：敏感性/特异性：75%/83%。可触及的病变敏感性为 87%；不可触及病变敏感性为 71%。
4. 大多数假阴性发生于小于 1cm 的病灶。假阳性多发生于乳腺癌之外的纤维腺瘤良性和恶性乳腺肿瘤。

参考文献

Khalkali I, Villaneuva-Meyer J, Edell SL, et al: Diagnostic accuracy of ^{99m}Tc-sestamibi breast imaging: multicenter trial results, *J Nucl Med* 41:1973–1979, 2000.

Taillefer R: The role of ^{99m}Tc-sestamibi and other conventional radiopharmaceuticals in breast cancer diagnosis, *Semin Nucl Med* 29:16–40, 1999.

相关参考文献

Nuclear Medicine: THE REQUISITES, 3rd ed, pp 277–278.

点 评

乳腺 X 线平片诊断恶性病变的敏感性很高，但对致密型乳腺、假乳植入、乳腺术后或放疗后的患者敏感性较低。需要注意的是其阳性预测值较低。由于乳腺 X 线平片有一定局限性，所以许多女性患者需要行穿刺活检。怀疑乳腺癌而行穿刺活检的患者中，只有 1/3 到 1/4 最后诊断为癌。超声可鉴别囊性和实性肿瘤，但对实性肿块的鉴别有局限性。MRI 敏感性高，但特异性低。乳腺肿瘤显像的应用越来越广泛。但该方法阴性也不足以明确排除恶性病变，仍需活检。致密型乳腺、乳腺假体植入、既往手术史、结节型乳腺、纤维囊性乳腺患者的乳腺平片没有太大诊断价值，而乳腺肿瘤显像对这些患者有较大诊断价值。^{99m}Tc-tetrofosmin，一种类似于 ^{99m}Tc-MIBI 的心脏显像剂，也可用于乳腺肿瘤显像，并且两种显像剂的准确性相似。更好影像设备（包括乳腺专用扫描仪）的出现，使同时显像和穿刺成为可能，且使小病灶的诊断敏感性也提高。目前类似的 FDG-PET 设备也在研发之中。

病例 35

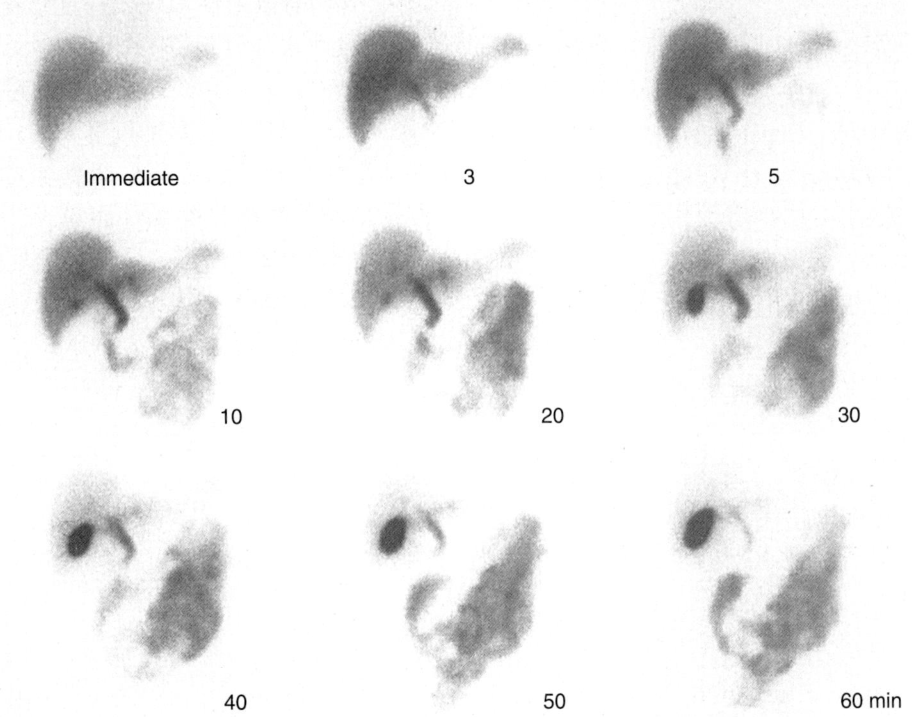

39 岁女性患者，急性上腹痛。超声显示胆囊结石和胆囊壁增厚。行胆囊显像，以确诊或排除急性胆囊炎。

1．所使用放射性药物是什么？其摄取和清除机制是什么？

2．患者检查前准备有哪些？

3．请对此项检查做出解释？

4．胆囊显像诊断急性胆囊炎的敏感性和特异性是多少？

病例 35

肝胆系统：胆囊显像 – 正常显像

1. ^{99m}Tc-disofenin（disofenin，DISIDA，Hepatolite）或 ^{99m}Tc-mebrofenin（BrIDA，Choletec），这两种药物是被批准可用于该显像的放射性药物。hepatoiminodiacetic acid（HIDA）的摄取和清除机制与结合性胆红素代谢途径相似，由肝细胞摄取，并排泄入胆道。
2. 药物注射前 3 ~ 4h 禁食，6h 内禁止使用麻醉类药物。
3. 正常显像。未见急性胆囊炎或胆道梗阻征象。
4. 敏感性（检查结果阳性的患者占患此疾病患者的百分比）为 95%～98% ；特异性是 90%。

参考文献

Ziessman HA: Acute cholecystitis, biliary obstruction, biliary extravasation, *Semin Nucl Med*, 33:279-295, 2003.

相关参考文献

Nuclear Medicine: THE REQUISITES, 3rd ed, pp 159-174.

点 评

胆囊显像检查前 3 ~ 4h 患者应禁食，如患者进食，内源性刺激产生的胆囊收缩素引起胆囊收缩，从而妨碍显像剂进入胆囊。相反如患者禁食 24h 且胆囊未受刺激收缩，胆囊内可能会充满黏性浓缩胆汁，阻止显像剂进入胆囊。不管哪种情况，都会导致假阳性结果（无胆囊炎的患者胆囊未见放射性填充）。禁食 24h 以上的患者，可注射胆囊收缩素类似物辛卡利特（sincalide）促进胆囊收缩并排空胆囊。注射辛卡利特 30min 后注射 ^{99m}Tc-IDA，这样胆囊有充足时间收缩和松弛。

超声是上腹痛和肝胆疾病常规的一种检查方法。但胆囊显像诊断急性胆囊炎准确性更高。胆囊显像可显示急性胆囊炎、胆囊管梗阻的主要病理生理过程，而超声仅观察继发表现（胆囊壁增厚）和非病理特异性表现（结石、胆囊周围积液）。

本病例 5min 内基本清除本底放射性（心血池），说明此患者肝功能正常。5min 可见胆总管显影，5 ~ 10min 胆囊开始有放射性出现，一直充盈到 60min，此时肝内放射性大部分清除。10min 可见正常的胆肠转运，50 ~ 60min 时胆总管内仍见少量放射性。60min 胆囊充盈和胆总管显影是正常表现。胆囊显像假阴性率（急性胆囊炎患者可见胆囊填充）非常低，而且胆囊显像可明确排除急性胆囊炎。此项检查不仅能显示胆囊是否有充盈，还能显示胆总管放射性清除及胆肠转运情况。胆道放射性清除差（< 50%）合并胆肠转运慢，则提示胆道部分梗阻。

病例 36

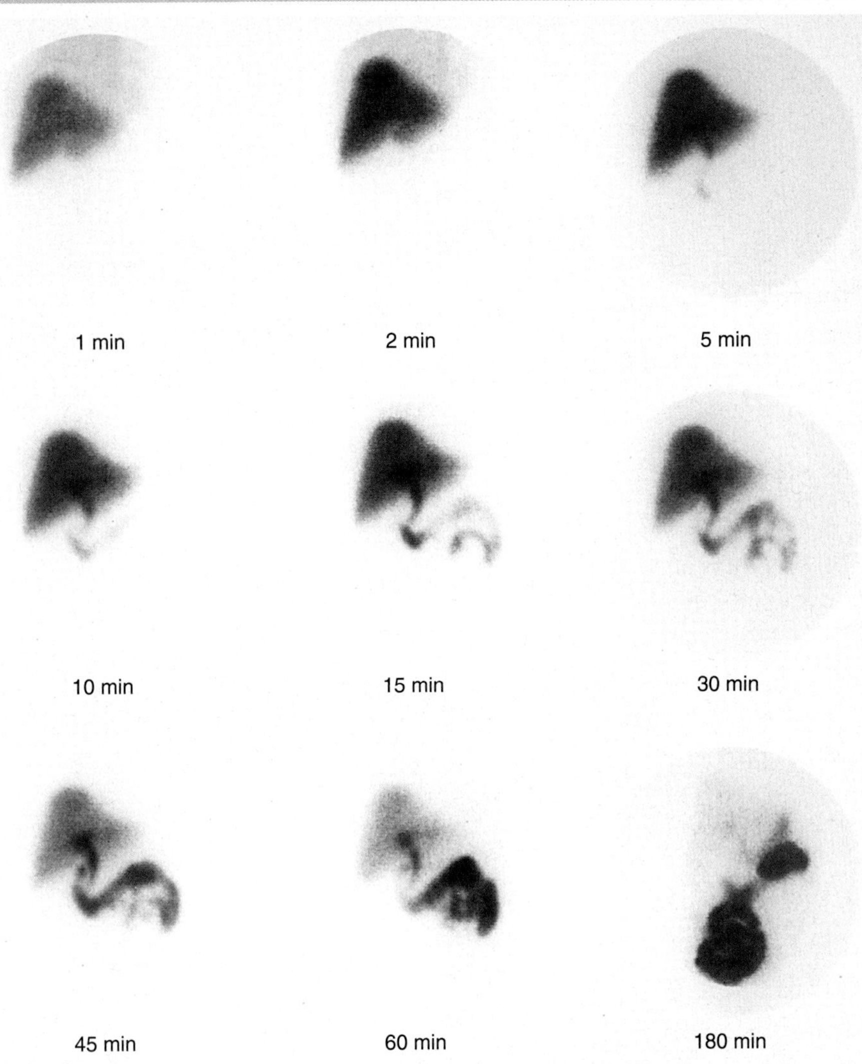

45 岁女性患者，急性胆绞痛，怀疑急性胆囊炎。

1．60min 显像是否正常？

2．180min 显像是否正常？

3．如果 180min 时胆囊显影，诊断是什么？

4．评估急性胆囊炎时，胆囊显像的假阳性结果（非胆囊炎患者胆囊不填充）最常见原因有哪些？

病例 36

肝胆系统：急性胆囊炎

1. 表现异常，胆囊无放射性填充。
2. 表现异常，胆囊无放射性填充。
3. 不是急性胆囊炎，最可能为慢性胆囊炎。
4. 长时间的禁食、静脉输入营养液、同时患有其他严重疾病、慢性胆囊炎、肝功能不全。

参考文献

Swayne LC: Acute acalculous cholecystitis: sensitivity in detection using technetium-99m iminodiacetic acid cholescintigraphy, *Radiology* 160:33-38, 1986.

Weissman HS, Badia J, Sugarman LA, et al: Spectrum of 99m-Tc-LIDA cholescintigraphic patterns in acute cholecystitis, *Radiology* 138:167-175, 1981.

相关参考文献

Nuclear Medicine: THE REQUISITES, 3rd ed, pp 159-174.

点 评

急性上腹痛且胆囊显像时胆囊未见显影则可诊断为急性胆囊炎。但 60min 胆囊未显影，不能诊断为急性胆囊炎，需要 3 ~ 4h 延迟图像以确诊或排除其他疾病。延迟显像诊断急性胆囊炎特异性高，假阳性率低，敏感性无明显变化，总的准确率提高。一种替代延迟显像的方法是注射硫酸吗啡，注射后再显像 30min。

急性无结石性胆囊炎多发生于病重的住院病人(如严重外伤、败血症、休克患者)，该病发病率和病死率很高。在大多数患者，浓缩的胆汁和炎性渗出物引起胆囊管梗阻；然而部分患者胆囊炎症直接来源于败血症、毒素或缺血，而没有梗阻。由于胆囊管通畅，胆囊显像诊断急性无结石性胆囊炎的敏感性低于急性结石性胆囊炎，准确性为 75% ~ 80%。如果临床高度怀疑胆囊炎的患者可见胆囊充盈，则可能是假阴性结果，这时可给予胆囊收缩素。如胆囊收缩良好则可排除胆囊炎。但如胆囊收缩功能差则不能鉴别急性或慢性胆囊炎。放射性标记的白细胞显像可帮助确诊或排除诊断。

病例 37

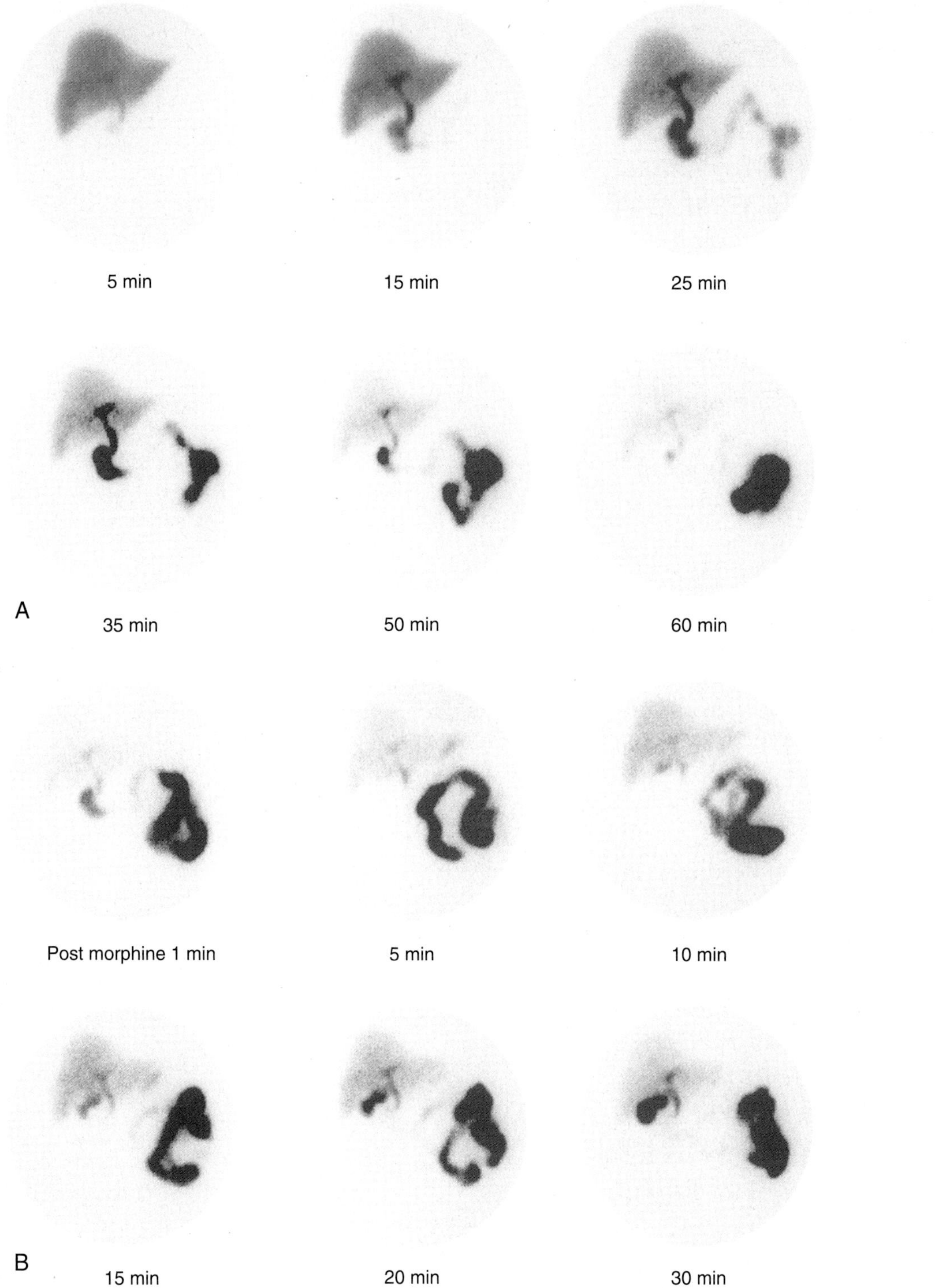

53 岁女性患者，右上腹痛发作，疑为急性胆囊炎。A，60min 胆囊显像。B，硫酸吗啡注射后再显像 30min。

1．硫酸吗啡用于急性胆囊炎诊断的机制是什么？与延迟显像相比的优越性是什么？

2．60min 胆囊未见显影的患者，应用吗啡前应该注意哪些情况？

3．与延迟显像相比，吗啡介入胆囊显像的准确性如何？

4．用于肝胆显像确诊急性胆囊炎的吗啡剂量是多少？

病例 37

肝胆系统：吗啡 – 介入胆囊显像

1. 吗啡引起 Oddi 括约肌收缩，胆总管腔内压升高，胆汁流入胆囊管和胆囊。注射吗啡后继续采集 30min 即可，而延迟显像需要延迟到注射显像剂后 3 ~ 4h。
2. 除药物过敏外，吗啡不能应用于有胆总管梗阻症状的患者（如：胆总管清除延迟或胆肠转运延迟）。
3. 吗啡介入胆囊显像的准确性与延迟显像相似或优于延迟显像。
4. 静脉注射 0.04mg/kg 吗啡（如：60kg 的患者给予 2.4mg）。

参考文献

Choy D, Shi EC, McLean RG, et al: Cholescintigraphy in acute cholecystitis: use of intravenous morphine, *Radiology* 151:203-207, 1984.

Fink-Bennett LM, Balon H, Robbins T, Tsai D: Morphine-augmented cholescintigraphy: its efficacy in detecting acute cholecystitis, *J Nucl Med* 32:1231-1233, 1991.

相关参考文献

Nuclear Medicine: THE REQUISITES, 3rd ed, pp 172-174.

点　评

60min 显像（A）胆囊内未见放射性填充，肝内放射性几乎完全清除，胆肠转运正常。注射吗啡时（B）又注射了前 60min 显像时 ^{99m}Tc-HIDA 的 1/2 剂量，5 ~ 10min 时肝摄取显像剂增加。胆囊迅速显影，此时排除急性胆囊炎。如肝清除显像剂速度较快，会使延迟显像诊断较难，有时需再次给予小剂量 HIDA。

对病情严重的患者，3 ~ 4h 延迟显像不是一种理想的检查方法。检查时间由 3 ~ 4h 减少到 90min 是吗啡介入显像的主要优势。但使用麻醉药有一定的风险，且某些医院周末或晚上使用麻醉药存在供应问题。吗啡可引起功能性的胆总管不全梗阻，所以注射吗啡后根据胆囊显像不能诊断胆总管梗阻。同时使用吗啡前必须排除胆总管梗阻。如果不能排除梗阻则应行延迟显像。注意该患者有胆囊结石，胆囊充盈不规则。

病例 38

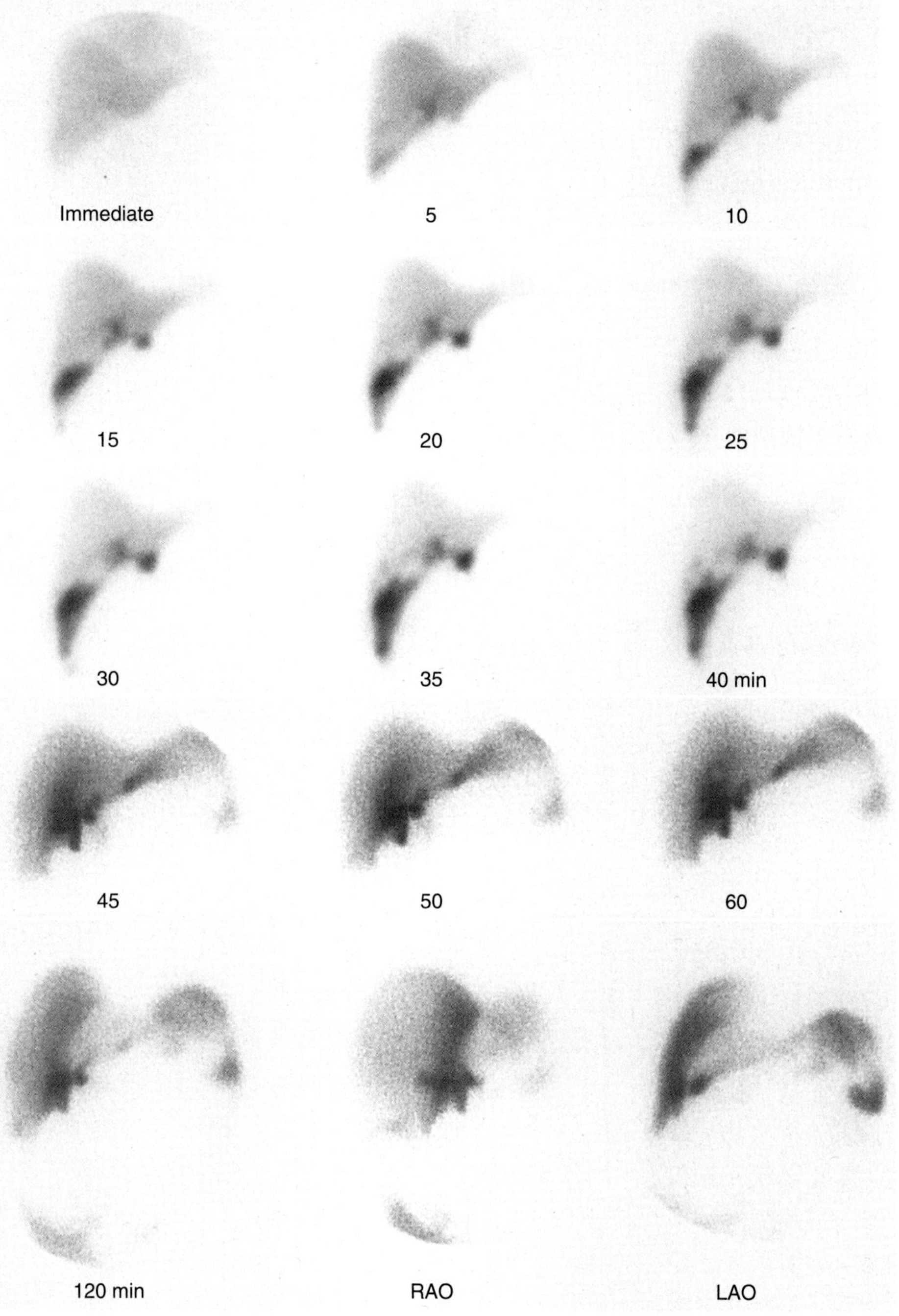

43 岁女性患者，胆囊切除术后 2 天，出现低热、腹部不适。

1. 描述胆道显像的阳性表现，如何解释？
2. 此项检查可为临床医师提供其他哪些信息？
3. 引起此疾病的可能原因是什么？
4. 胆道显像能够提供哪些独一无二且其他方法不能提供的信息？

病例 38

肝胆系统：胆漏

1. 快速的腹腔内胆漏源于胆囊管缝合区，漏出的放射性扩散至右侧结肠旁沟、肝顶（肝膈面）、并向下流至盆腔。此病例诊断为胆漏。
2. 快速渗漏，需要积极进行治疗（如再次手术）。慢速渗漏可随时间延长而自行愈合。
3. 引起胆漏最常见原因是胆囊切除术后胆囊管结扎线断裂。引起胆漏的其他原因包括：外科手术吻合口破裂、胆管穿孔、也见于钝伤或穿透伤、介入放射学检查、肿瘤或炎症。
4. 确定解剖成像显示的积液是否来源于胆汁。

参考文献

Rosenberg DJ, Brugge WR, Alavi A: Bile leak following an elective laparoscopic cholecystectomy: the role of hepatobiliary imaging in the diagnosis and management of bile leaks, *J Nucl Med* 32:1777-1781, 1991.

Ziessman HA. Acute cholecystitis, biliary obstruction, biliary extravasation, *Semin Nucl Med* 33:279-295, 2003.

相关参考文献

Nuclear Medicine: THE REQUISITES, 3rd ed, pp 185-187.

点　评

不到 1%的胆囊切除术患者会出现胆道损伤引起的胆漏。但腹腔镜胆囊切除术患者胆漏发生率有所升高。该并发症可导致严重后果。胆漏可导致肝下积液、脓肿及瘘管形成。早期诊断可减少并发症发生率和死亡率。无菌性慢性胆漏常可自愈，但是较大、较快的胆漏常需外科手术治疗。胆道显像是一种非常敏感的、特异的、无创性诊断胆漏的方法，且可对胆汁漏出速度进行定性评估。

超声和 CT 是检测腹腔积液的可靠方法，但常不能确定积液是否与胆道系统相通。胆道显像可明确此问题。术后胆漏的一个常见原因是胆囊管结扎不完整。尽管最常见积液部位是胆囊窝，但被膜下和腹腔内余部也可见胆漏积液。胆汁瘤在显像早期呈放射性分布缺损区，但随时间延长放射性分布逐渐增加。多体位观察有助于准确定位并可确定是否为漏液。为诊断慢性渗漏或消化道排出的放射性而掩盖的病灶，可能需要行常规 60min 胆道显像之后的延迟显像。如没有急诊手术的指征，可次日再行胆道显像确定胆漏的恢复情况。

病例 39

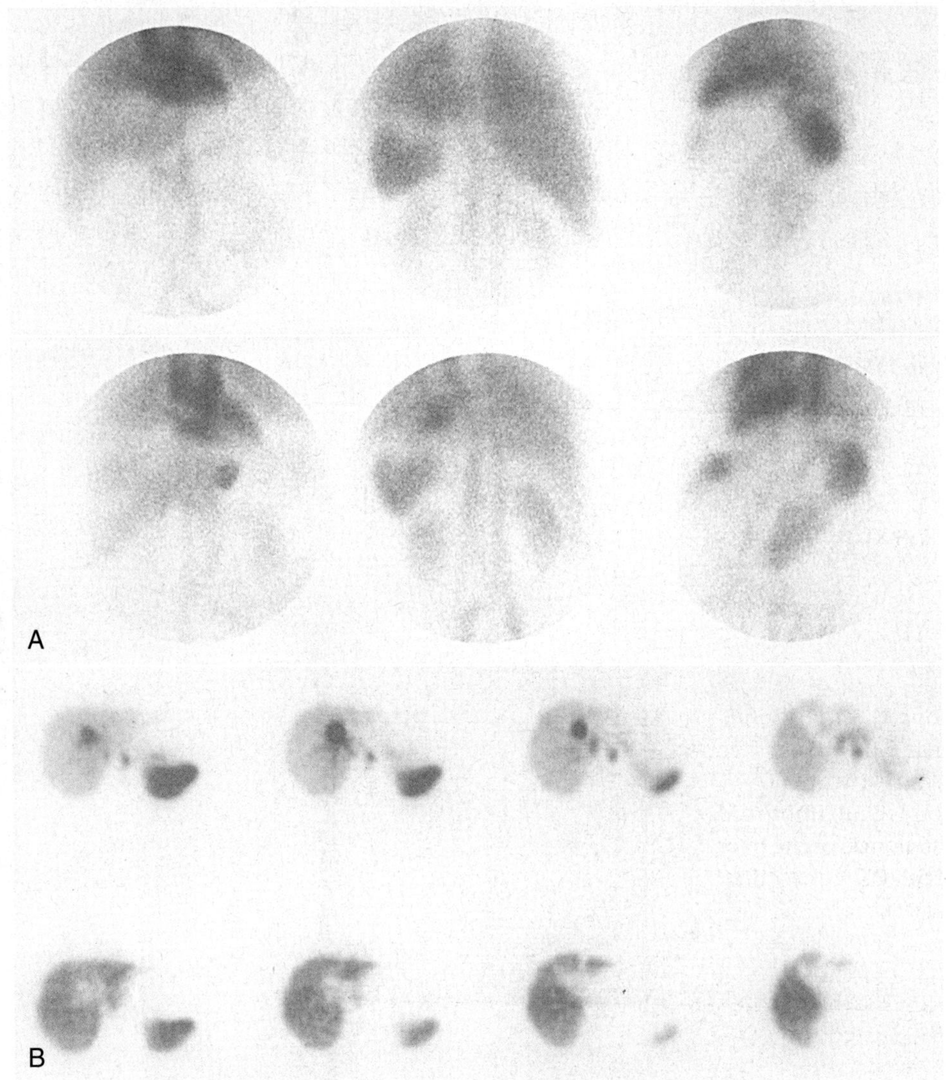

A，59 岁男性患者，腹部 CT 显示肝左叶病因不明病灶（即刻和延迟图像）。B，46 岁女性患者，1 年前结肠癌手术切除，进行两种不同 SPECT 肝显像，所示为两种显像相对应的横断面图像。

1．A 所使用的放射性药物是什么？

2．B 所使用的两种放射性药物是什么，其摄取和分布的机制是什么？

3．描述 B 的阳性表现，并指出最可能诊断。

4．放射性核素平面成像和 SPECT 的准确性和优 / 劣势？

病例 39

胃肠系统：肝的海绵状血管瘤

1. ^{99m}Tc 标记的红细胞（RBC）。早期显像未见明显异常。延迟显像的前位和左侧位图像示肝左叶局灶性放射性分布增高灶。诊断：肝海绵状血管瘤。
2. ^{99m}Tc-RBC（上）和 ^{99m}Tc- 硫胶体（下）。^{99m}Tc- 硫胶体可被肝 Kupffer（库普弗）细胞摄取。
3. ^{99m}Tc- 硫胶体显像所示放射性缺损区与 ^{99m}Tc-RBC 显像所示放射性分布增高区相对应，最后诊断是肝海绵状血管瘤。
4. 诊断海绵状血管瘤特异性非常高（> 99%），但诊断小病灶敏感性低。

参考文献

Birnbaum BA, Weignreb JC, Meigibow AJ, et al: Definitive diagnosis of hepatic hamartomas: MR versus ^{99m}Tc labeled RBC SPECT, *Radiology* 176:95-101, 1990.

Ziessman HA, Silverman PM, Patterson J, et al: Improved detection of small cavernous hemangiomas of the liver with high-resolution three-headed SPECT, *J Nucl Med* 32:2086-2091, 1991.

相关参考文献

Nuclear Medicine: THE REQUISITES, 3rd ed, pp 190-198.

点 评

海绵状血管瘤是肝最常见的良性肿瘤，其发生率仅次于肝转移瘤。海绵状血管瘤由异常扩张、内衬内皮细胞、纤维间隔分隔的大小不等的血管组成。与正常组织相比，病变并不富含血管，但血管腔隙增大（血池）。放射性标记红细胞与血管瘤中大量、流动性差且未标记红细胞进行交换并达到平衡需较长时间，可解释早期显像和延迟期显像所示的典型表现。血管瘤的血流相大多呈正常表现。

超声诊断血管瘤特异性较差。CT 增强及延迟成像常可做出诊断，但敏感性和特异性低于 MRI。MRI 准确性可能大于 90%，但多种良性和恶性肿瘤均可导致 MRI 的假阳性。MRI 和 SPECT 断层显像诊断小于 2cm 病灶的准确性相似；MRI 诊断小血管瘤和邻近大血管的血管瘤的准确性高于 SPECT 断层显像。肝红细胞血池显像的特异性和阳性预测价值非常高。

与平面显像相比，SPECT 断层显像的敏感性更高。多探头 SPECT 断层显像能发现直径 1.4cm 或更大的血管瘤。该患者还行 ^{99m}Tc- 硫胶体显像，可与血池显像进行对比，但近年 ^{99m}Tc- 硫胶体显像的应用并不广泛。同机 SPECT/CT 红细胞显像可能是理想的方法。

病例 40

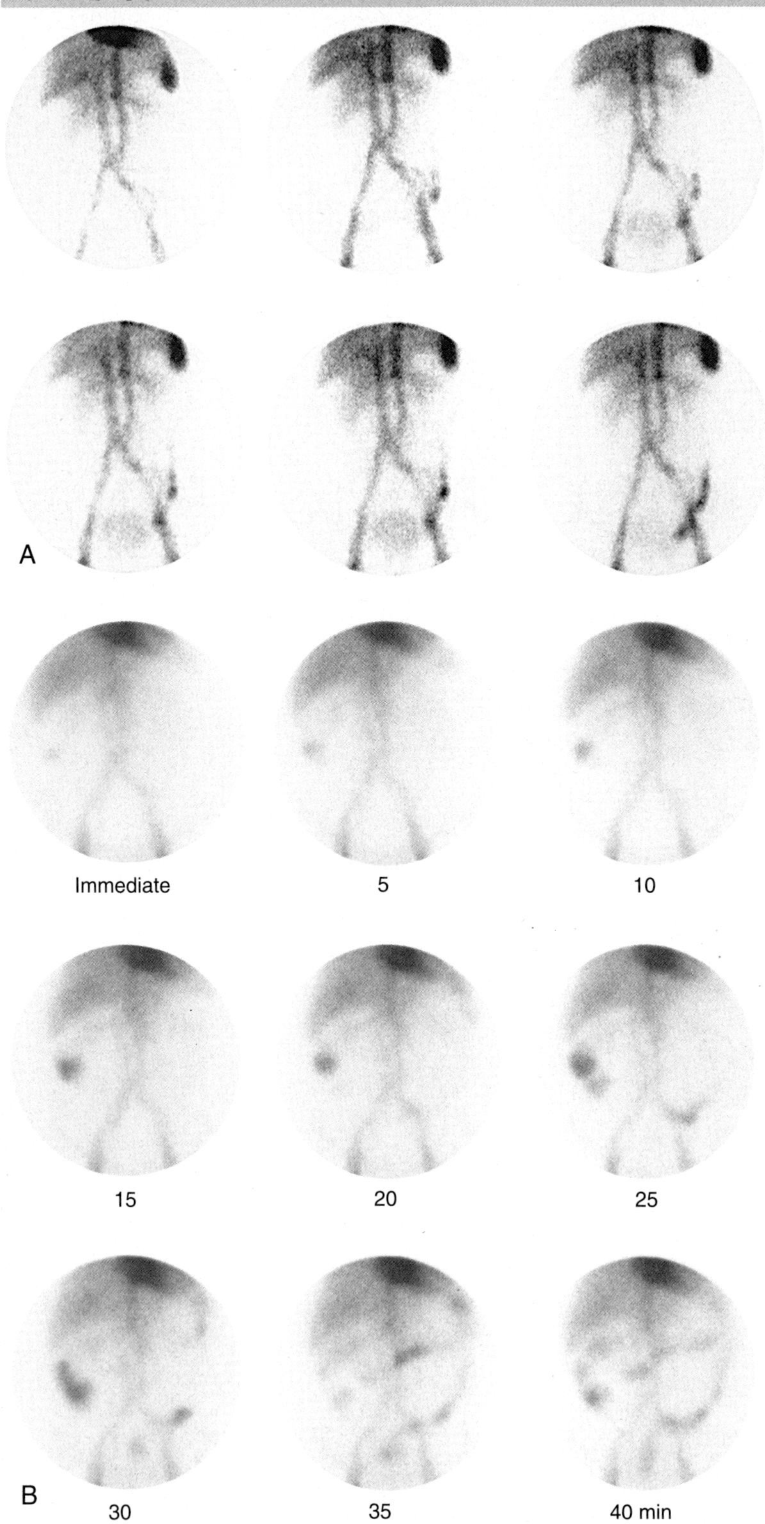

1．这些是什么显像，所使用放射性药物是什么？

2．A 诊断是什么？

3．B 诊断是什么？

4．血管造影检查诊断该疾病的敏感性是多少？

病例 40

胃肠系统：^{99m}Tc–RBC 结肠出血

1．胃肠道出血显像。^{99m}Tc-RBC。
2．降结肠及直肠、乙状结肠出血。
3．右侧结肠、结肠肝曲出血。显像剂迅速向左侧结肠移动。
4．血管造影可发现的出血速率为1ml/min的出血灶，消化道出血显像可发现出血速率为 0.1ml/min 的出血灶。核医学检查敏感性较血管造影高 10 倍。

参考文献

Howarth DM: The role of nuclear medicine in the detection of acute gastrointestinal bleeding, *Semin Nucl Med* 36:133-146; 2006.
Maurer AH: Gastrointestinal bleeding and cine-scintigraphy, *Semin Nucl Med* 26:43-50, 1996.

相关参考文献

Nuclear Medicine: THE REQUISITES, 3rd ed, pp 365-373.

点　评

消化道出血显像的目的有两点：(1) 确定患者是否为活动性出血；(2) 诊断出血的大概部位。胃肠道出血常为间断性，且症状常在出血停止后出现。如核素出血显像阴性，血管造影结果基本不可能呈阳性表现。如果核素出血显像阳性，应立即行血管造影。核素显像可定位大概的出血部位，特别是出血是否来源于腹主动脉、肠系膜上动脉或下动脉，可节省血管造影时间、减少对比剂使用量。

为准确定位活动性出血部位，需要有具体的显像诊断标准。显像开始时，腹腔内没有放射性；如有活动性出血，则出现放射性，而且快速增加，之后按照肠道解剖结构向下移动。确定出血大概部位后，显像即可停止。如果图像采集停止过早，有可能混淆小肠和大肠出血。固定部位放射性分布增加，此时不能诊断为出血灶，常由血管瘤、动脉瘤、肾移植等导致局部血容量增加。

病例 41

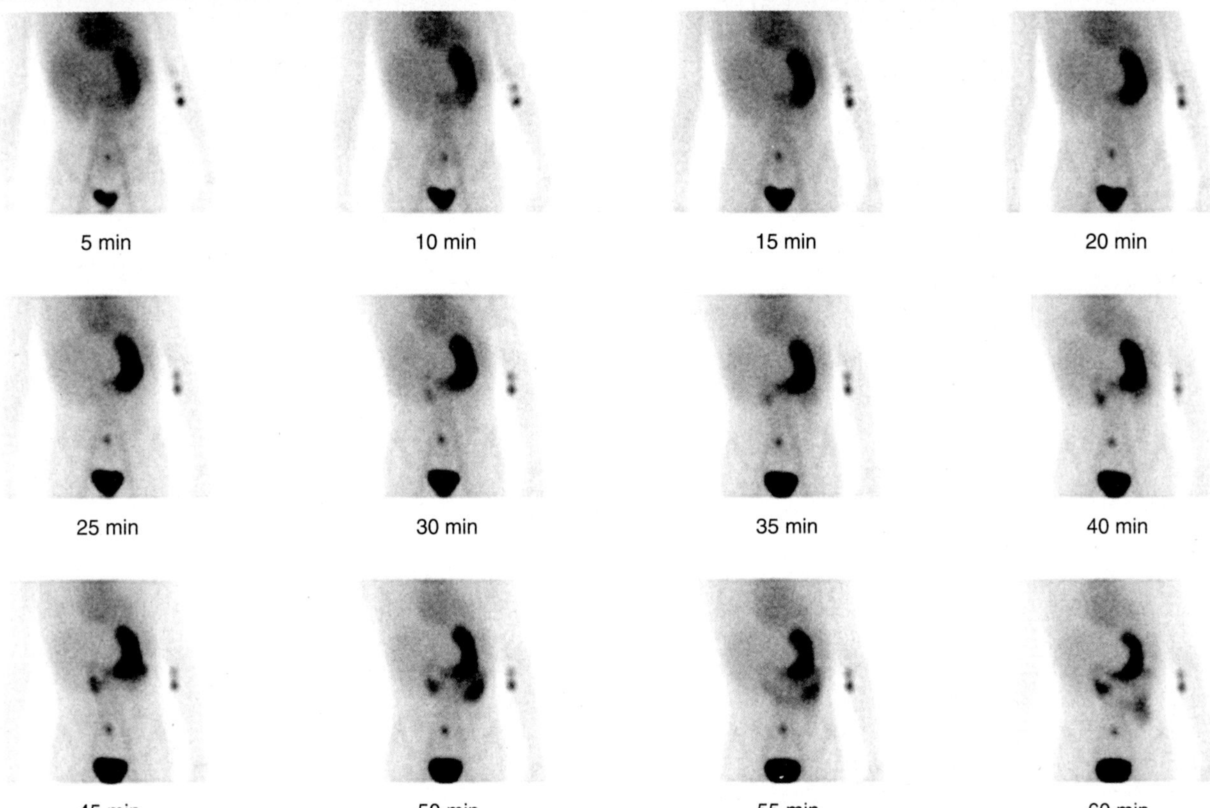

3 岁女孩，因直肠两次出血进行检查，目前出血已停止。

1．所使用放射性药物及摄取机制是什么，是什么显像？

2．哪种药物可提高显像的阳性率？其机制是什么？

3．请解释显像所见。

4．为什么出血是这种疾病的常见并发症？

病例 41

消化系统：梅克尔憩室

1. $^{99m}TcO_4^-$。胃黏膜从血液摄取该显像剂，然后分泌到胃内。该显像是 Meckel's 显像。
2. 西咪替丁，一种组胺 H_2 受体拮抗剂。该药通过抑制胃黏膜细胞分泌 $^{99m}TcO_4^-$，增强并延长胃黏膜摄取放射性药物的时间。
3. 中下腹可见示踪剂局灶性异常浓聚，考虑为梅克尔憩室。
4. 异位胃黏膜分泌胃酸和胃蛋白酶，引起邻近黏膜的炎症和溃疡。

参考文献

Sfakianakis GN, Conway JJ: Detection of ectopic gastric mucosa in Meckel's diverticulum and in other aberrations by scintigraphy: pathophysiology and 10-year clinical experience, *J Nucl Med* 22:647-654, 1981.

Treves ST, Grand RJ: Gastrointestinal bleeding. In: Traves ST (ed): *Pediatric Nuclear Medicine*, 3rd ed. New York: Springer-Verlag, 2007, pp 192-200.

相关参考文献

Nuclear Medicine: THE REQUISITES, 3rd ed, pp 375-379.

点　评

梅克尔（Meckel）憩室是最常见的胃肠道先天性异常，因胚胎时期脐肠系膜管（卵黄管）未闭而引起。梅克尔憩室是一真腔，起源于小肠肠系膜对侧，一般距回盲瓣 80 ～ 90cm。10% ～ 30% 的患者病灶局部有异位胃黏膜，60% 有症状的患者局部有异位胃黏膜，98% 的出血的患者局部有异位胃黏膜。

自 20 世纪 70 年代，Meckel 显像开始应用以来，至今仍是很准确的影像诊断方法。很多医院使用西咪替丁提高显像的阳性率。病灶摄取显像剂的典型表现是：与正常胃黏膜同时摄取显像剂。此病例病灶摄取显像剂晚于胃的摄取，可能是因为憩室较小。出现假阳性结果最常见的原因是：放射性显像剂在泌尿系统聚集（如肾外肾盂、肾盂积水、膀胱输尿管反流、膀胱憩室）。其他报道过的假阳性的原因包括：局灶性炎症性肠病、脓肿、阑尾炎、肿瘤、胃肠道重复畸形。有时也会出现假阴性结果，是因为病灶快速排出 $^{99m}TcO_4^-$ 及病灶局部胃黏膜少（如 < 2cm）。但该显像总的准确率很高：敏感性 85%、特异性 95%。

病例 42

A INIT
RT
1
A 60 min
2
A 120 min
3
A 180 min
4
A 240 min
5
Anterior

P INIT
1
P 60 min
2
P 120 min
3
P 180 min
4
P 240 min
5
Posterior

Frame/Time		Fit/Raw	%Empty	KCounts/min	Geometric Mean Anterior/Post	
1	0.0	0	0	91.81	142.51	59.15
2	64.0	16	4	87.76	136.80	56.30
3	119.0	29	22	71.99	118.23	43.83
4	177.0	43	38	56.71	101.02	31.83
5	240.0	59	60	36.66	51.59	26.05

胰岛素依赖型糖尿病患者，临床症状提示胃轻瘫，包括易饱、餐后腹胀、腹部不适。患者食用放射性标记的鸡蛋餐。

1．鸡蛋餐所使用的放射性药物是什么？标记鸡蛋的原理是什么？

2．什么是正常固体胃排空？

3．为什么衰减校正对准确量化固体胃排空是必需的？所使用的标准校正方法是什么？

4．除患者的病理生理因素，还有什么因素可能会影响胃排空率？

病例 42

胃肠道系统：胃排空

1．使用 ^{99m}Tc 胶体标记鸡蛋。放射性示踪剂与蛋清蛋白结合。
2．正常值取决于试验餐的种类和数据的采集、处理方法。根据餐种类和方法，4h 正常排空率应大于 90%（5 帧，240min）。
3．当食物经过胃时，有不同程度的衰减，单纯前位相低估胃排空率，后位相高估胃排空率。几何平均值（每个时间点前位和后位计数相加除 2）是标准的衰减校正计算方法。
4．排空延迟可由高血糖本身引起，此类患者不伴糖尿病胃肠病变。许多药物可能延迟胃排空（如阿片类物质、黄体酮、硝苯地平、茶碱、抗胆碱能类药物、地西泮）。

参考文献

Abell TL, Camilleri M, Donohoe K, et al: Consensus recommendations for gastric emptying scintigraphy. A Joint Report of the Society of Nuclear Medicine and the American Neurogastroenterology and Motility Society, *Am J Gastroenterol* 103:753-763, 2008; *J Nucl Med Technol* 36:44-54, 2008.

Ziessman HA, Goetze S, Bonta D, Ravich W: Experience with a new standardized 4-hr gastric emptying protocol, *J Nucl Med* 48:568-572, 2007.

相关参考文献

Nuclear Medicine: THE REQUISITES, 3rd ed, pp 354-364.

点　评

胃肠病学和核医学的文献已发表共识。该共识的目的是规范各影像中心的检查方法及正常值。正常值在很大程度上取决于所摄入的食物类型。固体排空速度慢于半固体食物，半固体食物慢于流食，流食排空慢于纯液体。食物中能量增加、食物量增多、饭粒直径变大等都会使排空延迟。因此必须有试验餐的标准。指南推荐了一种简单的采集方法（在 0、1h、2h、4h 采集 1min），标准的扫描程序（共识细化了食物种类和扫描方法），以及正常值。该共识所推荐方法的最大的优势是，正常值是根据多个国家 123 个正常受试者而建立的。食物用一个鸡蛋代替了三明治。如用这种食物和方法，4h 残留率大于 10%（< 90% 的排空），则提示固体排空延迟。

根据功能划分，胃由两部分构成。胃窦时相性收缩，调控固体食物排空，将食物研磨成足够小可通过幽门的颗粒。排空开始前的延迟（见该病例的时间放射性曲线）称为停滞期。之后胃排空通常呈线性排空。由于节律性连续收缩，胃底调控胃的舒张和食物的纳入。液体排空呈单纯指数形式。纯液体（水）的半排时间小于 20min。有时流食用于鸡蛋过敏及不能耐受固体餐的患者。

病例 43

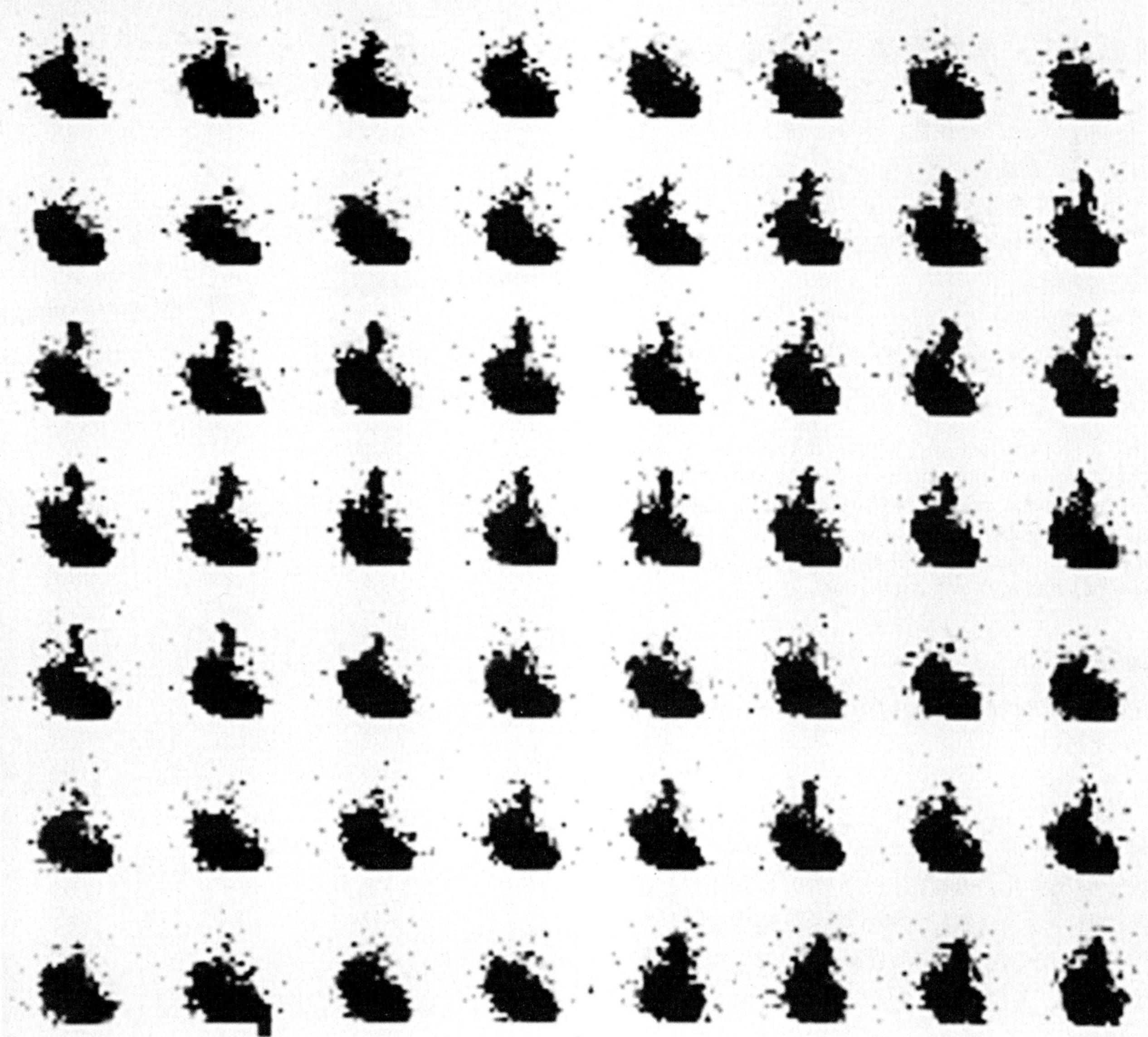

3 个月大婴儿，有胃食管反流，行核素胃食管反流显像（牛奶显像）（后位相）。图像颜色调到很深，以更好地观察异常。

1．儿童胃食管反流常见症状和表现是什么？
2．儿科医生诊断反流的其他方法是什么？
3．此项检查常用放射性同位素和食物是什么？
4．为使检查敏感性最大化，需使用的图像采集频率是多少？

病例 43

胃肠道系统：牛奶显像－胃食管反流

1. 呕吐、呼吸系统症状、哮喘、肺炎、猝死、发育不良、贫血。
2. 24h pH 值监测。
3. ^{99m}Tc- 硫胶体（1mCi）与患儿平时食用的配方奶或牛奶相混。
4. 5 ～ 10 秒 / 帧。

参考文献

Heyman S, Kirkpatrick JA, Winter HS, Treves S: An improved radionuclide method for the diagnosis of gastroesophageal reflux and aspiration in children (milk scan), *Radiology* 131:474-482, 1979.

Piepsz A: Recent advances in pediatric nuclear medicine, *Semin Nucl Med* 25:165-182, 1995.

相关参考文献

Nuclear Medicine: THE REQUISITES, 3rd ed, pp 350-354.

点 评

胃食管反流是一种常见的临床儿科疾病。虽然该病可见于健康婴儿，但通常于 8 个月时恢复正常，很少导致严重并发症。然而有些儿童的反流症状可持续到成年。反流相关症状也可能很严重，包括发育不良、食管炎伴狭窄、贫血、吸入性肺炎、反复呼吸道感染、哮喘、猝死综合征。

24h pH 探针监测经常被认为是金标准。但核素显像（牛奶显像）和 pH 值监测的对比研究显示两种方法诊断胃食管反流的敏感性相似。pH 值监测的缺点是 5 岁以下的儿童必须住院监测，并可能由于体积小的反流未附着在探针而低估反流发生频率。相反胃充盈时，牛奶显像非常敏感。当胃排空时，反流发生频率减低。牛奶显像是一种简单可行的方法，需要频繁采集图像（5 ～ 10 秒 / 帧），以发现短暂、反复的反流。儿童食用牛奶或配方奶后，仰卧在检查床上采集 1h。在计算机上分析图像，更容易发现反流。目前有多种定量方法；最简单、直接的方法是计算反流发生的次数，并将反流分为高（大于到口腔距离的一半）或低的反流，短时反流（< 10 秒）或长时反流。本病例有频发的短时和长时反流，多个高和长时的反流。

病例 44

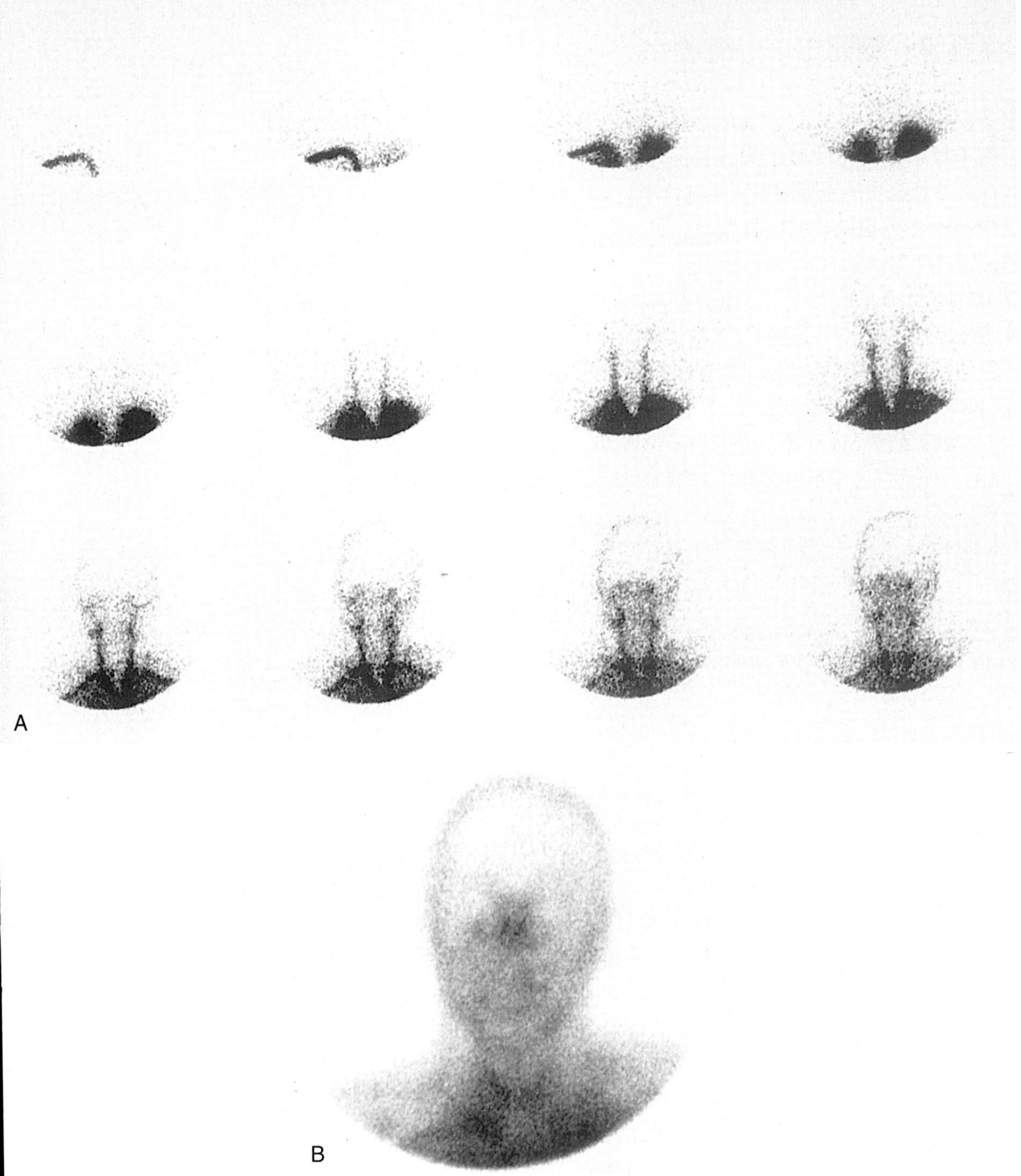

30 岁患者，潜在的器官捐献者，因近期严重颅脑损伤，已昏迷两周。患者正接受降温及巴比妥治疗。临床怀疑脑死亡。脑电图呈平线。

1．临床如何诊断脑死亡？
2．如此患者脑电图是平线，为什么还要做其他检查？
3．列出检查所使用放射性药物及其摄取机制。
4．该显像的阳性表现和诊断是什么？

病例 44

中枢神经系统：脑死亡

1. 该患者临床诊断为脑死亡。临床诊断标准：昏迷、脑干反射或自主呼吸消失、排除可逆性原因、且必须对脑功能障碍的原因做出诊断。
2. 等电位脑电图可由巴比妥、抑郁药、体温过低引起，同脑死亡的脑电图一样。
3. ^{99m}Tc-HMPAO (Ceretec)和^{99m}Tc-ECD (Neurolite)是首选药物。两者均不可逆的与大脑皮质结合。以往曾使用 ^{99m}Tc-DTPA，但只能提供首次通过血流相而不与皮质结合。
4. A，可见血流流经颈内动脉，但颅内未见血流。B，仅见颈外动脉有放射性分布，大脑未见放射性分布。

参考文献

Zuckier LS, Kolano J: Radionuclide studies in the determination of brain death: criteria, concepts, and controversies, *Semin Nucl Med* 38:262-273, 2008.

相关参考文献

Nuclear Medicine: THE REQUISITES, 3rd ed, pp 434-437.

点 评

脑死亡是临床诊断。当传统临床检查及脑电图不能确诊或诊断不可靠时（如患者正在接受巴比妥治疗或体温过低时），辅助检查可提高诊断准确性。核素脑死亡显像可显示脑死亡的生理特点（即颅内没有血流）。此检查有很大的诊断价值。

虽然 ^{99m}Tc-DTPA 已成功用于评价脑死亡患者的脑血流情况，但有局限性。技术问题（如图像采集时不理想的“弹丸”注射、相机或计算机故障）可使诊断非常困难。脑灌注显像剂 ^{99m}Tc-HMPAO 和 ^{99m}Tc-ECD 有可积聚在脑细胞内的优势。血流显像不是诊断脑死亡必需的。血流灌注显像后 10min 的静态显像，可显示脑皮质是否摄取放射性显像剂。如皮层没有摄取显像剂，则证实为脑死亡。这是 ^{99m}Tc 标记脑灌注显像剂诊断脑死亡的唯一指征，SPECT 断层显像不是必需的。

病例 45

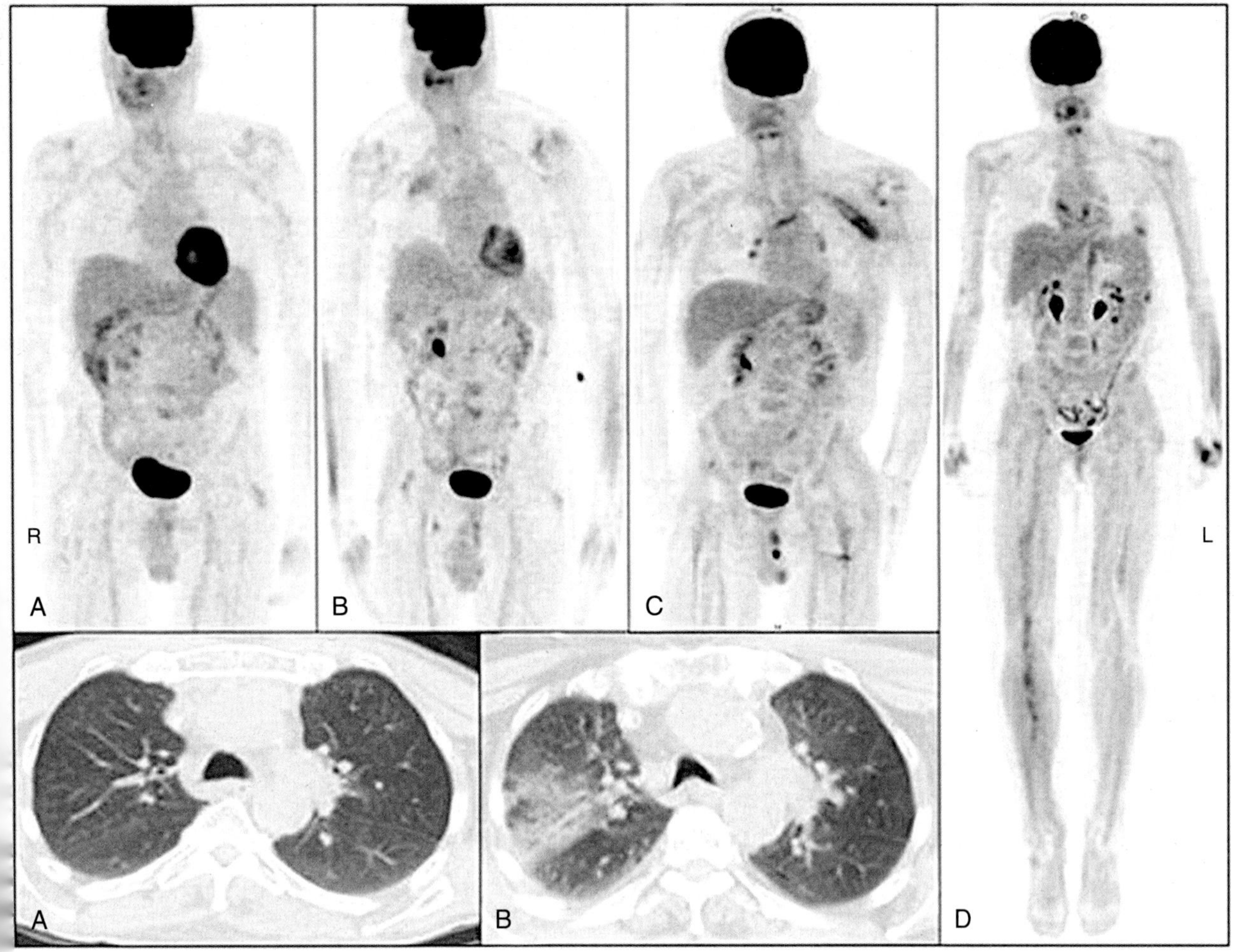

图示 3 名恶性淋巴瘤患者。第一次检查（A）和第二次检查（B）来自同一患者，处于临床缓解期。患者 C 不明原因感染。图像 D 是另一名处于缓解期的患者。

1．FDG-PET 显像 A 图和 B 图之间最主要的变化是什么？最可能的原因是什么？
2．描述患者 C 的异常表现，感染可能来源是什么？
3．描述患者 D 的异常表现，并提出鉴别诊断。
4．在哪种情况下，FDG-PET/CT 诊断感染最有价值？

病例 45

炎性疾病：感染和炎症

1. FDG-PET B 图显示右上肺 FDG 摄取增高，与 CT 的 B 图所示右肺炎性渗出对应。
2. 上纵隔及左上肺可见异常条带状 FDG 摄取，与炎症 / 感染的诊断相符。
3. 右下肢可见垂直线形 FDG 摄取及软组织摄取 FDG 增高。鉴别诊断包括蜂窝织炎、下肢深静脉血栓形成或静脉炎。线形放射性分布提示为静脉炎。动脉粥样硬化的 FDG 摄取通常表现为双侧对称性，故可排除动脉粥样硬化引起。
4. 免疫缺陷病人和不明原因发热患者，特别是其他影像学检查及实验室检查结果阴性时，FDG-PET 具有较高阴性预测值。

参考文献

Love C, Tomas MB, Tronco GG, Palestro CJ: FDG PET of infection and inflammation, *Radiographics* 25:1357-1368, 2005.

Mahfouz T, Miceli MH, Saghafifar F, et al: F-18-FDG PET contributes to the diagnosis and management of infections in patients with multiple myeloma, *J Clin Oncol* 23:7857-7863, 2005.

Miceli M, Atoui R, Walker R, et al: Diagnosis of deep septic thrombophlebitis in cancer patients by fluorine-18 FDG positron emission tomography scanning: a preliminary report, *J Clin Oncol* 22:1949-1956, 2004.

相关参考文献

Nuclear Medicine: THE REQUISITES, 3rd ed, pp 384-418.

点 评

FDG 在感染诊断方面的价值越来越大。与其他核素显像方法相比，FDG-PET/CT 在感染及不明原因发热方面有明显优势。它不需要对病人的血液进行标记。病人准备和图像采集所需时间比白细胞显像短很多。FDG 图像质量好，且是断层显像。诊断感染的敏感性与 ^{111}In 白细胞显像相似，比 ^{67}Ga 显像诊断致热源更敏感。FDG 显像有特别高的阴性预测值。与 ^{67}Ga 相似，FDG 诊断感染的同时也可诊断肿瘤。这一点对不明原因发热的患者很有帮助，因为肿瘤也可能是发热的原因。

FDG-PET 在免疫功能不全患者的评估中有非常重要的作用。在多发性骨髓瘤患者，已证实 FDG-PET/CT 可发现其他检查方法不能发现的感染（通常在呼吸道），这将有助于 46%的病例的进一步诊治。

动脉粥样硬化是一动态的炎症过程。FDG 聚集在大动脉斑块的巨噬细胞中。常规肿瘤显像时 FDG 摄取常见于大血管。斑块摄取 FDG 的计数与巨噬细胞数量相关。一般来说，易损斑块的内膜炎症常伴随巨噬细胞浸润，因此 FDG 摄取增加，而稳定斑块 FDG 摄取不会增加。

病例 46

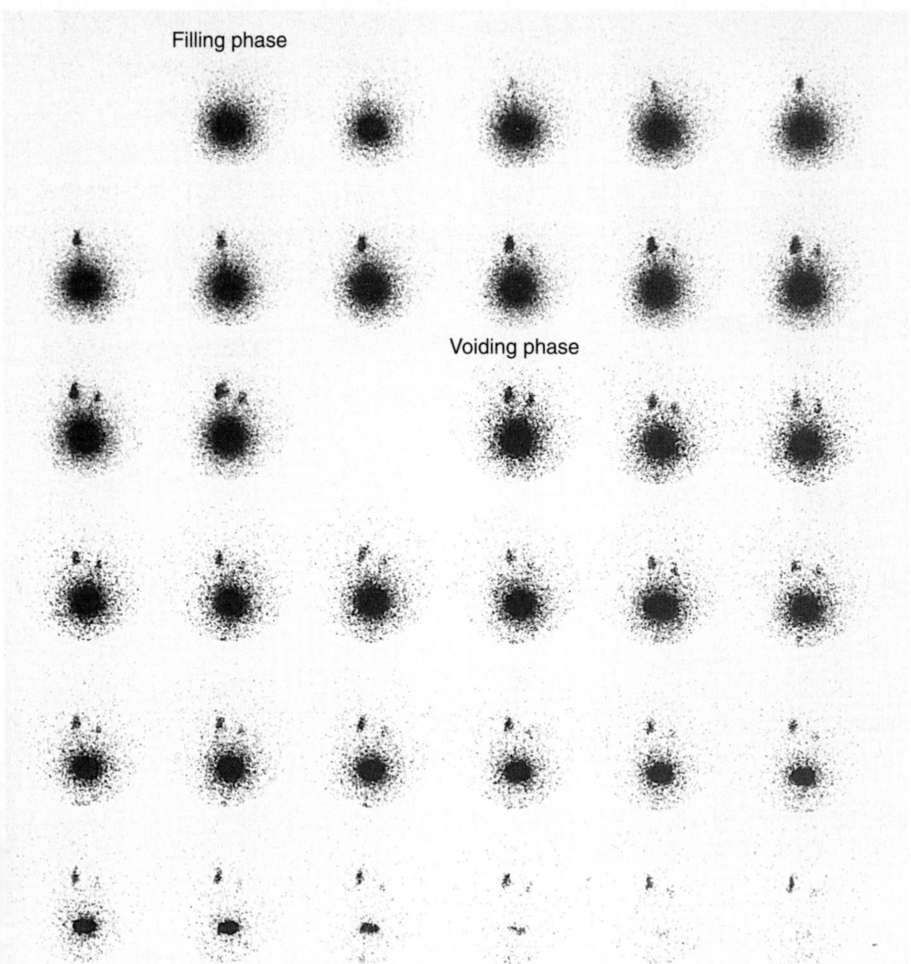

5 岁女孩，在过去 6 个月中有 2 次尿路感染。

1．膀胱显像所使用放射性药物是什么？

2．与对比剂膀胱造影相比，膀胱显像的优势是什么？

3．直接和间接膀胱显像法的不同之处是什么？

4．请解释此项检查？

病例 46

泌尿生殖系统：膀胱显像

1. ^{99m}Tc-DTPA、$^{99m}TcO_4^-$ 和 ^{99m}Tc- 硫胶体是最常用的显像剂。显像剂与生理盐水混合在一起，通过导管输入膀胱。
2. 膀胱显像比对比剂造影检查能更敏感地发现膀胱输尿管反流（VUR），且性腺的照射剂量要比对比剂检查少 50 ~ 200 倍。
3. 直接法最常用、最敏感；需要插入导尿管并注入显像剂及生理盐水。间接法是在常规 ^{99m}Tc-MAG_3 肾动态显像后进行。当膀胱充盈后，先采集排尿前图像，再行排尿中及排尿后动态显像。
4. 膀胱充盈期、排尿期均可见双侧 VUR。

参考文献

Eggli DF, Tulchinsky M: Scintigraphic evaluation of pediatric urinary tract infection, *Semin Nucl Med* 23:199-218, 1993.

Treves ST, Willi U: Vesicoureteral reflux, In: Treves ST (ed): *Pediatric Nuclear Medicine/PET*, 3rd ed. New York: Springer, 2007, pp 286-306.

相关参考文献

Nuclear Medicine: THE REQUISITES, 3rd ed, pp 255-259.

点　评

VUR 由瓣膜生理功能减退引起。输尿管斜行通过膀胱壁和黏膜下层到达膀胱三角区。尿液充满膀胱时，瓣膜被动关闭而防止反流。膀胱壁内段输尿管长度与输尿管直径相比，如输尿管长度太短，瓣膜不能关闭而发生反流。80%以上的患者随年龄增长反流自行缓解。未治疗的反流和肾盂肾炎可导致肾瘢痕形成、高血压和肾衰竭。VUR 和尿路感染共同引起肾损伤。治疗目的是反流自发缓解或手术治疗前，防止肾损伤。

在许多影像中心，膀胱造影检查能更好地显示后尿道瓣膜等解剖细节，特别对于男性患儿，因此常作为患儿疑诊反流的初筛检查方法。虽然反流可见于充盈期或排尿期的一个阶段或两个阶段，但在排尿期更敏感。此病例显示膀胱充盈后期左侧输尿管可见到达肾盂的 VUR（后位相），并可见较少放射性反流到右侧肾盂。反流到肾盂的放射性在排尿期排出缓慢，显像后期肾盂仍可见放射性残留，特别是左侧。10 秒 / 帧的采集频率使 VUR 的诊断敏感性很高。

膀胱显像的分级标准与对比剂膀胱造影相似；但膀胱显像分辨率有限，不能评价肾盏形态。轻度反流仅反流到输尿管，中度反流到肾盂肾盏，重度时可见扭曲的集合系统和扩张的输尿管。

病例 47

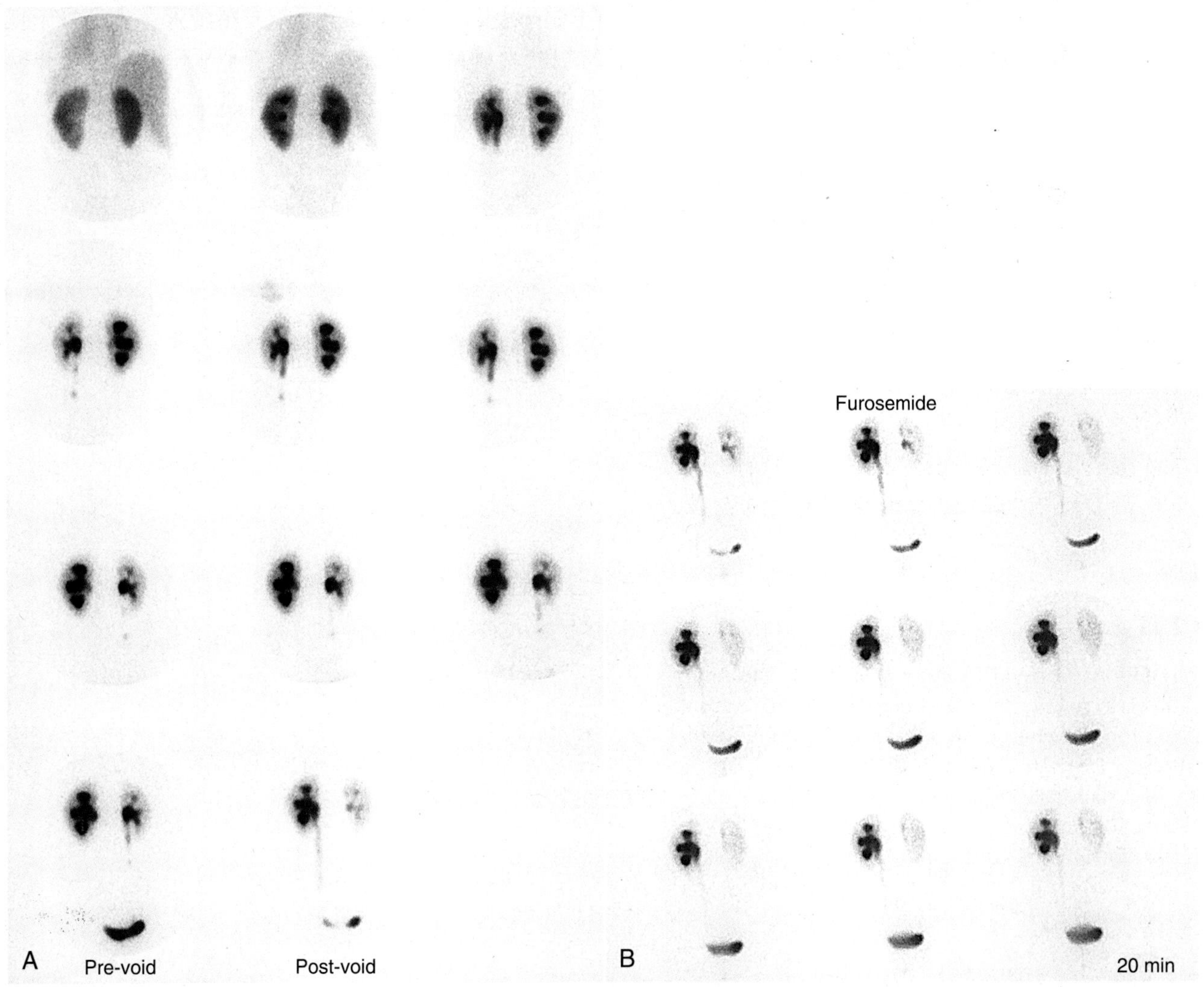

45 岁女性宫颈癌患者，CT 检查示双侧肾盂积水，行利尿肾动态。

1．描述注射呋塞米（速尿）前、后肾动态显像的表现。

2．患者检查前需要做哪些准备？

3．解释使用利尿剂后的检查所见。

4．列举利尿肾动态显像诊断的局限性。

病例 47

泌尿生殖系统：利尿肾图 – 单侧梗阻

1. A，双侧肾皮质摄取良好且快速分泌到集合系统。左肾集合系统及上尿路可见显像剂滞留。B，左肾对呋塞米反应很差。注射利尿剂前右肾放射性大部分排出，显像结束时显像剂已基本完全排出。
2. 良好水化。成人显像前通常饮水，儿童通过静脉输液以达到良好水化状态，并留置导尿管。
3. 左侧集合系统远端有明显梗阻。
4. 当患者脱水、肾功能不全、注入利尿剂剂量少、膀胱充盈及集合系统扩张时，利尿肾动态显像的诊断困难。

参考文献

Connolly LP, Zurakowski D, Peters CA, et al: Variability of diuresis renography interpretation due to method of post-diuretic renal pelvic clearance half-time determination, *J Urol* 164:467-471, 2000.

Shulkin BL, Mandell GA, Cooper JA, et al: Procedure guideline for diuretic renography in children. *J Nucl Med Technol* 36:162-168, 2008.

相关参考文献

Nuclear Medicine: THE REQUISITES, 3rd ed, pp 237-241.

点 评

两次肾动态显像要想得到相似的结果，正确的方法非常重要。充分水化是必需的。对于成人，饮水就可达到良好水化状态。患者必须给足够量的呋塞米。如肾功能不全则应增大剂量；但确切的剂量只是估计值。但对于梗阻介入治疗后，伴集合系统扩张的患者，注射利尿剂后双肾的反应常不确定。此时需要监测患者的肾功能，确保肾功能未恶化或对利尿剂有反应。膀胱充盈的阻力可能是清除延迟的一个因素；这种病例均需留置导尿管，因此很多影像中心儿童肾动态显像时常规行静脉补液并留置导尿管。

梗阻患者的肾动态显像示患肾排泄很差或无排泄，半排时间常大于 20min。无梗阻患者的肾表现为快速排泄，半排时间常小于 10min。但有些患者表现为部分排泄，称为不全梗阻。该类患者即使在没有梗阻的情况下，扩张的集合系统肾排泄速率也会慢于正常集合系统的患者。计算半排时间对随访检查非常有价值。

病例 48

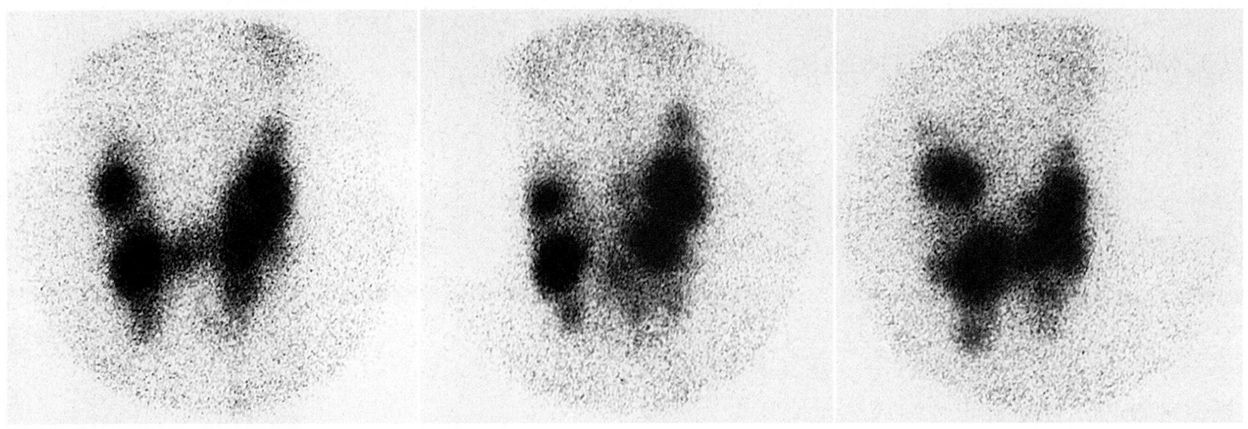

53 岁女性患者，因多发甲状腺结节，右下叶结节增大而行甲状腺显像。血清促甲状腺激素（TSH）明显减低。患者少年时曾行放射治疗痤疮。

1．描述 $^{99m}TcO_4^-$ 甲状腺显像的表现（从左至右：前位、左前斜、右前斜）。
2．最可能的诊断是什么？
3．下一步的治疗方案是什么？
4．根据显像表现患甲状腺癌的可能性有多大？

病例 48

内分泌系统：毒性结节性甲状腺肿

1. 甲状腺双叶可见多发“热”及“冷”区，伴周围腺体的明显抑制。
2. 多发毒性结节性甲状腺肿。
3. 行放射性 ^{131}I 治疗。
4. 多发结节性甲状腺肿患者发生甲状腺癌的可能性小于 5%。如结节性甲状腺肿有一结节非常明显则患癌的可能性增加。头颈部放射治疗史、会显著增加患甲状腺癌的风险。

参考文献

Cases JA, Surks MI: The changing role of scintigraphy in the evaluation of thyroid nodules, *Semin Nucl Med* 30:81-87, 2000.

Sarkar SD: Benign thyroid disease: what is the role of nuclear medicine? *Semin Nucl Med* 36:185-193, 2006.

相关参考文献

Nuclear Medicine: THE REQUISITES, 3rd ed, pp 88-94.

点 评

此患者不仅患有毒性结节性甲状腺肿，放射性碘吸收率（RAIU）为 36%，还同时患有乳头状甲状腺滤泡癌。随后她行甲状腺次全切除术和放射性碘治疗。曾行颈部和结节性甲状腺肿放射治疗的患者，甲状腺癌的发生率接近 30%。因痤疮、癣以及扁桃体肿大而行颈部放射治疗的患者，甲状腺接受的照射剂量一般为 10 ~ 50 拉德（rad）。该患者的显像呈毒性结节性甲状腺肿表现。这是一 $^{99m}TcO_4^-$ 显像，注意使用 ^{123}I 作为显像剂时不会看到甲状腺上方的唾液腺和高本底计数。正常情况下甲状腺和唾液腺摄取 $^{99m}TcO_4^-$ 相似。甲亢患者的甲状腺摄 $^{99m}TcO_4^-$ 较唾液腺高。口服 10μCi ^{131}I 后可测定 RAIU，RAIU 为 38 %。通常毒性结节性甲状腺肿治疗的剂量为 20 ~ 30mCi。与 Grave 病相比，毒性结节性甲状腺肿对 ^{131}I 更不敏感。如 ^{131}I 治疗结节有效，受抑制的甲状腺功能需要 3 ~ 4 个月时间才能恢复。放射性碘治疗毒性甲状腺肿引起甲状腺功能减低并不常见，因抑制的腺体不摄取放射性碘。但此病例，活检标本显示为甲状腺癌，所以行甲状腺次全切除术，之后又行 ^{131}I 甲状腺癌“清甲”治疗。

病例 49

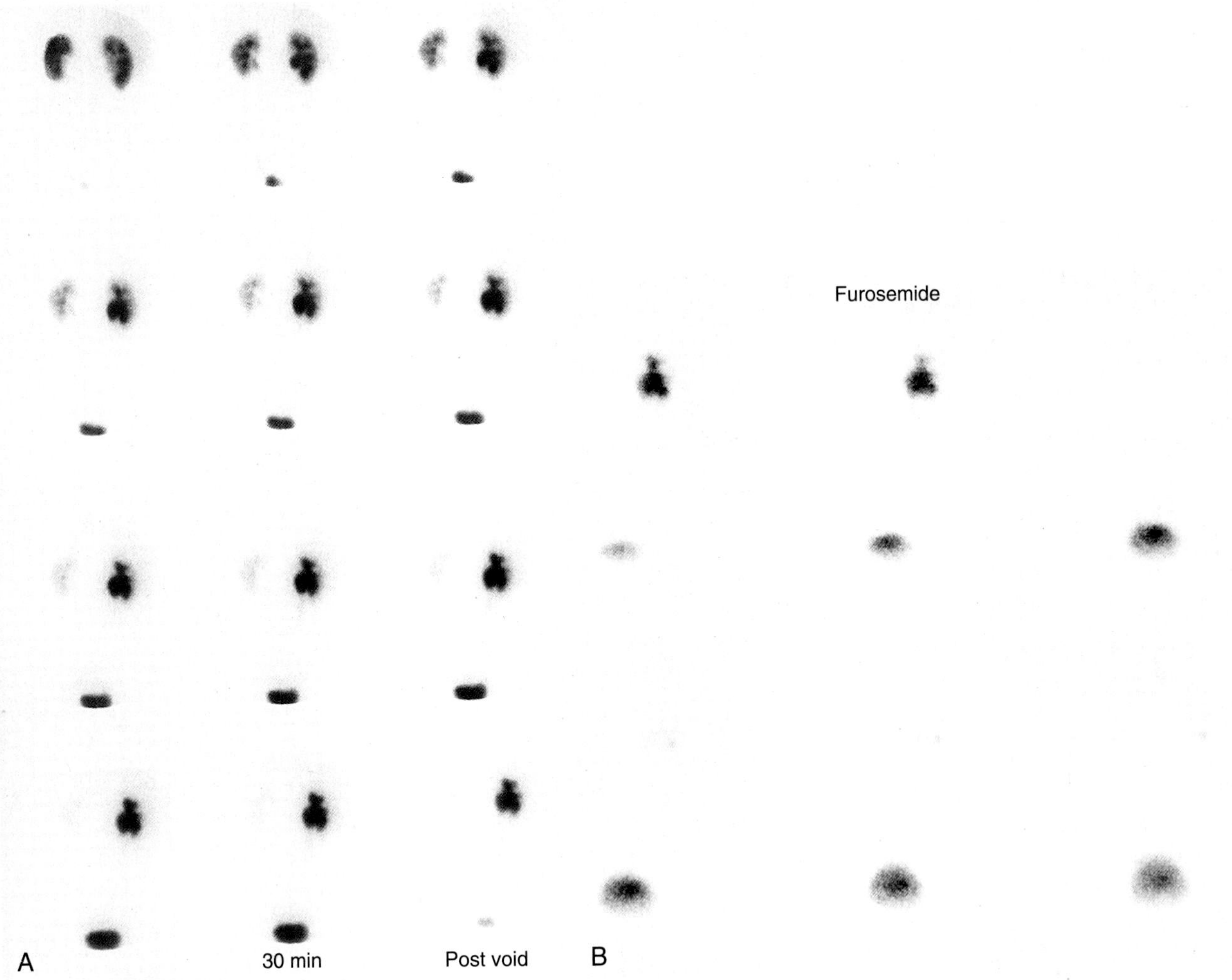

Furosemide

A　30 min　Post void　B

31 岁男性患者，数年前因肾盂输尿管连接部梗阻，行外科治疗。最近的利尿肾动态示右肾梗阻。行第二次手术治疗后再次行肾动态显像。

1．描述使用呋塞米之前（A）及之后（B）的显像表现。

2．如何解释此项显像表现？

3．什么是 Whitaker（惠塔克）试验？

4．呋塞米（利尿剂）肾动态的基本原理是什么？

病例 49

泌尿生殖系统：利尿肾图 – 非梗阻性积水

1. 双侧皮质快速摄取显像剂并排泄入集合系统。30min 右侧集合系统可见放射性滞留。使用呋塞米后，排泄良好。
2. 外科手术治疗效果好，未见梗阻。
3. Whitaker 试验可测量压力 - 流量关系，X 线引导下套管针或腰椎穿刺针插入肾盂。持续肾盂灌注时记录基础压和不同的负荷压。梗阻定义：如负荷压大于 15cm 水柱则为梗阻，如小于 10 ~ 12cm 水柱则无梗阻。
4. 基本原理类似 Whitaker 试验。利尿剂可使肾盂尿量增加，注射利尿剂后非梗阻性肾积水患者集合系统的放射性迅速排泄，而对梗阻性肾积水则看不到这种快速排泄。

参考文献

Durand E, Blaufox D, Britton KE, et al: International Scientific Committee of Radionuclides in Nephrourology consensus on renal transit time measurements, *Semin Nucl Med* 38:82-102, 2008.

O'Reilly PH: Consensus Committee of the Society of Radionuclides in Nephrourology, *BJU Int* 91:239-243, 2003.

相关参考文献

Nuclear Medicine: THE REQUISITES, 3rd ed, pp 237-241.

点　评

静脉尿路造影、超声以及传统的放射性核素肾动态显像在鉴别梗阻及非梗阻性肾积水方面并不可靠。梗阻性肾盂积水在泌尿系造影上显示为肾盂扩张、显影及排泄延迟，但非梗阻性肾盂积水也可见上述征象。超声同样可显示肾盂积水，但不能鉴别梗阻性与非梗阻性积水。因 Whitaker 试验为有创性检查，故目前已很少使用；利尿肾图准确性与其相似，是目前标准的诊断方法。非梗阻性肾积水患者注射呋塞米后，尿液增加，排泄加快。当存在梗阻时尿液增加后加快显像剂排泄的作用有限，常表现为排泄延迟。

肾功能恶化或可能有肾功能进行性恶化是外科干预治疗的指征。利尿肾图能对明显的梗阻放弃治疗后，是否会导致肾功能恶化进行预测。如注射利尿剂前已明确有肾功能不全（如完全性梗阻的肾有摄取但无排泄），就不必行利尿肾图（即完全梗阻的诊断已明确）。利尿肾图对可排泄到集合系统的不全梗阻患者有较大诊断价值。利尿肾图可帮助确定哪些患者需要外科手术治疗。

病例 50

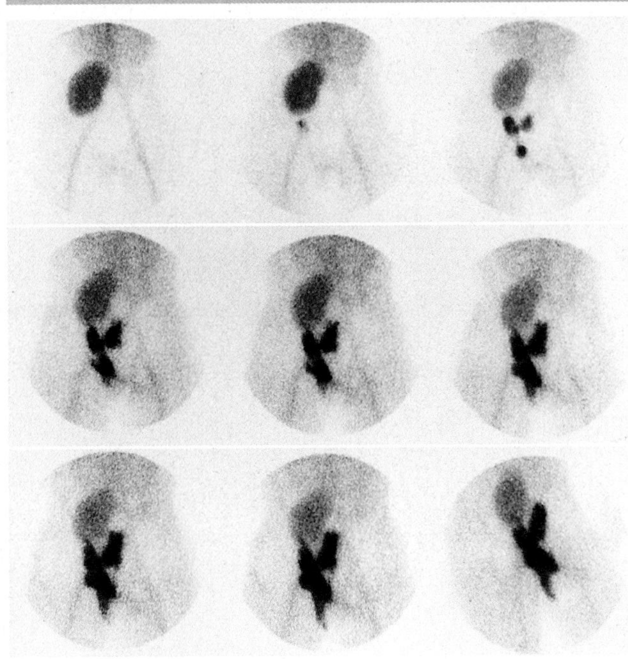

30 岁患者，肾移植后 24h，尿量减少，移植肾周肿胀、压痛，阴囊肿胀。

1．描述 25min 肾动态显像的阳性表现。

2．如何解释该现象？

3．异体肾移植术后肾周积液的原因是什么？

4．肾移植后最初几周常见并发症是什么？

病例 50

泌尿生殖系统：肾移植 – 尿漏

1．移植肾下方的漏液迅速渗出到阴囊区域。
2．手术吻合处破裂引起尿漏。
3．血肿和脓肿发生于术后早期，但囊性淋巴管瘤（淋巴管囊肿）一般发生于术后 4 ～ 8 周。
4．急性肾小管坏死、急性排异、梗阻。环孢霉素毒性作用通常发生在移植后几个月。

参考文献

Choyke PL, Becker JA, Ziessman HA: Imaging the transplanted kidney. In: Pollack HM, McLennan BL (eds): *Clinical Urology*, 2nd ed. Philadelphia: WB Saunders, 2000, pp 3091-3118.

Talanow R, Neumann D, Brunken R, et al: Urinary leak after renal transplantation proven by SPECT-CT imaging, *Clin Nucl Med* 32:883-885, 2007.

相关参考文献

Nuclear Medicine: THE REQUISITES, 3rd ed, pp 239-252.

点 评

尿漏和尿性囊肿常发生于术后第 1 周或第 2 周。虽然可能低至阴囊或大腿，但多位于移植肾和膀胱之间。输尿管破裂常因供血不足导致输尿管坏死，但也可因输尿管远端梗阻导致压力升高而引起。巨大尿性囊肿可破裂至腹腔而引起尿性腹水，并形成感染和脓肿。

尿瘘通常发生在移植后。处理方法常为输尿管移植或再次重建。尿性囊肿是肾盂、输尿管或输尿管膀胱吻合处的尿液持续而缓慢的渗出引起。巨大尿性囊肿和尿漏是肾移植严重并发症。小的渗漏常导致包裹性积液，并引起症状，但此类积液可自行缓解。较快和较大的渗漏需要积极干预。术后早期功能正常的移植肾突然无尿，提示为尿漏。超声显示尿性囊肿呈边界清晰、无回声的积液。核素肾动态显像可确定尿液来源。如果是慢性渗漏，可能需要行延迟显像诊断尿液渗漏位置。

病例 51

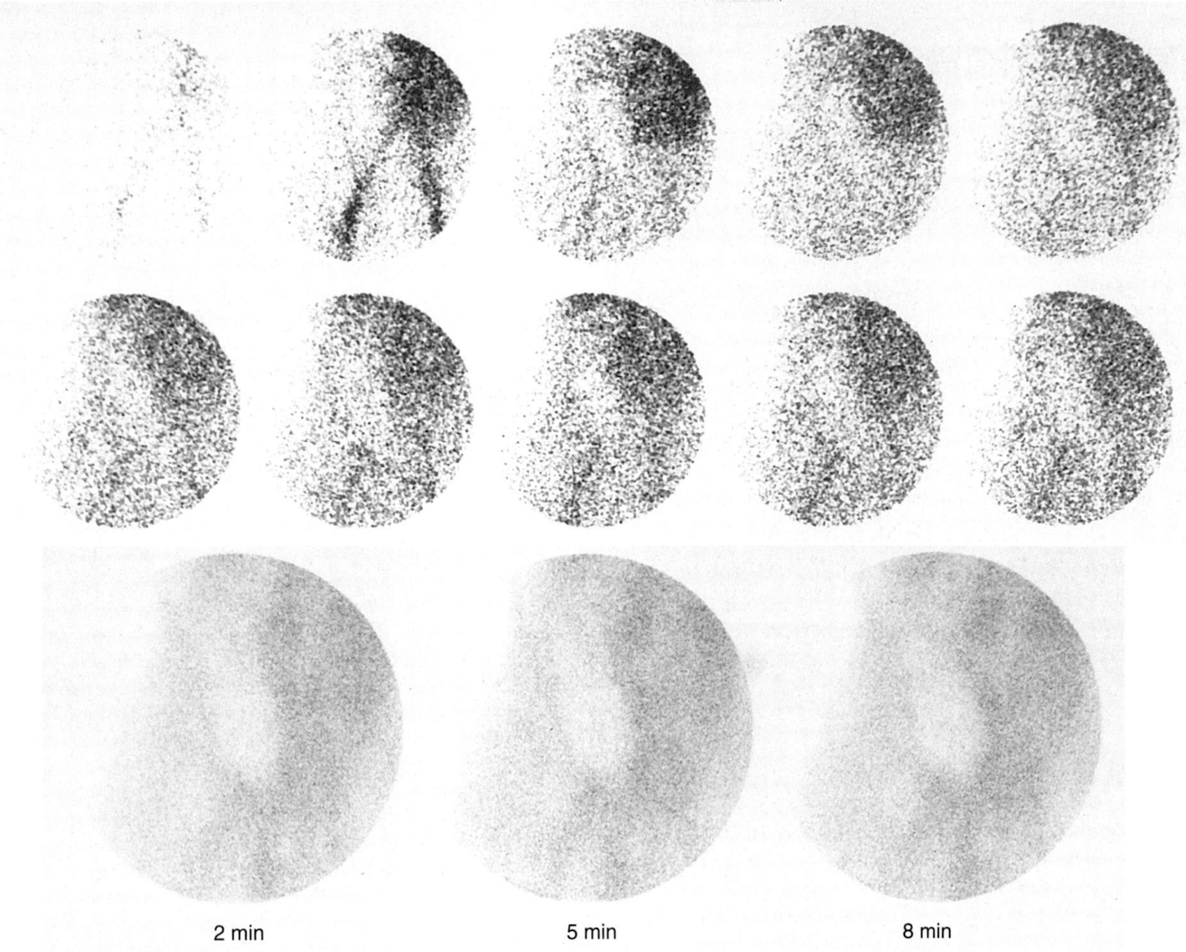

肾移植 24h 后采集血流相（3s/min）和早期动态显像（2 分钟 / 帧）。

1．该显像的阳性表现？

2．鉴别诊断是什么?

3．如何做出解释？

4．行什么治疗比较合适？

病例 51

泌尿生殖系统：移植肾，未存活

1. 移植肾未见血流灌注，肾没有显像剂摄取。右侧移植肾区呈放射性分布缺损区。
2. 动脉或静脉血栓、严重不可逆性排异、急性肾皮质坏死。
3. 未存活肾。
4. 切除未存活移植肾。

参考文献

Choyke PL, Becker JA, Ziessman HA: Imaging the transplanted kidney. In: Pollack HM, McLennan BL (eds): *Clinical Urology*, 2nd ed. Philadelphia: WB Saunders, 2000, pp 3091-3118.

Russell CD, Yang H, Gastron RS, et al: Prediction of renal transplant survival from early postoperative radioisotope studies, *J Nucl Med* 41:1332-1336, 2000.

相关参考文献

Nuclear Medicine: THE REQUISITES, 3rd ed, pp 239-252.

点　评

核医学检查的主要优势是放射性核素血管显像可显示毛细血管水平的血流情况。急性动脉血栓是肾移植罕见的并发症，当发生时表现为无尿且应急诊处理。移植肾动脉急性扭转的临床表现与急性动脉血栓相似。因移植肾无正常的淋巴回流，急性肾静脉血栓的临床表现与肾动脉血栓一致。

超急性排异反应是一快速进行性不可逆过程，肾移植后可立即发现此排斥反应，表现为在手术室移植肾变成蓝色。促发因素是体内有抗体形成。吻合术后移植物立即出现抗原 - 抗体反应，导致血管床血栓快速形成并在数分钟到数小时内功能完全破坏。这种超急性排异反应并不常见，因术前仔细筛查可确定患者的免疫相容性。肾动脉狭窄可发生于术后任何时间，但通常发生于移植后 3 个月或更长时间。

病例 52

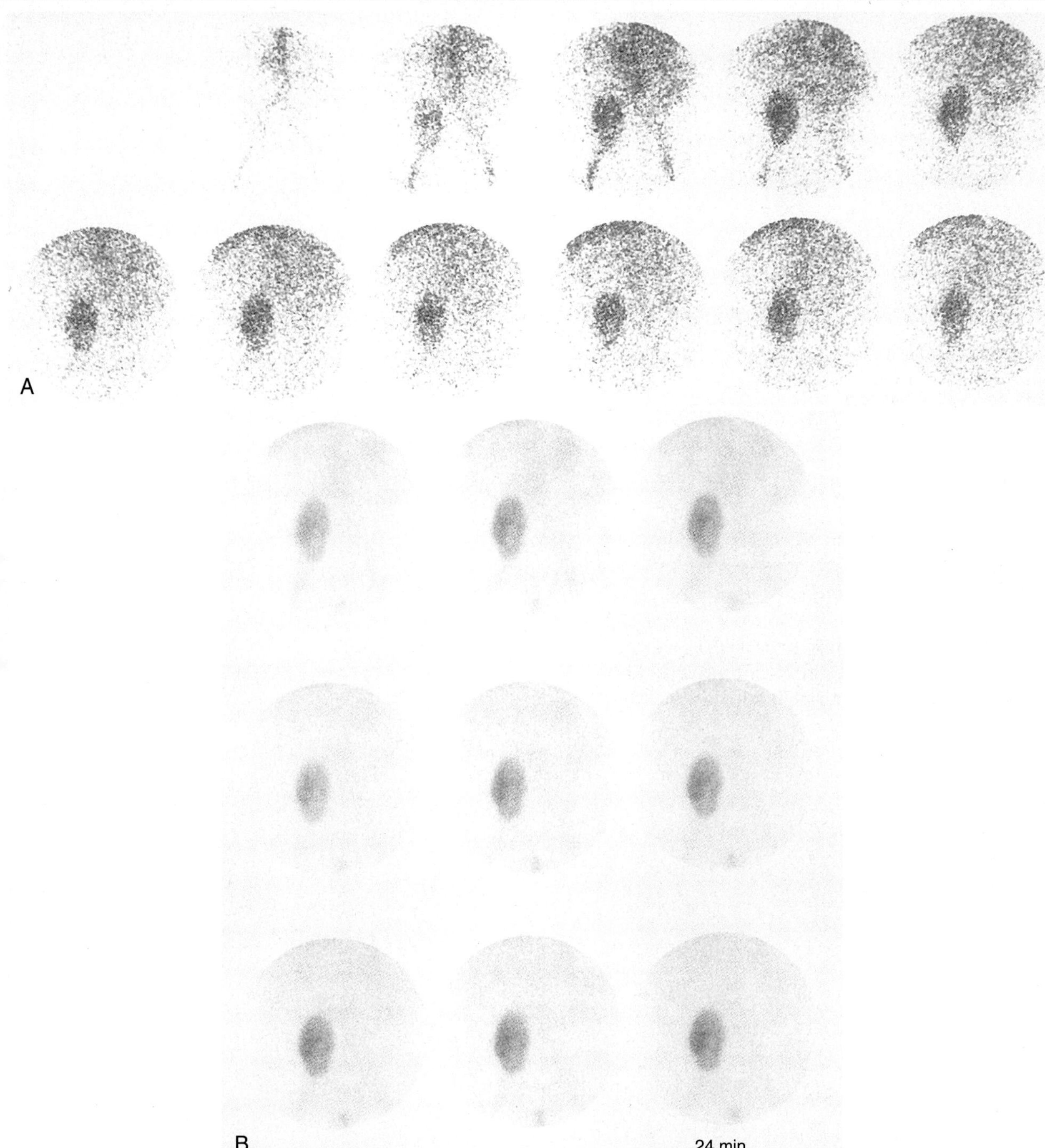

25 岁男性患者，尸体肾移植后 3 天行肾动态显像。

1．肾移植术后第一周的并发症有哪些？

2．肾移植术后第二周的并发症有哪些？

3．在此病例中有哪些阳性表现？

4．诊断是什么？

病例 52

泌尿生殖系统：移植肾 – 急性肾小管坏死

1．急性肾小管坏死（ATN）、肾移植加速排导反应、尿漏、泌尿道梗阻。
2．急性排异。既往行肾移植或多次输血的患者，术后第一周可能出现加速性急性排异。
3．血流正常，移植肾摄取功能差和无排泄提示移植肾功能严重受损。
4．肾移植后第一周血流正常、功能严重受损是典型急性肾小管坏死的表现。

参考文献

Brown ED, Chen MY, Wolfman NT, et al: Complications of renal transplantation: evaluation with ultrasound and radionuclide imaging, *Radiographics* 20:607-622, 2000.

Dubovsky EV, Russell CD, Bischof-Delaloye A, et al: Report of the Radionuclides in Nephrourology Committee for Evaluation of Transplanted Kidney, *Semin Nucl Med* 29:175-188, 1999.

相关参考文献

Nuclear Medicine: THE REQUISITES, 3rd ed, pp 239-252.

点　评

急性肾小管坏死（ATN）多发生在尸体同种异体肾移植患者；活体肾移植患者的发生率很低。取肾和移植肾的时间间隔延长，增加了发生 ATN 的机率和严重性。肾移植后 24h 内可见急性肾小管坏死的影像表现。ATN 常在 1 ~ 3 周后缓解。因此可能与其他术后并发症同时发生（如急性排异反应）。急性排异通常始于移植后 5 ~ 7 天，与 ATN 的血流正常不同，典型表现是血流减少。

常用 ^{99m}Tc-MAG$_3$ 肾动态显像评估移植肾。^{99m}Tc-DTPA 可提供血流信息，但当血清肌酐升高时（如，> 2.5mg/dl），往往不能显示功能好转或恶化。^{99m}Tc-MAG$_3$ 能在毛细血管水平评估血流及肾功能，即使肾功能很差。临床难以判断肾功能时，肾动态显像非常有意义（如透析患者）。血清肌酐改变前 24 ~ 48h 肾动态显像即可显示肾功能改善情况。

病例 53

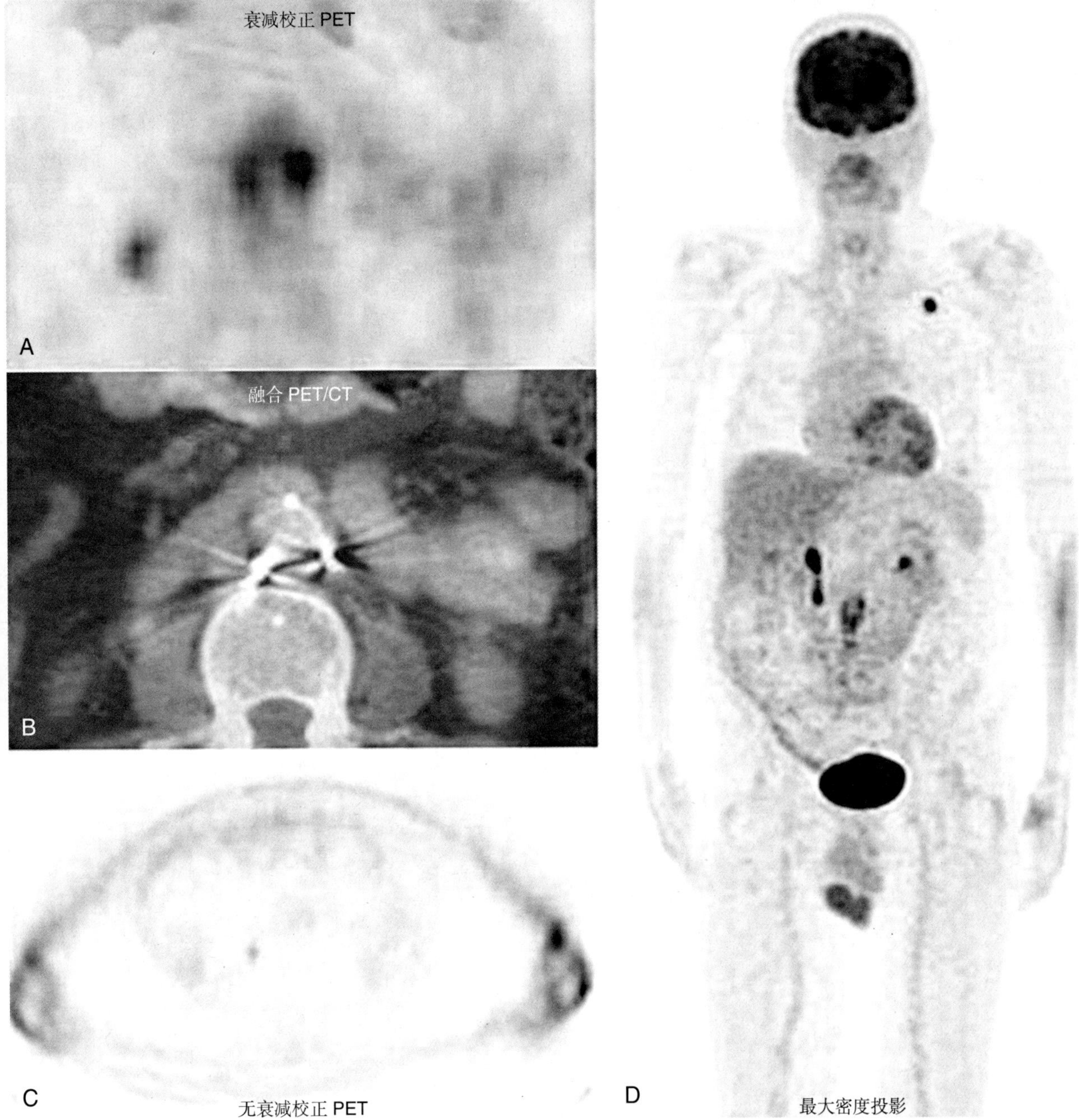

1．正如图 D 所示，什么是最大密度投影（MIP）?
2．MIP 图像上，左上胸部局灶性摄取的鉴别诊断是什么?
3．指出 D 图的显像剂异常摄取的其他部位。
4．图 A，B 和 C 是相同的横断面图像，处理方法如图所示。描述每一种检查方法对诊断的价值。

病例 53

PET/CT：衰减校正伪影

1. 容积重建是三维方式显示二维横断面数据。MIP（最大密度投影）图像是用 PET/CT 数据容积重建而得到的图像。它将最大强度像素显示于可视化平面。D 图是前位 MIP 图像。表面遮盖显示是另外一种容积重建方法。
2. 肿瘤、感染、金属伪影、显像剂污染。
3. 腹中线可见局灶性异常摄取灶，可见双侧肾盂及右侧近端输尿管显影。阴囊下方可见尿污染。
4. 衰减校正 PET（A）及融合 PET/CT（B）显示中线部位两处局灶性异常浓聚，提示肿瘤或感染。PET/CT 融合图像上可见既往手术的外科夹，该夹可能出现伪影。无衰减校正的 PET 图像（C）未见异常 FDG 摄取，因此确定为伪影。

参考文献

Kinahan PE, Hasegawa BH, Beyer T: X-ray-based attenuation correction for positron emission tomography/computed tomography scanners, *Semin Nucl Med* 33:166-179, 2003.

Sureshbabu W, Mawlawi O: PET/CT imaging artifacts, *J Nucl Med Technol* 33:156-161, 2005.

Wallis JW, Miller TR, Lerner CA, Keerup EC: Three-dimensional display in nuclear medicine, *IEEE Trans Med Imaging* 8:297-303, 1989.

相关参考文献

Nuclear Medicine: THE REQUISITES, 3rd ed, p 310.

点 评

MIP 图像是 PET/CT 常用的显示方法。旋转的图像可快速分析全身放射性分布情况，快速发现和定位 FDG 摄取增高灶及可能的病变原因、分析全身骨髓 FDG 摄取情况、局灶性脊柱 FDG 摄取等。常在分析横断面图像前观察 MIP 图像。虽然 MIP 图像重要但应结合断层图像，不应仅通过 MIP 图像做出判断。

当怀疑有伪影时，每次都应观察无衰减校正的 PET 图像。PET 成像时金属物品包括牙齿填充物、假肢、脑电图电极、纽扣、首饰、化疗导管以及起搏器，都可能人为引起 FDG 高摄取或条带状伪影。当异物密度高于骨密度时，常为金属或钡类造影剂，衰减校正 PET 图像上就会出现假阳性伪影，是由于 CT 和 PET（511keV）光子能量有差异。CT 值较大的金属植入物的 PET 衰减系数也较高，从而导致该部位显像剂活性的高估。另一方面由于金属对 511keV PET 光子的衰减，一些高密度的金属植入物可使 PET 图像出现放射性缺损区（冷），而没有采集到光子的发射数据。建议 PET/CT 显像前摘掉患者身上的金属物品，以减少图像出现伪影的可能性。

病例 54

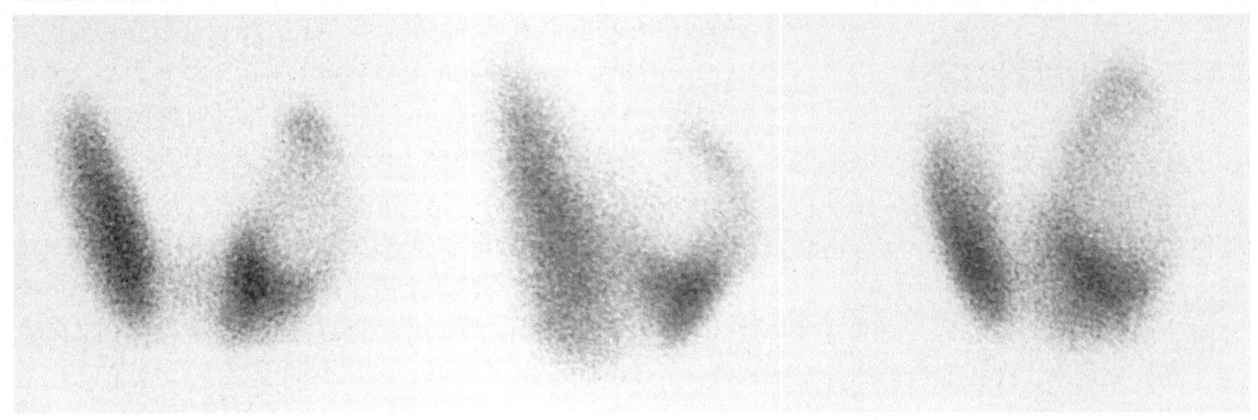

55 岁女性患者，对可触及的甲状腺结节进行评估。从左至右体位依次为：前位，右前斜位，左前斜位。

1．甲状腺显像应用的两种放射性显像剂是什么？甲状腺组织的摄取机制有什么不同？

2．此病例使用的是什么显像方法？为什么？

3．此患者可能是甲状腺癌吗？

4．下一步诊断或治疗的建议是什么？

病例 54

内分泌系统：甲状腺冷结节

1．静脉注射 $^{99m}TcO_4^-$ 后被甲状腺滤泡细胞摄取，但不会有机化。口服 ^{123}I 碘化钠后被甲状腺滤泡细胞摄取并有机化，因此在甲状腺内滞留很长时间。
2．该显像使用的是针孔准直器，该准直器可放大图像并提高分辨率。针孔准直器的分辨率取决于针孔大小，通常为 3 ～ 4mm，与分辨率为 1.5 ～ 2cm 的平行孔准直器相比，这种准直器的分辨率小于 5mm。
3．单发冷结节有 15%～ 20%的恶性可能性。
4．下一步应细针穿刺活检。

参考文献

Cases JA, Surks MI: The changing role of scintigraphy in the evaluation of thyroid nodules, *Semin Nucl Med* 30:81-87, 2000.

Sarkar SD: Benign thyroid disease: what is the role of nuclear medicine? *Semin Nucl Med* 36:185-193, 2006.

相关参考文献

Nuclear Medicine: THE REQUISITES, 3rd ed, pp 88-94.

点　评

^{123}I 可被甲状腺滤泡细胞摄取并有机化，是甲状腺显像首选显像剂。由于 ^{99m}Tc 的低照射剂量及高计数率，儿童患者甲状腺显像有优势。成人甲状腺显像 ^{99m}Tc 的剂量是 3 ～ 5mCi，^{123}I 的剂量是口服 200 ～ 400μCi。^{123}I 的另一优势是可计算摄碘率。口服 ^{123}I 后 4h 左右采集图像。因 ^{99m}Tc 不能有机化，甲状腺摄取后快速清除；因此静脉注射后 15 ～ 20min 采集图像。

甲状腺显像时除甲状腺癌外还有很多情况会导致放射性缺损或局部冷结节（如囊肿、胶质结节、滤泡性结节、新发或陈旧甲状腺炎、桥本病、血肿及其他良恶性肿瘤）。多发结节性甲状腺肿患者甲状腺癌发生率低于 5%，甲状腺热结节甲癌发生率低于 1%，但单发冷结节恶性肿瘤发生率为 15%～ 20%。

针孔准直器用于甲状腺显像。准直器是圆锥形的，在圆锥形顶部有一个铅孔。平行孔准直器分辨率约为 2cm，针孔准直器分辨率取决于针孔大小，分辨率为 2 ～ 6mm。由于针孔准直器可使图像放大，较难判断甲状腺大小，放大倍数取决于针孔与颈部的距离（距离越近，放大倍数越大）。有时用标记来辅助估计甲状腺大小，但由于放大倍数随甲状腺深度变化而改变，所以结果不可靠。尽管触诊有主观性且医生间存在差异，但触诊仍是评估甲状腺大小的常用方法。MRI 比较准确，但并不常用。

病例 55

48 岁女性患者，颈部压痛，甲状腺毒症（TSH < 0．05IU/ml）；^{123}I RAIU < 1%。右（RT）；胸骨上切记（SSN）。

1．甲状腺毒症的鉴别诊断有哪些？

2．甲状腺毒症患者甲状腺显像和 RAIU 测量的目的是什么？

3．如何计算 RAIU？

4．此患者最可能的诊断是什么？

病例 55

内分泌系统：甲状腺毒症 / 甲状腺炎

1. Graves 病、毒性结节、亚急性甲状腺炎（肉芽肿性、淋巴细胞性、无症状性、产后性）、医源性甲状腺素摄入、碘诱发甲状腺功能亢进（甲亢）(Jod-Basedow 病)，滋养细胞肿瘤（葡萄胎和绒毛膜癌）、桥本甲状腺功能亢进、异位功能亢进的甲状腺组织（卵巢甲状腺肿样瘤）。
2. 目的是辅助甲状腺功能亢进的鉴别诊断。确定是否为功能自主性（Graves 病、毒性结节）。亚急性甲状腺炎有正常的垂体负反馈调节。
3. 计算 RAIU 比较简单，将探头获得的患者颈部计数换算为微居，胶囊的剂量也是微居，根据这两个值就可计算摄碘率。服用胶囊前用放射性剂量仪测胶囊剂量（微居），再用探头测量计数。4h 和 24h 时用探头测量患者颈部计数。本底（大腿）和衰变校正后就可计算出 4h 和 24h 的吸碘率。
4. 亚急性甲状腺炎，根据颈部压痛史、TSH 抑制和 RAIU。

参考文献

Freitas JE, Freitas AE: Thyroid and parathyroid imaging, *Semin Nucl Med* 24:234-245, 1994.

Sarkar SD: Thyroid pathophysiology. In: Sandler MP, Coleman RE, Wackers FJTh, et al (eds): *Diagnostic Nuclear Medicine,* 3rd ed. Baltimore: Williams & Wilkins, 1996, pp 899-908.

相关参考文献

Nuclear Medicine: THE REQUISITES, 3rd ed, pp 82-87.

点 评

甲状腺炎和 Graves 病是引起甲状腺毒症的最常见病因，有时临床很难鉴别。甲状腺刺激素减低（TSH < 0.1）即可诊断为甲状腺毒症。甲状腺素可升高或不升高（亚临床）。甲状腺显像和 RAIU 可辅助鉴别诊断。甲状腺显像可以鉴别局灶性结节性病变和弥漫性病变—Graves 病。RAIU 可鉴别摄碘率增高疾病（如 Graves 病和毒性结节）和摄碘率减低疾病（如甲状腺炎）。前者是功能自主性，而后者不是。甲状腺素类药物、食物中的碘、药物、维生素和 X 线对比剂等外源性碘也可能使 RAIU 值减低。

亚急性甲状腺炎开始表现为甲状腺毒症及颈部压痛。无症状性甲状腺炎无颈部疼痛，临床病程与肉芽肿性甲状腺炎相似，而后者有颈部压痛。患者的病史可提示产后甲状腺炎。甲状腺炎急性期，甲状腺素从炎性甲状腺滤泡细胞释放，抑制 TSH 并出现甲状腺毒症症状，甲状腺抗体升高。桥本甲状腺炎完全不同，常发生于中年女性，表现为甲状腺肿及甲状腺功能减退；然而部分患者会有急性甲亢期（桥本甲亢），甲状腺显像和吸碘率测量很难鉴别桥本甲亢与 Graves 病。

病例 56

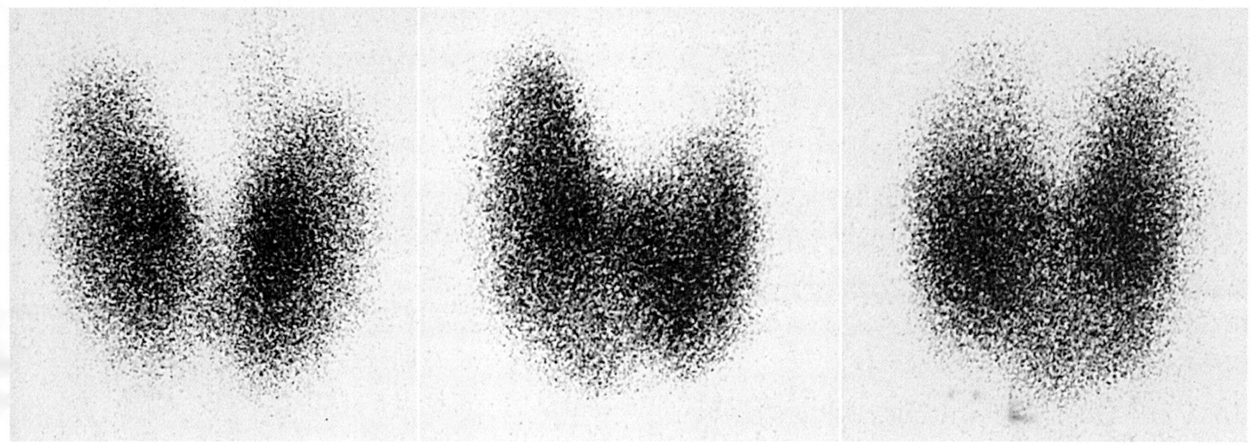

35 岁女性患者，甲状腺功能亢进。RAIU（摄碘率）为 94%（4h），81%（24h）。

1．描述 Graves 病和正常甲状腺显像的区别?

2．Graves 病恰当的治疗方法是什么?

3．^{131}I 摄碘率，^{123}I 显像，以及 Graves 病和毒性甲状腺结节常用的治疗剂量?

4．^{131}I 治疗甲亢的短期和长期副作用是什么?

病例 56

内分泌系统：Graves 病

1. 两者第一眼看起来相似；如本病例所示，Graves 病本底低，甲状腺形态饱满伴边缘外凸，并常可见锥叶显影。但计算摄碘率后才能确定摄取功能是否增高。甲状腺显像时甲状腺和本底的摄取量可能随不同工作站的颜色设置和本底的改变而改变。
2. 目前，外科手术已很少用于 Graves 病，因为有其他更好的治疗方法，并且外科治疗的并发症发生率高。有些患者刚诊断时使用丙硫氧嘧啶和甲硫基咪唑（他巴唑），特别是那些需要快速降低甲状腺素水平的严重患者及年龄较小患儿。目前很多患者刚诊断就用 ^{131}I 治疗。开始时未行放射性碘治疗的患者，常于抗甲状腺药物治疗后 6 ～ 12 个月行 ^{131}I 治疗。
3. ^{131}I 摄取（10 ～ 20μCi），^{123}I 显像和摄取（200 ～ 400μCi），Graves 病的治疗（5 ～ 15mCi，^{131}I），毒性结节（20 ～ 30mCi，^{131}I）。
4. 短期副作用：偶尔出现短暂甲亢症状恶化，心脏症状（如心动过速、心绞痛；少数老年患者出现甲状腺危象）。长期副作用：甲状腺功能减低。不会出现继发癌症、生育能力下降或后代先天缺陷发生率升高的现象。

参考文献

Iagaru A, McDougall IR: Treatment of thyrotoxicosis, *J Nucl Med* 48:379-389, 2007.

Kaplan MM, Meier DA, Dworkin HJ: Treatment of hyperthyroidism with radioactive iodine, *Endocrinol Metab Clin North Am* 27:205-223, 1998.

相关参考文献

Nuclear Medicine: THE REQUISITES, 3rd ed, pp 80, 82-87.

点　评

正常情况下吸碘率 24h 内逐渐增高。正常吸碘率值约为 10%～30%。Graves 病患者典型表现为吸碘率增高较快，并达较高水平；可能在 4 ～ 24h 之间达高峰。但在一些病例，由于碘快速转化，24h 吸碘率可能低于 4h 摄取率。这对治疗有意义并且这也是测量 4h 和 24h 吸碘率的原因。

Graves 病 ^{131}I 治疗时，有些医生使用固定剂量（10 ～ 15μCi）。有些医生根据腺体大小和 RAIU 值来计算剂量。多数医生使用方程计算治疗剂量，方程是腺体大小（g）× 120 - 150μCi/g ÷ RAIU。如使用较低 μCi/g 剂量，使得照射剂量最小化，但复发率高。如使用较高 μCi/g 剂量，可能会较早出现甲状腺功能减低。由于无严重副反应及不可避免的出现甲减，许多内分泌医生愿意用大剂量。

病例 57

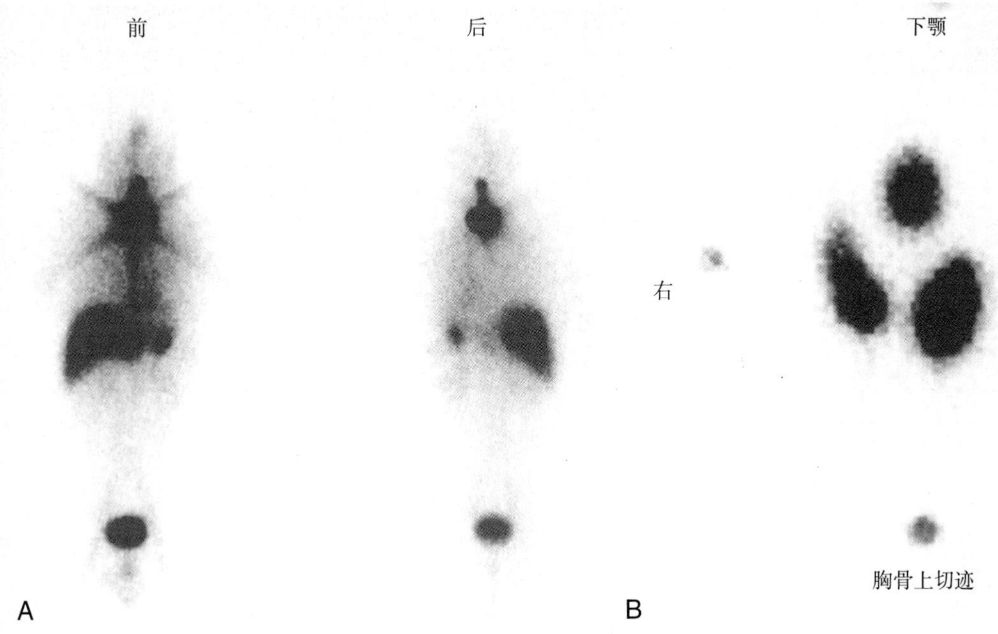

39 岁女性甲状腺癌患者，^{131}I 治疗前 6 周行甲状腺全切术。此显像是 75mCi 的 ^{131}I 治疗后 7 天的全身显像。

1．描述全身显像表现。

2．图 A 颈部所见特征性表现的名称是什么？出现的原因是什么？

3．图 A 和图 B 所使用的准直器是什么？

4．图 A 为什么可见肝显影？

病例 57

内分泌系统：^{131}I 放射碘“星状”伪影

1. A，^{131}I 治疗后全身显像可见颈部放射性异常浓聚，肝弥漫性放射性浓聚，以及膀胱可见放射性清除。由于颈部放射性浓聚，纵隔显示欠清晰。B，针孔准直器使局部图像放大，显示颈部有三个放射性浓聚灶。
2. 星状伪影是由于高能量 ^{131}I γ 射线通过准直器间隔穿透引起。
3. A，平行孔高能准直器。B，针孔准直器，以甲状腺为中心。
4. 甲状腺合成放射性标记甲状腺素，而甲状腺素在肝代谢。与治疗前相比治疗后的剂量大，所以这种现象只见于治疗后的显像。

参考文献

Cooper DS, Doherty GM, Haugen BR, et al: Revised American Thyroid Association management guidelines for patients with thyroid nodules and differentiated thyroid cancer, *Thyroid* 19:1167-1214, 2009.

Elisei R, Schlumberger M, Driedger A, et al: Follow-up of low risk differentiated thyroid cancer patients who underwent radioiodine ablation of postsurgical thyroid remnants after either recombinant human thyrotropin or thyroid hormone withdrawal, *J Clin Endocrinol Metab* 94:4171-4179, 2009.

相关参考文献

Nuclear Medicine: THE REQUISITES, 3rd ed, pp 79-80, 85, 101.

点　评

星状伪影使颈部和上胸部影像不清楚而影响诊断。针孔准直器只有一个孔，因此不能从间隔穿透，针孔准直器没有间隔。在此病例，使用针孔准直器后图像很清晰，但上胸部的诊断仍较困难。由于针孔准直器离内脏很远（致分辨率急剧下降），不能用针孔准直器行全身显像。

甲状腺癌行甲状腺次全切术的目的是清除肿瘤组织及尽可能多的甲状腺组织，但保留甲状旁腺，而保留甲状旁腺时就可能残留邻近甲状腺组织。甲状腺癌患者清除正常甲状腺组织后，就可通过血清甲状腺球蛋白及 ^{131}I 显像来随访病情变化。甲状腺癌患者全身显像前，或停用甲状腺素使患者处于甲低状态或给予外源性重组 TSH，通过 TSH 的刺激使病灶摄取 ^{131}I 最大化。

计算 ^{131}I 治疗剂量的根据：清除残余正常甲状腺组织、治疗未被切除的甲状腺癌，或同时达到上述两个目的。对甲状腺癌患者，清除残余正常甲状腺组织的治疗剂量范围是 30 ~ 100mCi。甲状腺癌转移患者的治疗剂量范围为 100 ~ 200mCi。有时转移患者可用更大剂量，但必须确认骨髓或其他重要器官没有受到过度照射。

病例 58

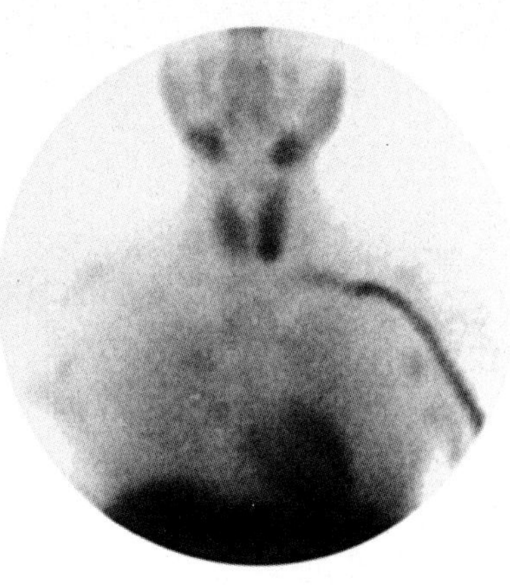
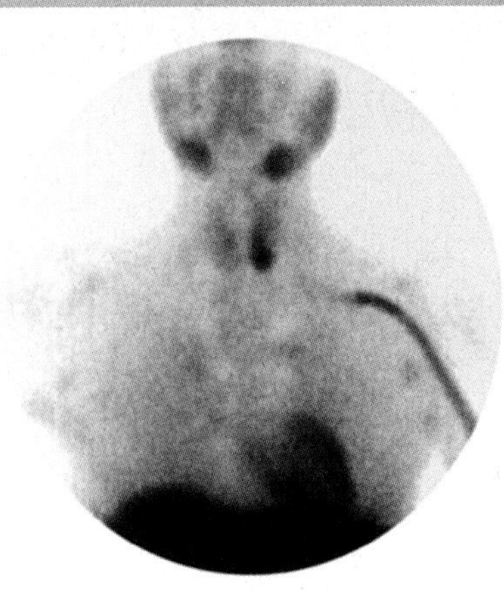
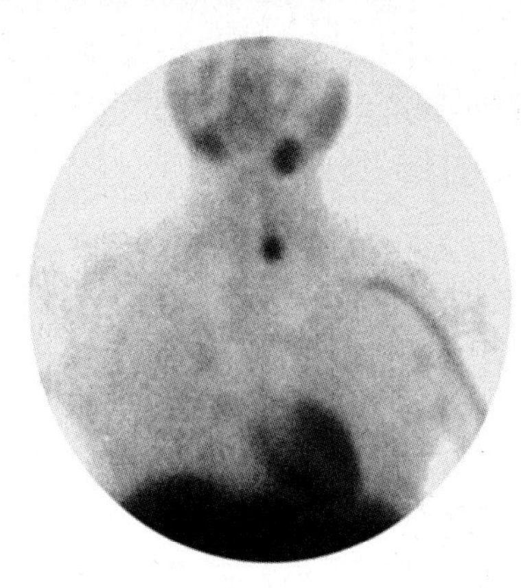

55 岁男性患者，高钙血症，血清 PTH 升高。注射放射性药物后 5min、1h、2h 采集平面前位相图像。

1．此检查中最常用的放射性药物是什么？

2．该方法诊断的优势及放射性药物的摄取机制是什么？

3．如何解释上述图像？

4．出现假阳性结果最常见的原因是什么？

病例 58

内分泌系统：甲状旁腺腺瘤 – 早期和延迟平面显像

1. ^{99m}Tc-MIBI，与心肌显像常用药物一样。
2. MIBI 的分布与血流分布相关，MIBI 进入细胞并滞留于线粒体。MIBI 同时被甲状腺和甲状旁腺摄取，但甲状腺组织清除较甲状旁腺快。
3. 甲状腺左下叶的甲状旁腺腺瘤。
4. 甲状腺腺瘤。很多良恶性肿瘤都可以摄取放射性药物，而且清除特点可能与甲状旁腺腺瘤相似。此外并不是所有甲状旁腺腺瘤 MIBI 的清除速度均低于甲状腺。这些情况下早期局灶性摄取增高有诊断意义。

参考文献

Eslamy HK, Ziessman HA: Parathyroid scintigraphy in patients with primary hyperparathyroidism: ^{99m}Tc sestambi SPECT and SPECT/CT, *Radiographics* 28:1461-1476, 2008.

Taillefer R, Boucher Y, Potvin C, et al: Detection and localization of parathyroid adenomas in patients with hyperparathyroidism using a single radionuclide imaging procedure with ^{99m}Tc sestamibi (double-phase study), *J Nucl Med* 33:1801-1805, 1992.

相关参考文献

Nuclear Medicine: THE REQUISITES, 3rd ed, pp 101-108.

点 评

在过去，甲状旁腺手术需探查双颈部的 4 个甲状旁腺。优秀的外科医生称术中甲状旁腺腺瘤定位的准确率大于 90%，所以并不是每次均行术前定位检查。但现在微创手术切口很小，术前定位变得很重要且已成为常规。腺瘤切除前、后，术中分别测量血清 PTH 水平。如腺瘤切除后 PTH 显著下降，表明手术成功，如果术后仍高，需进一步探查其他高功能的甲状旁腺。大约 10%的患者四个甲状旁腺均有增生。

^{99m}Tc-MIBI 诊断甲状旁腺肿瘤的准确性高于其他影像学方法（如超声、MRI）。但有时解剖学成像方法与核素显像联合应用。目前有多种不同的核素显像方法，包括 ^{123}I 甲状腺显像减影法和 SPECT 断层显像。SPECT/CT 的准确性高于单纯平面显像或单独 SPECT。

病例 59

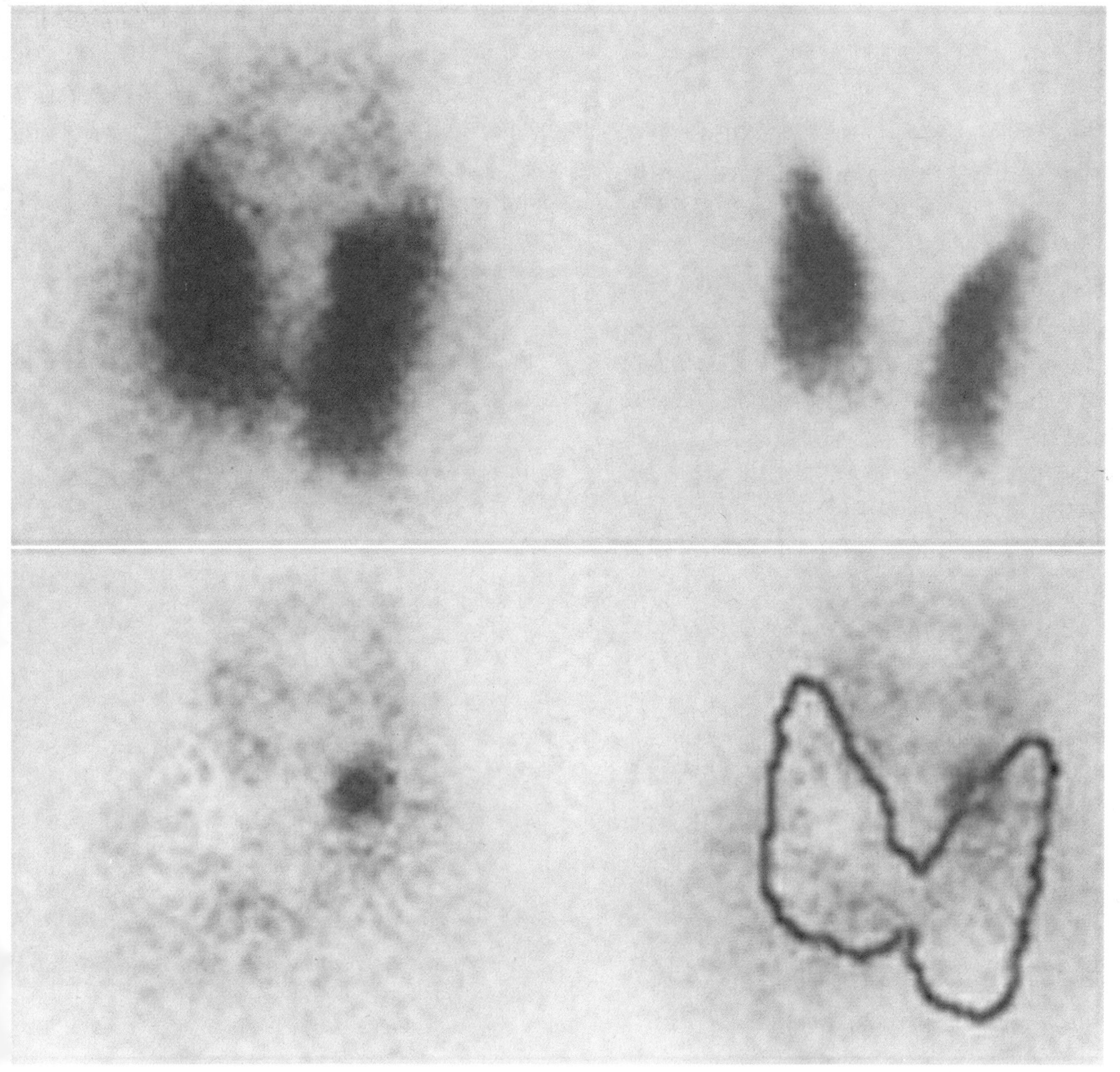

患者血钙和 PTH（甲状旁腺素）升高。^{99m}Tc-MIBI（左上）；^{123}I（右上）；减影（左下）；^{99m}Tc-MIBI 减影及叠加的轮廓线（右下）。

1. 此检查方法的原理是什么？
2. 描述最可能的检查程序。
3. 描述上、下两排图像的阳性表现。
4. 与延迟显像相比，其敏感性如何？

病例 59

内分泌系统：甲状旁腺腺瘤 – 减影法

1. 甲状腺和甲状旁腺均可摄取 ^{99m}Tc-MIBI，但只有甲状腺摄取 ^{123}I。从 MIBI 图像减去 ^{123}I 的甲状腺图像，就可显示机能亢进的甲状旁腺。
2. 口服 ^{123}I 2 ~ 3h 后，行前位 ^{123}I 甲状腺显像。患者不动，静脉注射 ^{99m}Tc-MIBI 并采集图像。计算机将 MIBI 图像与 ^{123}I 图像相减。
3. ^{99m}Tc-MIBI 和 ^{123}I 甲状腺显像的第一印象是表现正常，但 MIBI 图像示左叶上内侧轻度肿大。减影图像证实该部位有异常放射性浓聚，可能是甲状旁腺腺瘤。
4. 诊断甲状旁腺腺瘤的敏感性（约为 90%）与延时显像（注射 MIBI 后 5 ~ 10min 和 2h 分别采集图像）相似。

参考文献

Hindie E, Melliere D, Perlemuter L, et al: Primary hyperparathyroidism: higher success rate of first surgery after preoperative Tc-99m sestamibi-I-123 subtraction imaging, *Radiology* 204:221-228, 1997.

Lavely WC, Goetze S, Friedman KP, et al: Comparison of SPECT/CT, SPECT, and planar imaging with single- and dual-phase (99m)Tc-sestamibi parathyroid scintigraphy, *J Nucl Med* 48:1084-1089, 2007.

相关参考文献

Nuclear Medicine: THE REQUISITES, 3rd ed, pp 101-105.

点　评

有几种不同的扫描程序均可行甲状旁腺显像。由于 ^{99m}Tc-MIBI 图像的分辨率更好，已取代 ^{201}Tl 行甲状旁腺显像。$^{99m}TcO_4^-$ 或 ^{123}I 均可用于甲状旁腺减影时甲状腺显像。与 ^{99m}Tc-MIBI 相比，^{123}I 的优势是峰值（159keV）与 ^{99m}Tc 不同。

双时相 MIBI 显像法应用中出现了假阳性和假阴性结果。而甲状腺显像和减影图像有一定优势。该方法可确定异常摄取是来源于甲状腺而非甲状旁腺（如滤泡腺瘤）且对解剖变异、曾行甲状腺手术或甲状腺素治疗致甲状腺功能抑制的患者有帮助。但如患者移动或图像配准错误，减影法有时会出现伪影。计算机减影应作为图像分析的一辅助方法，而不应单独应用。

SPECT 和 SPECT/CT 越来越多的用于甲状旁腺腺瘤定位，敏感性比平面显像高。有多种显像程序（如早期 SPECT 断层显像，延迟 SPECT 断层显像，以及早期和延迟均行 SPECT 断层）。早期和延迟均行 SPECT/CT 诊断准确性更高。

提高篇

病例 60

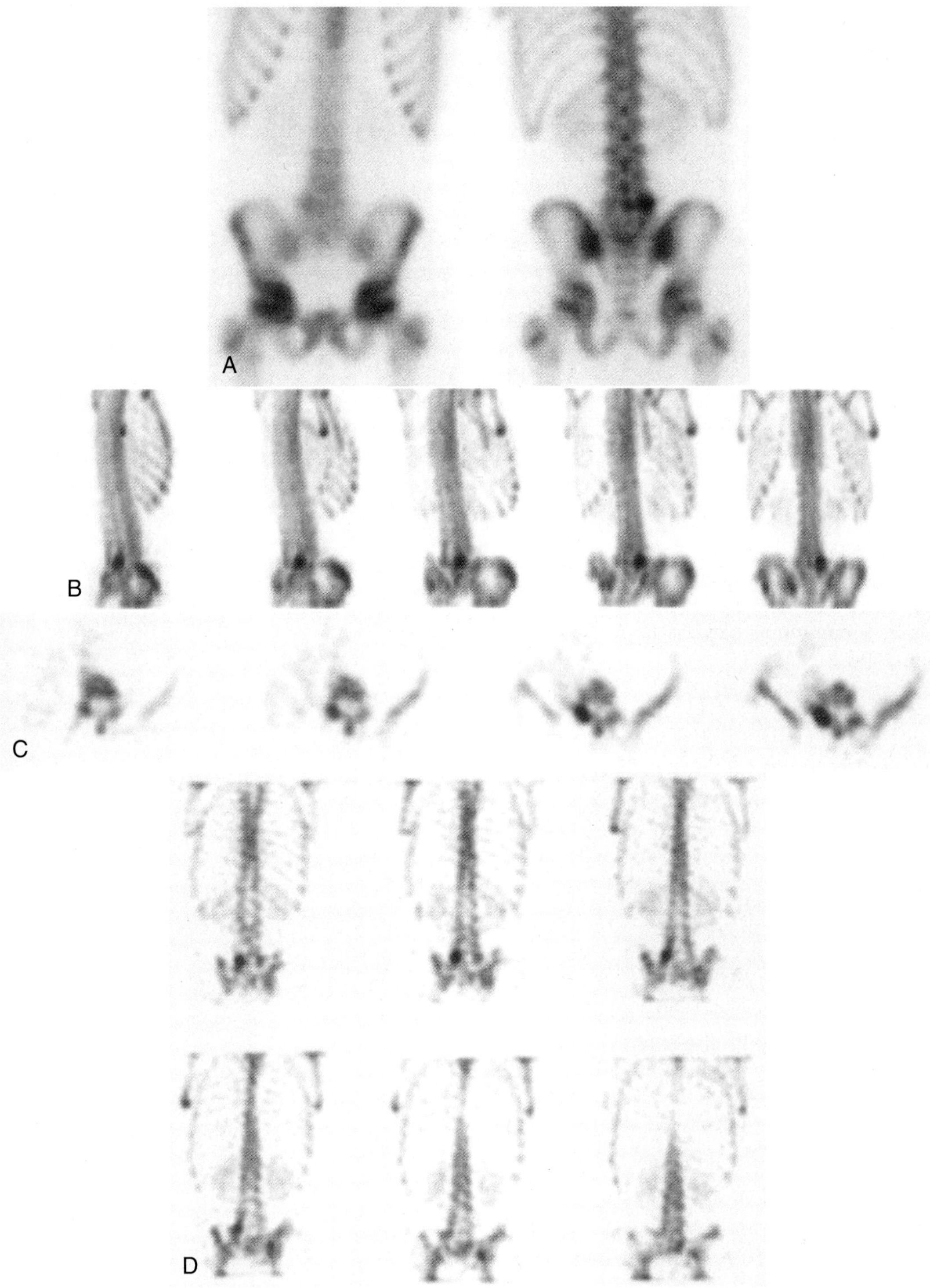

12 岁男孩儿，近期背痛，另一家医院的 X 线检查未见明显异常。

1．描述骨平面显像表现（A）以及不同方向投影 MIP SPECT 图像表现（B）。

2．描述横断层和冠状断层 SPECT 的表现（C 和 D）。

3．鉴别诊断和最可能的诊断是什么？

4．病因可能伴有脊柱排列异常，请描述该异常。

病例 60

骨骼系统：L5 椎弓峡部缺如

1．L5 椎体一侧局灶性放射性摄取增多。
2．在 SPECT 断层图像上，能清楚显示和定位异常放射性摄取位于右侧椎弓峡部。
3．L5 单侧椎弓峡部缺如、退行性病变或外伤后关节面病变。对此年龄段患者，最可能诊断是峡部缺如。
4．如果为双侧缺如，可能发生脊柱滑脱或移位，导致脊柱排列异常。

参考文献

Collier BD, Krasnaw AZ, Hellman RS: Bone scanning. In: Collier BD, Fogelman I, Rosenthall L (eds): *Skeletal Nuclear Medicine*. St. Louis: Mosby, 1996, pp 51-56.
Ruiz-Cotorro A, Balius-Matas R, Estrch-Massana AE, Vilaro Angulo J: Spondylolysis in young tennis players, *Br J Sports Med* 40:441-446, 2006.

相关参考文献

Nuclear Medicine: THE REQUISITES, 3rd ed, pp 117-118.

点　评

峡部不连是累及椎弓峡部的一种骨折，是儿童和青少年时期反复损伤引起的应力性骨折，而非一次外伤引起，尽管后者也可能引起。峡部不连最常发生于腰椎；大多数病例累及第五腰椎，就如同本病例。可为单侧或双侧，并且可能伴随有椎体或相邻椎体的滑脱。

峡部不连可能会引起很多症状，如有症状一般会及时作出诊断，但也可能无症状且偶然于腰椎平片检查中发现。平面显像定位放射性异常浓聚灶比较困难。SPECT 断层显像可确定异常放射性浓聚是在椎体、椎弓根或后部结构。在诊断部分缺如时，SPECT 断层显像的敏感性高于平面显像（85% vs 62%）。如怀疑有峡部不连，尤其伴后背下部疼痛的年轻人，即使平面显像阴性，也应行 SPECT 断层显像。骨显像所显示的异常浓聚灶对病人的进一步诊治有重要的意义。早期处理不当或过早恢复运动可能会使应力部分缺如转变为骨折，有可能导致不稳定脊椎滑脱。对于峡部被患者而骨显像（-），常提示患者疼痛并非由该骨质病变引起。

病例 61

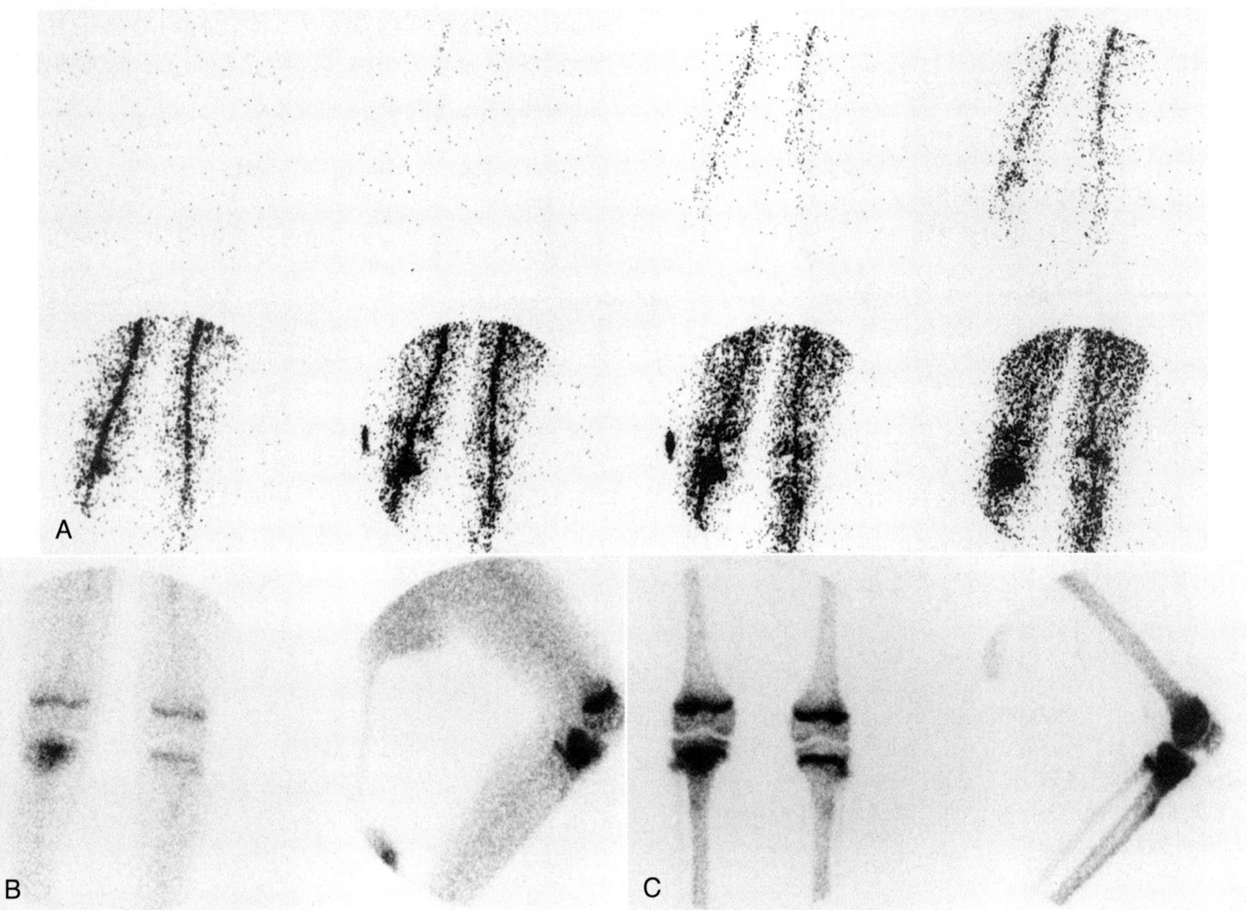

5 岁男童，低热，右膝痛。

1．描述骨三相的表现。

2．提出鉴别诊断。

3．化脓性关节炎的典型表现是什么？

4．其他哪种核素显像可以确诊或排除感染？

病例 61

骨骼系统：胫骨骨髓炎－骨三相

1. 右侧胫骨近端干骺端血流相（A），血池相（B），延迟相（C）放射性摄取增高。
2. 骨髓炎、骨折、截肢术、骨肿瘤。
3. 化脓性关节炎的血流相和血池相示关节、两侧长骨末端对称性放射性分布增加。如骨髓炎和化脓性关节炎同时存在，则可能出现不对称表现。
4. 放射性标记白细胞显像可确诊或排除感染。与 ^{111}In-oxine 标记白细胞显像相比，^{99m}Tc-HMPAO 标记白细胞显像对对儿童的脾照射量低，因此首选 ^{99m}Tc-HMPAO 标记白细胞显像。

参考文献

Palestro CJ, Love C: Radionuclide imaging of musculoskeletal infection: conventional agent, *Semin Musculoskelet Radiol* 11:335-352, 2007.

Stumpe KD, Strobel K: Osteomyelitis and arthritis, *Semin Nucl Med* 39:27-35, 2009.

相关参考文献

Nuclear Medicine: THE REQUISITES, 3rd ed, pp 147-152.

点 评

骨感染一般是细菌感染，致病菌常为葡萄球菌，由相邻皮肤感染直接蔓延、血行播散或手术、外伤时直接感染引起。（感染部位直接蔓延是骨髓炎的常见原因，多见于外伤、放疗、烧伤或褥疮导致软组织感染。）细菌直接侵犯可发生于开放性骨折、开放性手术复位或异物穿透伤。由于干骺端静脉窦血流慢且缺乏吞噬细胞，因此急性血源性骨髓炎感染常累及长骨红骨髓。由于成人长骨的红骨髓被脂肪组织取代，所以长骨感染很少见。脊柱感染常继发于败血症。

骨显像诊断骨髓炎非常敏感。但骨三相结果阳性对骨髓炎并非特异性诊断。即诊断骨髓炎并不特异。当存在骨折、肿瘤和 Charcot 关节时骨三相也可呈阳性。既往骨感染、骨折和骨假体植入史的患者，骨显像特异性非常低。必须结合患者病史、X 线片、放射性标记白细胞显像以及穿刺检查才能对非新生骨做出明确诊断。骨显像有很高的阴性预测值，因此阴性检查结果可排除骨髓炎。

病例 62

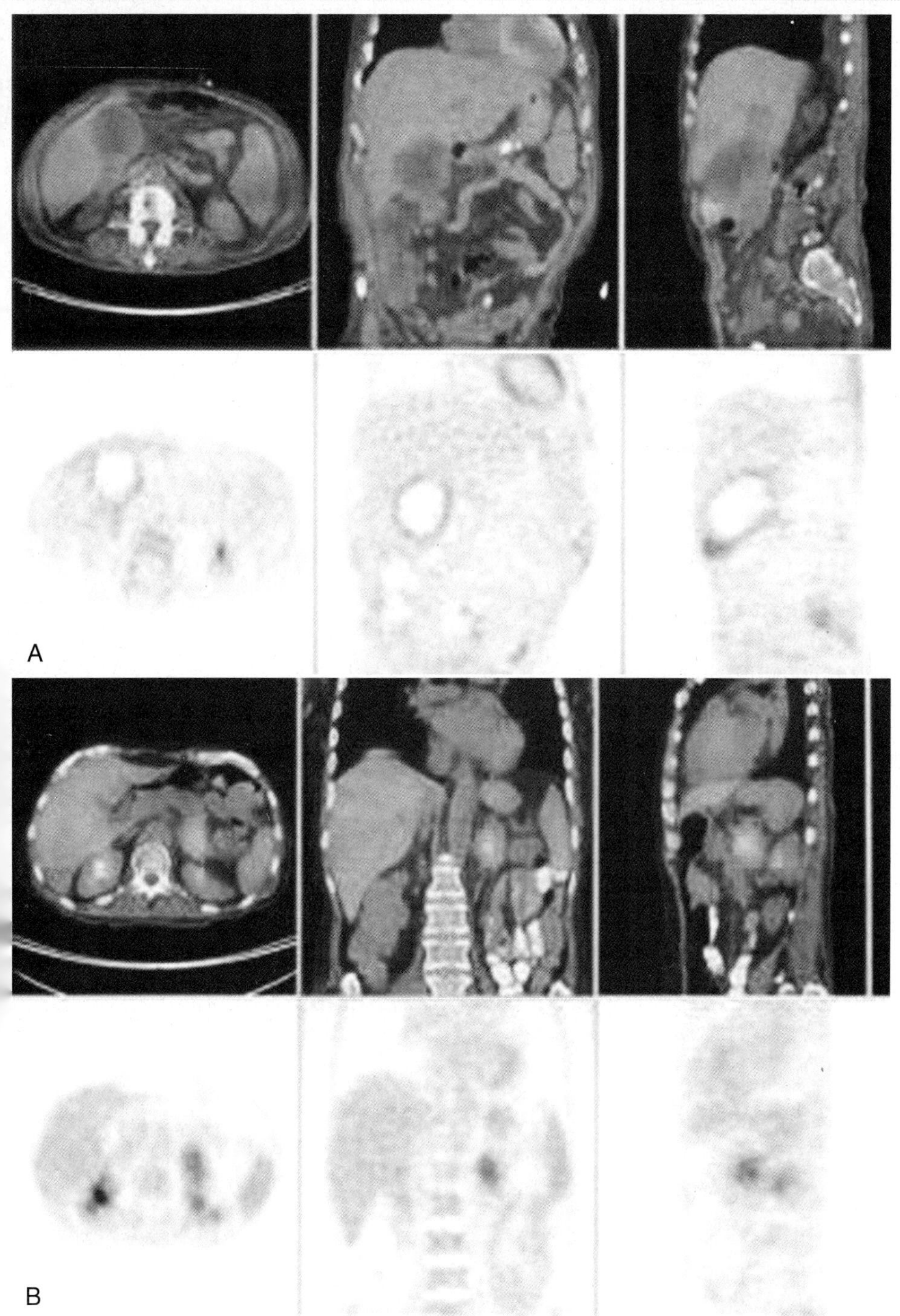

A 和 B 均为多发骨髓瘤患者，FDG-PET/CT 检查再分期，无特殊或局部症状。

1．描述患者 A 的 FDG 异常摄取。

2．出现此种 FDG 摄取的可能原因是什么？

3．描述患者 B 的 FDG 异常摄取。

4．出现此种 FDG 摄取的可能原因是什么？

病例 62

FDG-PET/CT：胆囊显影

1．右上腹环形 FDG 摄取增多。
2．急性或慢性胆囊炎、肝脓肿、中心坏死的肝肿瘤、胆囊癌、肝炎性囊肿（如肝包虫囊肿、血肿）。该患者胆囊切除术后组织病理学证实为慢性胆囊炎。
3．左肾前方 FDG 摄取异常。
4．淋巴结转移、肾上腺转移或原发性肿瘤、局灶性胰腺炎、原发性胰腺肿瘤或胰腺转移瘤。此病例证实为胰腺癌。

参考文献

Bang S, Chung HW, Park SW, et al: The clinical usefulness of [18]FDG PET in the differential diagnosis, staging, and response evaluation after concurrent chemoradiotherapy for pancreatic cancer, *J Clin Gastroenterol* 40:923-929, 2006.

Corvera CU, Blumgart LH, Akhurst T, et al: 18F-fluorodeoxyglucose positron emission tomography influences management decisions in patients with biliary cancer, *J Am Coll Surg* 206:57-65, 2008.

相关参考文献

Nuclear Medicine: THE REQUISITES, 3rd ed. pp 331-332, 335.

点 评

胆囊壁的 FDG 摄取偶尔见于因肿瘤行 PET/CT 检查的病人。联合分析 PET/CT 图像与 CT、超声一般可明确 FDG 摄取的原因。无症状的急性胆囊炎的可能性较小。慢性胆囊炎引起 FDG 摄取并不少见，就如本病例。但必须考虑其他可能引起胆囊 FDG 摄取的原因。胆囊癌是胆道系统最常见肿瘤，经常发生于年龄大于 60 岁的患者。诊断明确时约有 50%的病人已有淋巴结转移，70%累及肝。最常转移到胆囊的原发肿瘤是黑色素瘤和肺癌。大多数胆道系统肿瘤 FDG 摄取增多。与 CT、MRI/MRCP、超声联合应用相比，PET 显像后使肿瘤分期升级而改变 24%胆管癌和 23%胆囊癌患者的诊治方案。

正常胰腺在 FDG-PET 显像上 FDG 摄取很少。胰腺炎表现为弥漫性均匀摄取，但局灶性胰腺炎（如自身免疫性胰腺炎）可表现为明显 FDG 摄取，类似胰腺癌。据报道 FDG-PET 可准确地发现与慢性胰腺炎重叠的腺癌病灶，准确率优于单纯 CT。在诊断肝转移瘤方面，PET 比其他成像方法更敏感。FDG-PET 显像诊断分化程度高（如类癌、胃泌素瘤、胰岛素瘤、胰高血糖素瘤）、生长缓慢的胰腺肿瘤敏感性较低。

病例 63

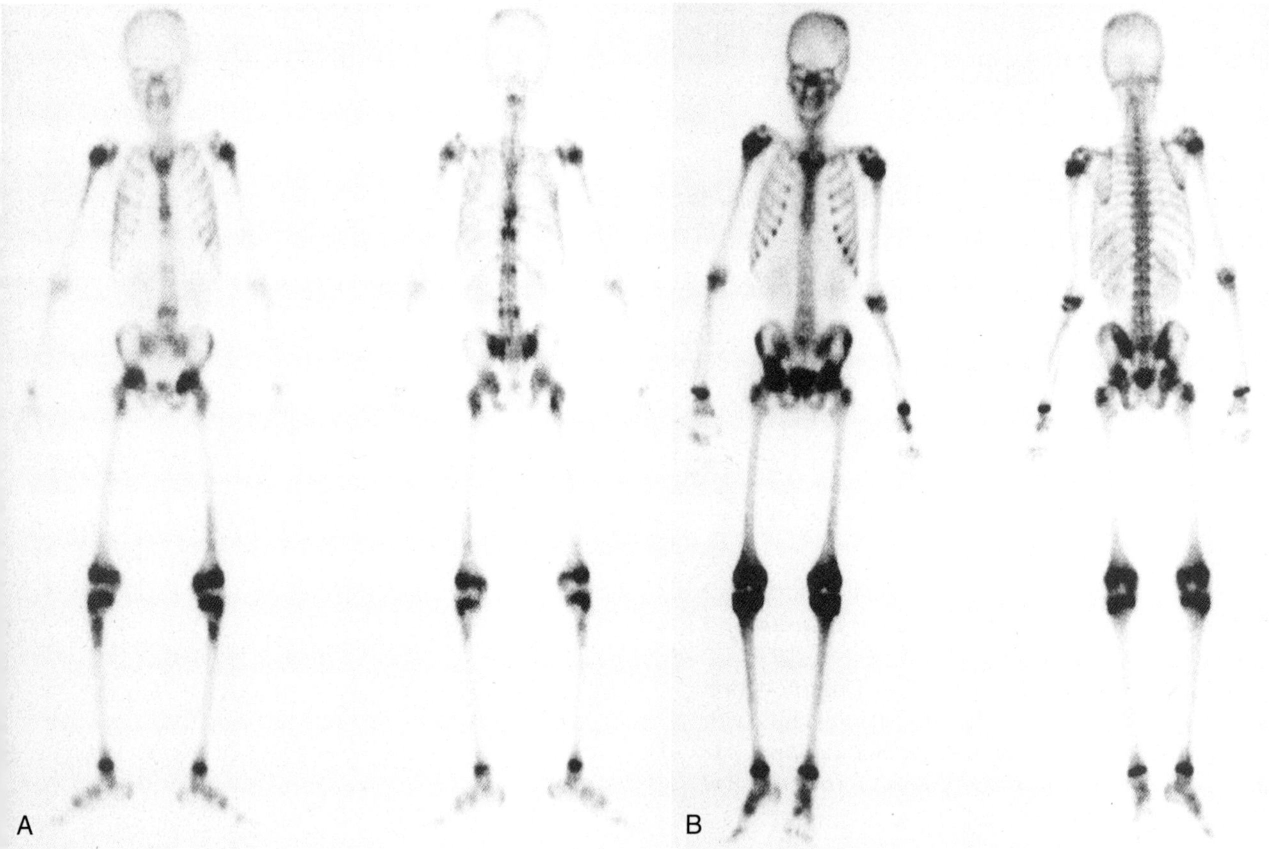

13 岁女童，有镰状细胞疾病史，低热伴手臂、腿和背部疼痛（A）。一年后，手臂和背部疼痛，再次行此检查（B）。

1. 描述骨显像时软组织的阳性表现。
2. 描述骨显像时骨骼的阳性表现。
3. 最可能的诊断是什么？
4. 如何鉴别骨髓炎和骨梗死？

病例 63

骨骼系统：镰状细胞疾病

1. 脾区软组织放射性分布轻度增加。
2. A，右侧肱骨近端、左侧股骨远端、多发胸腰椎异常放射性摄取增加。B，右侧尺骨和左侧第九后肋放射性分布增加。A 图所示异常已恢复。
3. 镰状细胞危象伴骨梗死。
4. 放射性标记的白细胞显像联合骨髓显像，如 ^{99m}Tc 硫胶体（^{99m}Tc-SC）显像，可鉴别骨髓炎和骨梗死。

参考文献

Rifai A, Nyman R: Scintigraphy and ultrasonography I differentiating osteomyelitis from bone infarction in sickle cell disease, *Acta Radiol* 38:139-143, 1997.

Skaggs DL, Kim SK, Greene NW, et al: Differentiation between bone infarction and acute osteomyelitis with sickle cell disease with use of sequential radionuclide bone marrow and bone scans, *J Bone Joint Surg Am* 83A:1810-1813, 2001.

相关参考文献

Nuclear Medicine: THE REQUISITES, 3rd ed, pp 142-143, 146-151.

点 评

镰状细胞血红蛋白病患者常有骨与关节症状，症状可能是短暂的，但常与镰状细胞危象伴骨髓梗死相关。许多病例病情缓解不伴 X 线平片改变。放射性核素显像是早期诊断和评估破坏程度最敏感的影像学检查方法。血管闭塞性危象伴梗死后的前几天，骨显像可能表现为放射性分布减低。但很快从梗死边缘开始出现明显的放射性摄取增高。通常骨显像只能观察到放射性分布增高灶，因此急性期一般不行骨显像。据报道，^{99m}Tc-SC 骨髓显像能够较早发现骨髓梗死；病灶表现为放射性缺损区。如局部是感染灶，放射性标记白细胞显像显示为摄取增高，而梗死灶则无或极少放射性摄取。骨显像图像常可见脾摄取显像剂，因梗死前脾有微小钙化。

病例 64

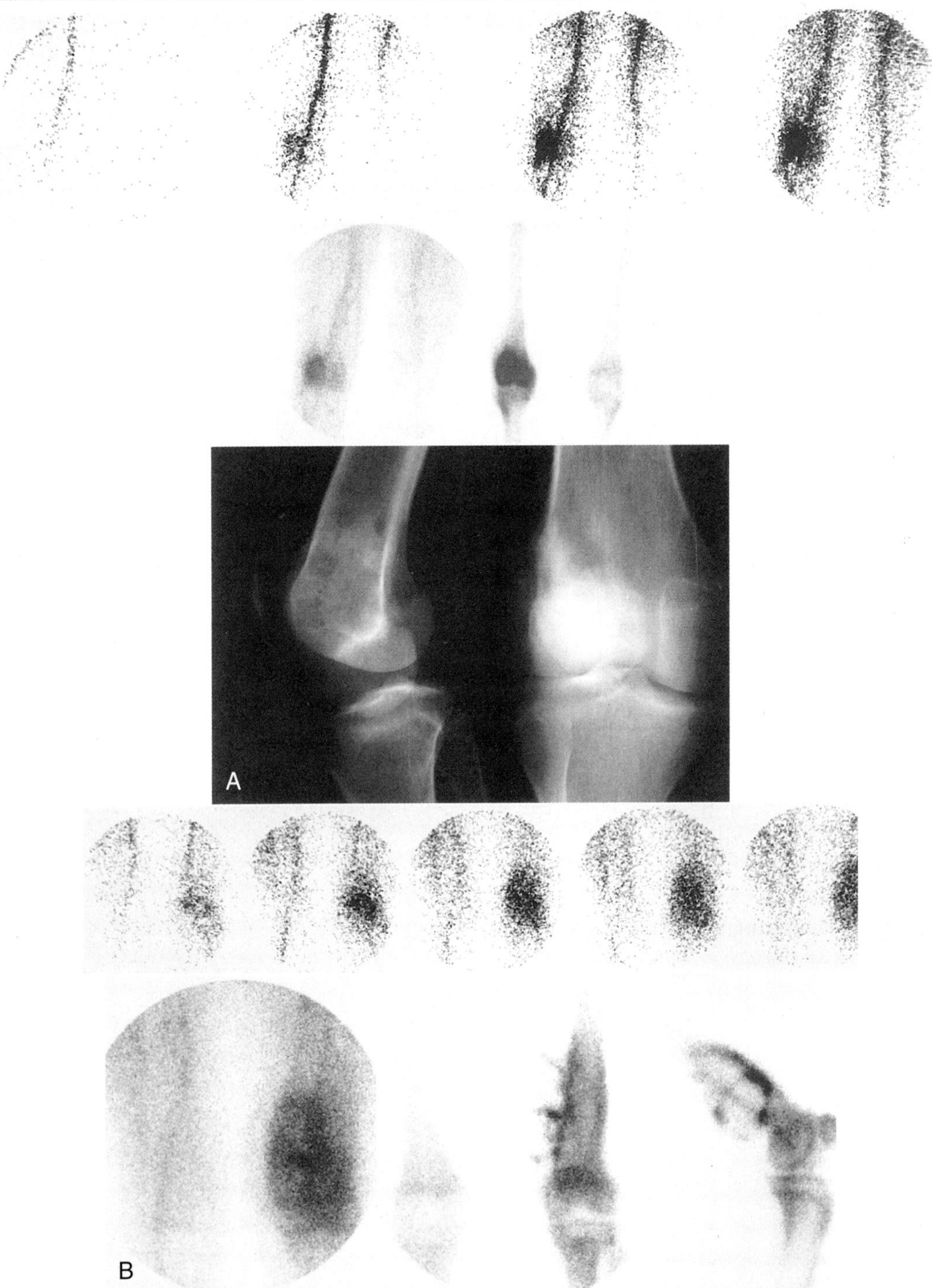

两患者膝关节痛，无发热或灼烧感。患者 A，骨显像和 X 线平片；患者 B，骨显像。

1. 描述患者 A 和 B 骨三相的异常表现。
2. 骨显像可显示此患者的其他哪些信息？
3. 指出每位患者的鉴别诊断及最可能的诊断。
4. 描述患者 B 延迟显像特点的最常用术语是什么？

病例 64

骨骼系统：骨肉瘤

1. A，右侧股骨远端血流相（顶部）和血池相（左底部）示放射性分布增加，延迟相示股骨远端干骺端延伸至关节面放射性分布增加（右下图）。胫骨近端放射性摄取中度增加，可能由充血引起。X 线平片示股骨远端溶骨 - 成骨性反应混合存在，骨皮质破坏、边缘模糊，未见骨膜反应。B，左侧股骨远端血流及血池相示放射性摄取增加，延迟相病灶呈针状突出并超出股骨轮廓。
2. 两患者都是青少年，患者骨骼发育未成熟，但接近成熟阶段。延时相长骨体生长部放射性分布轻度增高，表明将融合。
3. A，单发原发新生物（如骨肉瘤、继发性肿瘤、骨髓炎）。B，骨肉瘤。
4. 辐射状特点。

参考文献

Costellowe CM, Macapinlac HA, Madewell JE, et al: 18F-FDG PET/CT as an indicator of progression-free and overall survival in osteosarcoma, *J Nucl Med* 50:340-347, 2009.

Meyer JS, Nadel HR, Marina N, et al: Imaging guidelines for children with Ewing sarcoma and osteosarcoma: a report from Children's Oncology Group Bone Tumor Committee, *Pediatr Blood Cancer* 51:163-170, 2008.

相关参考文献

Nuclear Medicine: THE REQUISITES, 3rd ed, pp 127-128, 134.

点 评

骨肉瘤（骨源性肉瘤）是儿童和青少年最常见的恶性原发性肿瘤，骨肿瘤通常起源于长骨干骺端，股骨远端（44%）、胫骨近端（22%）和肱骨近端（9%）。病灶可延伸到骨干、骨骺，或两者均受累。2/3 的患者原发病灶表现为大的干骺端肿瘤。根据 X 线平片所见，可分为成骨型（25%）、溶骨型（25%）或混合型（50%）。由于类骨或骨组织病变经常表现为软组织肿块，并伴有不连续的骨膜反应或针状骨形成。

建议治疗前行骨显像以发现跳跃性病变、多发骨肉瘤或原发灶伴多发转移。截肢不适用于多发转移的患者。骨显像示骨肉瘤摄取显像剂明显增高，可伴或不伴病灶延伸到邻近软组织。膨胀性生长或巨大肿块提示病变可能已侵犯骨髓或关节。骨显像不能准确测定骨内骨肿瘤长度。膨胀性特点是因为骨血流的变化刺激了局部的成骨反应。目前用 MRI 进行术前评估。

病例 65

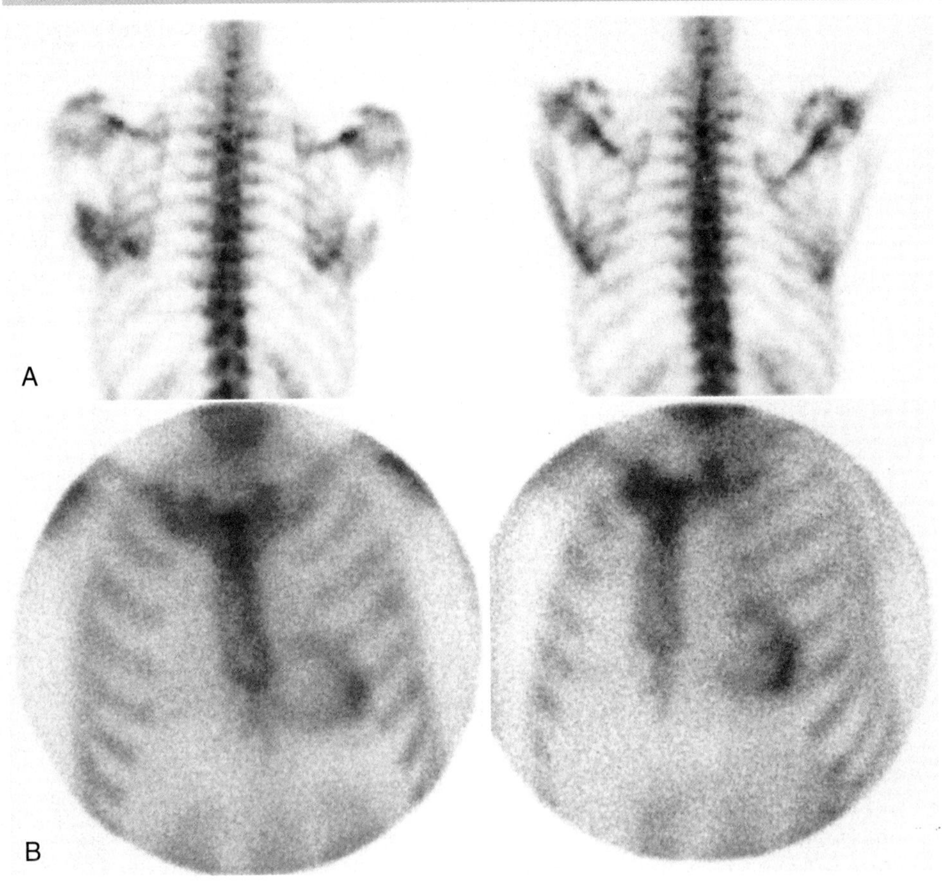

两患者进行骨显像，均有胸痛。

1．描述两患者骨显像上软组织闪烁显像的表现。
2．诊断是什么？出现此摄取特点的原因是什么？
3．放射性药物的摄取机制是什么？
4．骨显像时引起软组织摄取的其他原因是什么？

病例 65

骨骼系统：肌肉损伤伴 99mTc-MDP 摄取

1. A，两侧大圆肌可见显像剂摄取。B，心肌摄取。
2. 反复应力引起软组织肌肉损伤而摄取显像剂(A)；左心室心肌摄取显像剂(B)，可由心肌病、心脏毒性药物、心肌炎或淀粉样变引起。心肌梗死灶不会表现为整个心室显像剂摄取增加。
3. ^{99m}Tc-标记的双磷酸盐与损伤部位的微小钙化或与受损的不成熟胶原相结合，并沉积在软组织中。
4. 肌肉：横纹肌溶解、右旋糖酐铁注射、多发性肌炎、骨化性肌炎、缺氧、电击伤、直接的创伤、心肌梗死。有时肿瘤可摄取骨显像剂（如神经母细胞瘤、结肠黏液癌肝转移，和其他肿瘤）。

参考文献

Brill DR: Radionuclide imaging of nonneoplastic soft tissue disorders, *Semin Nucl Med* 11:277-288, 1981.

Loutfi I, Collier BD, Mohammed AM: Nonosseous abnormalities on bones scans, *J Nucl Med Technol* 31:154-156, 2003.

相关参考文献

Nuclear Medicine: THE REQUISITES, 3rd ed, pp 124-125.

点 评

读骨显像图像前，总的原则是分析骨放射性分布情况，首先要仔细查看肾和软组织的显像剂摄取情况。骨显像时常可发现肾异常，但软组织异常也不罕见。患者行骨显像的目的主要是证实或排除骨异常(如应力性骨折和胫骨疲劳性骨膜炎-外胫夹)；然而骨显像有时可提供特异性的软组织诊断信息。骨骼肌过度运动损伤而摄取显像剂的现象很常见。

目前提出的摄取机制是显像剂与变性蛋白质或缺血组织增加的线粒体钙结合。认为肌肉摄取的原因是横纹肌溶解。已报道多种运动后肌肉摄取骨显像剂的现象。运动员下坡时肌肉可摄取显像剂，多位于臀部、肌腱和股四头肌，但上坡时肌肉摄取显像剂发生在大腿内收肌。骑自行车人的大腿及俯卧撑后的腹肌也可见显像剂摄取。已有报道举重运动员的双侧大圆肌有显像剂摄取。

骨显像时常可观察到非骨组织的正常摄取，包括甲状软骨、血管壁钙化和肋软骨钙化。异常摄取发生于异位钙化、横纹肌溶肌、硬皮病和皮肌炎的软组织钙化，以及转移性钙化引起的弥漫性肺摄取增加（如甲状旁腺功能亢进，milk-alkali 综合征［乳-碱综合征］)。一些原发和转移性骨肿瘤也可摄取骨显像剂(如骨肉瘤的肺转移与神经母细胞瘤)。

病例 66

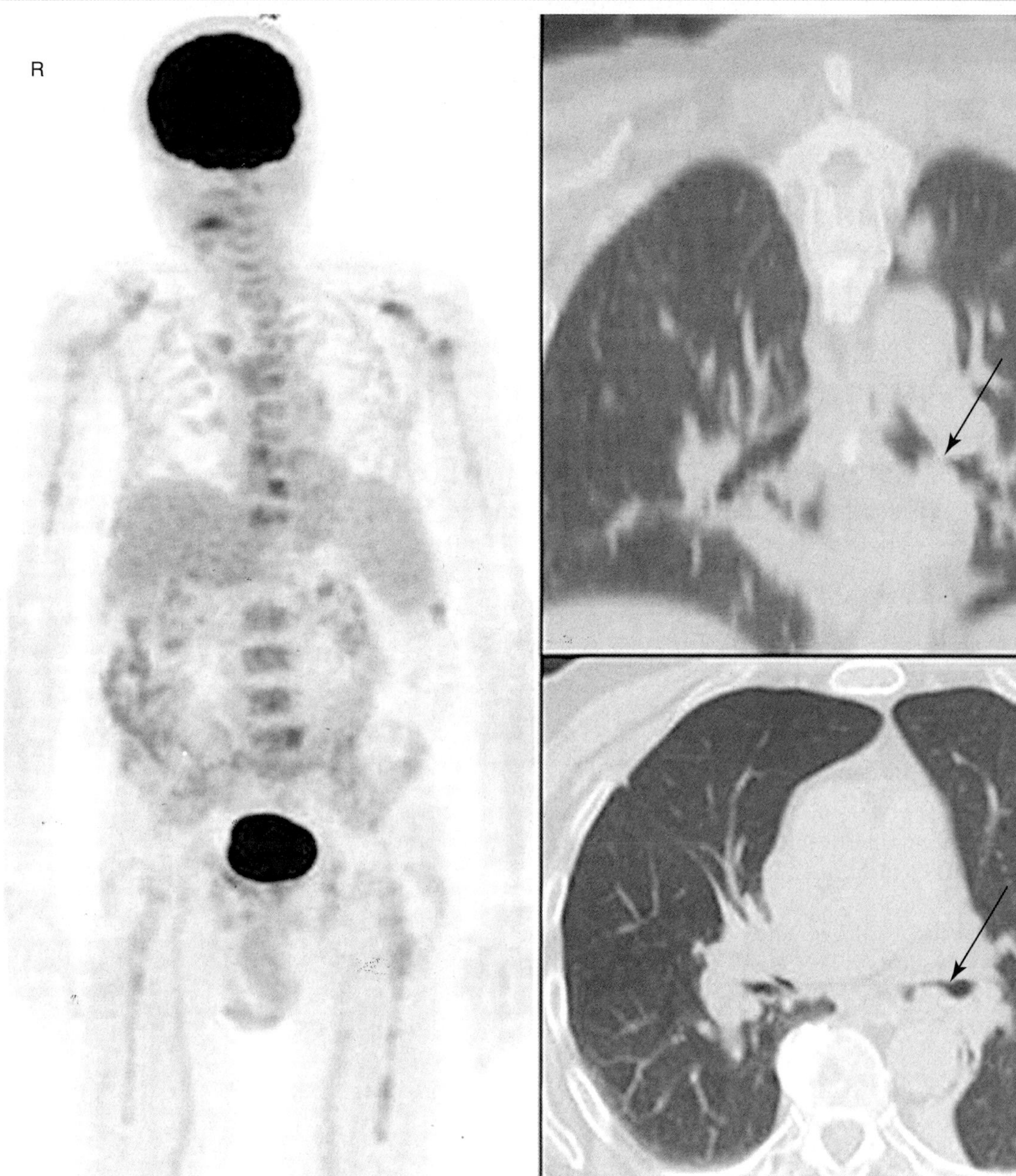

70 岁男性患者，诊断为支气管类癌（箭头）。

1．描述 FDG-PET/CT 显像的异常表现。

2．指出其他三种以上 FDG 摄取很低的肿瘤。

3．为什么 FDG 在某些类型肿瘤中摄取低？

4．在不同的肿瘤中，病灶大小会影响 FDG 摄取量吗？

病例 66

肿瘤学：FDG-PET/CT- 支气管类癌

1. 支气管内病灶（箭头）摄取不高于本底（纵隔）FDG 摄取。最大强度投影（MIPs）图像显示多发的不均匀浓聚灶，骨骼多发局灶性放射性浓聚灶，提示骨转移。
2. 肾细胞癌、前列腺癌、支气管肺泡癌、低级别神经胶质瘤、神经内分泌肿瘤。
3. 与高级别肿瘤相比，低级别肿瘤 FDG 摄取一般比较低。这可能是由于其细胞有丝分裂率低和细胞质含量低。恶性肿瘤的 FDG 摄取与 GLUT 转运体的表达及葡萄糖代谢高低密切相关。FDG 累积量也取决于跨膜的转运率、己糖激酶磷酸化以及细胞内滞留程度。
4. 如病灶小于 PET 相机分辨率（6 ~ 8mm FWHM），由于部分容积效应，将使病灶摄取和标准化摄取值（SUV）降低。

参考文献

Park CM, Goo JM, Lee HJ, et al: Tumors in the tracheobronchial tree: CT and FDG PET features, *Radiographics* 29:55-71, 2009.

Soret M, Bacharach SL, Buvat I: Partial-volume effect in PET tumor imaging, *J Nucl Med* 48:932-945, 2007.

相关参考文献

Nuclear Medicine: THE REQUISITES, 3rd ed, pp 66, 279-283.

点　评

支气管类癌 FDG 摄取常较低，类似纵隔本底。^{111}In- 奥曲肽显像通过与 5- 羟色胺受体相结合，可很好地显示低级别神经内分泌肿瘤。PET 显像的放射性药物是 ^{18}F 标记的 5- 羟色胺受体显像剂，这些显像剂正在研究中（^{18}F-DOPA 和发生器生产的 ^{68}Ga-DOTA）。使用 FDG-PET 能更好地诊断分化差的高级别神经内分泌肿瘤。

由于存在部分容积效应，单位质量（g）组织 FDG 摄取相同时，小病灶比大病灶的 FDG 摄取更低（较低 SUV）。部分容积效应见于病灶大于两倍相机分辨率的病灶（目前 PET 的分辨率为 5 ~ 7mm）。病灶内计数多少与成像系统固有分辨率有关。如果体积大于 1 个像素，小体积的明显放射性可分布在几个像素内，而明显地降低了每个像素内的放射性计数，并低估 SUV 值。

病例 67

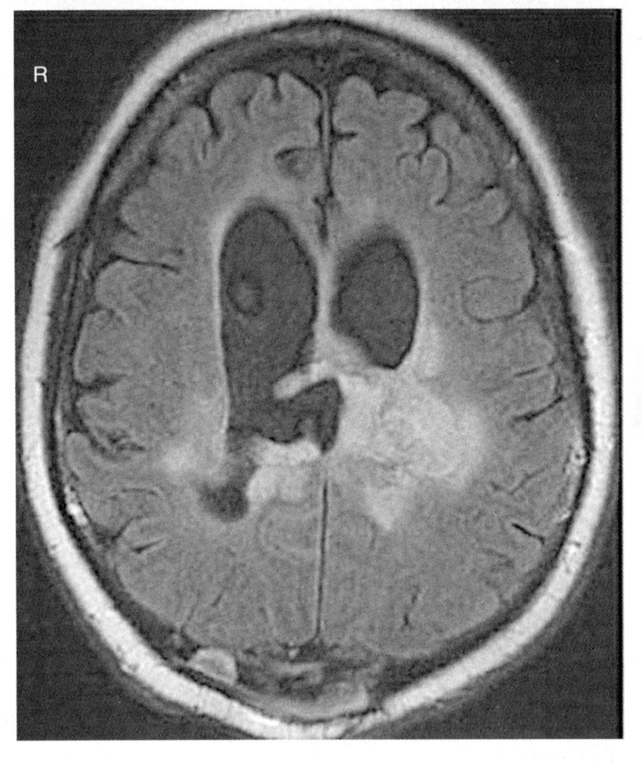

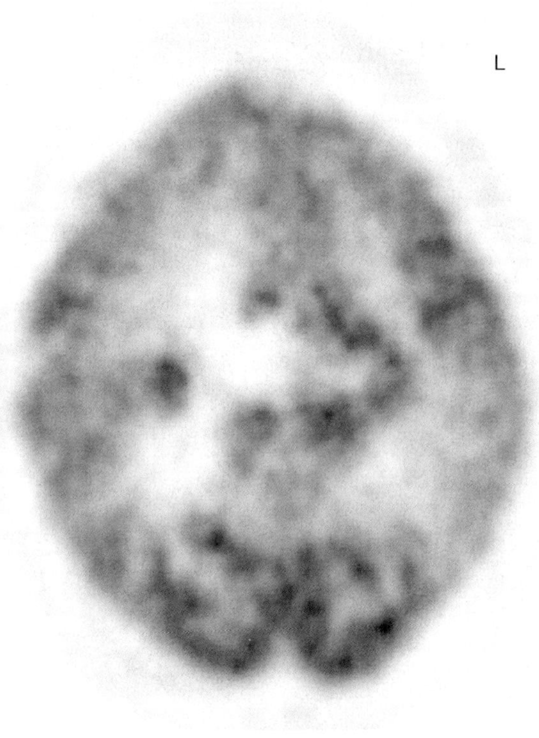

55 岁男性患者，患有多形性胶质母细胞瘤，放疗和化疗后进行随访检查。

1．描述脑部 FDG-PET 显像异常表现。

2．请比较分析 FDG-PET 与 MRI 的图像。两次检查时，头的倾斜度不同。

3．FDG-PET 显像补充了哪些重要诊断信息？

4．哪些原因可能使 FDG-PET 脑显像出现假阳性?

病例 67

FDG-PET：多形性胶质母细胞瘤

1. 左侧大脑中部可见 FDG 摄取增加，呈半圆形。右侧大脑中部可见局灶性 FDG 摄取增加。
2. 白质和胼胝体压部 FDG 摄取与 flair 加权 MRI 的高信号相对应。
3. MRI 增强检查不能区分放射性坏死还是存活肿瘤。FDG 摄取增高说明该处为恶性肿瘤。放射性坏死在 PET 图像上摄取减少。
4. 感染、炎症、致痫灶、手术切除导致双侧不对称、坏死区巨噬细胞浸润均可引起 FDG 摄取，导致假阳性结果。

参考文献

Dresel S: *PET in Oncology*. Berlin: Springer, 2007, pp 33-37.

Floeth FW, Pauleit D, Sabel M, et al: 18F-FDG PET differentiation of ring-enhancing brain lesions, *J Nucl Med* 47:776-782, 2006.

Glantz MJ, Hoffman JM, Coleman RE, et al: Identification of early recurrence of primary central nervous system tumors by (18F) fluorodeoxyglucose positron emission tomography, *Ann Neurol* 29:347-355, 1991.

相关参考文献

Nuclear Medicine: THE REQUISITES, 3rd ed, pp 438-440.

点 评

由于正常大脑 FDG 摄取很高，FDG-PET 脑显像诊断原发或转移性脑肿瘤的敏感性低于 CT 或 MRI，但对放射性坏死及恶性病变复发的鉴别很有帮助。正常脑皮质外的异常摄取及皮质内摄取增高均为异常表现。对这些病例，FDG-PET 显像比活检能更好地预测结果，且优于增强 CT。

神经胶质瘤分级与 FDG 摄取高低密切相关。高级别肿瘤 FDG 摄取很高，然而低级别神经胶质瘤摄取低或无摄取。因此，PET 有可能发现不了低级别神经胶质瘤。

手术或放疗后 3 个月内不应行 FDG-PET 显像，由于炎症可能会掩盖局部肿瘤的摄取。FDG-PET 脑显像出现假阴性结果的原因包括：病灶体积小、无 FDG 摄取的肿瘤及应用类固醇类药物，该药物可能导致整个大脑葡萄糖代谢减低。

病例 68

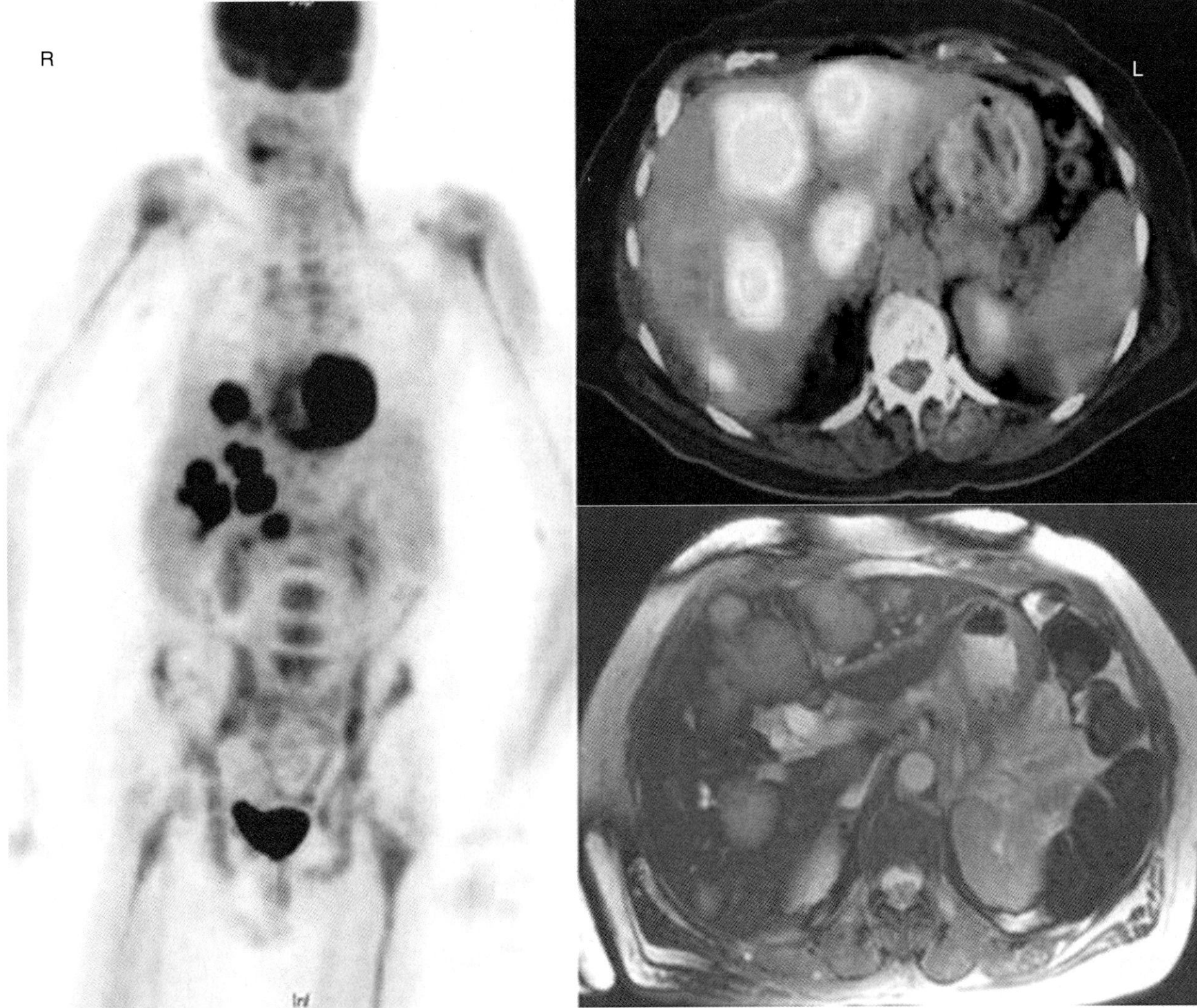

50 岁男性患者，右上腹痛。左图，MIP；右上图，PET/CT；右下图，MRI。

1．描述 FDG-PET/CT 图像及与之相关的腹部 MRI 的异常表现。
2．肝异常 FDG 摄取的鉴别诊断有哪些？
3．FDG-PET 诊断原发性肝细胞癌（HCC）的价值有多大？
4．最常见转移至肝的原发性肿瘤是什么？

病例 68

FDG–PET/CT：肝转移瘤

1. MRI 示肝多发病灶，在 PET 上表现为异常的 FDG 摄取增高。
2. 肝原发肿瘤和转移瘤均可表现为多发病变。此患者为多灶性肝细胞癌。
3. 不同肝细胞癌摄取 FDG 的差距较大并且往往较低，可能与肝细胞内己糖激酶和葡萄糖 -6- 磷酸酶（G-6-P 酶）水平有关（磷酸化 / 脱磷酸化的比值）。50% ~ 70%的肝细胞癌可见 FDG 摄取。
4. 原发性结肠癌 / 直肠癌、胰腺癌、胃癌、乳腺癌和肺癌最常转移至肝。

参考文献

Cantwell CP, Setty BN, Holalkere N, et al: Liver lesion detection and characterization in patients with colorectal cancer: a comparison of low radiation dose non-enhanced PET/CT, contrast-enhanced PET/CT, and liver MRI, *J Comput Assist Tomogr* 32:738–744, 2008.

D'Souza MM, Sharma R, Mondal A, et al: Prospective evaluation of CECT and 18F-FDG-PET/CT in detection of hepatic metastases, *Nucl Med Commun* 30:117–125, 2009.

相关参考文献

Nuclear Medicine: THE REQUISITES, 3rd ed, pp 331–332.

点　评

西方国家最常见的肝恶性病变是转移瘤，是肝原发恶性肿瘤的 20 倍。肝转移瘤最常来源于结直肠癌。77%为肝左右叶受累；10%为单发病变。全世界范围内，肝细胞癌是最常见的原发性肝癌，常与慢性乙型、丙型肝炎有关。

与增强 CT 或 MRI 相比，FDG-PET 对肝转移瘤诊断的准确性各家报道不一，但均显示高准确性。FDG-PET 显像的优势是全身显像。几乎所有的肝转移瘤、胆管癌和胆囊癌病灶 FDG 摄取均很明显。1/3 ~ 1/2 的肝细胞癌不摄取 FDG。虽然 FDG-PET 对原发性硬化性胆管炎合并小胆管癌的诊断和治疗有帮助，但诊断浸润性胆管癌和较小腹膜转移假阴性率高。胆道支架周围炎症会降低 FDG-PET 诊断残留或复发癌的特异性。

虽然 PET 有时很难发现直径小于 1cm 的肝病灶，但如不考虑原发肿瘤的类型，FDG-PET/CT 显像诊断肝转移瘤的敏感性和特异性都优于增强 CT。增强 CT 和 FDG-PET 的联合应用诊断肝转移瘤的准确性最高。与此相反的是，一些研究将 MRI 与增强及无增强的 PET/CT 进行了对比，发现 MRI 在诊断和显示结直肠癌患者肝转移灶特征方面更有优势。

病例 69

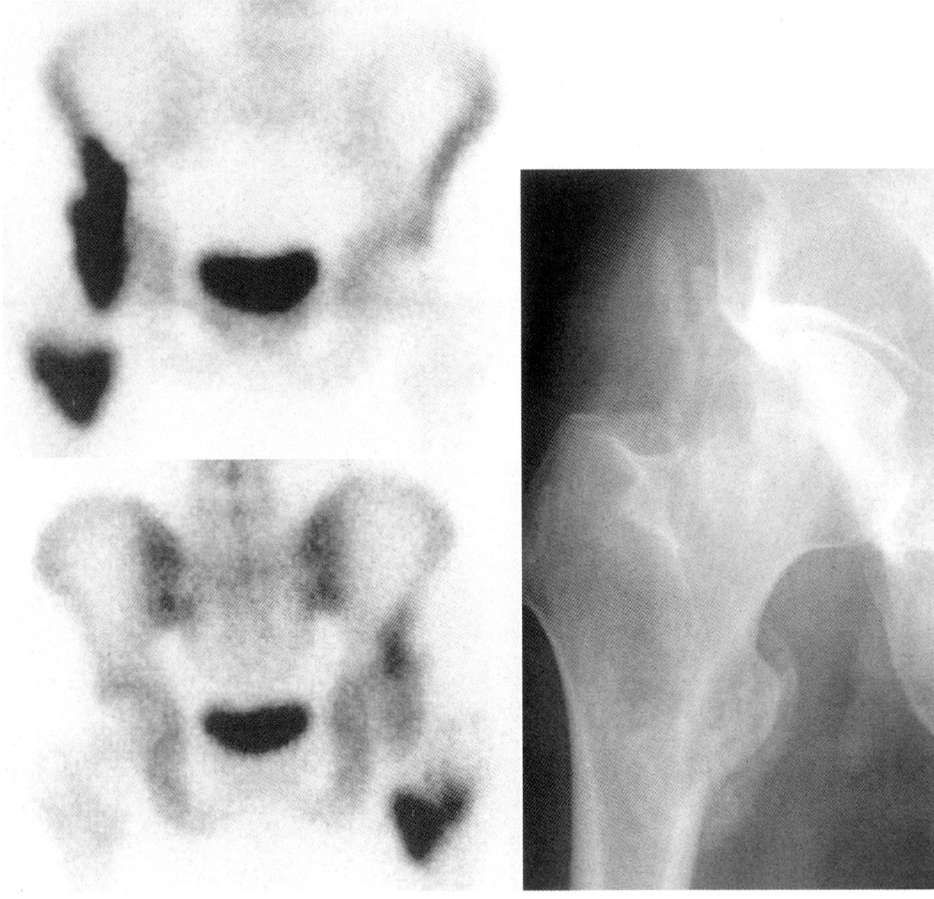

截瘫患者的骨显像及 X 线平片。

1．请描述骨显像表现。

2．请指出骨显像的鉴别诊断。

3．如怀疑有伪影，需要采取什么措施？

4．骨显像后进行了右髋关节 X 线平片检查，最可能的诊断是什么？

病例 69

骨骼系统：异位骨化

1. 右侧髋臼放射性摄取增高，伴右侧股骨近端异常浓聚灶。膀胱内可见示踪剂。
2. 尿污染、骨折愈合、异位骨化或骨化性肌炎、软组织损伤（挫伤）。
3. 如怀疑尿液污染，可去除衣物和所覆盖床单；清洗可疑污染处皮肤。
4. 异位骨化。

参考文献

Shehab D, Elgazzar AH, Collier BD: Heterotopic ossification, *J Nucl Med* 43:346-353, 2002.

相关参考文献

Nuclear Medicine: THE REQUISITES, 3rd ed, pp 142, 149.

点 评

“骨化性肌炎的异位骨化”和“异位骨形成”这两个专业术语，往往交替使用。有些人将“骨化性肌炎”用于肌肉炎症引起新骨生成的病变，如起源不明则用软组织内的“异位骨化”或“异位骨形成”描述。目前认为形成机制是：原始间充质细胞分化为成骨细胞，钙化基质沉积。患者 X 线平片表现非常典型。病变与长骨或扁平骨的骨皮质相邻。病变周边骨质密度高、排列有序而中央部分排列欠佳。病灶与邻近骨分界清晰。部分病灶也可表现为类纱样，边界欠清。发生骨化性肌炎 / 异位骨化后应尽早进行组织学活检，避免与肉瘤混淆。如已行活检，将活检病理结果与 X 线平片结合起来分析，对避免不必要的进一步活检或治疗都非常关键。

病例 70

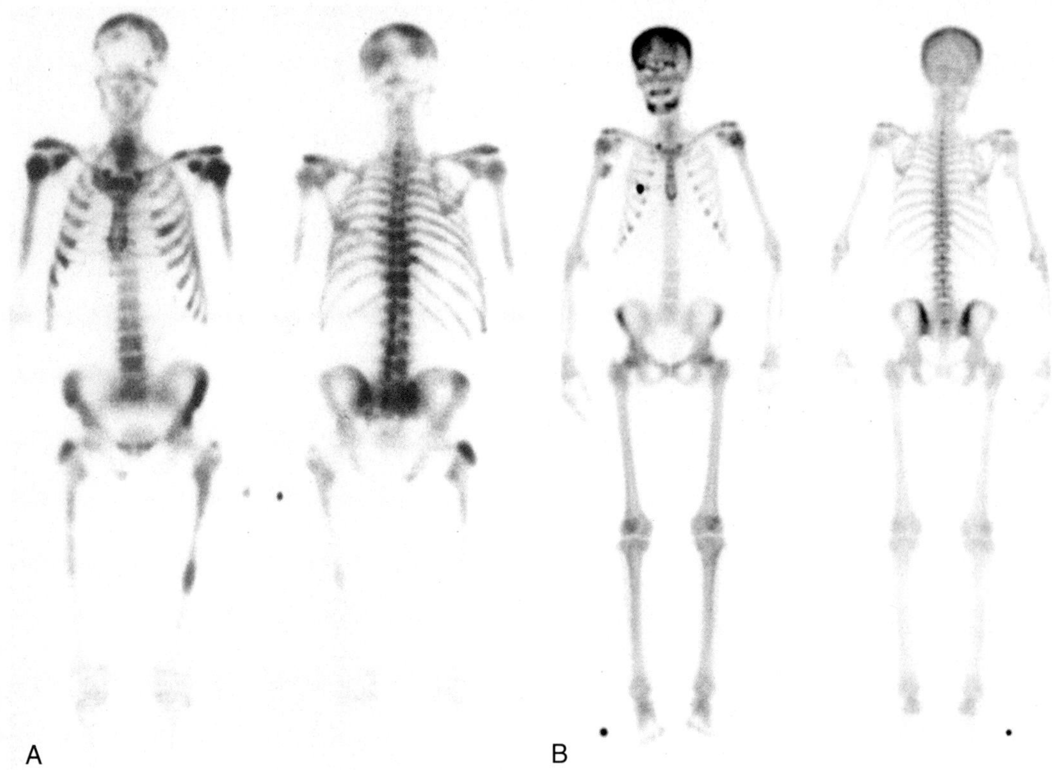

临床建议两患者行全身骨显像

1．请描述全身骨显像表现。

2．请叙述骨显像时应观察的两种非骨骼组织。

3．请描述其他表现。

4．哪个专用名词可描述此病例表现。

病例 70

骨骼系统：超级骨显像

1. A，骨显像示多个长骨放射性分布增强，且不均匀，特别是双侧股骨、双侧肱骨和颅骨。B，全身骨除颅骨、下颌骨、右侧肋骨放射性分布增强，余部骨放射性分布均匀、正常。
2. 软组织和泌尿生殖系统。
3. 两患者肾均未显影。患者 A 膀胱可见少量放射性出现，而患者 B 膀胱内未见放射性出现。两患者软组织均有少量放射性摄取。
4. 超级骨显像。

参考文献

Buckley O, O'Keeffe S, Geoghegan T, et al: 99mTc bone scintigraphy superscans: a review, *Nucl Med Commun* 28:521-527, 2007.

相关参考文献

Nuclear Medicine: THE REQUISITES, 3rd ed, pp 123, 126.

点　评

超级骨显像是指骨显像时，与软组织相比骨摄取放射性显像剂明显增多。软组织、肾和膀胱内没有显像剂或有极少显像剂。超级骨显像可发生于任何弥漫性骨病，表现为骨骼摄取显像剂明显增加。只有少量显像剂通过肾排泄，双肾显影淡或不显影。骨显像时骨骼影像清晰的常数设置可减淡双肾的显影。

超级骨显像最常见原因是广泛骨转移。常见原发肿瘤有乳腺癌、肺癌、前列腺癌，也见于淋巴瘤和膀胱癌。超级骨显像发生于肿瘤转移晚期伴广泛骨转移。A 是前列腺癌患者，骨显像剂分布不均匀、放射性异常浓聚提示超级骨显像的原因是肿瘤转移。受侵骨骼，如骨盆或股骨的 X 线平片可证实是否有转移。其他超级骨显像的原因是代谢性骨病（如肾性骨病、骨软化症、严重甲状旁腺功能亢进）。患者 B 患有三发性甲状旁腺功能亢进症和肾衰竭。骨髓纤维化和肥大细胞增多症骨显像表现可能与此相似，但这些疾病的骨显像剂分布更均匀。病例 A 的其他临床信息如无慢性肾功能不全和原发性甲状旁腺功能亢进能提高骨转移诊断的准确性。

病例 71

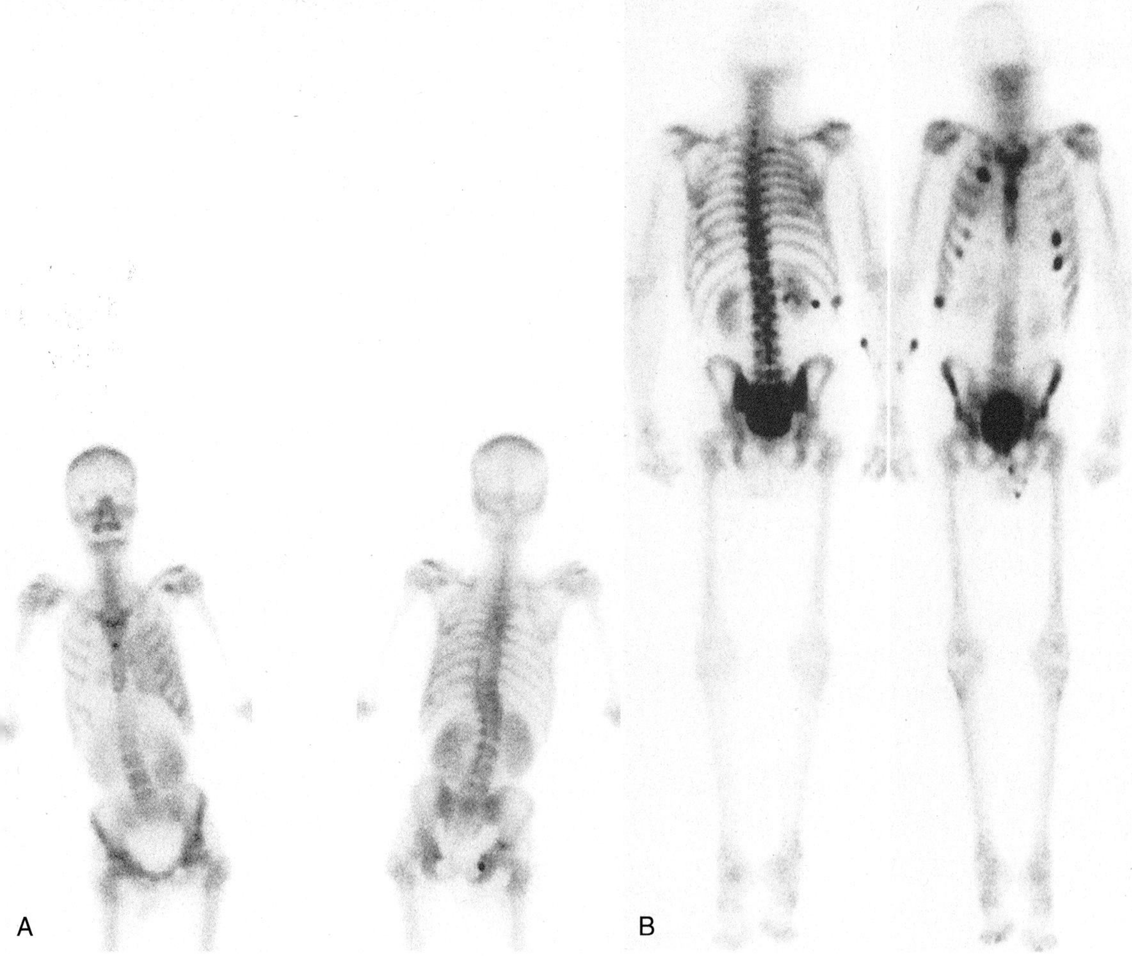

A，43 岁男性患者有左侧脓胸史。B，56 岁男性患者最近癫痫发作摔倒。

1. 请描述两患者骨显像显示骨骼的异常。
2. 请描述软组织的异常。
3. 软组织和骨摄取显像剂的鉴别诊断是什么？
4. 请列出摄取骨显像剂的原发性和转移性肿瘤。

病例 71

骨骼系统：胸膜和肺肿块摄取 ^{99m}Tc-MDP

1. A，脊柱侧弯，左胸部肋骨放射性摄取明显增加。双侧髋关节呈关节炎表现。B，右侧和左侧前肋、右侧后上肋和胸骨可见局灶性放射性浓聚点。
2. A，前位相左侧胸部可见软组织异常摄取显像剂；B，前位和后位相右侧上胸部可见弥漫性放射性摄取，放射性分布特点与正常骨结构形态不一致。
3. 从内向外依次有：肺实质病变、原发性或继发性肺肿瘤、胸膜病变或胸膜渗出、胸壁软组织病变。鉴别诊断包括肺癌、胸膜钙化、慢性脓胸、放疗后炎症 / 钙化。根据患者摔伤史和放射性分布异常特点考虑放射性异常浓聚灶（B）是外伤所致。两病例的诊断是慢性脓胸（A）和肺癌（B）。
4. 骨肉瘤、肺癌、乳腺癌、前列腺癌和直肠癌的骨转移灶摄取骨显像剂。肾癌、甲状腺癌骨转移灶和骨髓瘤病灶不摄取显像剂，因这些病灶呈溶骨性破坏。

参考文献

Gray HW, Krasnow AZ: Soft tissue uptake of bone agents. In: Collier DB Jr, Fogelman I, Rosenthall L (eds): *Skeletal Nuclear Medicine*. St. Louis: Mosby, 1996, p 383.

Peller PJ, Ho VB, Kransdorf MJ: Extraosseous Tc-99m MDP uptake: a pathophysiologic approach, *Radiographics* 13:715-734, 1993.

相关参考文献

Nuclear Medicine: THE REQUISITES, 3rd ed, pp 119-126.

点　评

骨显像可显示多种非骨组织病变引起的软组织放射性异常浓聚，包括肿瘤、激素、炎症、缺血、外伤、排泄或伪影等原因。肺癌患者骨显像上胸部常有异常放射性摄取。患者 B 有肺癌病史，出现弥漫性摄取增高常见原因是胸膜转移和恶性胸膜渗出。如骨显像时患者是立位或坐位，放射性异常摄取可延伸到横膈肋骨边缘。另外良性渗出致射线衰减，受累侧放射性分布减少。

患者 A 骨显像显示放射性分布的下边缘与横膈轮廓相符，提示放射性分布与胸膜有关；异常放射性浓聚仅前位明显，提示病变靠近前胸壁，但胸膜渗出液不可能仅前胸壁渗出除非渗出局限于前侧。放疗所致放射性异常浓聚不可能仅累及前部结构而不累及后部结构或有圆形上边界，病例 A 可见圆形上边界。病例 A 的放射性异常浓聚也不可能是胸腔内或胸壁软组织肿块引起，因这些病变不会出现与横膈平行的下边界。此患者有左侧脓胸病史，后发展为慢性脓胸。

单侧胸部软组织摄取放射性最常见原因是恶性胸膜渗出。如渗出液可流动则患者位置改变时放射性分布也变化，与拍 X 线平片一样可行立位和仰卧位或卧位采集以区别渗出液特点。

病例 72

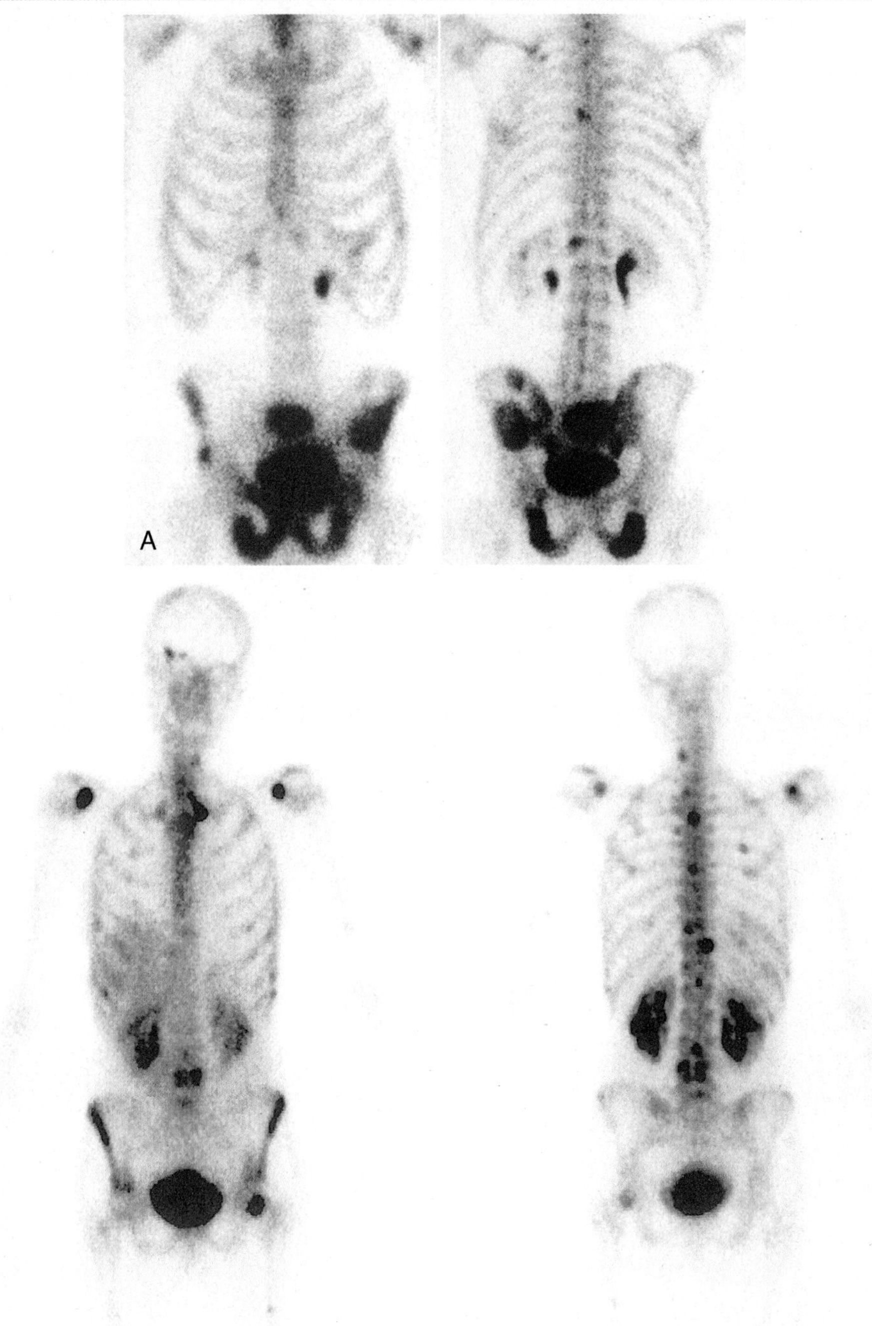

两位不吸烟的老年男性患者（A 和 B）出现腰背痛

1．请描述两患者骨显像上异常放射性浓聚部位。

2．请描述骨显像表现。

3．请列出三个能帮助缩小鉴别诊断范围的特点。

4．请列出三个最常见病因。最可能诊断是什么？

病例 72

骨骼系统：前列腺癌骨转移，中轴骨分布

1．脊柱和骨盆。
2．A，骶骨、双侧髂骨、双侧耻骨下支、右侧耻骨上支、中段胸椎和下段胸椎可见多发放射性异常浓聚。B，颅骨、肩胛骨、肋骨、脊柱、骨盆和左侧股骨可见放射性异常浓聚灶。肝可见弥漫性放射性摄取。
3．多发病灶、中轴骨分布、老年男性、非吸烟者。
4．乳腺癌、结肠癌和肺癌。最可能的诊断是前列腺癌骨转移。

参考文献

Hricak H, Choyke PL, Eberhardt SC, et al: Imaging prostate cancer: a multidisciplinary perspective, *Radiology* 243:28-53, 2007.

相关参考文献

Nuclear Medicine: THE REQUISITES, 3rd ed, pp 120-125.

点 评

骨骼摄取显像剂的前提是显像剂被运送到骨皮质，且摄取放射性显像剂的量与局部血流量有关。血流量越大局部摄取显像剂的量越大。^{99m}Tc- 磷酸盐化合物吸附到羟基磷灰石表面。放射性药物聚集在新骨形成（重塑）部位，特别是骨样矿物质表面后，吸附到晶体结构表面。骨显像剂结合点可被二磷酸盐类物质饱和。

多发局灶性放射性异常浓聚提示骨转移。为将此患者（B 患者）表现归因于一种病，肝放射性异常浓聚考虑是肝转移灶摄取显像剂。结合软组织转移灶摄取骨显像剂特点，转移到骨和肝的原发肿瘤种类范围进一步缩小，原发肿瘤大多是腺癌。常见恶性肿瘤如乳腺癌、结肠癌、肺癌和前列腺癌，少见恶性肿瘤如卵巢癌和其他胃肠器官起源的腺癌(如胰腺癌、胃癌)。

脊柱静脉丛是恶性肿瘤容易转移到中轴骨的重要原因。起源于膈下的肿瘤细胞通过脊柱静脉丛转移到骨盆、腰椎和胸椎，而不是通过下腔静脉。Batson 静脉丛（椎静脉丛）和肋间静脉的交通支是骨转移到肋骨的途径，多由咳嗽和用力时通过无瓣膜静脉丛发生逆流引起。病例 A 骨盆 X 线平片显示多发硬化病灶，前列腺活检证实前列腺癌。

病例 73

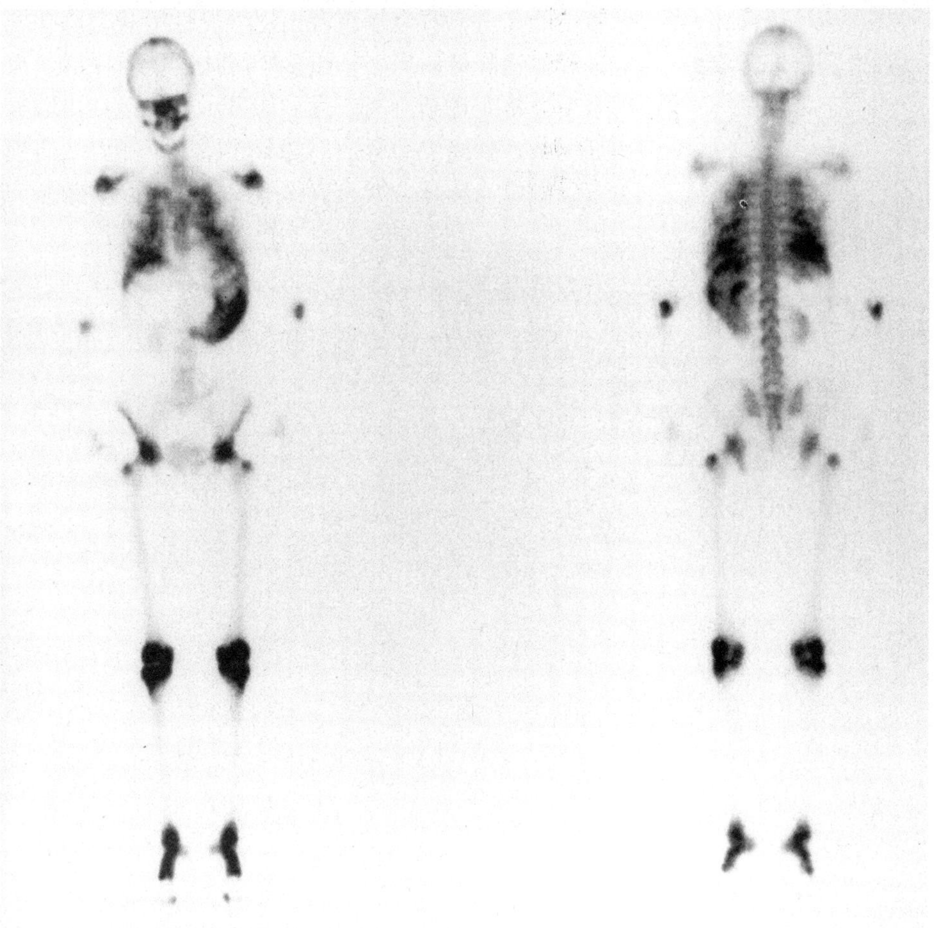

53 岁女性患者出现高钙血症，考虑为骨转移所致。

1．请描述骨显像表现。
2．请给出鉴别诊断。
3．最可能诊断是什么？
4．这种放射性分布特点是否由游离 $^{99m}TcO_4^-$ 所致？为什么是或不是？

病例 73

骨骼系统：高钙血症—三发性甲状旁腺功能亢进症

1. 双肺和胃可见异常放射性摄取。双肾和膀胱显影较差，双肩关节、肘关节、髋关节、膝关节和踝关节放射性摄取增加。
2. 高钙血症、肾功能衰竭、代谢性骨病和严重甲状旁腺功能亢进均可导致转移性钙化。
3. 该患者转移性钙化呈持续时间长和三发性甲状旁腺功能亢进表现，常见于肾功能不全患者。尽管代谢性骨病的其他原因（骨软化或肾性骨营养不良）可导致骨显像异常，但不会出现该患者特殊的软组织放射性分布特点。
4. 如果是游离锝引起，仅可见胃、甲状腺和腮腺的放射性摄取。

参考文献

Ryan PJ, Fogelman I: Bone scintigraphy in metabolic bone disease, *Semin Nucl Med* 27:291-305, 1997.

Siegel BA (ed): *Nuclear Radiology* (syllabus, second series). Reston, VA: American College of Radiology, 1978, pp 410-424.

相关参考文献

Nuclear Medicine: THE REQUISITES, 3rd ed, pp 131-132, 143.

点 评

甲状旁腺功能亢进患者骨显像剂分布改变机制与骨吸收和继发性骨转换增加、骨骼破骨细胞活动增加而肾排泄显像剂减少有关。原发性甲状旁腺功能亢进骨显像通常表现为正常或仅定量方法能发现微小的弥漫性摄取骨显像剂。如疾病继续存在，骨显像所示异常灶与平片显示脱钙或侵蚀部位（如颅骨、下颌骨、肩锁关节、胸骨、肱骨内上髁和手）相一致。如出现棕色瘤则表现为局灶性放射性异常浓聚灶。

随疾病进展，角膜、软骨、关节囊、肌腱、关节周围区域等骨外软组织出现钙化。长时间或严重甲状旁腺功能亢进患者骨显像可见软组织摄取放射性显像剂，特征是转移性钙化致肺、胃和双肾放射性异常浓聚，同时磷酸钙水平增高和肾功能衰竭 - 三发性甲状旁腺功能亢进。肾衰竭患者出现继发性甲状旁腺功能亢进和血钙降低。当一个或多个腺体功能自主时，血钙水平正常后逐渐升高。骨显像显示骨弥漫性摄取显像剂增加，软组织和肾放射性分布减少，颅骨、肩锁关节、颧骨、胸骨、大关节周围放射性摄取增加。

病例 74

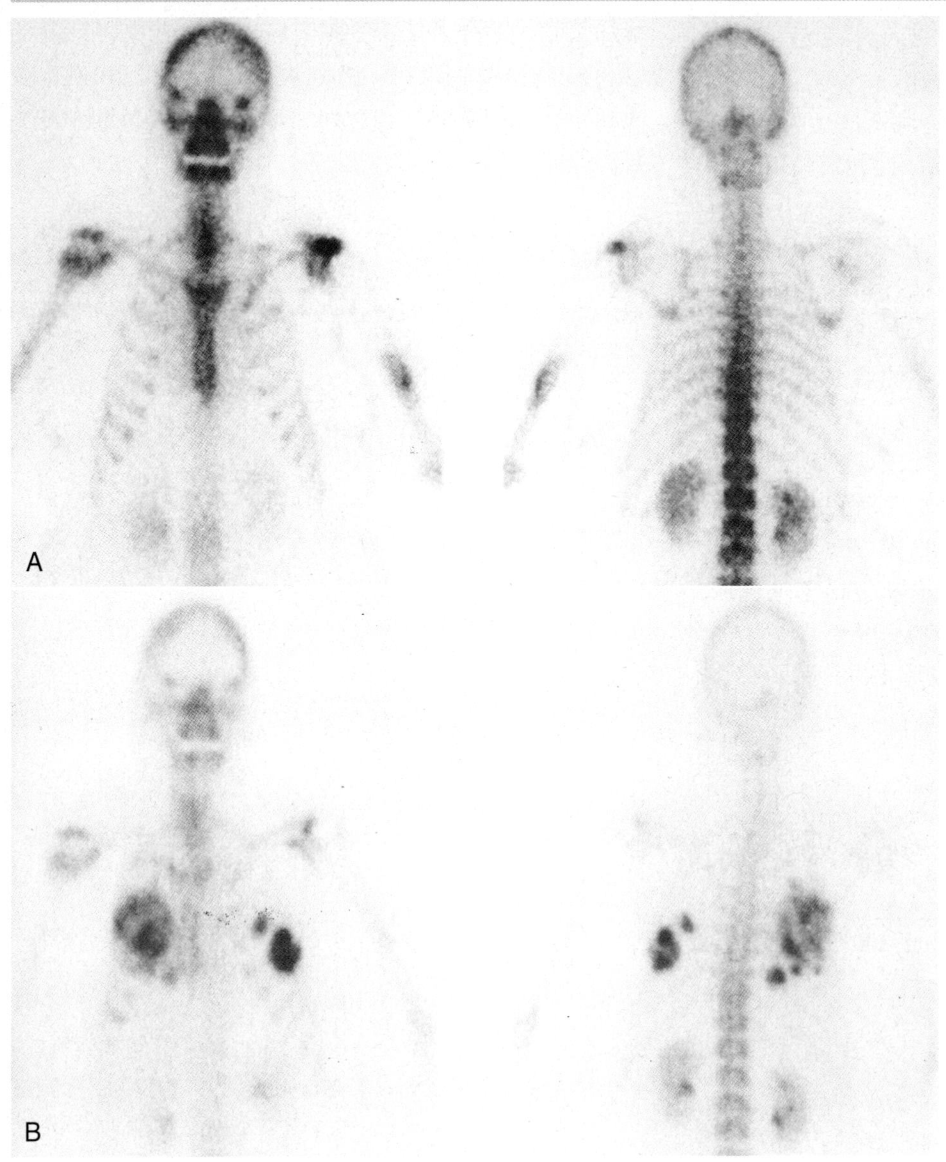

第一次骨显像（A）和 2 年后再次行骨显像（B）。

1．请描述第一次骨显像的异常表现（A）。

2．请描述第二次骨显像的异常表现（B）。

3．请列出鉴别诊断。

4．请给出最可能的诊断。

病例 74

骨骼系统：骨肉瘤转移到肺

1. A，左侧肱骨可见放射性摄取减低和增高区（分别是近端和中段）。
2. B，前位和后位相双侧胸部可见形态相似的不规则放射性异常浓聚灶，提示病灶位于肺实质，外形呈结节样或肿块样。同时不能排除肋骨病变，且病变延伸过肋间隙。左侧肩关节放射性分布缺损是由左肩关节置换所致。
3. 肺内局灶性异常放射性浓聚灶的鉴别诊断包括原发性肺肿瘤和转移瘤，特别是有钙化或骨化成分的肿瘤。如放射性异常浓聚分布于局部肺野，此病例无此特点，鉴别诊断包括恶性胸膜渗出、纤维胸和放疗导致的肺炎。
4. 左侧肱骨近端骨肉瘤，关节成形术后伴肺转移。

参考文献

Divisi D, Gizzonio D, Crisci R: Multimodal treatment of osteosarcoma of lung metastases, *Thorac Cardiovasc Surg* 54:328-331, 2006.

Manaster BJ, May DA, Disler DG: *Musculoskeletal Imaging*, 3rd ed. St. Louis: Mosby, 2007, pp 429-441.

相关参考文献

Nuclear Medicine: THE REQUISITES, 3rd ed, pp 127-128.

点 评

仅有 2%的骨肉瘤患者诊断时即发现远处转移。确诊后 5 ~ 29 个月内骨转移发生率以每月 1%的比例下降。新辅助化疗出现前，骨转移较肺转移出现的早。然而近年疾病的病程已发生变化；仅 15%的病例肺转移前出现骨转移。骨显像偶然可发现肝、肾和淋巴结转移灶。

骨样组织生成活跃的原发灶和转移灶均可明显摄取显像剂。尽管骨显像可显示肺转移灶，但与 CT 相比，平面骨显像和 SPECT 断层显像诊断骨肉瘤肺转移灶并不敏感。肺转移灶手术切除越来越广泛，特别是儿童，切除后患者生存率明显提高。手术切除肺转移灶最多的是骨肉瘤肺转移灶。手术切除骨肉瘤肺转移灶是唯一治疗方法，手术时应以最小边缘切除病灶以尽量多保留肺组织。有研究比较 CT 和 SPECT 诊断肺转移灶的敏感性和特异性，分别是 80%和 100%对 86%和 66%。

病例 75

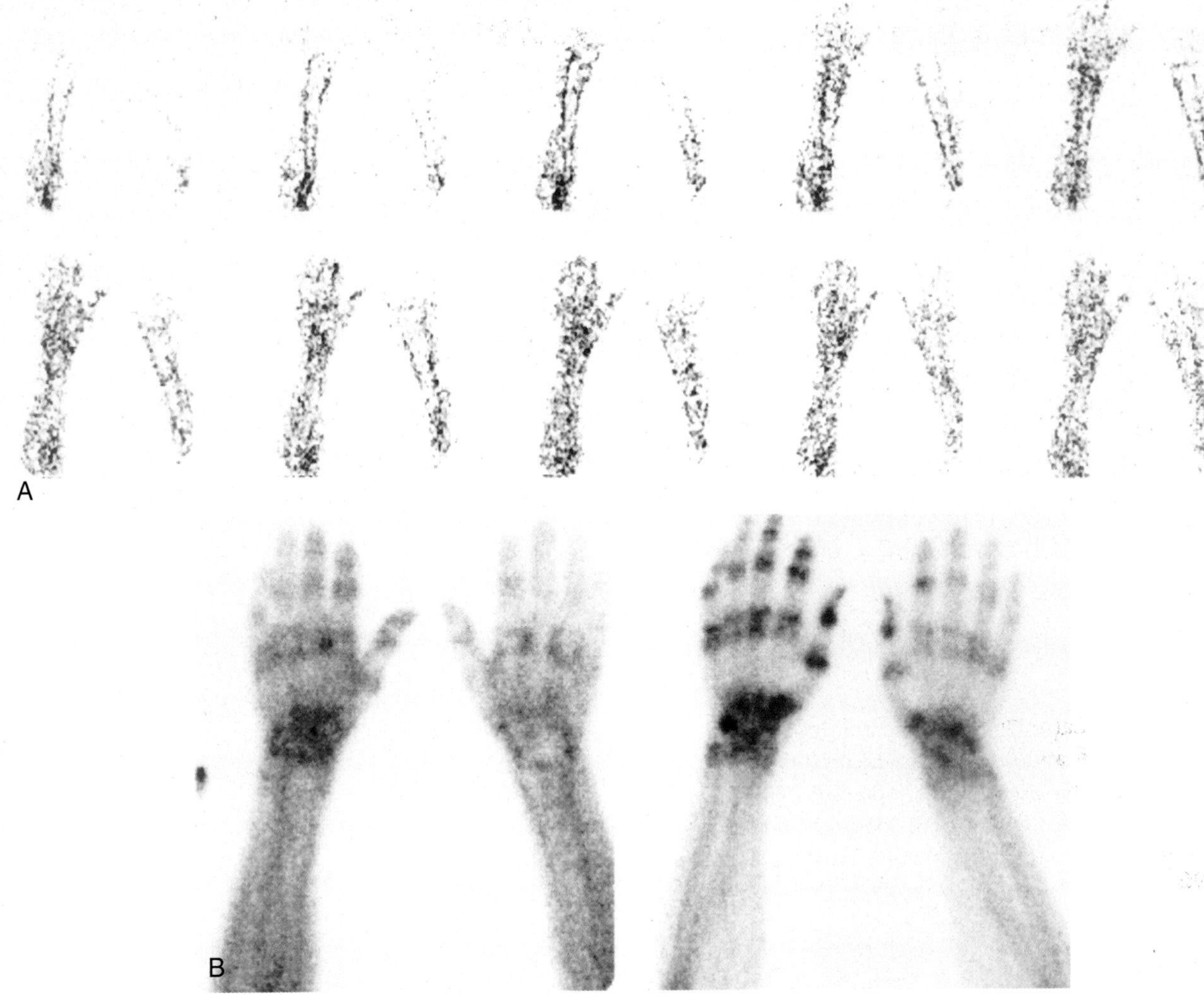

开胸术后 3 月右手疼痛。手 X 线平片正常。

1．请描述此病例骨显像异常（A，血流相；B，左侧，血池相；右侧，3h 延迟相；手掌放在 γ 相机上）。

2．请给出鉴别诊断。

3．此病例最可能的诊断是什么？

4．该病病理生理过程的发病机制是什么？

病例 75

骨骼系统：复杂性局部疼痛综合征

1. 三时相骨显像显示血流相和血池相右上肢放射性分布增加。延迟相腕关节周围放射性分布明显增加，腕关节显示清晰。
2. 复杂性局部疼痛综合征（以前是指交感神经反射性营养不良综合征）、肩手综合征或多关节滑膜炎。
3. 肩手综合征为复杂性局部疼痛综合征最常见的一种形式。
4. 交感神经紧张性丧失是普遍接受的解释。该综合征经常发生于一侧肢体废用后，例如中风或整形外科模型或夹板固定。部分患者有外伤史。

参考文献

Intenzo CM, Kim SM, Capuzzi DM: The role of nuclear medicine in the evaluation of complex regional pain syndrome type I, *Clin Nucl Med* 30:400-407, 2005.

Manaster BJ, May DA, Disler DG: *Musculoskeletal Imaging: THE REQUISITES*. St. Louis: Mosby, 2007, pp 394-396.

相关参考文献

Nuclear Medicine: THE REQUISITES, 3rd ed, pp 137-138.

点 评

导致关节周围放射性分布增加的其他原因包括炎性骨关节炎（如风湿性关节炎、假体置换术后早期改变、假体合并感染或松动）。而这些病不会累及整个肢体，这些病因不能解释此患者表现，而考虑Sudeck萎缩（交感神经反射性营养不良综合征）。交感神经反射性营养不良综合征是包括疼痛、肿胀、骨质疏松和晚期肢体萎缩的综合征。认为病因是神经源性，常与外伤、手术或疾病相关。

X线平片显示软组织肿胀和骨质疏松。骨显像在临床表现和放射学改变前即可显示异常。典型复杂性局部疼痛综合征表现为受累肢体血流相、血池相和延迟相放射性分布增高，还可见明显、特征性关节周围放射性分布增高。此病例可见上述所有特征。延迟相比灌注相和血池相诊断准确性更高，50%交感神经反射性营养不良患者的血流相和血池相可见放射性摄取增加，而95%的患者延迟相显示放射性摄取增加。

病例 76

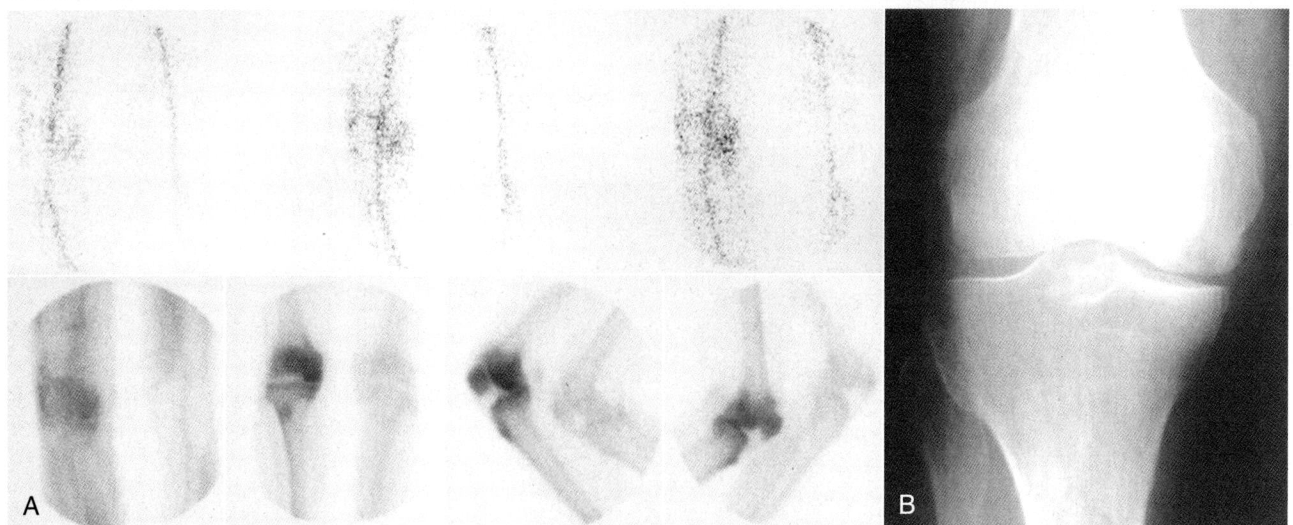

老年患者最近 3 个月出现右膝疼痛。

1．请描述骨显像表现，A 顶端，血流相；A 底端，血池相和延迟相。

2．根据这些表现给出鉴别诊断。

3．膝关节 X 线平片（B）。根据这些信息，最可能诊断是什么？

4．股骨头出现这种表现最常见原因是什么？

病例 76

骨骼系统：股骨髁自发性骨坏死

1. 血流相、血池相示右侧股骨内侧髁放射性分布增强。
2. 骨坏死、骨折、骨关节炎、原发性骨肿瘤。
3. 股骨内侧髁自发性坏死。
4. 外伤、皮质激素应用、血管炎、梗死（镰状细胞贫血，Gaucher 病）、酒精成瘾，Gcaisson 病（沉箱病）。

参考文献

Manaster BJ, May DA, Disler DG: *Musculoskeletal Imaging: THE REQUISITES*. St. Louis: Mosby, 1996, pp 347-354.

相关参考文献

Nuclear Medicine: THE REQUISITES, 3rd ed, pp 143-150.

点 评

骨三相阳性的关节周围病变能导致软骨下硬化、关节变形、骨坏死、剥脱性骨软骨炎。大部分骨有双重血液供应如骨膜血管和一个或多个营养动脉供应骨髓、小梁骨和皮质骨内侧部分。无骨膜血管供应的骨，由于其表面有关节软骨或关节囊，更容易出现缺血和骨坏死（无血管性骨坏死）。骨坏死也可以是特发性或不明原因。该患者是特发性骨坏死，是老年人膝关节突然发作的一种自发性代谢紊乱，常累及股骨内侧髁。骨显像异常早于 X 线平片显示的异常。其他原因导致的骨坏死，如应用皮质激素后，也会出现类似的骨显像表现，但常累及多个部位，包括股骨内侧髁和外侧髁、肱骨头和股骨头和距骨。剥脱性骨软骨炎可发生于儿童和成人，常累及股骨髁内侧表面，也可累及其他骨，包括距骨和肱骨小头。

病例 77

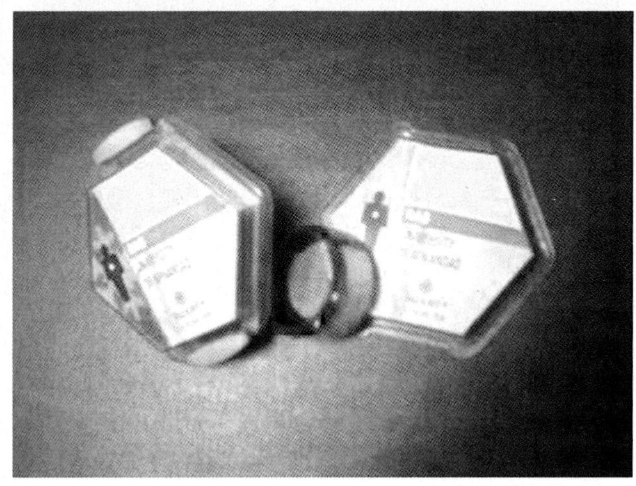

1．请描述胶片式射线计量仪和热释光戒指如何探测照射剂量？
2．美国核管理委员会（NRC）规定成人和未成年人每年的职业照射剂量是多大？
3．女性孕妇的照射剂量限值是多少？
4．ALARA 是什么意思？

病例 77

放射安全：个人辐射防护监测仪——胶片式射线计量仪和热释光戒指

1. 胶片式射线计量仪内有塑料包装的射线敏感胶片。根据 X 线胶片变黑的量可确定照射剂量。热释光戒指包含一小晶体，该晶体能吸收 γ 或高能 β 射线能量，晶体被加热后可发射光，测量发射光的量可估计照射剂量。
2. 成人职业照射限值：每年总有效剂量当量 5 拉姆（50 毫西弗）。未成年人每年总有效剂量当量是成人的 10%。
3. 一旦确认怀孕，整个孕期的照射剂量限值是 0.5 拉姆(5 毫西弗)。胚芽 / 胎儿在妊娠早期(11 ~ 56 天）对电离辐射最敏感。
4. ALARA 是 as low as reasonably achieveable 的缩写，即照射剂量在合理的前提下尽量降低。

参考文献

Cherry SR, Sorenson JA, Phelps ME: *Physics in Nuclear Medicine*, 3rd ed. Philadelphia: WB Saunders, 2003, pp 431, 433, 435-436, 439-440.

Siegel JA: *Guide for Diagnostic Nuclear Medicine and Radiopharmaceutical Therapy*. Reston, VA: Society of Nuclear Medicine, 2004.

相关参考文献

Nuclear Medicine: THE REQUISITES, 3rd ed, pp 16-17.

点 评

胶片式射线计量仪的塑料装置内有一个 X 线胶片，它能辨别 γ 射线、X 射线、高能 β 粒子，但不能识别低能 β 粒子。如胶片意外曝光，则所测结果无意义。热释光戒指的晶体（氟化锂或活性锰氯化钙）被加热后储存或吸收的能量以可见光形式释放，测量可见光的量可计算照射剂量。

为使个体照射剂量最小化，任何情况下增大工作人员和辐射源之间的距离非常重要。与辐射源的距离是 γ 时，照射剂量就减少到 $1/\gamma^2$，这是众人皆知的“平方反比定律”(即照射剂量与辐射源距离的平方呈反比)。例如距离是 10cm 时，5mCi ^{125}I 的照射剂量率是 75mr/hr，当距离变为 20cm 时照射剂量率就减少到（75mR/h）$(10/20)^2$= 18.75mR/h。

美国核管理委员会对剂量限值有法律要求，不能超过规定剂量限值。然而稍低于剂量限值的辐射也有潜在辐射危害。ALARA 是 NRC 要求放射工作人员不仅要将照射剂量控制在剂量限值范围内，而且要在合理的前提下尽可能降低照射剂量，同时应考虑技术提高、经济发展及公众健康和安全等。良好的辐射防护计划、辐射培训、实验室验收和行政管理可实现上述目标。

病例 78

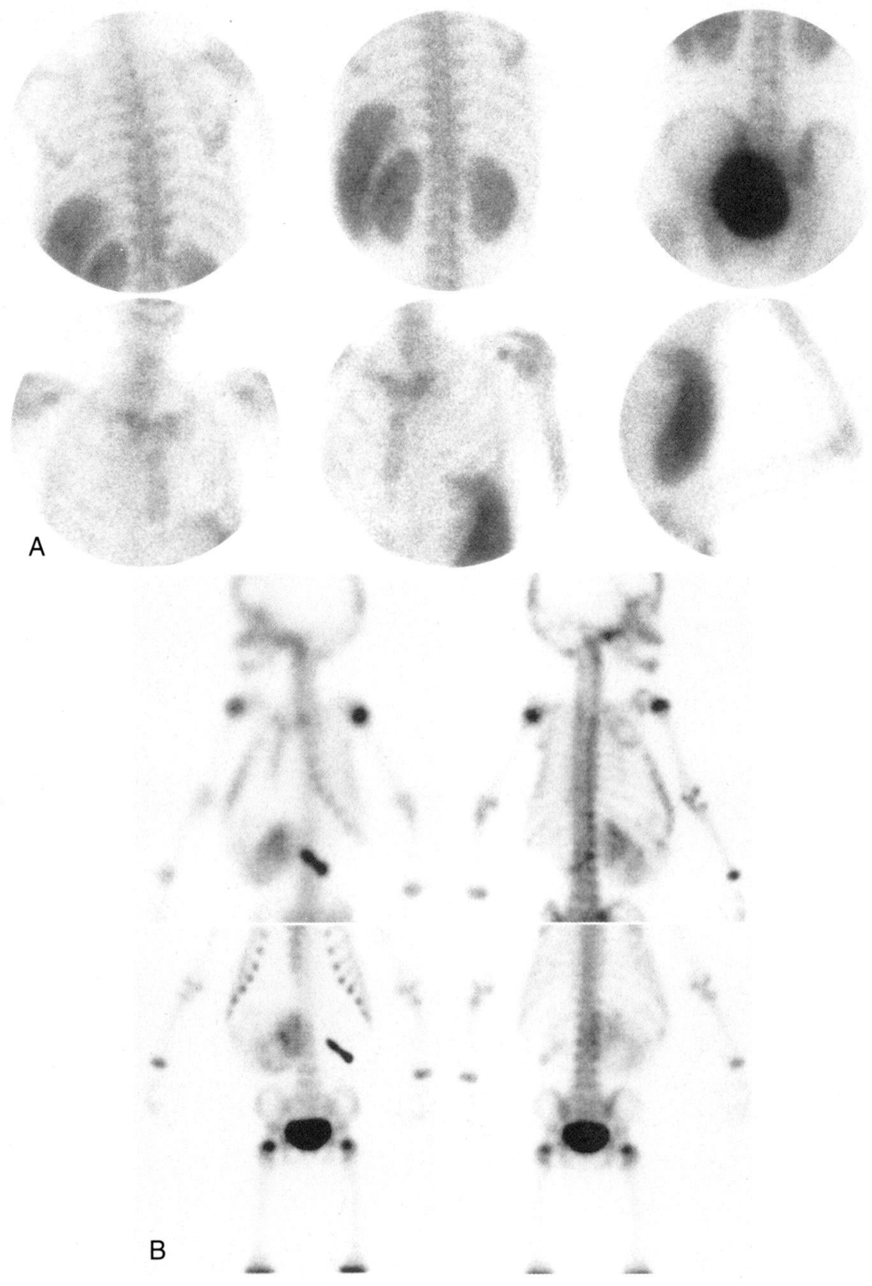

A，20 岁患者行全身骨显像。B，腹部超声发现 11 个月大婴儿肝占位。

1．请描述上述显像表现。

2．两患者软组织异常摄取显像剂的原因是什么？

3．除了肿瘤，哪种情况可能与患者 B 的表现相关？

4．患者 B 最可能的诊断是什么？

病例 78

骨骼系统：骨显像示脾和肝母细胞瘤摄取显像剂

1. A，骨显像示一均匀的放射性分布增高影，根据位置、形态似增大脾；双肾放射性分布增高。B，右上腹部可见一放射性分布不均的软组织影。
2. A，血液黏稠度增加：如镰状细胞疾病、地中海贫血、重型地中海贫血；含铁血黄素沉着；脾广泛被膜下血肿。B，肝母细胞瘤、神经母细胞瘤。
3. 软组织或器官外伤、肝挫伤或血肿、缺血性损伤（尽管放射性分布呈圆形而不呈血管分布）、慢性脓肿。
4. 根据患儿年龄、肝肿块摄取骨显像剂的特点，最可能诊断是肝母细胞瘤。

参考文献

Blickman H: *Pediatric Radiology: THE REQUISITES*, 2nd ed. St. Louis: Mosby, 1998, pp 137-138.

Silberstein EB, McAfee JG, Spasoff AP: *Diagnostic Patterns in Nuclear Medicine*. Reston, VA: Society of Nuclear Medicine, 1998, p 228.

相关参考文献

Nuclear Medicine: THE REQUISITES, 3rd ed, pp 124-125, 142-143.

点　　评

脾摄取骨显像剂最常见原因是镰状细胞疾病，骨骼发育成熟患者由于脾自发梗死而外形缩小；而儿童时期患儿脾外形可不变小。肾摄取骨显像剂可增高。骨显像提示骨梗死则支持镰状细胞疾病诊断。如有多发骨折或软组织挫伤，则脾外伤可能性大。诊断也可能是地中海贫血、重型地中海贫血和含铁血黄素沉着症。患者 A 患有镰状细胞贫血。

肝恶性肿瘤在婴儿和儿童较常见，在腹部恶性肿瘤排第三位，前两位是肾和肾上腺肿瘤。如患儿年龄小于 5 岁，最可能诊断是肝母细胞瘤、间叶细胞错构瘤、血管瘤。肝母细胞瘤是儿童最常见肝原发肿瘤；2/3 的患者发病年龄小于 2 岁。该病患儿腹部 X 线示 50% 的肝母细胞瘤病灶有钙化，与神经母细胞瘤相似，这是病灶摄取放射性骨显像剂的原因。行骨显像可诊断是否有骨转移。

病例 79

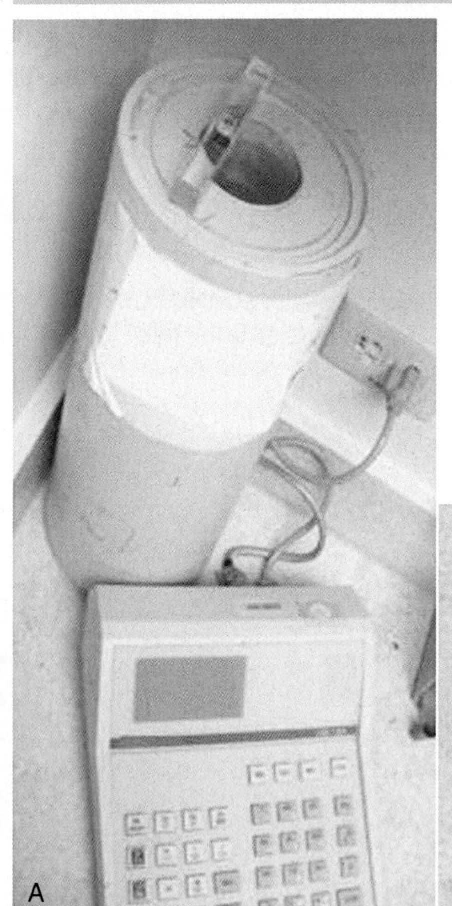
A

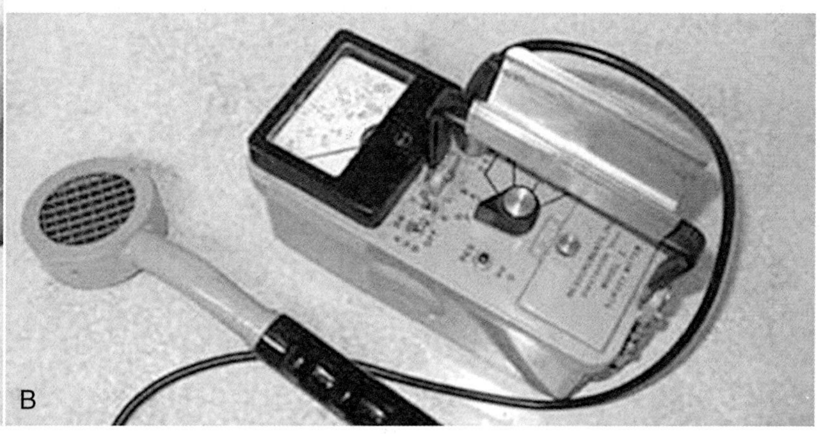
B

1．上图两个设备是什么？使用它们的目的是什么？
2．测量 ^{99m}Tc 与 ^{111}In 的程序是否一样，如不一样，它们之间有何不同？
3．多长时间应进行一次校正和常规质量控制？
4．图 B 中箭头所指开关的功能是什么？

病例 79

辐射安全：辐射探测仪器—剂量测量仪，盖 - 革（Geiger–M ü ller）计数器

1. A，放射性剂量测量仪，充满气体的电离箱可测量药物的活度。B，盖 - 革计数器，薄饼样探头可用于污染探测和区域监测。
2. 剂量测量仪：测量两种核素方法不一样。测量这两种核素前需要选择不同核素档，因射线能量和射线类型不同产生的电离数也不同。相同活度的放射性核素产生的电离数不同。盖 - 革计数器：该仪器测量测量两种核素程序是一样的，盖 - 革计数器不能鉴别不同能量和不同核素。
3. 剂量测量仪：每日检查稳定性，每个季度查准确性、线性，安装时和安装后测量几何 - 依赖反应。盖 - 革计数器：每天检查电池、本底计数率、稳定性，安装时校准，以后每年校准一次。
4. 这个开关可调节放大倍数（如 ×0.1，×10，×100），因此可测量很大范围的计数。

参考文献

Range NT: The AAPM/RSNA physics tutorial for residents: radiation detectors in nuclear medicine, *Radiographics* 19:481-502, 1999.

Zanzonico P: Routine quality control of clinical nuclear medicine instrumentation: a brief review, *J Nucl Med* 49:1114-1131, 2008.

相关参考文献

Nuclear Medicine: THE REQUISITES, 3rd ed, pp 17-18, 35.

点 评

国家标准和技术研究中心提供注册的、长半衰期同位素，这些同位素可测量核医学仪器的准确性。应该用一种以上（至少两种）不同的长半衰期核素，如用 Co-57（半衰期 271 天）和 Cs-137（半衰期 30 年）来校正剂量测量仪的准确性，并且不同核素间的变化不应大于 10%。^{137}Cs 可用于校正盖 - 革计数器。

盖 - 革计数器在盖革区运行时，接收高电压后出现电子雪崩且相互作用以至所测电流是相同的，与辐射产生的离子对数无关。电离室（剂量测量仪）如在饱和区域运行，测量的电流与电离辐射产生的原始离子对有关；α，β 和 γ 射线产生不同的电离辐射，因此电流数不同。盖 - 革计数器较剂量测量仪更敏感。盖 - 革计数器的增益开关能调整当前的放大因子。盖 - 革计数器测量的实际计数是刻度盘显示值乘以放大倍数，例如刻度盘指针指在 2.5K，放大因子是 ×10，则确切计数是 2500cpm × 10=25 000cpm。相反如指针指的是 2.5K，放大因子是 ×0.1，则确切计数是 2500cpm × 0.1=250cpm。

病例 80

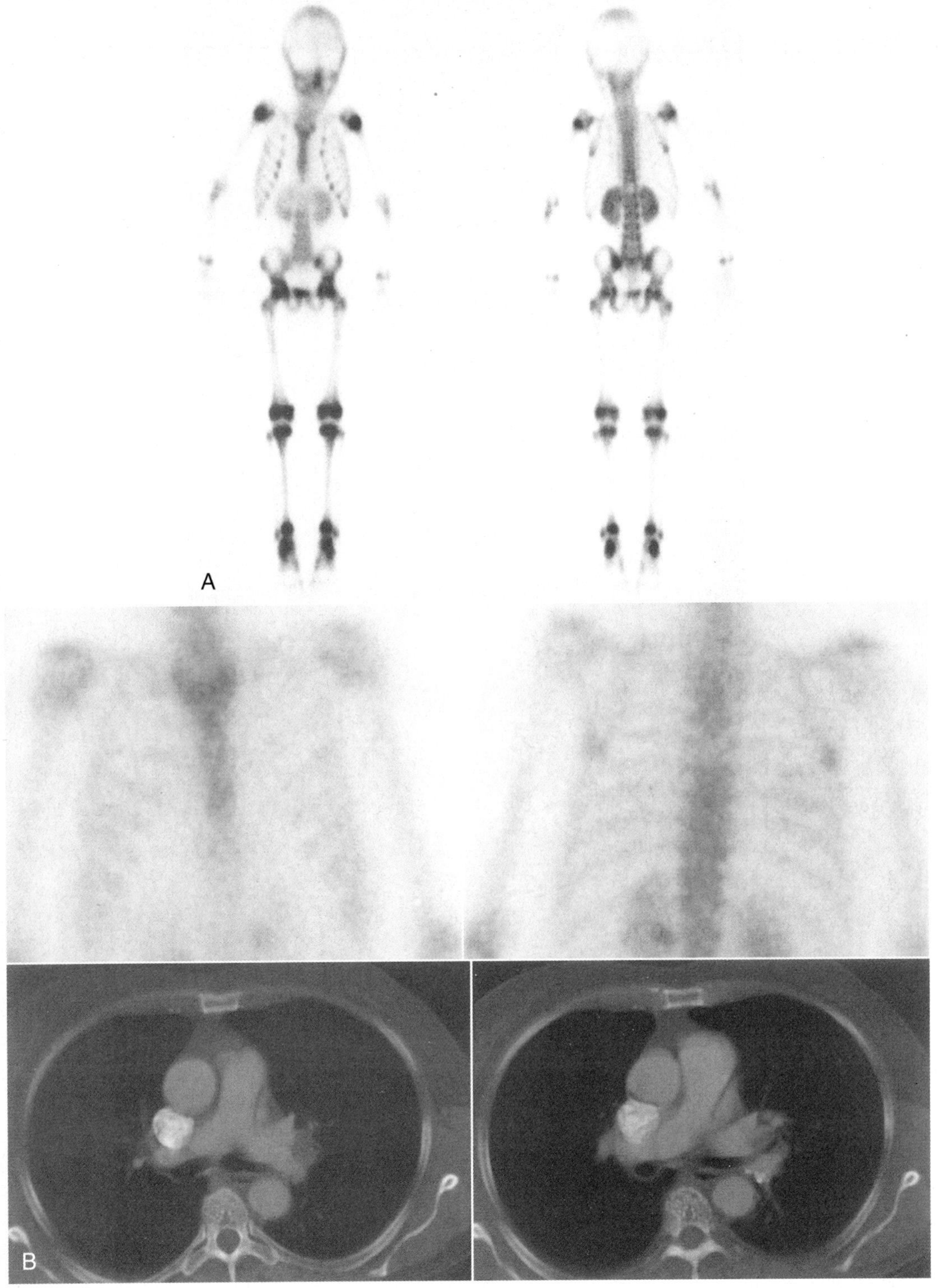

上面显示两患者图像。A，10 岁男孩因后背痛而行骨显像。B，60 岁男性患者新诊断为肺癌。图像包括骨显像和 CT 图像。

1．请描述两患者骨显像表现。
2．请对这些异常做出鉴别诊断。
3．请描述患者 A 骨外软组织的异常。
4．该患者软组织摄取显像剂最可能的两种原因是什么？

病例 80

骨骼系统：骨显像脊柱放射性分布缺损

1．A，第 11 胸椎放射性分布缺损。B，大约第 6 胸椎部位放射性分布减低。
2．良性或恶性肿瘤、骨髓炎、无血管性坏死、先天性或手术后缺损、伪影、放射治疗后。
3．肾皮质放射性摄取增强（皮质染色）。
4．肾毒性抗生素或化疗药物相关性间质性肾炎。

参考文献

Sopov V, Liberson A, Gorenberg M, et al: Cold vertebrae on bone scintigraphy, *Semin Nucl Med* 31:82-83, 2001.

相关参考文献

Nuclear Medicine: THE REQUISITES, 3rd ed, p 124.

点 评

患者 A 患有白血病，是此病例放射性分布缺损的原因。患者 B 诊断为胸椎血管瘤。骨显像上放射性分布缺损区最常见原因是无血管性坏死（如外伤后、镰状细胞疾病）、放射治疗导致纤维化、恶性肿瘤，特别是破骨性或溶骨性病变（如多发骨髓瘤、肾细胞癌和甲状腺癌）。骨髓炎也可显示为放射性分布缺损区，特别是儿童患者。脊索瘤、浆细胞瘤、曾行假体置换术均是冷区形成的原因。体外异物使射线衰减也可出现冷区，如珠宝类、皮带扣、衣服纽扣、硬币或胃肠道钡剂。

骨显像时肾皮质摄取放射性显像剂并不少见，特别是使用肾毒性化疗药物后或有转移性钙化。双肾完全梗阻也可呈这种表现。病例 A 膀胱内未见放射性，且本底计数高。镰状细胞贫血患者由于血流缓慢、微小钙化形成，双肾皮质放射性摄取增加。

患者 B 的 CT 示椎体外形完整、骨小梁明显、间隔增宽和硬化，未见软组织成分。血管瘤一般没有临床症状，大多是偶然发现。骨显像上放射性摄取有多种表现形式，最多见表现是放射性分布与周围组织相似，而不容易被识别出来。然而也可表现为放射性分布缺损（如患者 B）或放射性摄取增加。骨内血管瘤最常见于脊柱（75%），但也可以发生于颅骨和面骨。

病例 81

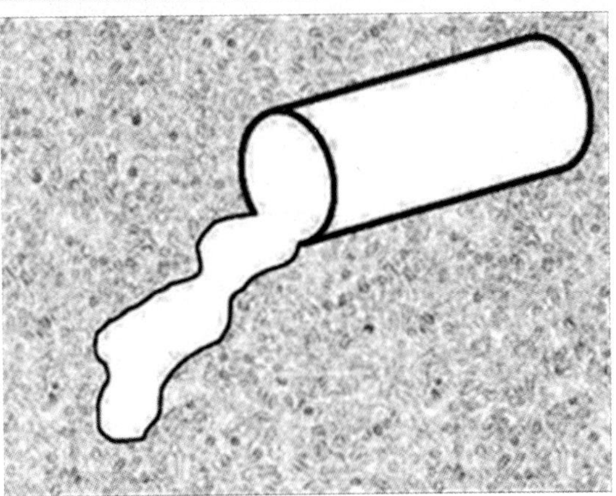

1．放射性药物喷洒后的三个重要步骤是什么？

2．放射性物质污染地面或工作台面后，应用哪种物质清洗？

3．什么是小喷洒？什么是大喷洒？

4．如果衣物被污染应如何处理？

病例 81

放射性安全：放射性物质喷洒

1. ①尽快通知喷洒区工作人员和放射安全委员会相关人员。②控制喷洒物，通常用可吸收纸巾。③去除污染。
2. 肥皂和水。同时戴手套，穿一次性实验室外套和鞋套。
3. 核医学科大部分诊断剂量的喷洒是小喷洒。小喷洒意味着累及范围小和照射剂量低。大喷洒是指累及较大区域或喷洒到限制区外，对外部或内部均有危险，且可空气传播（距离 1 米> 5 毫拉德 / 小时）。
4. 脱掉被污染衣物并放在一塑料袋中。用温水和肥皂清洗污染的部位。

参考文献

Cherry SR, Sorenson JA, Phelps ME: *Physics in Nuclear Medicine*, 3rd ed. Philadelphia: WB Saunders, 2003, pp 431, 433, 435-436, 439-440.
Lombardi MH: *Radiation Safety in Nuclear Medicine*. Boca Raton, FL: CRC Press, 2006, p 58.
Siegel JA: *Guide for Diagnostic Nuclear Medicine and Radiopharmaceutical Therapy*. Reston, VA: Society of Nuclear Medicine, 2004, pp 40-41.

相关参考文献

Nuclear Medicine: THE REQUISITES, 3rd ed, pp 16-17.

点 评

放射性物质喷洒后首先通知喷洒区工作人员，并尽快离开此区域，然后通知辐射管理相关人员。用可吸收衬垫清理喷洒的放射性物质、戴手套、穿实验室外套、戴眼罩、套鞋套，关闭污染区门，隔离污染人群，用测量范围大的辐射探测器监测污染区和污染人群。污染人群首先进行清洗，然后再对污染区进行去污处理。将污染物品放入塑料袋并装入放射性废物储存桶。

放射性大喷洒和小喷洒处理方式基本相同。污染区工作人员不要沾上污染物、尽快离开污染区、关好污染区的门、如可能则屏蔽污染源。管理部门和机构应检查喷洒原因并确定是否有必要改变操作方法（如改变操作程序、辐射安全培训）。

病例 82

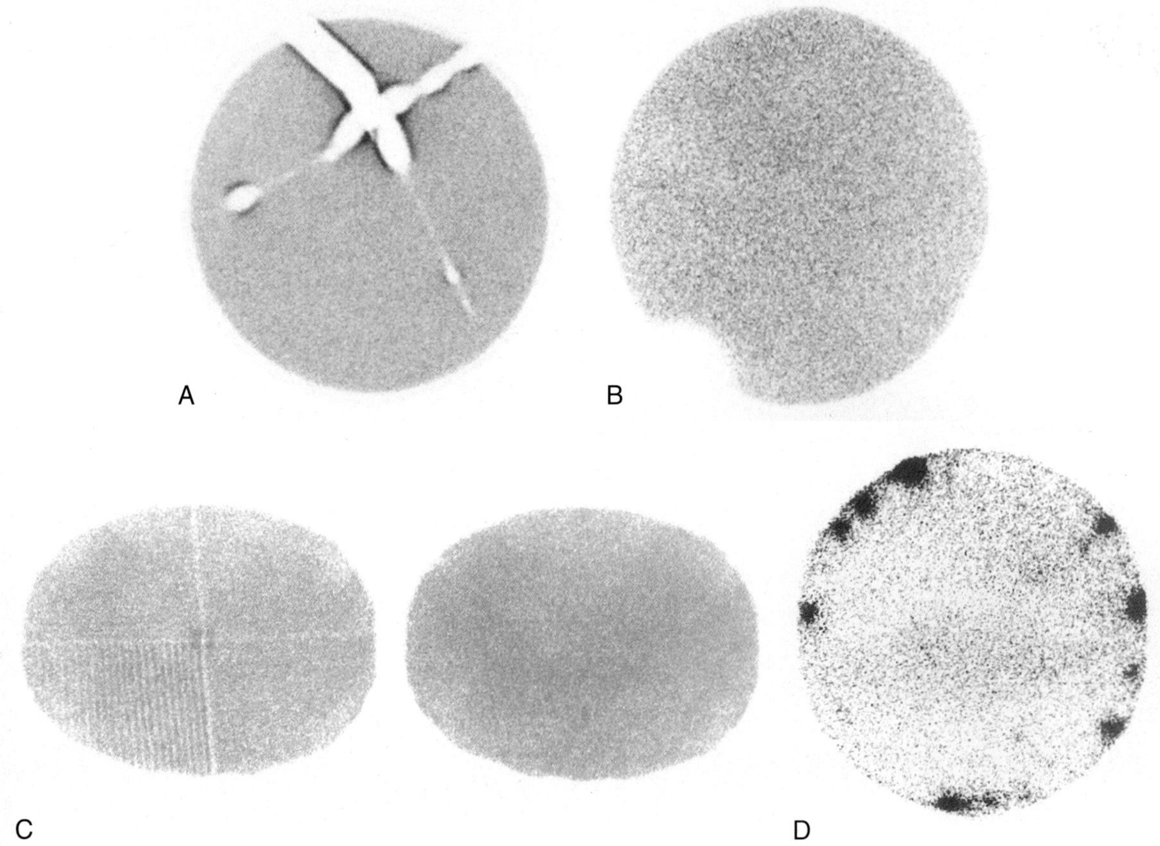

请描述上图的可能原因，γ 相机质控出现上述异常情况时你的建议是什么？

1．A．

2．B．

3．C．左图和右图的方法有何不同？

4．D．

病例 82

质控：γ 相机均匀性

1. A，晶体碎裂（购买新的晶体并更换）。
2. B，光电倍增管故障（呼叫售后服务工程师）。
3. C，失真（非圆形）和不均匀图像。左图，测线性和分辨率时放置了铅棒四分模型。右图，仅仅是均匀性，需要电子调谐；应呼叫售后服务工程师处理。
4. D，晶体表面有放射性污染（清洗探头表面或等放射性核素衰变 10 个半衰期）。

参考文献

Christian PE, Waterstram-Rich K: *Nuclear Medicine and PET/CT Technology and Techniques*. Philadelphia: Elsevier/Mosby, 2007, pp 88-98.

相关参考文献

Nuclear Medicine: THE REQUISITES, 3rd ed, pp 44-51.

点　评

γ 相机由一个碘化钠晶体和大量光电倍增管组成。γ 射线进入晶体后，经过光电效应和康普顿运动最后被吸收。射线通过晶体时 γ 相机的反应应该均匀。然而由于空间失真、定位的系统误差、光转换效率变化等使 γ 相机存在固有不均匀性。数字微处理器可校正固有不均匀性。调整光电倍增管的输出可实现输出的均匀。

患者显像前应每天行 γ 相机的均匀性质控。质控方法有多种。一种方法是离探头 3 ~ 5 英尺处（一般悬挂于探头上方）放置一 ^{99m}Tc 放射源测量不带准直器的（固有均匀性）日常均匀性。另一方法是测带准直器（系统均匀性），均匀性放射源直接放在探头上。放射源常用固定于树脂玻璃的 ^{57}Co（122kev；半衰期：270 天）；或 ^{99m}Tc 与水混合后装入树脂玻璃板内。

光电倍增管和均匀性校正电路良好 γ 相机的均匀性图像应很均匀。均匀性图像可评价晶体、光电倍增管、前置放大器、脉冲高度分析器、电子学线路和显示系统。铅棒四分模型（图像 C）主要评价线性和空间分布率，每周一次即可。铅棒模型放置在放射源和准直器之间。

病例 83

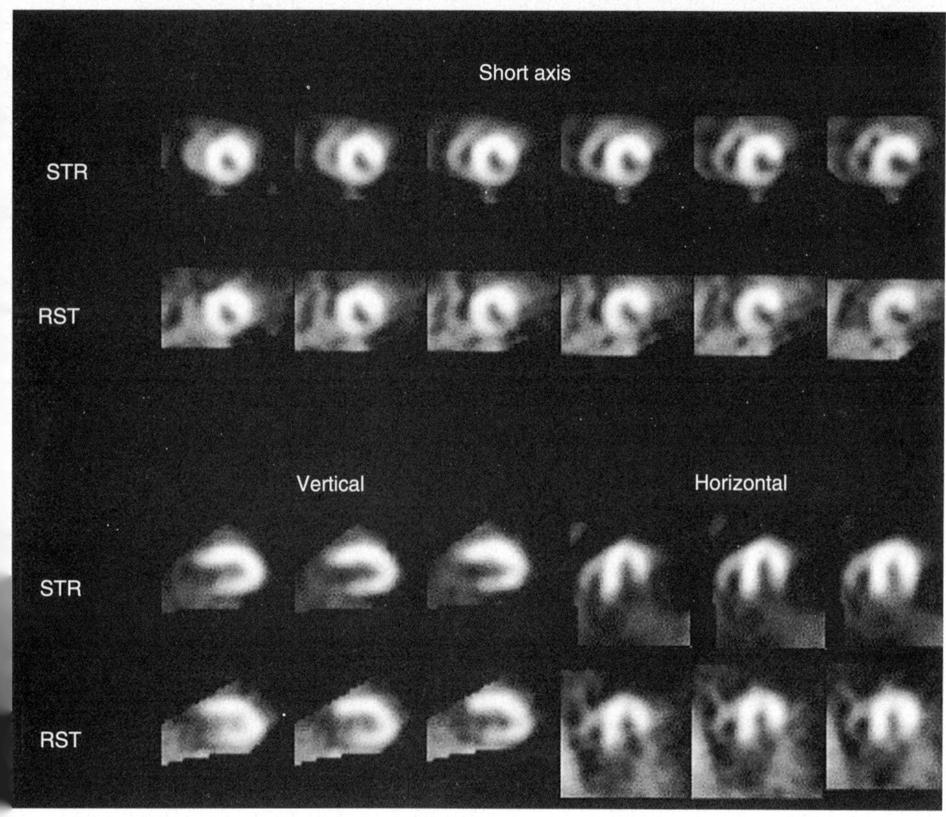

50 岁男性患者有心肌梗死病史，最近出现胸痛建议行负荷心肌显像，目标心率 60%时由于体力原因患者停止踏车，当时 METS（代谢当量）是 4.0。

1．运动负荷心肌显像时，踏车终止的指征是什么？
2．请描述患者负荷和静息心肌灌注 SPECT 显像的表现。
3．请给出鉴别诊断和可能累及的血管。
4．请描述其他影响显像结果的因素。

病例 83

心血管系统：下侧壁心肌梗死

1. 终止踏车的指征包括严重心绞痛、血压下降、频发室性早搏（PVCs）或 ST-T 段抬高提示急性心肌梗死。或者疲劳、腿疼、呼吸困难患者不能继续踏车。
2. 除心尖，负荷和静息心肌显像示基底部侧壁、下壁、下侧壁固定性放射性缺损。
3. 鉴别诊断是心肌梗死，累及血管是冠脉回旋支。
4. 负荷未达目标心率。

参考文献

Wackers FJTh: Coronary artery disease: exercise stress. In: Zaret BL, Beller GA (eds): *Clinical Nuclear Cardiology*, 3rd ed. Philadelphia: Elsevier, 2005, pp 215-232.

相关参考文献

Nuclear Medicine: THE REQUISITES, 3rd ed, pp 461-467.

点 评

负荷心肌显像的前提是心脏负荷量必须达到能显示缺血的程度。血压和心率变化可反应是否达到目标负荷量。正确、足够运动负荷终止标准是心率达年龄预计最大心率：(220 – 年龄）×85%。临床常间接测量心肌氧消耗量，因心肌氧消耗量与心脏负荷成正比。静息时健康人氧消耗量大约是 3.5ml/kg/min 或 1METS。氧消耗量或 METS 与 Bruce 协议下运动持续时间有很好相关性。运动时可提供有价值的心肺功能信息，踏车运动负荷试验较药物负荷试验更好，如条件允许最好行运动负荷试验。Bruce 协议是最常用的运动协议。然而有时也使用其他运动协议，协议间的主要不同是负荷增加量不一样。理想情况下负荷应达该患者的极量，或患者出现症状而停止运动。考虑到患者安全(如心肌梗死后)常使用次极量运动负荷。此患者运动负荷未达次极量不能排除心肌缺血。药物负荷心肌显像对此患者是更好的选择。如果运动负荷未达到次极量，可再行药物负荷心肌显像。

病例 84

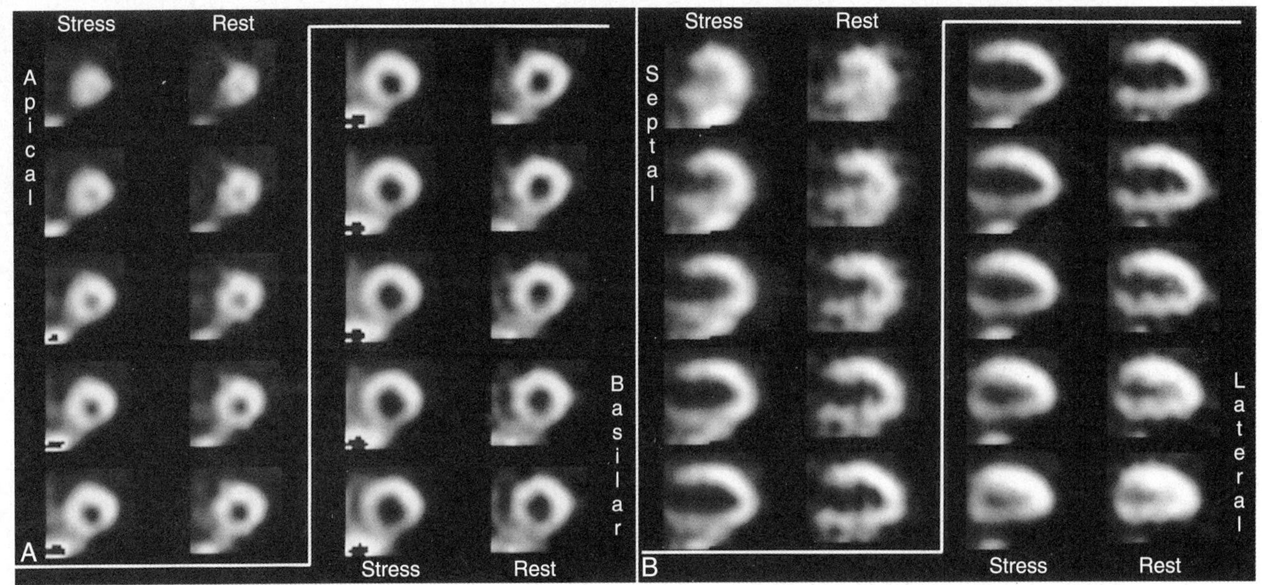

53岁男性患者近期因心肌梗死而入院，出院前行腺苷负荷心肌显像。上图显示SPECT短轴(A)和垂直长轴(B)图像。

1．请描述SPECT表现。
2．请叙述可能累及的冠状动脉。
3．请对上述图像做出解释。
4．此显像能提供哪些预后的信息。

病例 84

心血管系统：腺苷诱发下壁缺血

1．灌注缺损累及整个下壁并延伸到心尖，远离心尖的下壁呈部分可逆表现。
2．右侧冠状动脉。
3．下壁缺血合并不完全可逆性灌注缺损，后者代表心肌梗死或冬眠心肌伴轻度缺血。
4．此患者有再次出现心脏事件的风险，如心肌梗死或死亡。

参考文献

Brown KA, Heller GV, Landin RS, et al: Early dipyridamole Tc-99m sestamibi SPECT imaging 2 to 4 days after acute myocardial infarction predicts in-hospital and postdischarge cardiac events: comparison with submaximal exercise imaging, *Circulation* 100:2060-2066, 1999.

相关参考文献

Nuclear Medicine: THE REQUISITES, 3rd ed, pp 461-465.

点 评

心肌梗死后早期次极量踏车运动负荷显像或血管扩张剂负荷心肌显像非常安全。双嘧达莫负荷心肌显像在患者危险分层方面优于次极量踏车运动负荷显像。该患者 SPECT 图像显示可逆，但不是完全可逆，提示缺血与纤维化或冬眠心肌（心肌细胞存活但血流量减少心肌细胞功能异常）共存的可能性。门控 SPECT 显像观察室壁运动、FDG 心肌细胞代谢显像、^{201}Tl 静息心肌灌注显像可评估存活心肌的范围。

正常男性心肌灌注显像示下壁放射性分布减低，可能是由于膈肌衰减或膈下软组织或器官衰减所致。一般情况下衰减导致放射性分布减低表现为固定缺损，不容易与下壁心梗相鉴别。衰减校正图像或门控 SPECT 显像示室壁运动和心肌增厚正常，提示放射性分布缺损是衰减所致而不是心梗所致。

SPECT 心肌显像能提供该患者的预后信息。多项研究显示静息心肌显像或负荷诱发的心肌显像异常是独立的不良事件预测指标。该患者心脏不良事件发生的风险高（如心肌梗死或死亡），应考虑血管重建术。

病例 85

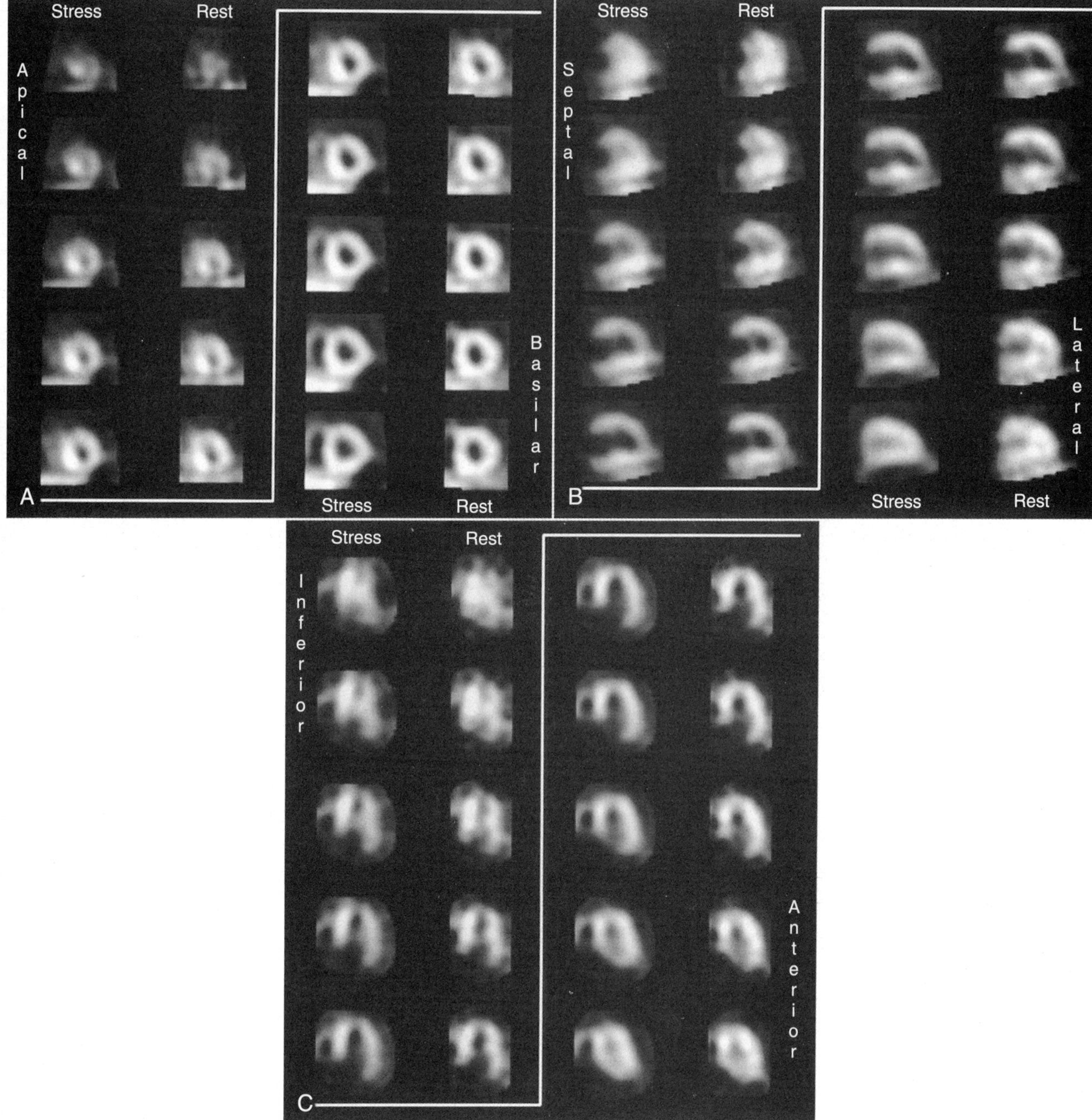

SPECT 腺苷负荷 / 静息心肌灌注显像（短轴［A］，垂直长轴［B］，水平长轴［C］图像）。

1．腺苷负荷心肌显像的临床适应证是什么？

2．请列出静脉注射腺苷的禁忌证。

3．请描述腺苷负荷心肌显像过程（A），腺苷效果持续时间（B）和出现腺苷副作用的处理程序（C）。

4．请描述 SPECT 的表现和诊断。

病例 85

心血管系统：腺苷负荷心肌显像——心尖心肌梗死、前侧壁缺血

1. 不能行运动负荷心肌显像的患者建议行腺苷负荷心肌显像。
2. Ⅱ度或Ⅲ度房室传导阻滞、支气管痉挛性肺部疾病、腺苷过敏。
3. A，静脉注射腺苷持续 6min（140μg/kg/min），注射 3min 后注入显像剂，继续输注 3min。B，腺苷能从血液循环快速清除（半衰期为 10s），停止输注 2 ~ 3min 就恢复到输注前状态。C，停止输注。
4. 负荷和静息心肌显像示心尖部小的、中重度固定放射性分布缺损，提示为心肌梗死。与负荷心肌显像相比静息心肌显像示前壁和侧壁放射性填充，提示为轻度 / 中度前侧壁缺血。

参考文献

Botvinick EH: Current methods of pharmacologic stress testing and the potential advantages of new agents, *J Nucl Med Technol* 37:14-25, 2009.

相关参考文献

Nuclear Medicine: THE REQUISITES, 3rd ed, pp 461-466.

点　评

腺苷是一种有效的冠脉扩张药，能显示冠心病（CAD）患者不同部位冠脉血流储备的差异。部分狭窄的冠脉不能像正常冠脉那样扩张，而出现显像剂分布的不均匀。腺苷负荷心肌显像与运动负荷心肌显像的图像相似，然而生理机制完全不同。运动负荷通过增加心脏负荷而诱发心肌缺血。两种方法诊断的准确性相似。药物负荷心肌显像用于不能行运动负荷的患者（如间歇性跛行、严重关节炎、乏力、身体虚弱等）。

茶碱类药物和咖啡因可抑制腺苷和双嘧达莫的药效，因此药物负荷心肌显像前禁止使用这两类药物。腺苷和双嘧达莫的副作用相似，因为这两种药物都是通过刺激肾上腺素受体而发挥作用。常见副作用是胸痛、头痛和眩晕。与双嘧达莫相比腺苷的副作用更常见，但持续时间短，容易控制。使用腺苷时会出现传导异常：10%的患者出现Ⅰ度房室传导阻滞，4%的患者出现短暂Ⅱ度房室传导阻滞，少于1%的患者出现Ⅲ度房室传导阻滞。由于腺苷作用时间短，副作用时间短且不严重。

病例 86

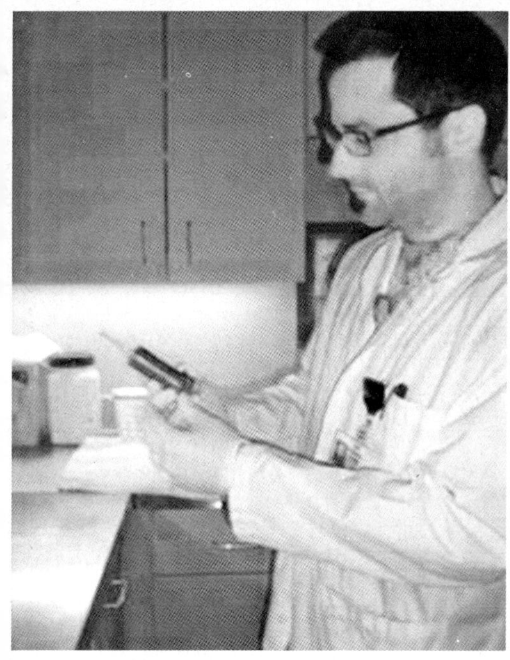

场景 1：35 岁患者应给予 7mCi ^{131}I，但却给了 27mCi。

场景 2：55 岁患者应注射 5mCi ^{111}In- 标记白细胞，却注射了 5mCi^{99m}Tc-HMPAO 标记白细胞。

场景 3：18 岁患者应给予 10mCi^{99m}Tc-SC，却将 10mCi^{99m}Tc-SC 给予其他患者。

场景 4：56 岁患者应用 40mCi^{99m}Tc-DTPA 行肺通气显像，却将该药物注射到体内。

场景 5：45 岁患者应注射 20mCi ^{99m}Tc-MDP，却注射了 40mCi。

1．按照美国核管理委员会（NRC），你认为哪一种场景是可报告医疗事故？
2．哪一场景是放射性物质的可报告医疗事故？
3．以前用于可报告医疗事故的术语是什么？
4．如出现核医学医疗事故，下一步应该采取哪些措施？

病例 86

放射安全：医疗事故

1. 除场景 5，其余所有场景均是可报告医疗事故。
2. 美国核管理委员会的相关规定指出可报告医疗事故必须满足以下两个标准：(a) 计划剂量和使用剂量之间的差距超过每年职业剂量限值（成人 5 拉姆，胎儿或婴儿 0.5 拉姆）和（b）使用放射性药物时发生以下情况：用错药物、给药途径错误、给错患者、与计划用药量差距大于 20%（多于计划量或少于计划量）。
3. 管理不当，现在不再使用这个词。
4. 尽量使副作用最小化（如使用灌肠剂、缓泻药、催吐、洗胃、利尿、饮水、使用阻滞甲状腺、腮腺和胃摄取的药物）。立即通知有责任的核医学医生、患者和放射安全官员。并将事故报告给美国核管理委员会（NRC)。

参考文献

Siegel JA: *Guide for Diagnostic Nuclear Medicine and Radiopharmaceutical Therapy*. Reston, VA: Society of Nuclear Medicine, 2004, pp 10-11.

U.S. Nuclear Regulatory Agency: Medical Use of Bypass Material, 10 CFR Part 35.3045. Revised 2002.

相关参考文献

Nuclear Medicine; THE REQUISITES, 3rd ed, pp 16-17.

点 评

美国核管理委员会要求放射工作人员许可证持有人应报告医疗事故，因事故表明医生处方管理存在技术或质量保证问题。剂量错误（如 20%）提示治疗执行存在问题，必须修改诊疗程序，然而并不意味着错误一定对患者造成损害。医生必须对患者过度照射或不正确治疗造成的损害做出评估。

下面的这些方法能使可报告医疗事故发生率降到最低：确保标签正确、核对患者身份；仔细核对相关资料、包括申请单；所有工作人员学习事故应急处理方法；明确责任；忙碌时尽量不分散注意力；建立有效的质量保证体系；正确测量放射性活度；建立清晰的事故报告途径。

病例 87

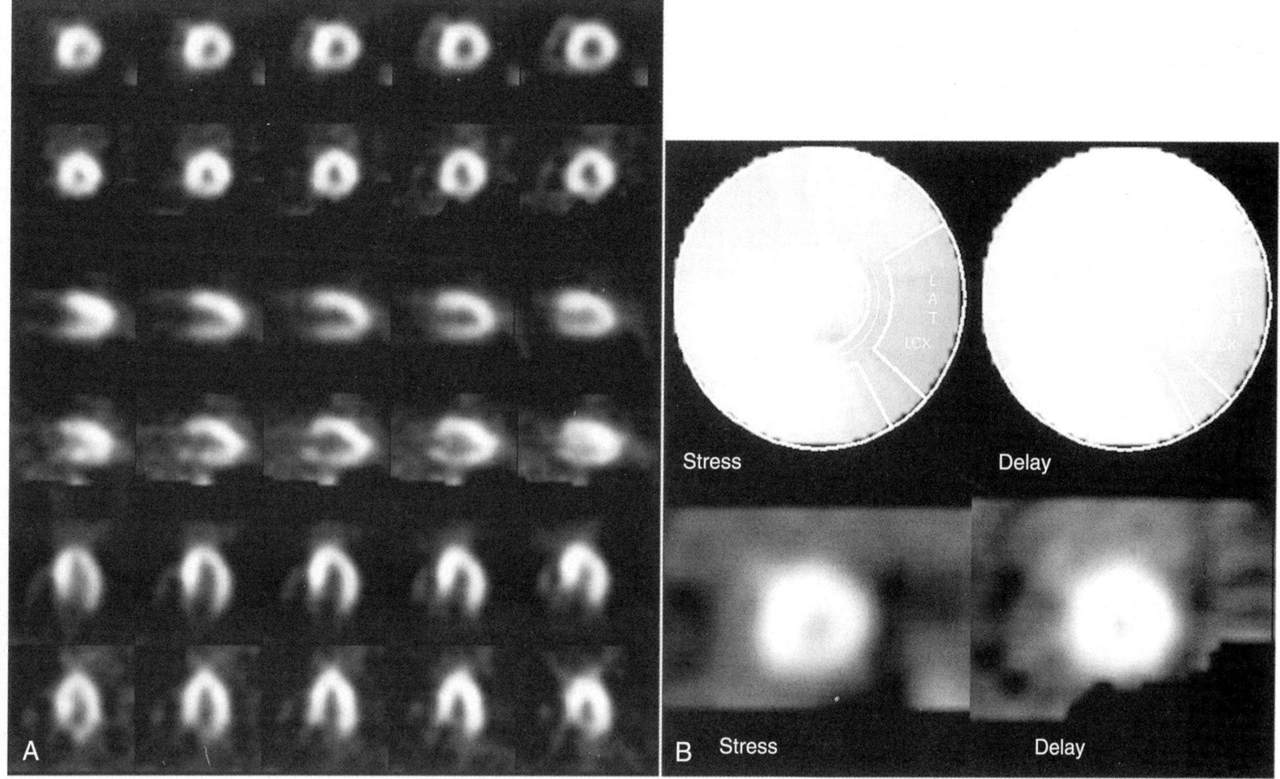

1．请描述上述负荷心肌显像（A，顶端）和静息心肌显像（A，底端）表现。

2．请描述如何得到靶心图（B，顶端），该图能不能证实你所描述的图像异常。

3．请列出靶心图定量分析心肌灌注 SPECT 图像时可能出现的错误。

4．请描写可能的罪犯血管。请列出心肌显像检查报告应包括的异常内容。

病例 87

心血管系统：靶心图，检查报告

1. 负荷心肌显像示前壁、侧壁和下壁血流灌注减低。静息心肌显像示前壁和侧壁血流灌注正常，下壁血流灌注不完全正常。与左回旋支缺血和右侧冠状动脉梗塞相一致。
2. 靶心图是短轴图像相互叠加形成的图像，心尖放在靶心图中心，基底部作为靶心图最外层。靶心图结果与灌注显像结果相一致。
3. 错误配准 / 未对准，使用不适当的参照数据库。
4. 心肌显像报告应包括受累部位程度、严重性和灌注异常的可逆性。如行门控心肌显像则应该包括左室射血分数（LVEF）、室壁运动（可包括或不包括室壁增厚率）。注意观察明显冠心病的辅助征象（如负荷诱导的左室心腔扩大）。

参考文献

Cooke CD, Faber TL, Areeda JS, et al: Advanced computer methods in cardiac SPECT. In: DePuey G, Garcia EV, Berman DS (eds): *Cardiac SPECT Imaging*, 2nd ed. Philadelphia: Lippincott Williams & Wilkins, 2001, pp 65-80.

Watson DD: Quantitative SPECT techniques, *Semin Nucl Med* 29:298-318, 1999.

相关参考文献

Nuclear Medicine: THE REQUISITES, 3rd ed, pp 480-481.

点 评

靶心图或牛眼图可显示左心室负荷和静息心肌显像的相关信息。短轴图像叠加在一起，心尖构成靶心图中心，基底部构成靶心图边缘。所有层面叠加图像的计数与彩色编码联合，就可快速、全面了解心肌灌注情况。所有层图像的圆周剖面计数与颜色编码图像联合，可对心脏功能有快速、全面了解。每一周围剖面计数与计数标准化后的颜色编码匹配，很容易显示异常部位。如极坐标靶心图包含灌注缺损定量指标和静息与负荷变化百分比，则靶心图价值更大。然而需要正常数据库作对比，很多医院没有此数据库。靶心图即使没有显示定量指标，也有重要临床价值（如显示负荷和静息心肌图像的不同，证实灌注显像所示异常）。其他国家的核医学科定量数据仅是图像分析的辅助指标，而不单独分析。近年来心肌显像可三维定量显示。

病例 88

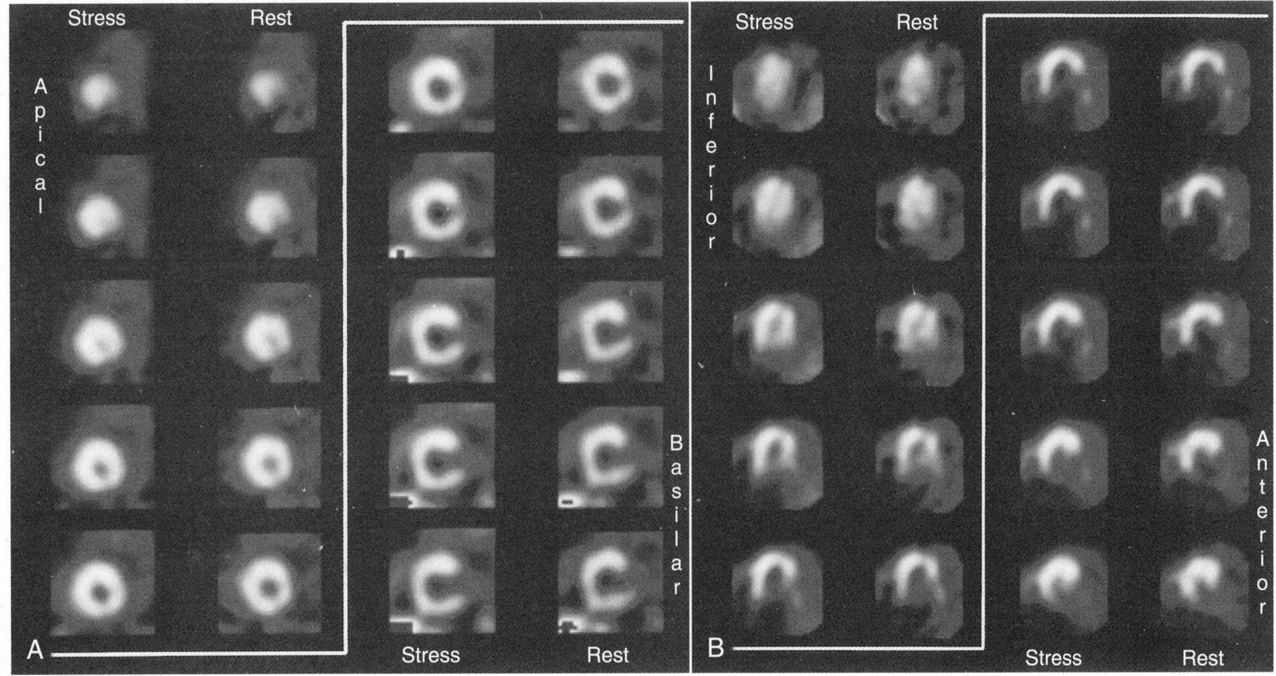

患者有房颤病史且基础心率较快。患者仅仅运动 3.5min、3.0METS（代谢当量），达到年龄预计最大心率的 60%。SPECT 短轴（A）和水平长轴（B）心肌灌注显像图像。

1．请描述心肌灌注显像的异常。
2．请描述其他异常表现。
3．最可能的罪犯动脉是哪一个？
4．请描述不能达到年龄预计最大心率的重要性。

病例 88

心血管系统：运动负荷不够

1．整个侧壁固定性放射性分布缺损。
2．负荷和静息心肌显像均可见左室心腔增大。
3．左侧回旋支。
4．可能导致心肌显像出现假阴性。

参考文献

Wackers FJTh: Coronary artery disease: exercise stress. In: Zaret BL, Beller GA (eds): *Clinical Nuclear Cardiology*, 3rd ed. Philadelphia: Elsevier, 2005, pp 215-232.

相关参考文献

Nuclear Medicine: THE REQUISITES, 3rd ed, pp 458-466.

点 评

明显的冠状动脉狭窄使冠脉管径小于正常 10% 时，静息心肌显像仍可能正常。固定性狭窄血管的血流储备有限，运动或药物负荷通过增加冠脉血流量可显示冠状动脉狭窄部位与正常冠脉供血部位间的不一致。如不能达到足够运动负荷，则出现心肌显像诊断缺血的假阴性；即使显示缺血，也可能低估缺血面积或严重性。因此心肌显像报告应说明患者仅达到一较低运动负荷量，低负荷量降低了诊断缺血的敏感性。低 METS（代谢当量）与运动负荷小及负荷持续时间短相一致。

一些药物可导致心肌显像假阴性。例如 β 受体阻滞剂可阻止患者运动时达最大心率。硝酸盐或钙离子通道阻滞剂也会使心肌显像出现假阴性。一些病例临床不允许停这些药物。当显像目的是评估治疗缺血的药物剂量时，就必须继续药物治疗。有些患者诊断冠心病（CAD）并不是目标，因为他们已接受 CAD 治疗。

病例 89

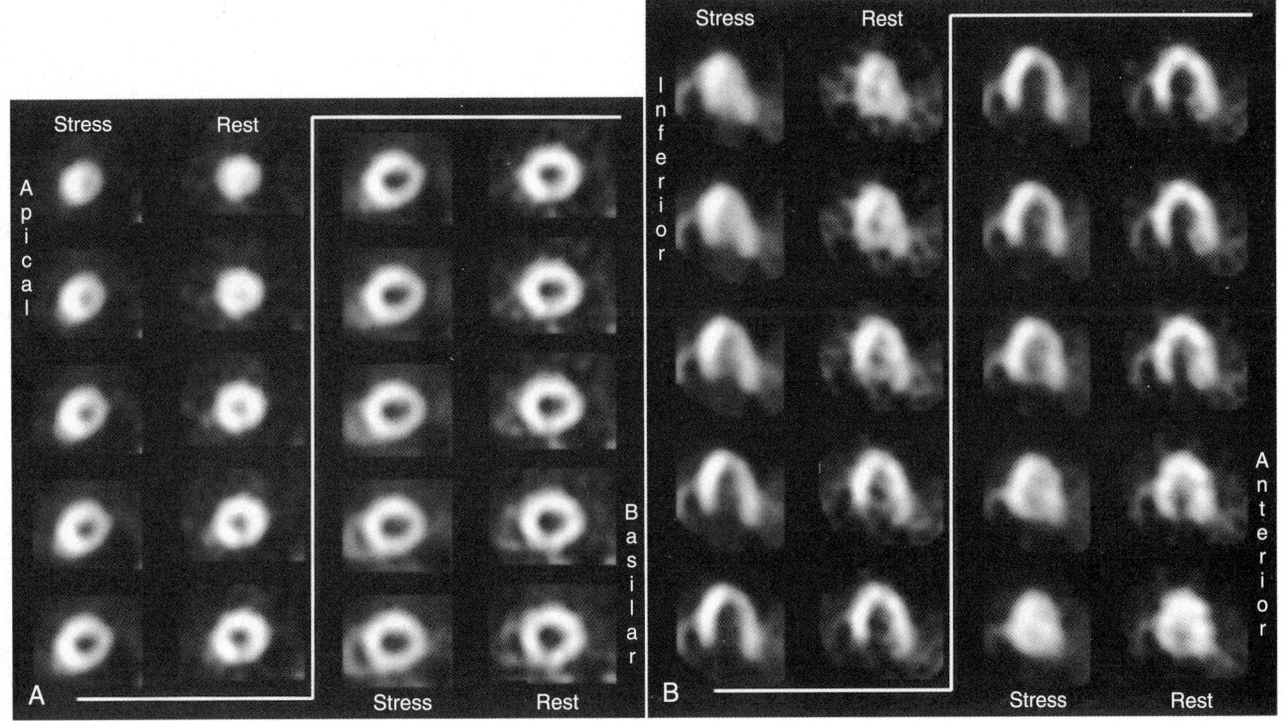

60 岁糖尿病患者有严重慢性阻塞性肺部疾病（COPD），心电图异常、无胸痛建议行负荷心肌显像，平常使用步行器。下图显示的是短轴（A）和水平长轴（B）SPECT 心肌灌注显像。

1．该患者应行哪种负荷心肌显像？为什么？

2．请描述心肌灌注显像的异常表现。

3．最可能的罪犯血管是哪一个？

4．请描述显像所示异常与患者症状之间的不一致性。

病例 89

心血管系统：隐匿性侧壁缺血

1. 多巴胺药物负荷心肌显像。平常使用步行器的患者不能达到所要求的运动负荷。严重支气管痉挛性肺部疾病是腺苷或双嘧达莫使用的禁忌证。
2. 负荷心肌显像示整个侧壁延伸到前侧壁、下侧壁、心尖中重度灌注缺损，而静息心肌显像示上述部位放射性分布基本正常。小部分下壁可见不完全可逆性灌注缺损。
3. 左侧回旋支。
4. 隐匿性心肌缺血，这种缺血在糖尿病患者并不少见。

参考文献

Wackers FJ, Young LH, Inzucchi SE, et al: Detection of silent myocardial ischemia in asymptomatic diabetic subjects: the DIAD study, *Diabetes Care* 27:1954-1961, 2004.

相关参考文献

Nuclear Medicine: THE REQUISITES, 3rd ed, pp 501-503.

点 评

隐匿性心肌缺血的定义是冠状动脉病变明显而没有心绞痛症状。因此这种患者直至出现严重后果时才诊断为冠心病，严重后果包括大面积心肌梗死、缺血性心肌病和死亡。糖尿病患者由于自主神经病变，患隐匿性心肌缺血的风险增加。研究表明任何灌注异常或负荷诱导灌注异常是独立的心脏不良事件预测指标。根据上述显像结果这个患者尽管没有心绞痛症状，但有发生不良事件（如急性心肌梗死、死亡）的风险，只有行血管重建术才能降低这种风险。

此病例有严重 COPD，不能行双嘧达莫或腺苷等冠脉扩张药物的负荷心肌显像，且是这两种药物的禁忌证，因这些药物可能导致支气管痉挛。多巴胺是一种合成的儿茶酚胺，通过提高心率和血压而增加心脏负荷。该患者很适合多巴胺负荷心肌显像（即该患者不能运动且患有支气管痉挛性肺部疾病）。负荷显像前，应检查患者是否有多巴胺的相对禁忌证，如近期心肌梗死、不稳定心绞痛、血流动力学异常如左心室流出道阻塞、房性快速心律失常、室性心动过速、难以控制的高血压、主动脉夹层、大动脉瘤。

病例 90

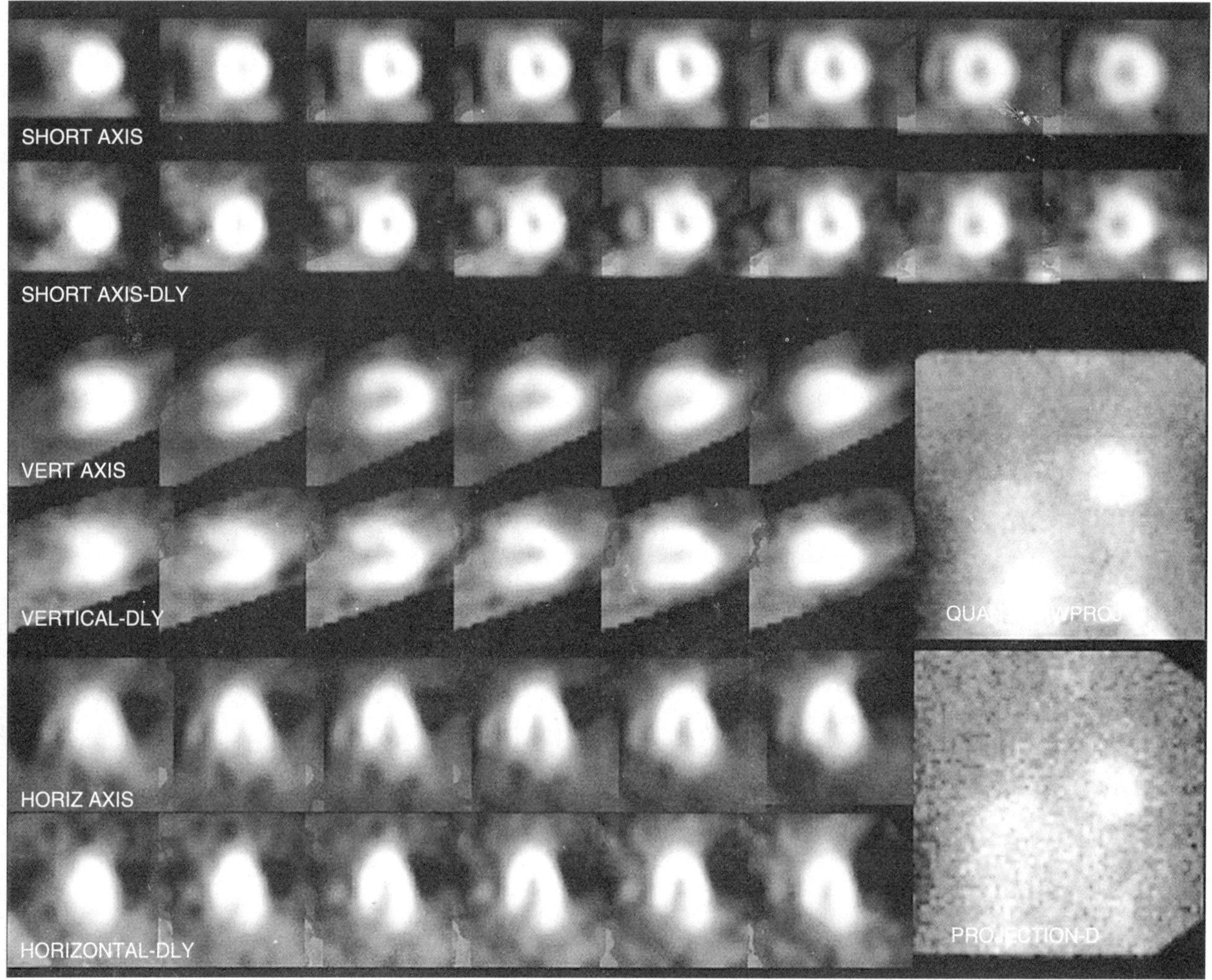

55 岁女性患者静息心电图示左束支传导阻滞（LBBB），建议行 SPECT 显像。门控 SPECT 显像示 LVEF 和室壁增厚正常。

1．该患者应行哪种负荷心肌显像？

2．请描述该患者行负荷心肌显像的问题是什么，为什么？

3．请对问题 2 做出解释？

4．请描述上述图像表现。

病例 90

心血管系统：左束支传导阻滞（LBBB）

1. 行药物负荷心肌显像，行心血管扩张药物（如双嘧达莫、腺苷）负荷心肌显像。
2. 运动或多巴胺负荷心肌显像会出现假阳性，无冠心病的 LBBB 患者可出现间隔可逆性灌注减低。
3. 对上述问题的解释是：负荷诱导的间隔可逆性血流灌注缺损继发于间隔舒张不同步，舒张期冠脉灌注最大时部分间隔处于舒张充盈期外。
4. 室壁运动正常，前壁放射性分布固定性减低是由乳腺衰减所致。

参考文献

DePuey EG: Artifacts in SPECT myocardial perfusion imaging. In: Gordon EG, Garcia EV, Berman DS (eds): *Cardiac SPECT Imaging*, 2nd ed. Philadelphia: Lippincott Williams & Wilkins, 2001, pp 232-262.

相关参考文献

Nuclear Medicine: THE REQUISITES, 3rd ed, p 474.

点　评

30%～90% LBBB 患者可见运动诱发的可逆性灌注缺损，多累及间隔，类似缺血。冠脉血流灌注主要在心室舒张期，室壁收缩的不同步和心率加快舒张期变短使间隔血流灌注量减少。静息时心率慢，放射性分布不均匀不明显，因此放射性分布不均匀是可逆的。然而也可出现固定性放射性分布缺损。无冠心病的 LBBB 患者运动诱发的灌注缺损一般不会累及前壁和心尖，少见情况是 LBBB 合并左前降支狭窄。

运动和多巴胺能增加心肌需氧量而使心率加快、收缩压和心肌收缩增加，因此 LBBB 患者不应行运动和多巴胺负荷心肌显像。可出现间隔缺血的假阳性，然而如不考虑负荷方法，运动诱发间隔以外部位灌注缺损的临床意义和无 LBBB 患者一样，提示有冠心病。无 LBBB 患者冠状动脉搭桥术后心包损伤，门控心肌显像可显示间隔运动异常。

病例 91

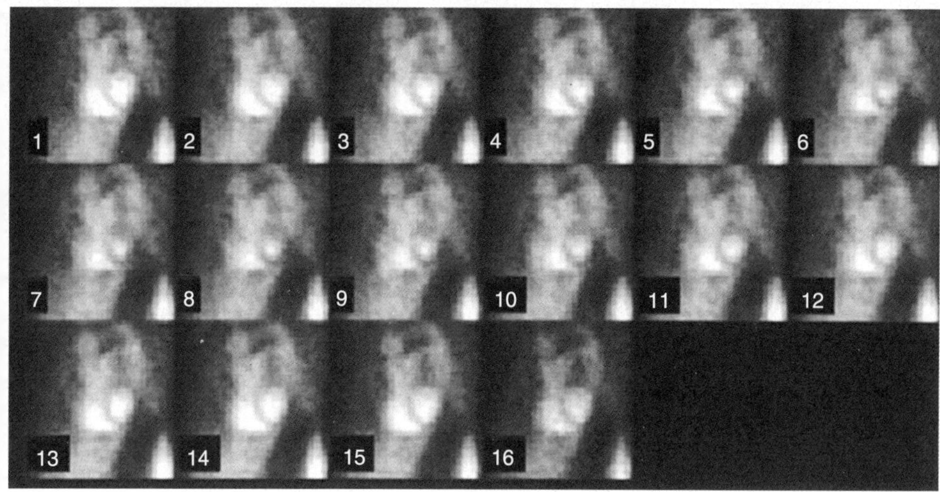

上图显示的是门控静息放射性核素心室显像（RVG）或多门控心室采集（MUGA）。

1．请描述所使用放射性药物。

2．与门控心肌灌注 SPECT 显像相比，该方法的优势是什么？

3．请描述三种主要标记 RBC 的方法。

4．请列出三种标记方法的优势和劣势。

病例 91

心血管系统：RBC 标记的门控静息心室显像

1．使用的药物是 ^{99m}Tc-RBC。
2．高计数的血池图像可以准确计算 LVEF
3．体内法：首先静脉注射无放射性的焦磷酸盐（含有亚锡离子），20min 后静脉注射高锝酸盐。改良体内法：首先静脉注射焦磷酸盐溶液，15 ~ 30min 后，用屏蔽好含有高锝酸盐注射器抽血 3 ~ 5ml。轻轻摇晃几分钟后即可将注入。此注射器与留置静脉导管相连，整个系统处于密闭状态。体外法：首先抽取患者血液并放入含有氯化亚锡和次氯酸钠的小瓶内，次氯酸钠可氧化过多的细胞外锡离子，防止细胞外 ^{99m}Tc 过早还原。加入高锝酸盐后 ^{99m}Tc 可标记到红细胞上，20min 后标记红细胞即可注入患者体内。
4．体内法最简单、便宜，但标记率最低，大概是 75%。改良体内法标记率大概是 85%。体外法标记有成熟试剂盒，标记率最高，可达到 97%。

参考文献

Chilton HM, Callahan RJ, Thrall JH: Radiopharmaceuticals for cardiac imaging: myocardial infarction, perfusion, metabolism, and ventricular function (blood pool). In: Chilton HM, Callahan RJ, Thrall JH: *Pharmaceuticals in Medical Imaging*. New York: Macmillan, 1990, pp 442-450.

相关参考文献

Nuclear Medicine: THE REQUISITES, 3rd ed, pp 490-495.

点 评

标记率越低，游离锝越多，本底放射性计数越高，计算 LVEF（左室射血分数）的准确性就越差。很多种原因可导致标记率低，最常见原因是药物影响（如肝素、阿霉素、含碘造影剂、奎尼丁）。其他原因包括曾经输血、器官移植或抗生素。亚锡离子不足或过多、锡化时间短、标记时间短等均可使标记率降低。体外法标记的干扰因素相对较少。

左前斜位（LAO）、前位和左侧位可观察室壁运动。LAO 可行定量分析，使用门控采集技术可定量分析 LVEF，每个 QRS 周期分为 16 帧，得到实时的资料。连续采集多个心动周期，采集时间一般大于 5 ~ 10min，最后将这些图像叠加。门控心肌显像（^{99m}Tc-MIBI 或 tetrofosmin）可观察室壁运动。标记红细胞心室显像的优点是计数率高、容易确定室腔位置、帧数多（16 帧对 8 帧）。此患者 LVEF 正常。与舒张末期第 16 帧图像相比，收缩末期第 8 帧图像显示心室收缩功能良好。

病例 92

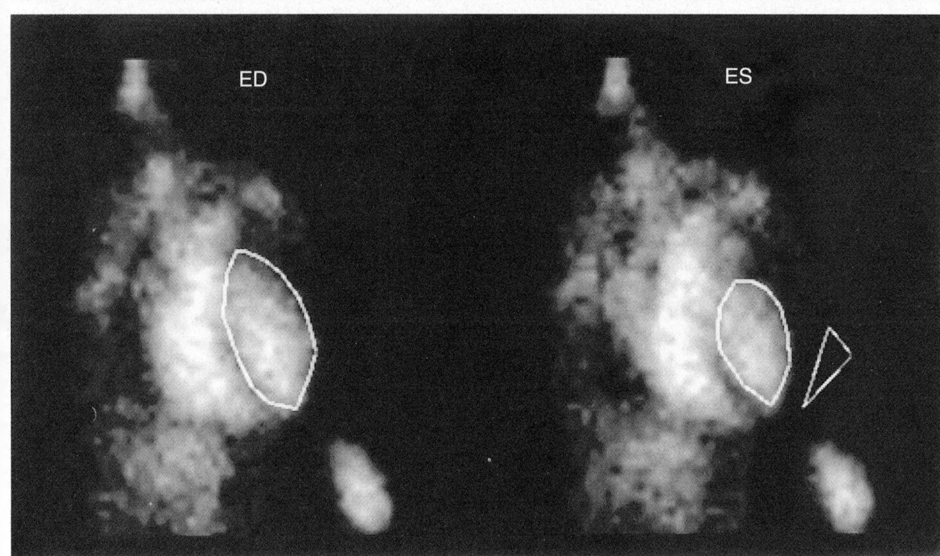

1. 请描述和解释平衡法门控心血池显像（RVG）或多门电路门控心血池显像（MUGA）的过程。
2. 如何选择 ROI？
3. 请列出能估计左心室功能的核医学方法。
4. 请提供 LVEF 的计算方程。

病例 92

心血管系统：根据 RVG 计算 LVEF

1. 舒张末期和收缩末期左前斜位图像显示左心室和本底的 ROI，计算机勾画的 ROI 主要用于计算 LVEF。
2. 选择左心室和右心室清楚分开的左前斜位图像。收缩末期、舒张末期勾画左心室 ROI，邻近位置勾画本底 ROI。
3. 平衡法 RVG 或 MUGA；首次通过 RVG；门控 SPECT 或 PET 灌注显像。
4. LVEF（%）=（舒张末期计数 - 收缩末期计数）/ 舒张末期计数 ×100%。所有计数均用本底进行校正。

参考文献

Borges-Neto S, Coleman RE: Radionuclide ventricular function analysis, *Radiol Clin North Am* 31:817-830, 1993.

相关参考文献

Nuclear Medicine: THE REQUISITES, 3rd ed, pp 490-495.

点 评

RVG 或 MUGA 是临床应用多年、可准确计算 LVEF 的方法。为得到心脏室壁运动图像，患者心跳应规律整齐且应用心电图门控技术。每个心动周期采集 16 帧图像使时间分辨率最大化，舒张末期和收缩末期图像可定量计算 LVEF。为得到质量好的图像必须有足够放射性计数，大约采集 300 个心动周期。首次通过放射性核素心室显像法在弹丸显像剂通过心脏时可定量左室功能，一般采集 6 个心动周期。体积为基础的计算方法（放射性计数与心室容积呈正比）比心脏形态的几何假设计算法（如对比剂心室造影术和超声心动图）更准确。

正常 LVEF 值是 50%～75%。门控心血池显像计算右心室 EF 容易受到一些因素的影响，如心房和心室重叠使 EF 值出现偏差。首次通过放射性核素心血池显像更准确，因为仅在有显像剂驻留的心动周期才可计算右心室 EF。SPECT 比常规平面 MUGA 更准确，因为所选的 ROI 减少了心房和心室的重叠。目前可购买到此方法的商业软件。

病例 93

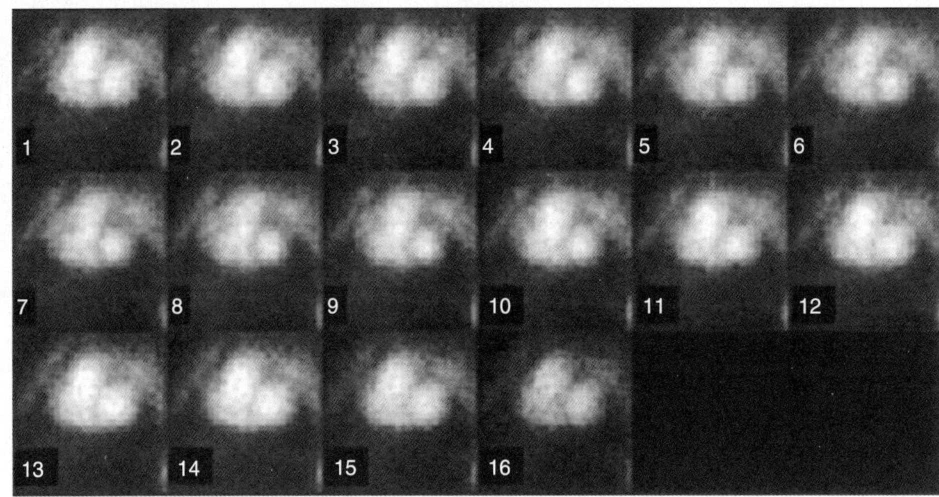

放射性核素平面门控心血池显像。下面显示的动态图像。

1．请根据上面动态图像估计左室射血分数（LVEF），并解释为什么 16 帧时放射性计数减少。

2．请描述计算 LVEF 时患者体位的重要性。

3．请列出导致 LVEF 计算准确性下降的因素。

4．请描述（a）没有将本底减影，和（b）本底感兴趣区包括了部分脾对 LVEF 的影响。

病例 93

心血管系统：门控心血池扫描 - 多门电路门控扫描技术

1. LVEF 正常（~ 50%）。舒张末期图像是 15 ~ 16 帧，收缩末期的图像是第 7 帧。16 帧图像与其他图像相比放射性分布减少，可能是患者心率变化所致，此患者是频发室性早搏所致。
2. 计算 LVEF 时最常用体位是左前斜位，此体位能将左心室和右心室清楚分开，一般是左前斜 45 度，病人体型不同角度会有一些变化（最好能看到间隔）。
3. 患者相关因素：心律失常、红细胞标记不理想。技术相关：LAO 位置不理想不能充分将左心室和右心室分开、红细胞标记不理想、左心室或本底 ROI 勾画不正确。
4. a，LVEF 偏低；B，LVEF 偏高。

参考文献

Wagner RH, Sobotka PA: Functional cardiac imaging. In: Henkin RE (ed): *Nuclear Medicine*, 2nd ed. Philadelphia: Mosby, 2006, pp 631-654.

相关参考文献

Nuclear Medicine: THE REQUISITES, 3rd ed, pp 490-500.

点　评

此图像显示的是同步心电门控法将 R-R 间隔分开的多帧图像。通过视觉分析，LVEF 正常（计算后是 65%）。平衡法放射性核素门控心血池和首次通过法测量 LVEF 很准确，因为计算是基于体积的变化，而不是基于如心室造影和超声心动图等以心肌形态的改变来计算 LVEF。门控心血池显像的一个技术限制是心律不齐。如 R-R 间期不规则，LVEF 值就不准确。如心室期前收缩多于 1 次 / 每 6 次心跳，LVEF 就不准确。本底放射性计数高估则 LVEF 偏高，本底放射性计数低估则 LVEF 偏低。心律不齐可致 LVEF 准确性降低，轻度心律不齐（如慢速房颤）对 LVEF 影响不大，但重度心律不齐（快速房颤，频发室早）对 LVEF 影响很大。如 R-R 间期变化，动态图像最后几帧计数减少。电影模式显示门控图像，可发现心室放射性计数突然下降。

病例 94

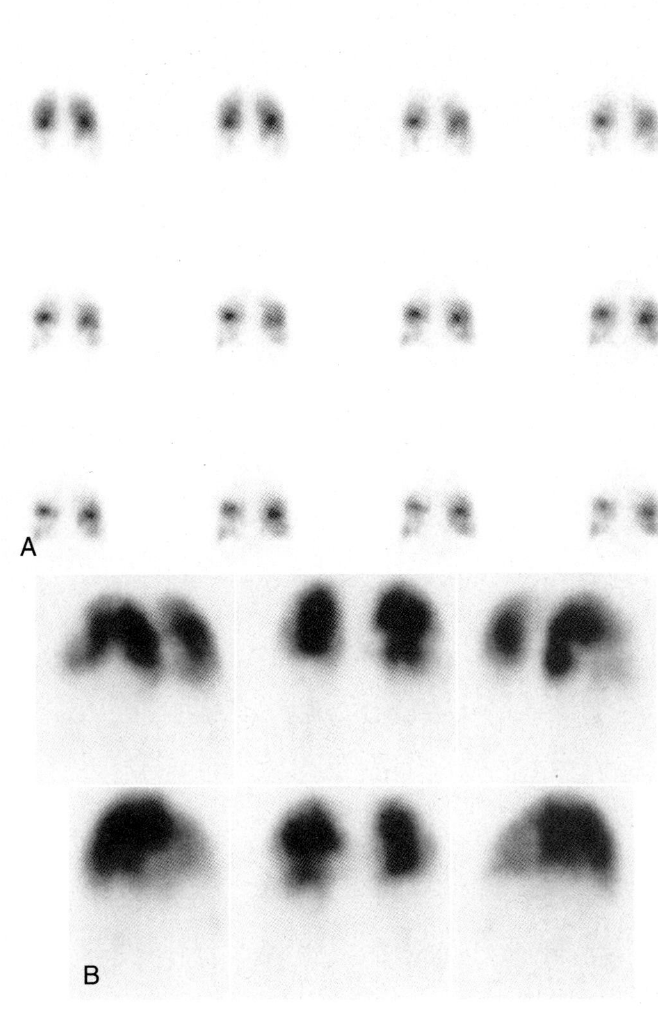

35 岁男性患者呼吸困难逐渐加重。A，^{133}Xe 肺通气显像；B，肺灌注显像。胸片正常，未见浸润、渗出、占位和胸膜病变。

1．请分别命名 ^{133}Xe 肺通气显像的三个时相。

2．请描述三个时相。

3．请描述该患者肺通气和肺灌注显像的表现。

4．请对上述图像做一个解释，并做出可能的诊断。

病例 94

呼吸系统：α_1- 抗胰蛋白酶缺乏导致的肺气肿

1. 吸入相或单次吸入相，平衡相和清除相。
2. 单次吸入相：患者开始吸气并深吸气到肺最大容量，屏气直至采集一幅 100k 计数的图像。平衡相：患者吸入 ^{133}Xe 和空气的混合气体，每 60 ～ 90s 一帧，共动态采集 3min。清除相：患者只吸入室内新鲜空气，呼出含 ^{133}Xe 的气体，动态采集图像。
3. 肺通气显像：双上肺放射性分布不均匀。吸入相主要表现为双肺底部放射性分布缺损。双肺上叶清除时，双肺底部 ^{133}Xe 填充并滞留，提示通气延迟并有严重气体滞留。肺灌注显像：双上肺放射性分布不均匀，与早期肺通气显像相匹配。双下肺广泛灌注异常与延迟吸入相和清除相相匹配。
4. 肺栓塞可能性小，α_1- 抗胰蛋白酶缺乏。

参考文献

Sostman HD, Gottschalk A: Evaluation of patients with suspected venous thromboembolism. In: Sandler MP (ed): *Diagnostic Nuclear Medicine*, 4th ed. Philadelphia: Lippincott Williams & Wilkins, 2003, pp 345-366.

相关参考文献

Nuclear Medicine: THE REQUISITES, 3rd ed, pp 512-534.

点　评

^{133}Xe，一种惰性气体，能显示气道阻塞性疾病的异常生理学表现。该患者吸入相氙气吸入减少和延迟，随后清除减慢、气体滞留。吸入相放射性分布与 ^{99m}Tc 气溶胶显像的图像相似。^{133}Xe 的主要优势是可观察清除相，对气道阻塞性疾病（如 COPD 和肺气肿）非常敏感。一个劣势是气体吸入和呼出速度快使该显像只能采集一个体位图像（如果是双探头设备则可以采集两体位图像）。因 ^{133}Xe 的能峰较低（80keV），最好于肺灌注显像前行 ^{133}Xe 肺通气显像。

肺气肿病理特点是异常持续的远端终末支气管气腔扩大，伴支气管壁破坏但没有明显纤维化。小叶性肺气肿伴 α_1- 抗胰蛋白酶缺乏可发生于吸烟和老年患者。α_1- 抗胰蛋白酶是一种血清蛋白，炎性反应过程中能抑制溶酶体蛋白酶释放及阻止这些酶对相应组织的破坏。α_1- 抗胰蛋白酶水平低的患者患肺气肿风险很高。吸烟能增加肺气肿的危险性。双肺下叶气体滞留提示 α_1- 抗胰蛋白酶缺乏。双肺上叶气体滞留多见于 COPD 患者。

病例 95

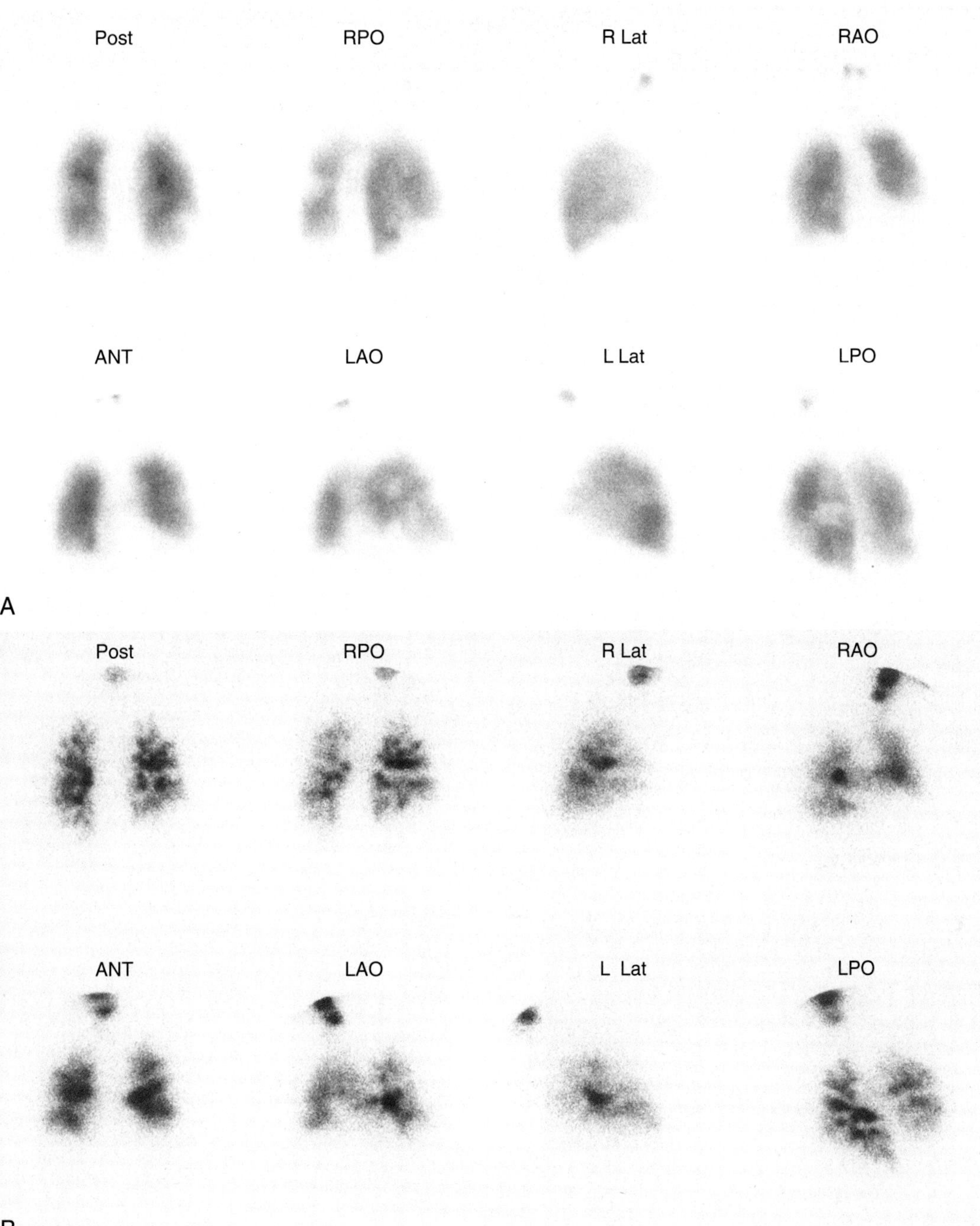

64 岁男性患者最近出现气促症状，X 线胸片正常。

1. 肺通气显像使用的显像剂是什么？它的分布机制是什么？
2. 请描述上述图像（A，肺灌注显像；B，肺通气显像）的表现。上述图像出现这种表现的可能原因是什么？
3. 两种检查如同一天做，应先行肺通气或肺灌注显像，为什么？
4. 请对上述图像做出解释。

病例 95

呼吸系统：^{99m}Tc-DTPA 气溶胶肺通气显像

1. ^{99m}Tc-DTPA 气溶胶（大小 0.1 ~ 0.5μm），正常情况下首先分布于远端肺泡。
2. 肺灌注显像示上肺和下肺可见多发放射性分布缺损区，多数呈节段分布（如右肺下叶外基底段和左肺下叶舌段）。肺通气显像显示双肺野气道内多发放射性异常浓聚点，很难鉴别是匹配或不匹配。气道内湍流形成（如哮喘或COPD），近端气管内颗粒相互碰撞，不能到达肺泡，而出现局灶性放射性异常浓聚点。
3. 应先行 ^{99m}Tc-DTPA 气溶胶肺通气显像，达到足够计数率（3000 /s）时，患者大概吸入 1mCi 放射性药物。肺灌注显像时 ^{99m}Tc-MAA 的剂量是5mCi，是肺通气显像的 5 ~ 6 倍，可覆盖肺通气显像残留的放射性。如临床需要可连续行肺通气和肺灌注显像。
4. 根据该患者肺通气 / 灌注显像结果，肺栓塞可能性是中度，因肺通气显像结果有时不准确；而节段性灌注缺损考虑血栓所致。

参考文献

Trujillo NP, Pratt JP, Tahisani S, et al: DTPA aerosol in ventilation/perfusion scintigraphy for diagnosing pulmonary embolism, *J Nucl Med* 38:1781-1783, 1997.

相关参考文献

Nuclear Medicine: THE REQUISITES, 3rd ed, pp 513-521.

点 评

此病例由于气道内湍流形成，^{99m}Tc-DTPA 气溶胶颗粒不能到达周围肺泡，而滞留在气管，使诊断非常困难。此患者如行 ^{133}Xe 肺通气显像，则可显示 ^{133}Xe 的优势。大多数医院使用 ^{133}Xe 或 ^{99m}Tc-DTPA。支气管炎、哮喘或气道阻塞性疾病患者 ^{99m}Tc-DTPA 肺通气显像结果经常出现本病例的显像特点。^{99m}Tc-DTPA 气溶胶的优势是计数率高、图像质量好、采集条件与肺灌注显像一样。^{99m}Tc-DTPA 气溶胶没有辐射安全的问题，这一点不同于 ^{133}Xe。氙气密度高，如果没有足够气流就沉积在地面。美国核管理委员会（NRC）要求使用氙气的房间应该有负压气流。氙的半衰期长（5.3 天），呼出后用一木炭“氙陷阱”吸附直至其衰变。现在很多医院使用 Technegas，是气溶胶发生器，可产生小颗粒，该颗粒兼有气溶胶和气体的特点。这些颗粒能沉积在远端肺泡。图像质量好，不像 ^{99m}Tc-DTPA 气溶胶会沉积在近端气管。不久的将来美国的很多核医学科也会使用 Technegas。

病例 96

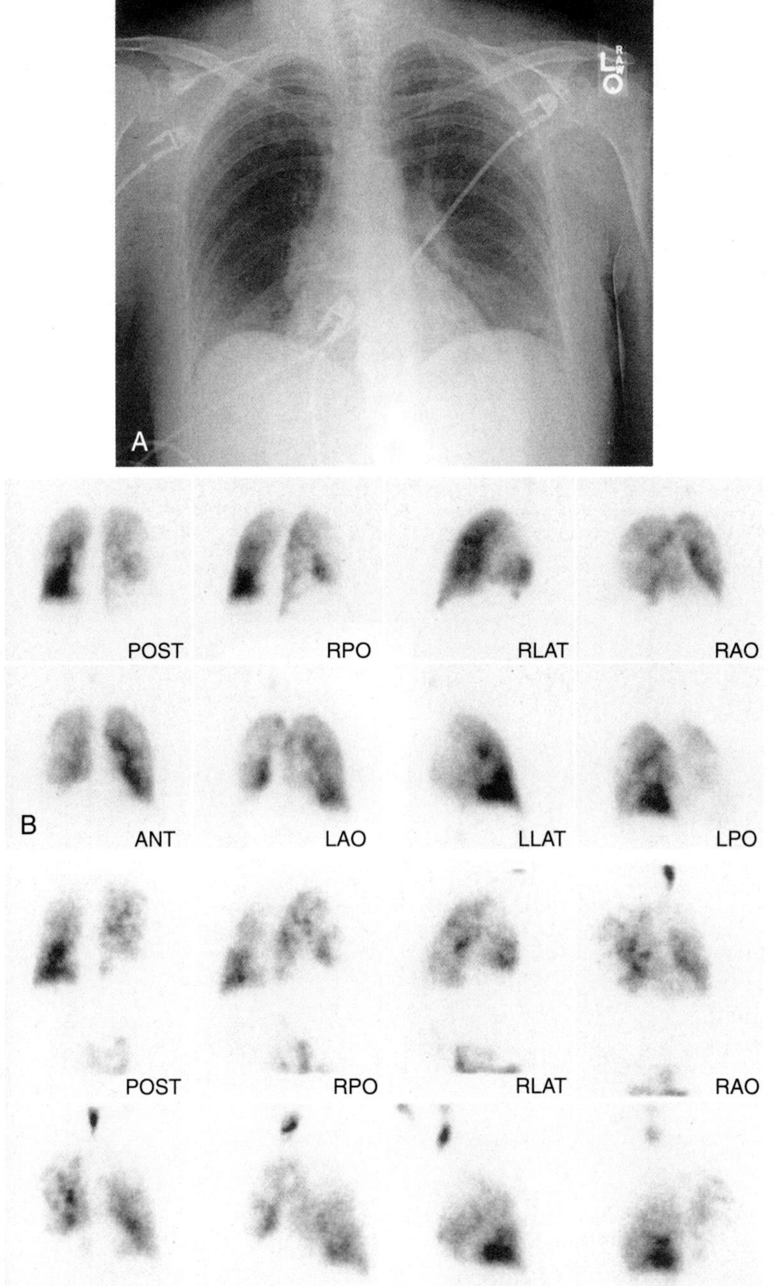

54 岁男性患者有心肺疾病史，最近出现逐渐加重的呼吸困难。A，X 线胸片；B，肺灌注显像；C，肺通气显像。

1．肺灌注、肺通气显像的表现是什么？并给出相应解释。
2．该患者肺栓塞的可能是多少？
3．如患者肺灌注显像正常，肺通气显像异常，肺栓塞的可能性是多少？
4．按照 PIOPED（Prospective Investigation of Pulmonary Embolism Diagnosis）标准，如何对灌注缺损的范围进行分级？

病例 96

呼吸系统：肺通气－灌注显像：低度可能性

1. 肺通气 - 灌注显像示放射性分布不均匀。双肺上叶和下叶灌注和通气显像放射性分布异常呈匹配状态，特别是右肺下叶基底段。肺通气显像放射性分布不均匀较灌注显像更明显。X 线胸片：双肺下叶肺不张。解释：肺栓塞低度可能性。
2. 肺栓塞的可能性小于 20%。
3. 肺栓塞的可能性小于 1%。如果灌注显像正常，不管肺通气显像是否正常，基本可排除肺栓塞。
4. 高度（段）可能性：一个肺节段的 75% 以上；中度（亚段）可能性：一个肺节段的 25%～75%；低度（小亚段）可能性：一个肺节段的 25% 以下。两中度可能性等于一高度可能性。

参考文献

Freeman LM, Stein EG, Sprayregen S, et al: The current and continuing important role of ventilation-perfusion scintigraphy in evaluating patients with suspected pulmonary embolism, *Semin Nucl Med* 38:432-440, 2008.

Gottshalk A, Stein PD, Sostman HD, et al: Very low probability interpretation of V/Q lung scans in combination with a low probability objective clinical assessment reliably excludes pulmonary embolism: data from PIOPED II, *J Nucl Med* 48:1411-1415, 2007.

相关参考文献

Nuclear Medicine: THE REQUISITES, 3rd ed, pp 515-534.

点 评

PIOPED 研究结果提示肺通气灌注显像显示一侧肺野广泛的灌注减低且与肺通气显像相匹配，则肺栓塞呈低度可能性。PIOPED 研究结果出现之前，广泛放射性分布减低划分为不确定。另一 PIOPED 研究结果是：如临床高度怀疑肺栓塞，但肺通气 / 灌注显像提示低度可能性，则肺栓塞可能性增加到 40%。其他导致“匹配性”肺通气 / 灌注显像异常的情况包括 COPD、支气管扩张、肺泡性肺水肿、胸腔积液、哮喘、黏液栓和肿瘤。

有学者建议标准划分一极低可能性（如 10%）。这种情况包括非节段性灌注缺损、单侧肺两个或三个匹配性放射性分布缺损和“条带征”。“条带征”指的是胸膜下一个节段灌注减低。“条带征”出现降低了该区域肺栓塞的可能性，因血管阻塞导致的灌注缺损可延伸到胸膜表面。

病例 97

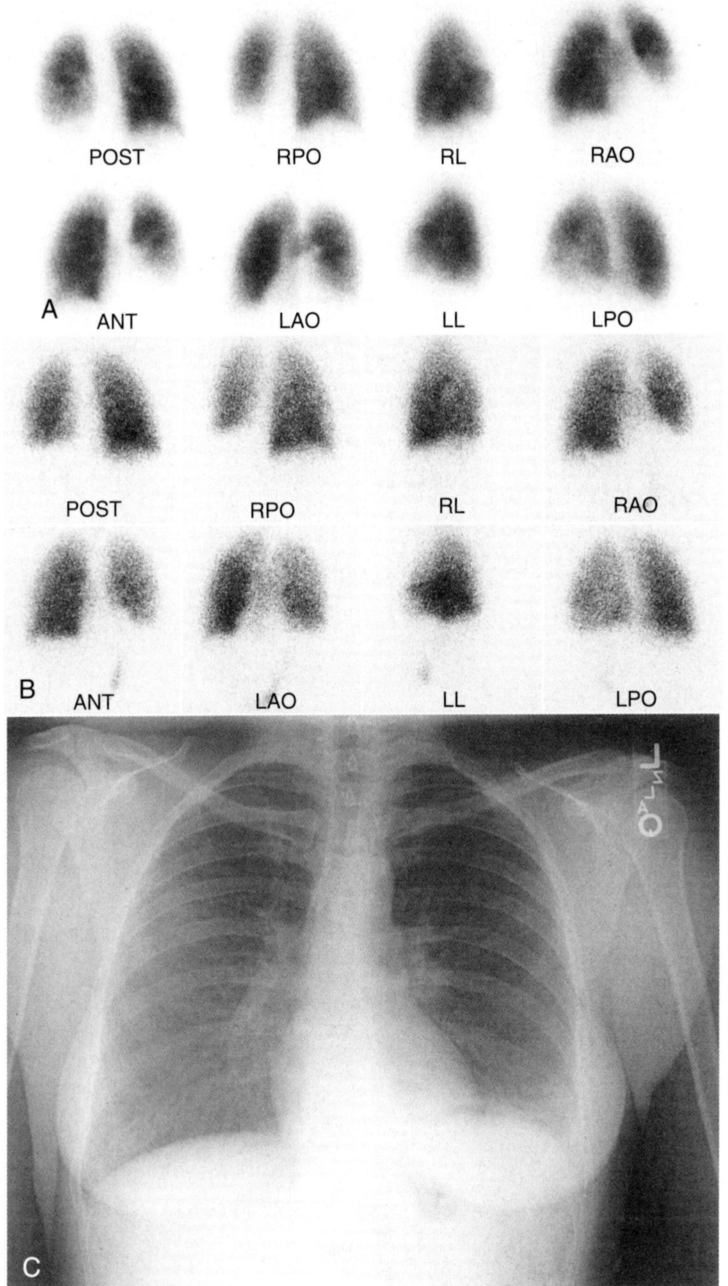

孕妇第三次妊娠出现急性呼吸困难，患者有哮喘病史。

1．显像前患者需要做一些准备吗?

2．患者怀孕是否需要改变通气 / 灌注显像程序？

3．请描述灌注显像（A）、通气显像（B）和胸部平片（C）表现。

4．请对该检查做出你的解释。

病例 97

呼吸系统：中度可能性—妊娠

1. 肺通气 / 灌注显像前使用支气管扩张剂治疗，一方面治疗哮喘，另一方面减少支气管痉挛对扫描的影响，患者显像前接受了这种治疗。
2. 肺栓塞会危及孕妇和胎儿生命，该检查对胎儿照射剂量非常低，收益 / 风险比很高，但必须考虑胎儿的辐射防护。在这种情况下一些医院会调整显像程序，如减少药物剂量（mCi），年轻、不吸烟、无心肺疾病的年轻患者仅行肺灌注显像。
3. 肺灌注显像示左肺下叶放射性分布减低。与肺灌注显像相比，肺通气显像示左肺下叶前基底段和部分外基底段可见放射性填充。侧位像和左后斜位像示肋膈角消失。胸片：左侧少量胸腔积液伴左膈抬高。
4. 灌注显像所示放射性分布异常区胸部平片也显示异常，提示肺栓塞的可能性是中度（35%）。

参考文献

Cronin P, Weg JG, Kazerooni EA: The role of multidetector computed tomography angiography for the diagnosis of pulmonary embolism, *Semin Nucl Med* 38:418-431, 2008.

Miniati M, Sostman HD, Gottschalk A, et al: Perfusion lung scintigraphy for the diagnosis of pulmonary embolism: a reappraisal and review of the prospective investigative study of acute pulmonary embolism diagnostic methods, *Semin Nucl Med* 38:450-461, 2008.

相关参考文献

Nuclear Medicine: THE REQUISITES, 3rd ed, pp 515-534.

点 评

此病例强调肺灌注显像和 X 线胸片比较的重要性。如 X 线胸片示急性渗出、肺不张或浸润，相应的肺灌注显像表现为至少一个中等大小肺节段放射性分布缺损区，则肺栓塞可能性是中度。显像结束后再次支气管扩张剂治疗能有效缓解患者呼吸困难。

肺通气 / 灌注显像正常可排除肺栓塞。如肺通气 / 灌注显像提示为肺栓塞低度可能性且临床怀疑肺栓塞可能性较低，则不需要抗凝治疗和进一步检查。如肺通气 / 灌注显像提示肺栓塞低度可能性，临床中度或高度怀疑肺栓塞则行下肢静脉多普勒超声检查。如超声检查阴性则肺栓塞可能性小，不需要抗凝治疗；如果超声检查阳性则需要抗凝治疗。如肺通气 / 灌注显像提示肺栓塞中度可能性，则行下肢静脉多普勒超声；如超声检查结果阳性，则进行相应治疗；如果超声检查结果阴性，根据临床情况确定下一步治疗。

近年经常用 CT 血管造影（CTA）诊断肺栓塞。CTA 的阴性预测值很高并能做出诊断，临床研究显示 CTA 是非常准确的一种方法。然而一些患者禁忌 CTA 检查，如造影剂过敏或肾功能不全患者。最近越来越关注 CTA 检查的高照射剂量，特别是儿童和女性，女性主要关注乳腺照射剂量。

病例 98

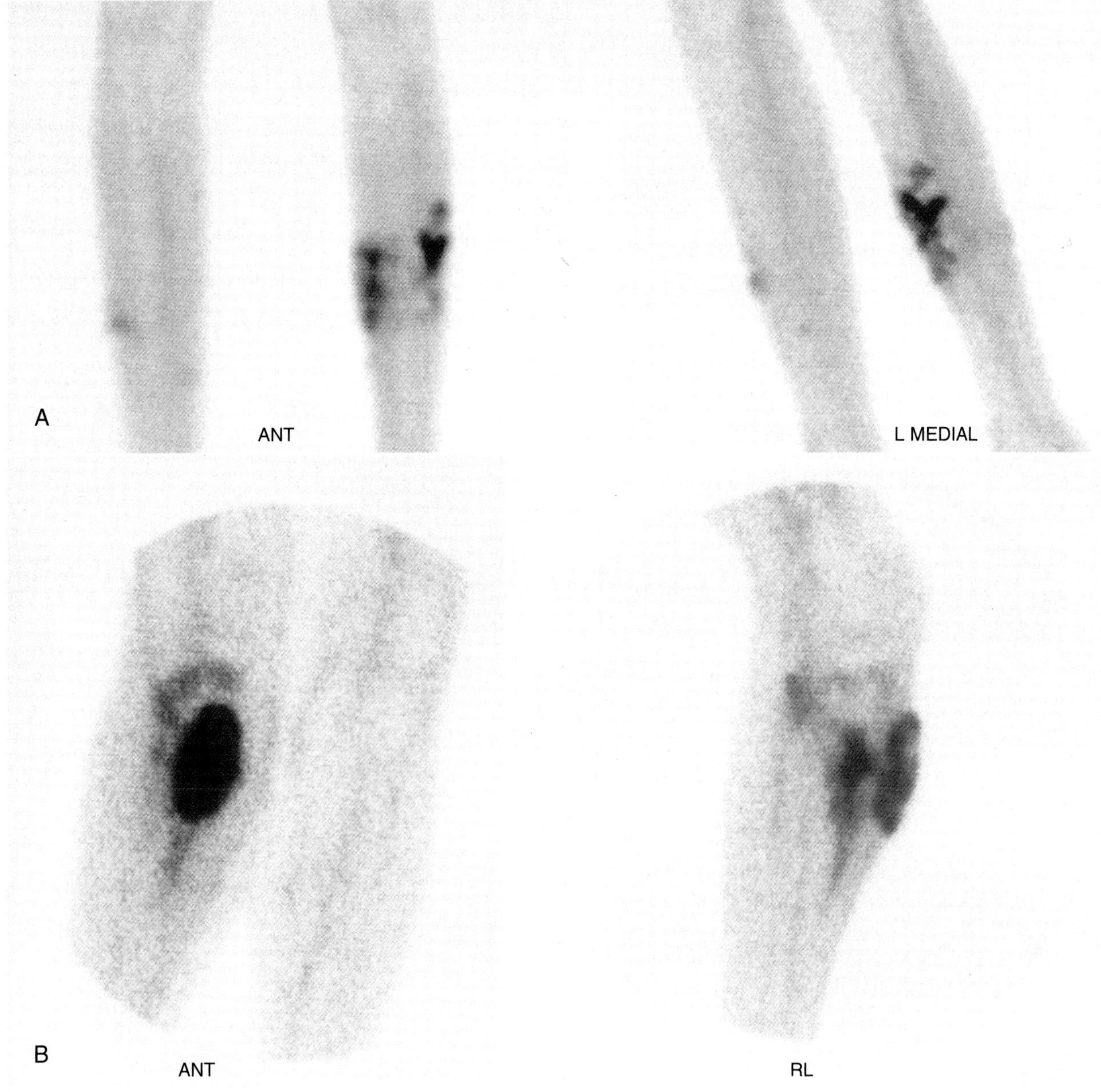

两患者（A 和 B）均有胫骨上端持续软组织感染。行 ^{99m}Tc-HMPAO 白细胞显像欲确定或排除骨髓炎。

1．请描述上述两患者图像的表现，并给出相应解释。

2．这两病例此检查前行骨显像对诊断有用吗？

3．^{99m}Tc-SC 骨髓显像对诊断有用吗？

4．^{111}In-oxine（8- 羟基喹啉）白细胞显像或 ^{67}Ga（镓）-citrate（柠檬酸盐）显像对诊断有用吗？

病例 98

炎性疾病：^{99m}Tc-HMPAO 标记白细胞—骨髓炎

1. 患者 A：软组织可见异常放射性分布，骨骼未见放射性摄取可排除骨髓炎，显像特点与蜂窝组织炎相符。患者 B：软组织和骨均可见放射性异常分布，考虑骨髓炎与软组织感染同时存在。
2. 如果骨显像阴性，则可除外骨髓炎且准确性高。因此无骨骼疾病史、骨骼手术、假体置换或骨外伤患者，骨显像十分有价值。
3. 单纯骨髓显像不能做出诊断。2 中讨论的那些情况如骨髓显像正常，则骨髓显像能提高白细胞显像的特异性。
4. ^{111}In-oxine 白细胞显像能做出与 ^{99m}Tc-HMPAO 标记白细胞显像相同的诊断。但 ^{99m}Tc-HMPAO 标记白细胞显像分辨率高能更好的鉴别肢体远端软组织感染和骨感染。^{67}Ga 显像特异性差，任何原因导致骨重塑都可见放射性异常浓聚。

参考文献

Auler MA, Bagg S, Gordon L: The role of nuclear medicine in imaging infection, *Semin Roentgenol* 42;117-121, 2007.

Palestro CJ, Love C: Radionuclide imaging of musculoskeletal infection: conventional agents, *Semin Musculoskelet Radiol* 11:335-352, 2007.

相关参考文献

Nuclear Medicine: THE REQUISITES, 3rd ed, pp 404-410.

点 评

成人骨髓炎最常见原因是软组织感染的直接蔓延。虽然血行播散可发生于成年人，但常见于儿童。儿童长骨干骺端最常被累及因为窦状静脉内血流速度缓慢且吞噬细胞少。成人血源性急性骨髓炎很少累及长骨。成人骨髓炎大多是软组织创伤、开放性骨折、手术时污染细菌直接侵入的结果。

成人患者如没有骨折、感染和假体置换病史，骨三相阴性即可排除骨髓炎且准确性很高。^{99m}Tc- 硫胶体骨髓显像联合白细胞显像可评估骨髓填充物（如髋关节或膝关节假体）或假体置换并发骨髓移位患者。白细胞显像和硫胶体显像放射性分布相似可排除感染。骨髓显像示放射性分布正常或减低部位白细胞显像放射性分布增高则提示感染。^{111}In-oxine 和 ^{99m}Tc-HMPAO 标记白细胞显像诊断骨髓炎的准确性相似。^{99m}Tc-HMPAO 白细胞显像的图像质量好、照射剂量低，这一点对儿童患者是优势。而两种方法诊断脊柱骨髓炎的假阴性率高；这种情况最好行 ^{67}Ga 或 ^{18}F-FDG 显像。

病例 99

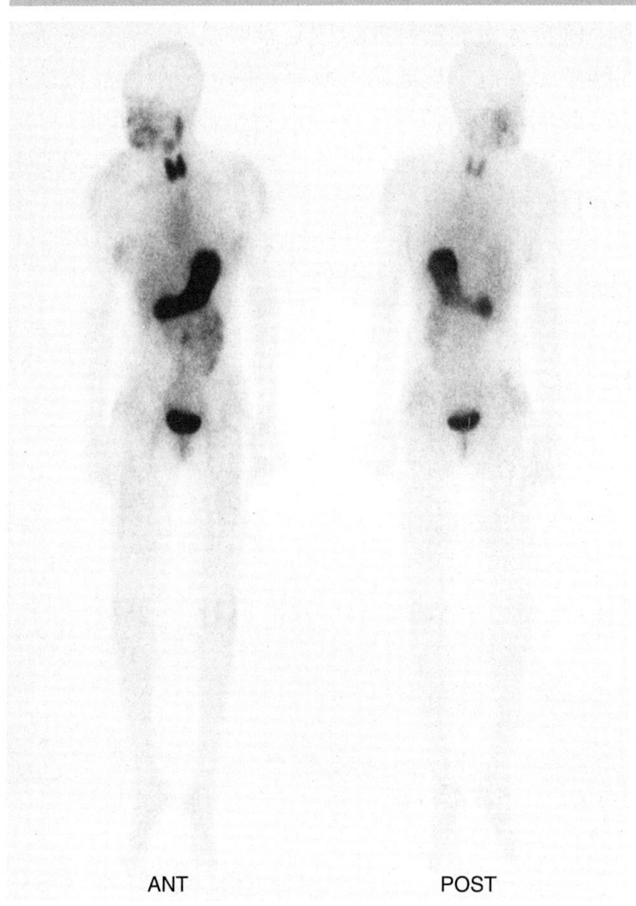

49 岁男性患者，临床建议行 ^{99m}Tc-HMPAO 白细胞显像确定金黄色葡萄球菌败血症的来源。

1. 请描述该显像的表现?
2. 请对该图像做出解释?
3. 放射性核素标记白细胞显像假阳性的原因有哪些?
4. 与 ^{111}In-oxine 标记白细胞显像相比，^{99m}Tc-HMPAO 白细胞显像的优势和劣势是什么?

病例 99

炎性疾病：^{99m}Tc–HMPAO 白细胞显像——标记率低

1. 腮腺、甲状腺、胃区、肠道和膀胱内可见放射性出现。
2. 显像剂中有游离锝、标记率低、这种图像没有太大诊断价值。
3. 胃肠道出血、鼻窦、肺部炎症 / 感染、无感染的术后伤口、肠道造瘘、引流管部位。
4. ^{99m}Tc-HMPAO 白细胞显像更适合儿童，因脾照射剂量低，计数率高和图像分辨率好，一天可完成显像；主要劣势是通过泌尿系统和肝胆排泄。^{111}In 的主要优势是除肝和脾摄取显像剂外，腹部和盆腔其他部位无放射性摄取，因此诊断腹腔内感染优势更明显。

参考文献

Beeker-Rovers CP, Van der Meer JWM, Oyen WJG: Fever of unknown origin, *Semin Nucl Med* 39:81-87, 2009.

Kumar V, Yeates PG, Baker RJ: Radiopharmacy. In: Ell PJ, Gambhir SS (eds): *Nuclear Medicine in Clinical Diagnosis and Treatment*, 3rd ed. New York: Churchill Livingstone, 2004, pp 1737-1745.

相关参考文献

Nuclear Medicine: THE REQUISITES, 3rd ed, pp 388-396.

点　评

标记率低使游离锝增多，此现象在白细胞标记时并不常见，而骨显像时更常见。细胞标记率低、图像质量差、标记白细胞数目少、病灶部位放射性分布少以及显像剂从泌尿系和肝胆排泄均降低该方法诊断感染的阳性率。标记方法的准确无误非常重要。^{99m}Tc 或 ^{111}In 标记白细胞一般需要 2h，如果是配送中心标记白细胞，运送患者标记前和标记后血液还需 1 ~ 2h。

标记白细胞注射前的质量控制包括镜下观察白细胞形态、确定白细胞标记率，标记的细胞必须立即注入患者体内，这样可确保细胞活性。白细胞活性影响诊断准确性，但很难评估白细胞活性。镜下可观察细胞形态特点，检查活性的方法是观察白细胞体内功能。血容量大的器官放射性分布增加提示放射性标记到红细胞、血小板或两者兼有。肺内放射性滞留提示细胞破坏。正常情况下脾摄取比例最高，如脾 / 肝比值倒置提示细胞破坏。另外注射时必须确保标记的是患者自己的白细胞。

病例 100

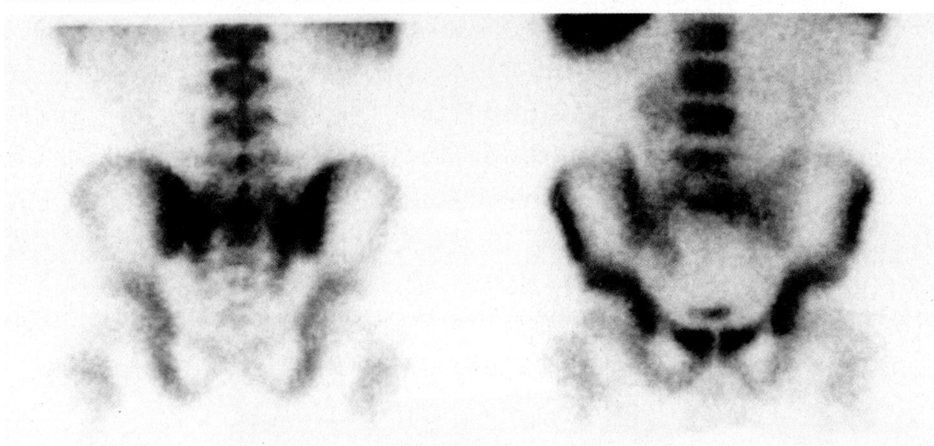

25 岁男性患者出现发热和腹痛。注射 ^{99m}Tc-HMPAO 标记的白细胞后 2h 采集图像。

1．与 ^{111}In-oxine 相比，^{99m}Tc-HMPAO 标记哪种白细胞？

2．请解释骨髓显影的机制？

3．^{111}In-oxine 和 ^{99m}Tc-HMPAO 标记白细胞最佳显像时间是多少？

4．请解释此病例图像并作出诊断。

病例 100

炎性疾病：腹腔内脓肿

1．^{111}In-oxine 可与所有白细胞结合；^{99m}Tc-HMPAO 仅与中性粒细胞结合。
2．放射性标记白细胞显像时，骨髓显影是正常的。
3．腹部图像：肝胆和肾清除显像剂前，一般注射 ^{99m}Tc-HMPAO 标记白细胞后 1 ～ 2h 采集图像，因肝胆和肾清除显像剂可影响图像的诊断。如果是肢体显像，则可于注射药物后 2 ～ 6h 显像。一般注射 ^{111}In-oxine 标记白细胞后 24h 采集图像。也可于注射药物后 4h 采集图像，此时病灶摄取显像剂已达峰值，且 4h 图像质量好于 24h。如怀疑炎症性肠病可 4h 采集图像，因时间延长会出现肠黏膜的白细胞脱落，如注射药物后 24h 显像可能误诊为炎症。
4．前位可见右下腹骶髂关节前脊柱右侧的感染。最后诊断是穿孔性阑尾炎。

参考文献

Annovazzi A, Bagni B, Burroni L, et al: Nuclear medicine imaging of inflammatory/infective disorders of the abdomen, *Nucl Med Commun* 26:657-664, 2005.

Bunyaviroch T, Aggarwal A, Oates ME: Optimized scintigraphic evaluation of infection and inflammation: role of SPECT/CT fusion imaging, *Semin Nucl Med* 36:295-311, 2006.

相关参考文献

Nuclear Medicine: THE REQUISITES, 3rd ed, pp 388-396.

点　评

^{99m}Tc-HMPAO 最早用于脑血流灌注显像。该物质是脂溶性、能通过血脑屏障并滞留于脑内。HMPAO 的特性能将 ^{99m}Tc 转运到白细胞内。^{99m}Tc-HMPAO 和 ^{111}In-oxine 可标记红细胞、血小板和白细胞。沉淀法可将白细胞以外的其他细胞移出去。除肾和胆道排泄显像剂，HMPAO 标记白细胞的分布与 ^{111}In-oxine 标记白细胞相似。

白细胞显像时脾摄取显像剂最多，其次是肝和骨髓。^{111}In-oxine 标记白细胞显像时脾照射剂量是 15 ～ 20 拉德，而 ^{99m}Tc-HMPAO 标记白细胞显像时照射剂量是 2 拉德，因此儿童首选 ^{99m}Tc-HMPAO。另一个优势是 ^{99m}Tc-HMPAO 的图像分辨率更高。放射性标记白细胞显像能替代反复内镜或口服造影剂检查。对溃疡性结肠炎和克罗恩病（肉芽肿或局部性肠炎）患者的研究显示，病灶摄取放射性标记白细胞的量和位置与内镜和放射科检查结果有很好相关性。然而 ^{99m}Tc-HMPAO 通过腹部器官排泄，并不常规用于成年人腹腔内疾病的诊断。如果注射药物后 1 ～ 2h 显像，则可在泌尿系和肝胆清除显像剂前做出诊断，但病灶没有充足时间聚集白细胞。

病例 101

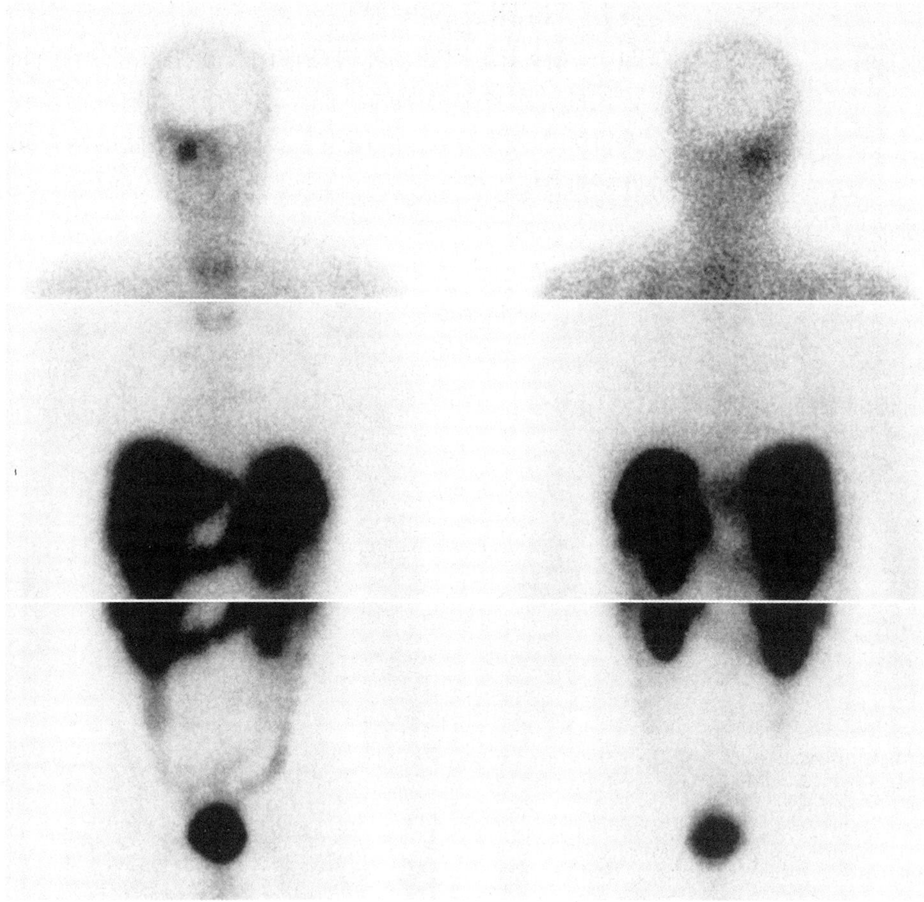

患者患有搏动性耳鸣，CT 显示右侧颞骨肿块。

1．哪种放射性药物可用于该病的诊断？

2．根据上面图像的生物学分布特点，该显像使用的显像剂是什么？

3．请描述头颈部的显像特征。

4．根据上述图像请给出最可能的诊断，并做出鉴别诊断。

病例 101

肿瘤：奥曲肽显像—鼓室球瘤

1. 可用于该病诊断的显像剂有：^{111}In- 喷曲肽（奥曲肽），^{123}I-MIBG，^{131}I-MIBG
2. 该患者使用的显像剂是 ^{111}In- 奥曲肽，因肝、脾和肾放射性摄取很明显。
3. CT 所示右侧颞骨病灶部位可见局灶性异常放射性摄取。
4. 结合患者病史，首先考虑为副神经节瘤（鼓室球瘤），也可能是脑膜瘤或神经内分泌肿瘤的转移瘤。

参考文献

Krenning EP, Kwekkeboom DJ, Reubi JC, et al: 111In-octreotide scintigraphy in oncology, *Metabolism* 41:83-86, 1992.

Telischi FF, Bustillo A, Whiteman ML, et al: Octreotide scintigraphy for the detection of paragangliomas, *Otolaryngol Head Neck Surg* 122:358-362, 2000.

相关参考文献

Nuclear Medicine: THE REQUISITES, 3rd ed, pp 279-283.

点 评

鼓室球瘤和颈静脉球瘤起源于中耳的神经节组织。鼓室球瘤与第 9 颅神经相伴随，临床表现为搏动性耳鸣，尽管与其他一些疾病（如高位颈静脉球、颈动脉走行异常、硬脑膜动静脉畸形、颈动脉海绵窦瘘、脑膜瘤）的临床表现相似。鼓膜球瘤在疾病早期会出现一些临床症状，因鼓膜后的小软组织肿块可使鼓膜抬高。术前鉴别鼓膜肿块非常重要，诊断明确可避免外科医生在术前不知道病变类型的情况下，将血管病变患者推进手术室。

^{111}In- 奥曲肽是生长抑素的类似物，该显像剂与神经内分泌肿瘤和多种恶性肿瘤（如乳腺癌、小细胞肺癌、淋巴瘤）的生长抑素受体相结合。该放射性药物诊断不同恶性肿瘤的敏感性不同。诊断类癌、胃泌素瘤和小细胞肺癌的准确性高（80%～95%），但诊断胰岛素瘤和甲状腺髓样癌的准确性低（30%～50%）。副神经节细胞瘤的敏感性是 86%。使用 ^{111}In 标记的放射性药物，可在注射药物后 24～48h 采集图像，此时图像的靶本比值理想。^{111}In 标记的放射性显像的另一优点是肝和肾放射性摄取较高（如本图所示）。应用生长抑素受体多肽的治疗正在研究中。

病例 102

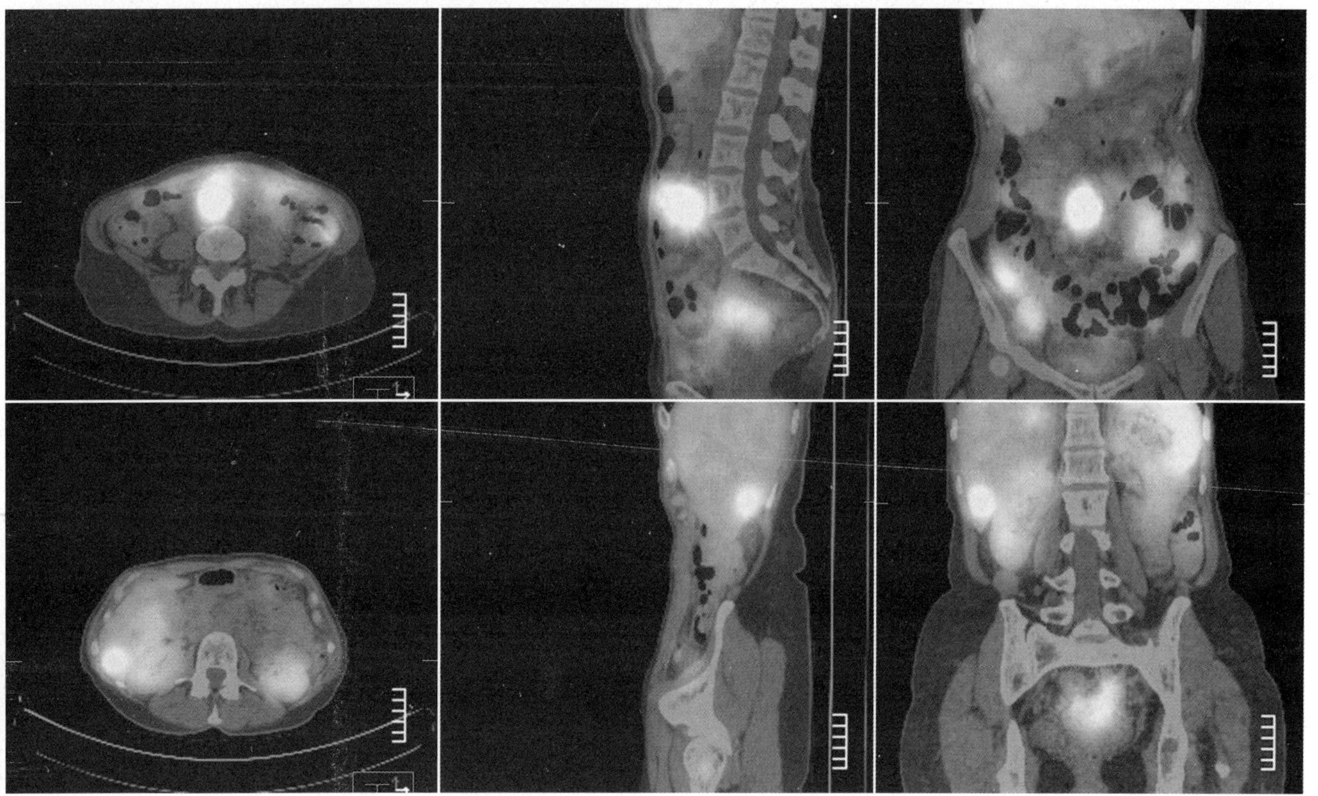

58 岁女性患者几年前诊断为类癌。最近患者出现反复脸红、血清 5- 羟吲哚乙酸（5-HIAA）水平增高。

1．该显像使用的放射性药物是什么？摄取该药物的机制是什么？

2．该放射性药物对哪些肿瘤有特别的诊断价值？

3．请描述该显像的显像特点，并给出相应解释。

4．摄取该放射性药物最多的器官是什么？

病例 102

肿瘤：SPECT-CT，奥曲肽显像，类癌

1. ^{111}In- 喷曲肽（奥曲肽）。该药物是与生长抑素受体结合的放射性药物。
2. 诊断神经内分泌肿瘤特别有价值。
3. SPECT/CT 融合图像（横断层、矢状断层和冠状断层）。前中腹部和肝右叶可见明显放射性摄取。考虑是转移性类癌摄取该显像剂。
4. 肾和脾。

参考文献

Gibril F, Reynolds JC, Lubensky IA, et al: Ability of somatostatin receptor scintigraphy to identify patients with gastric carcinoids: a prospective study, *J Nucl Med* 41:1646-1656, 2000.

Krenning EP, Kwekkeboom DJ, Bakker WH, et al: Somatostatin receptor scintigraphy with [111-in-DTPA-Dphe-1] and [123 I-Tyr-3]-octreotide: the Rotterdam experience with more than 1000 patients, *Eur J Nucl Med* 20:716-731, 1993.

相关参考文献

Nuclear Medicine: THE REQUISITES, 3rd ed, pp 279-283.

点　评

神经内分泌肿瘤起源于神经嵴细胞。这类肿瘤能摄取胺前体并产生肽，这些肽的效能与激素和神经递质相似。许多神经内分泌肿瘤病灶小，常规检查方法很难诊断。此类肿瘤的生长抑素受体表达不同程度的增加，^{111}In- 奥曲肽显像时肿瘤摄取 ^{111}In- 奥曲肽非常明显。与平面显像相比，SPECT 和 SPECT/CT 能诊断小的神经内分泌肿瘤，并提高定位准确性。一般注射药物后 24h 显像。奥曲肽是生长抑素类似物，如用于治疗可抑制肿瘤生长、缓解临床症状。

^{111}In- 奥曲肽诊断肿瘤的敏感性与神经内分泌肿瘤类型有关：胃泌素瘤（95%），类癌（> 80%），胰高血糖素瘤（> 70%），甲状腺髓样癌（> 50%），嗜铬细胞瘤和神经母细胞瘤（> 90%）。其他生长抑素受体表达增加的肿瘤包括小细胞肺癌、淋巴瘤和乳腺癌。70%的上述肿瘤摄取 ^{111}In- 奥曲肽。星形细胞瘤、脑膜瘤和胸腺瘤也摄取这种显像剂。目前正研究发射 β 射线的核素标记上述类似物用于治疗。

病例 103

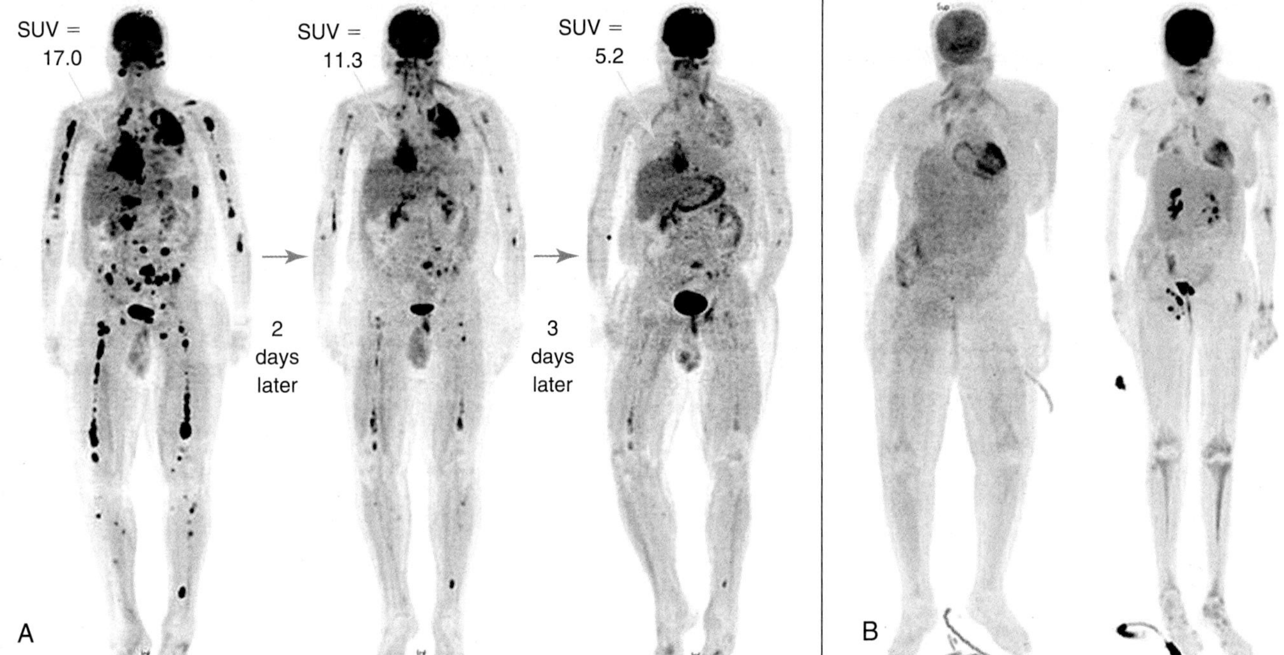

A 同一患者的 FDG-PET MIP 系列图像，治疗前（左侧）和化疗后图像。

B 另一患者，治疗前（左侧）和 2 个月后的图像（右侧）。

1．如何利用治疗前、后 PET 图像的 FDG 摄取判断患者 A 的疗效，特别是胸部较大病灶（黄色箭头）。

2．如何定量评估？

3．患者 B，两次显像体重的明显差异如何影响患者的图像，此患者使用哪一种 SUV 计算方法更合适？

4．请描述影响 SUV 计算的因素。

病例 103

FDG-PET：SUV，体型，图像质量

1．治疗后放射性摄取减少提示治疗有效（肿瘤代谢减低）。视觉分析是标准的、已被接受的分析方法。而半定量指标—SUV，可评价疗效。观察疗效时如有治疗前 SUV，则 SUV 变化就非常有价值。
2．沿 FDG 摄取病灶边缘画感兴趣区（如患者 A 胸部病灶），可计算出组织摄取放射性计数和注射剂量（mCi）的比值，并用体重、去脂体重或体表面积来校正，因此它是一无单位的值（比值），此方法可计算出感兴趣区的最大值和平均值。
3．患者 B 体内的液体过多（治疗前）；水肿导致图像模糊。右侧图像上体内潴留液体已明显减少。对此患者来说根据去脂体重计算的 SUV 更准确。尽管以体重为基础的 SUV 应用非常广，但体重变化将导致 SUV 发生变化，且脂肪组织 FDG 摄取少体重增加则 SUV 高估，体重减轻则 SUV 低估。
4．FDG 注射和显像的间隔时间、体重、血糖水平、注射药物时胰岛素水平、部分容积效应、衰减校正时患者体内的高密度物质（如增强剂）都会影响 SUV 值。

参考文献

Sugawara Y, Zasadny KR, Neuhoff AW, Wahl RL: Reevaluation of the standardized uptake value for FDG: variations with body weight and methods for correction, *Radiology* 213:521-525, 1999

Thie JA: Understanding the standardized uptake value, its methods, and implications for usage, *J Nucl Med* 45:8-9, 2004.

相关参考文献

Nuclear Medicine: THE REQUISITES, 3rd ed, pp 313-314.

点 评

SUV 的临床应用一直存在争议。一直有研究人员想将同一研究机构和不同研究机构之间 SUV 计算方法标准化。良性病变和恶性病变之间没有绝对分界值。SUV 最有价值的方面是同一患者或同一病灶多次显像，SUV 变化可判断治疗疗效。然而 SUV 下降多少提示部分有效，目前尚不确定，且不同出版物、不同研究机构和方法之间的报道也不同。部分 PET 中心 SUV 应用非常广泛。

多次 PET 显像的患者应计算 SUV，且每次注射 FDG 后显像的时间应该一样。注射药物后前 2h FDG 摄取最快。如患者显像时间提前，病灶摄取 FDG 偏低；反之如显像时间推后，病灶摄取 FDG 偏高。部分容积效应发生于小病灶（< 1cm），可引起 SUV 偏低。进行衰减校正时高密度物质如钡对比剂或金属会导致过度校正，而影响 SUV。血糖水平增高可干扰显像剂的摄取。胰岛素水平增高则促进葡萄糖转运入骨骼肌，促进 ^{18}F-FDG 从组织内移出，导致 SUV 降低。

病例 104

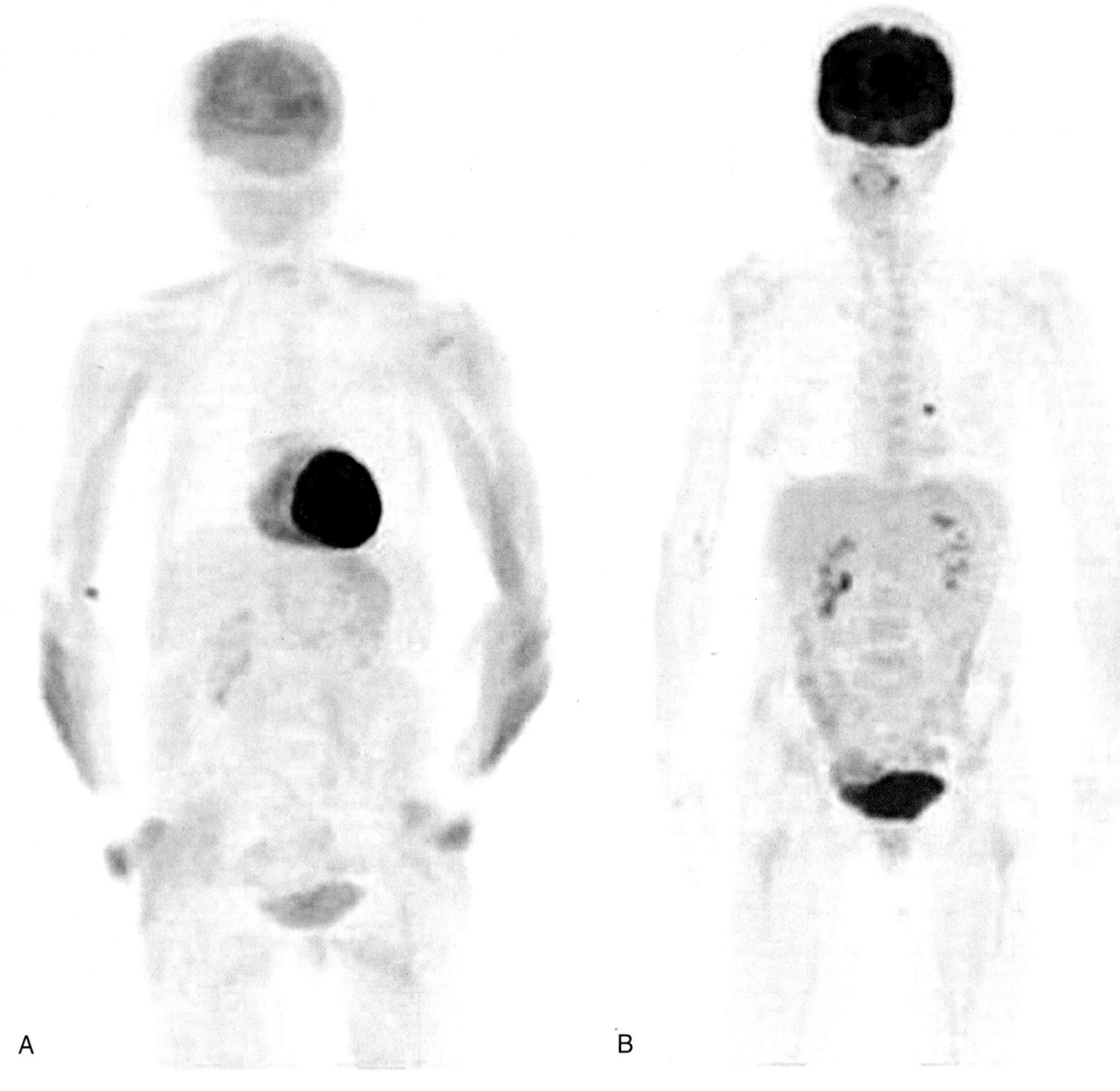

患者最近诊断为乳腺癌。治疗前 ^{18}F-FDG-PET 显像（A）和 8 天后再次行 ^{18}F-FDG-PET 显像。

1．请描述图像 A ^{18}F-FDG 分布和摄取特点。此图像是否正常？

2．请描述图像 A 和 B ^{18}F-FDG 摄取的变化？图像 B 是否正常？

3．如何解释 ^{18}F-FDG 分布的这些变化？

4．FDG-PET 显像前患者应该做哪些准备？

病例 104

FDG-PET：高血糖和高胰岛素血症

1. A，FDG 在肌肉、软组织和心脏可见弥漫性异常摄取。内脏器官摄取 FDG 减低，该图像不正常。
2. 图像 B：与图像 A 相比，肌肉、软组织和心脏摄取 FDG 明显减低。脑和内脏器官（如肝和肾）摄取 FDG 明显增加。图像 A 并没有显示图像 B 所示的左侧纵隔 FDG 摄取增高灶。图像 B 的 FDG 摄取和分布正常。
3. 图像 A：高血糖和高胰岛素血症可引起这种变化。此患者前臂放射性摄取增加可能是前臂运动所致。图像 A 早晨进食后显像，而图像 B 是禁食后显像。
4. 患者至少禁食 4h，且 24h 内不进行大强度运动。糖尿病患者显像前一天晚上使用长效胰岛素。患者如使用短效胰岛素，则应在注射显像剂后 2h 以上再显像。

参考文献

Bell GI, Kayano T, Buse JB, et al: Molecular biology of mammalian glucose transporters. *Diabetes Care* 13:198-208, 1990.

Hamblen SM, Lowe VJ: Clinical ^{18}F-FDG oncology patient preparation techniques. *J Nucl Med Technol* 31: 3-10, 2003.

相关参考文献

Nuclear Medicine: THE REQUISITES, 3rd ed, pp 304-306.

点　评

合理的显像前准备对确保图像质量非常重要。检查当日必须禁食。至少应禁食 4h；禁食 8 ~ 12h 更好。如果患者禁食后血糖仍高于 200mg/dl，则当天不能行 PET 检查，应重新预约。一些 PET 中心曾试验使用短效胰岛素降低血糖水平，但显像时间如果是 ^{18}F-FDG 注射后 2h 以上，则能保证图像质量。

高胰岛素血症患者，不仅软组织摄取 FDG 增高，而且脑和肿瘤摄取 FDG 减少。图像 B 所示左胸部放射性异常浓聚灶，与已确诊的左侧乳腺癌相符。第一次图像未见该病灶放射性异常摄取（图像 A）。PET 检查前可常规口服降糖药。软组织放射性摄取增加也见于局部水肿、全身水肿、心力衰竭、肾衰竭和肝功能不全、和服用类固醇类药物的患者。

注射 ^{18}F-FDG 后患者应在一灯光微暗的房间内，以减少外界环境对 FDG 分布的影响（如没有杂志、音乐和其他人）。这些准备对脑显像非常重要，因为这些活动将会激活局部脑皮质。讲话能增加喉部摄取显像剂。咀嚼口香糖会出现咀嚼肌摄取显像剂增加。患者应在温暖房间以减少棕色脂肪的 FDG 摄取。

FDG 进入肌细胞内主要通过细胞膜表面胰岛素依赖的 GLUT4（葡萄糖转运蛋白）。与癌细胞不同，癌细胞表面主要过度表达 GLUT1（一些病例是 GLUT3），这些转运蛋白不是胰岛素依赖。

病例 105

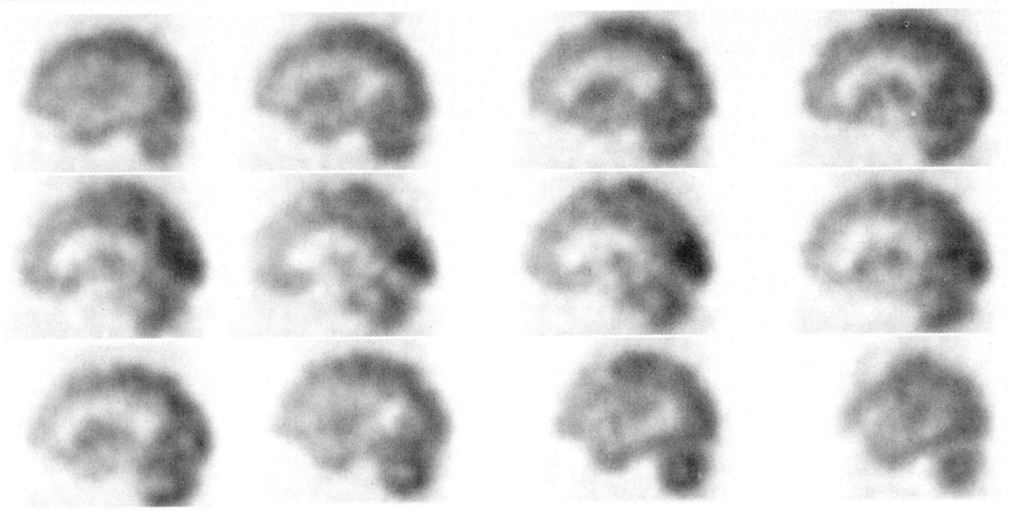

55 岁男性患者最近出现逐渐加重的痴呆症状，上图是该患者的矢状断层 SPECT 图像。

1．请描述该患者图像的表现。

2．最可能的诊断是什么？

3．脑灌注显像使用哪种放射性药物？

4．^{99m}Tc 标记的放射性药物进入脑皮质的机制是什么？

病例 105

中枢神经系统：Pick 病

1．双侧额叶皮质血流灌注减低。
2．额叶痴呆（如 Pick 病）。
3．^{99m}Tc-HMPAO 和 ^{99m}Tc-ECD
4．脂溶性的物质可以通过未受损的血脑屏障，且细胞摄取的量与脑血流量成正比，然后药物固定在细胞内。

参考文献

Silverman DH, Mosconi L, Ersoli L, et al: Positron emission tomography scans obtained for the evaluation of cognitive dysfunction, *Semin Nucl Med* 38:251-261, 2008.

相关参考文献

Nuclear Medicine: THE REQUISITES, 3rd ed, pp 427-432.

点 评

Pick 病是一种神经系统退行性疾病，可出现认知和人格改变。临床症状包括记忆力减低，思维混乱，认知和语言障碍，情感淡漠和意志力丧失。Pick 病没有有效治疗方法，部分患者几个月或几年后病情进展加重。然而将阿尔茨海默病和其他原因导致的痴呆进行鉴别对治疗非常重要。^{99m}Tc 标记脑灌注显像剂（如 HMPAO，ECD）或脑代谢显像剂（如 ^{18}F-FDG）的功能显像能在脑解剖结构改变之前显示脑功能的变化。随疾病进展出现结构萎缩。阿尔茨海默病主要累及双侧后顶颞叶，而 Pick 病主要累及额叶和前颞叶部位而不会累及脑后部皮质。多发脑梗性痴呆的特点是皮质和灰质深部出现不对称性放射性分布缺损。路易体病放射性分布类型与阿尔茨海默病相似，除阿尔茨海默病表现外枕叶血流灌注也减低。

病例 106

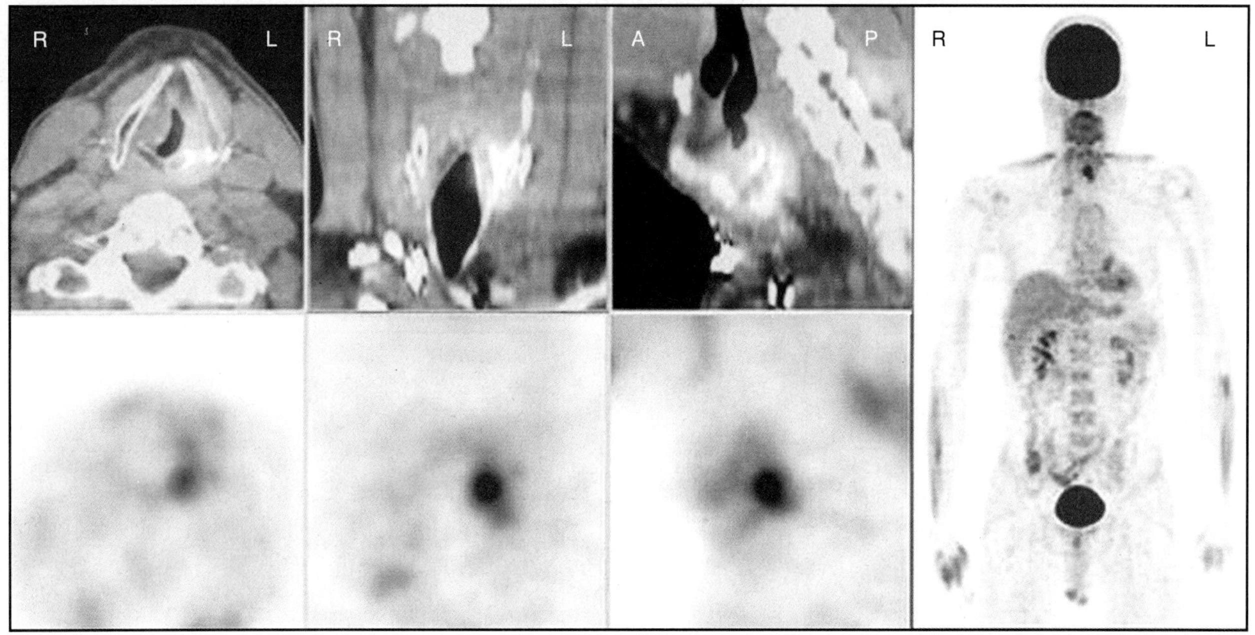

右侧图像：MIP 图像，左侧：融合 FDG PET/CT 图像（从左到右分别是：横断层、冠状断层和矢状断层）。

1．请描述 PET/CT 图像上主要异常表现？

2．请对上述图像给出您的解释？

3．此部位双侧放射性摄取不对称最常见原因是什么？

4．声带 FDG 摄取增加的生理性原因是什么？

病例 106

FDG-PET/CT：声带摄取

1．左侧杓状软骨和环状软骨部位肌肉局灶性放射性摄取增加，左侧声带放射性分布轻度增高。CT 所示右侧松弛声带未见 FDG 摄取增加。
2．右侧声带麻痹和继发性左侧声带代偿导致左侧声带放射性摄取增加。
3．喉神经损害导致受累侧放射性摄取减低。聚四氟乙烯注射、感染和炎症、恶性病变均可导致受累部位放射性摄取增加。
4．喉神经支配的肌肉葡萄糖利用增加则可见 FDG 摄取增加，如咳嗽、哼唱和其他发音。

参考文献

Lee M, Ramaswamy MR, Lilien DL, Nathan CO: Unilateral vocal cord paralysis causes contralateral false-positive positron emission tomography scans of the larynx, *Ann Otol Rhinol Laryngol* 114:202-206, 2005.

Truong MT, Erasmus JJ, Macapinlac H, et al: Teflon injection for vocal cord paralysis: false-positive finding on FDG-PET-CT in a patient with non-small cell lung cancer, *AJR Am J Roentgenol* 182:1587-1589, 2004.

点　评

该患者有右侧头颈部癌手术治疗的病史，手术导致右侧声带麻痹。病变对侧声带摄取 FDG 增加，是由于代偿机制导致葡萄糖消耗明显增加。因此 FDG 摄取增加不总是提示病变，也可能是生理性摄取。

大多数喉癌病灶葡萄糖摄取明显增加。喉癌大部分为鳞状上皮细胞来源。肿瘤分期时喉部分三个区域：声门（声带、前联合和后联合），声门上区（会厌、杓状软骨、杓状会厌襞和假声带）和声门下区。大部分喉癌位于声门。声门上癌相对少见，声门下癌更少见。吸烟是喉癌一主要危险因素。如果患者曾患有头颈部癌，则患第二种头颈部癌或肺癌的风险明显增加。

大部分全身 PET/CT 扫描时从眼眶到大腿行全身扫描。然而对头颈部癌患者，许多单位要求头颈部和其余部位分别采集，这样可确保图像质量。医生经常要求患者不要发声或发音。PET 显像时注射 FDG 显像剂前应确保患者在舒适、安静的环境，这样注射 FDG 药物后活动和说话对 FDG 分布的影响能降低到最低程度。

病例 107

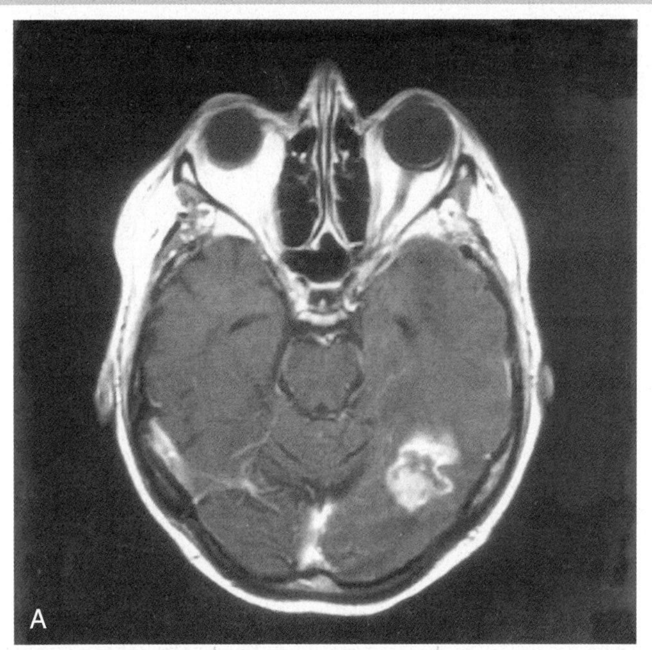

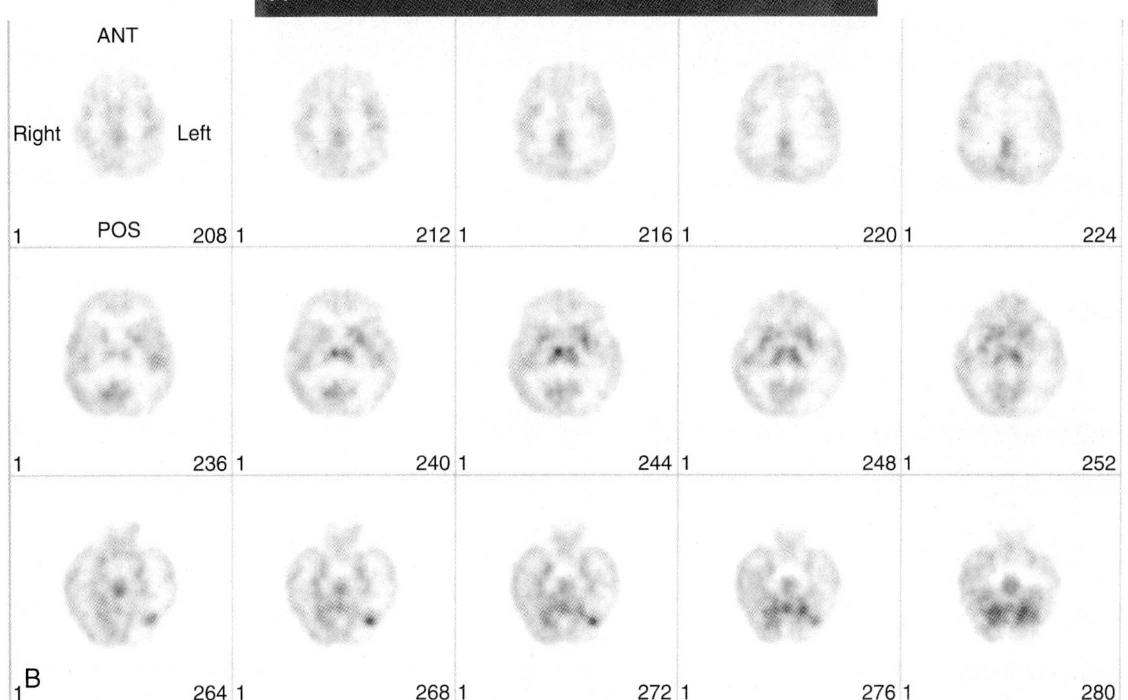

54 岁男性患有支气管肺癌伴脑转移，6 个月前左侧颞顶叶转移灶行立体定向放射治疗。A 治疗后脑 MRI 不能鉴别治疗后反应和残存肿瘤组织。B：FDG 脑显像的横断层图像。

1．FDG-PET、CT/MRI 诊断恶性脑肿瘤的准确性分别是多少？

2．FDG-PET/CT/MRI 鉴别肿瘤复发或残存和放疗后坏死的准确性分别是多少？

3．请描述脑 FDG-PET 图像表现，并对横断层图像做出相应解释。

4．请列出单光子放射性显像剂在脑肿瘤诊断方面的应用，并描写图像的阳性表现。

病例 107

肿瘤：^{18}F-FDG-PET——支气管肺癌转移到脑

1．CT 和 MRI 能敏感的发现脑肿瘤病灶。正常情况下脑组织仅利用葡萄糖作为代谢底物，脑组织摄取 ^{18}F-FDG 的量明显高于其他任何器官。这种高放射性本底使肿瘤诊断较为困难。

2．在鉴别治疗后肿瘤残存 / 复发和放疗后坏死方面，FDG-PET 显像比 CT 或 MRI 更准确。

3．MRI 所示左侧颞顶叶病灶可见局灶性 FDG 摄取增加，这种表现符合肿瘤残存或复发。

4．脑肿瘤摄取单光子药物 ^{201}Tl 和 ^{99m}Tc-MIBI 增加。而 ^{99m}Tc-HMPAO/ECD 脑灌注显像表现为放射性缺损或减低。

参考文献

Griffeth LK, Rich KM, Dehdasti F, et al: Brain metastases from non-central nervous system tumors: evaluation with PET, *Radiology* 186:37-44, 1993.

Hagge RJ, Wong TZ, Coleman RE: Positron emission tomography: brain tumors and lung cancer, *Radiol Clin North Am* 39:871-882, 2001.

相关参考文献

Nuclear Medicine: THE REQUISITES, 3rd ed, pp 302-323.

点　评

脑是人体摄取 FDG 最多的器官，该特点使脑 PET 显像时放射性本底高，因此 FDG-PET 显像诊断原发性或转移性脑肿瘤很困难。由于 FDG-PET 显示脑转移瘤并不敏感，因此很多 PET 中心 FDG 全身显像经常不包括脑。

手术和放疗后患者，CT 和 MRI 对鉴别治疗后坏死或纤维组织和残存肿瘤或肿瘤复发比较困难。手术活检不可能作为常规确诊方法，且活检有一定风险。以前治疗过的部位 FDG 摄取增加提示肿瘤复发。白质内放射性摄取明显增加一般都是异常的。FDG-PET 显像有较高诊断价值，且可进一步指导诊治。如 PET/CT 显像阳性，则可在此部位活检并做出最后诊断。FDG-PET 在制订放疗计划方面也有价值。FDG-PET 和 MRI 或 CT 的融合图像能帮助射线直接对准成分复杂的肿块内的残存肿瘤组织。

病例 108

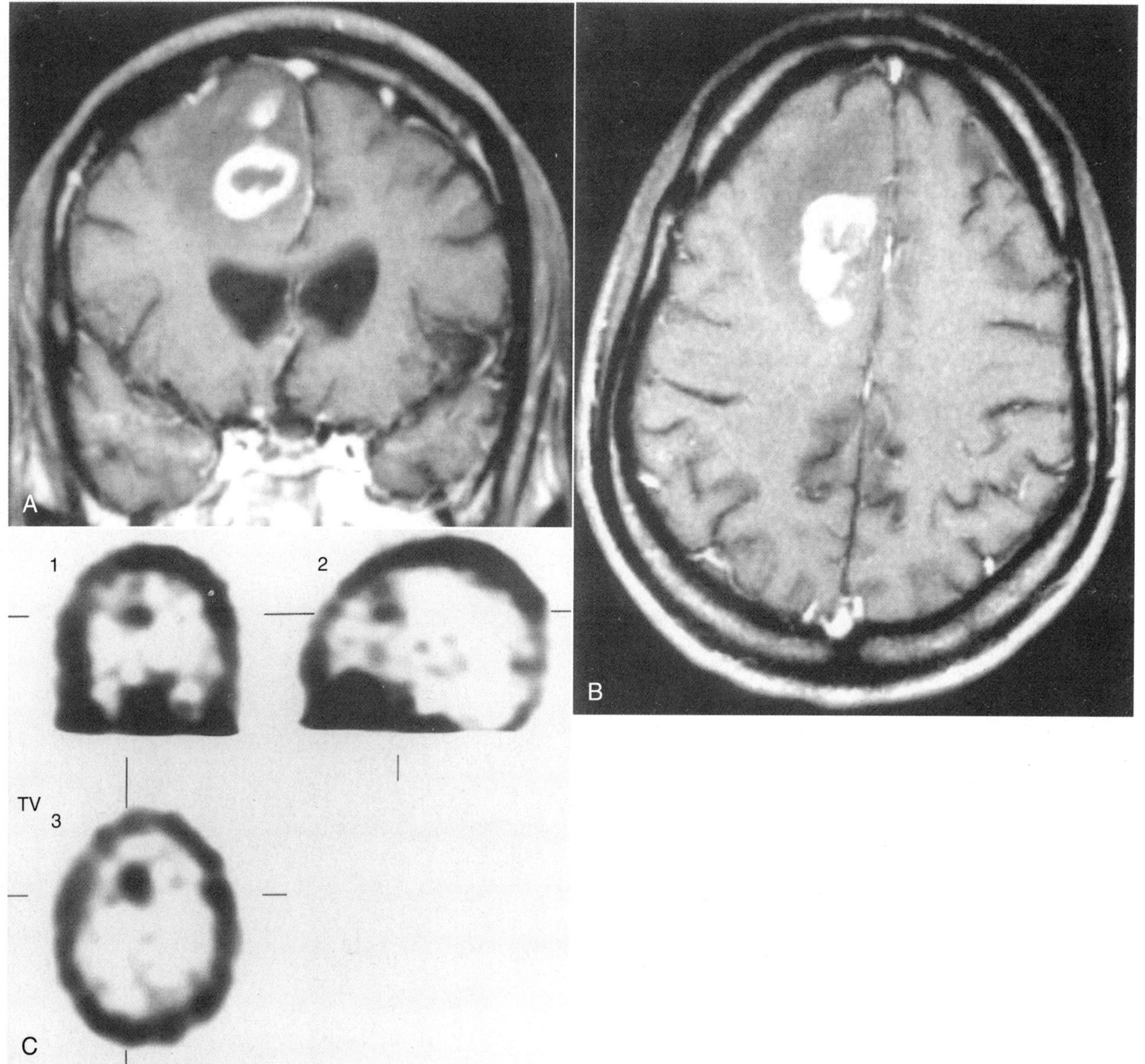

35 岁男性患者患有 AIDS，最近脑 MRI（A 和 B）显示颅内占位性病灶，但不确定病灶来源。行 SPECT 显像（C1，冠状断层；C2，矢状断层；C3，横断层）辅助鉴别诊断。

1．使用的单光子放射性药物是什么？

2．SPECT 显像前，应和哪些疾病进行鉴别诊断？

3．放射性核素显像后，最可能的诊断是什么？

4．放射性核素显像的准确性如何？

病例 108

肿瘤：^{201}Tl——AIDS 患者颅内淋巴瘤

1. AIDS 患者颅内占位，^{201}Tl 是最常用的单光子放射性药物，此患者使用的就是 ^{201}Tl。也可使用 ^{99m}Tc-MIBI，但是该显像剂可被脉络丛摄取，对图像产生一定干扰。
2. 应与肿瘤相鉴别，特别是恶性淋巴瘤；还需要与感染相鉴别，弓形体病最常见，其次是其他机会性感染（如巨细胞病毒感染、单纯疱疹病毒感染、隐球菌感染）。
3. 最可能诊断是恶性淋巴瘤。
4. 准确性是 85%～90%。

参考文献

Hoffman JM, Waskin HA, Shifter T, et al: FDG-PET in differentiating lymphoma from non-malignant CNS lesions in patients with AIDS, *J Nucl Med* 34:567-575, 1993.

O'Malley JP, Ziessman HA, Kumar PN, et al: Diagnosis of intracranial lymphoma in patients with AIDS: value of 201-Tl single-photon emission computed tomography, *AJR Am J Roentgenol* 163:417-421, 1994.

Skiest DJ, Erdman W, Chang WE, et al: SPECT thallium-201 combined with toxoplasma serology for the presumptive diagnosis of focal central nervous system lesions in AIDS patients, *J Infect* 40:274-281, 2000.

相关参考文献

Nuclear Medicine: THE REQUISITES, 3rd ed, pp 314-316, 418.

点 评

AIDS 患者局灶性脑炎最常见原因是弓形体感染。然而颅内淋巴瘤的发病率逐渐增加，是第二个常见原因；该病侵袭性强且死亡率高。CT 和 MRI 鉴别肿瘤和感染性疾病准确性并不高。两种疾病 MRI 均表现为环形强化。很多情况下靠临床经验行抗弓形体感染治疗，那些对治疗没有反应的患者才行活检。然而抗弓形体感染治疗至少需要几天或几周才能观察到疗效，且药物毒性强。侵袭性肿瘤尽早开始治疗是非常理想的选择。当脑肿瘤患者治疗后 MRI 不能鉴别肿瘤坏死和残存肿瘤时，^{201}Tl 显像可辅助鉴别诊断。^{201}Tl 可被多种良性和恶性肿瘤摄取。尽管 ^{201}Tl 显像空间分辨率不高，但 ^{201}Tl 靶本比值高，因此根据图像可直接做出诊断。肿瘤摄取 ^{201}Tl 非常高而感染灶摄取低。AIDS 患者有颅内占位时有必要行 SPECT 检查。

病例 109

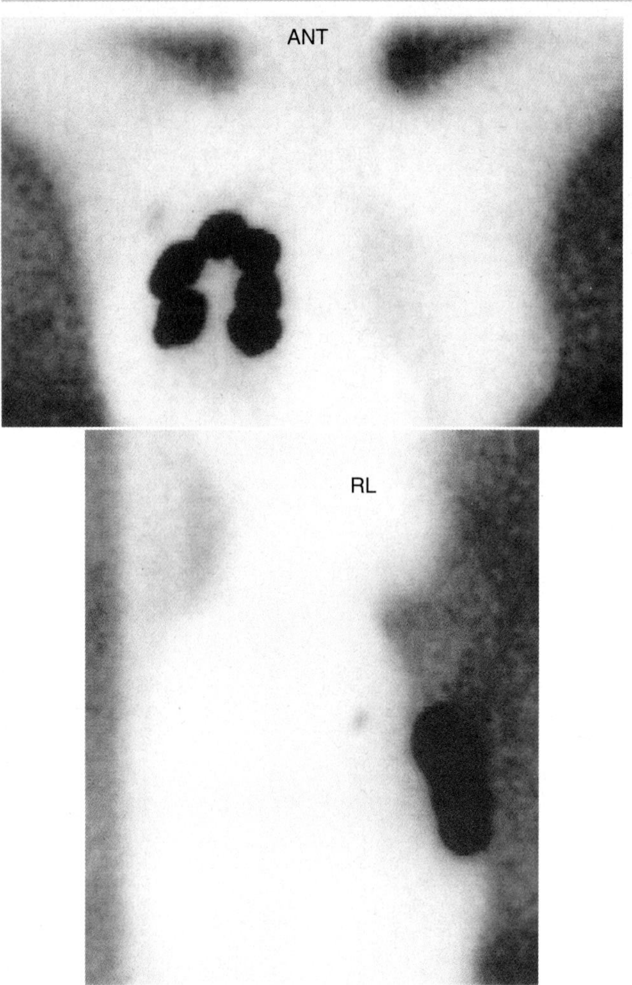

49 岁女性患者乳腺肿块活检证实乳腺癌，临床医生建议行前哨淋巴结显像。

1．新诊断的乳腺癌患者，腋窝淋巴结切除的病理结果能提供哪些预后信息？
2．什么是前哨淋巴结？放射性核素前哨淋巴结显像的目的是什么？
3．前哨淋巴结活检的目的是什么？
4．使用的放射性药物是什么？如何进行该显像？

病例 109

肿瘤：乳腺癌淋巴显像

1. 腋窝淋巴结是否转移是乳腺癌治疗后复发和死亡最好的预测指标。如有淋巴结转移应行辅助化疗。
2. 前哨淋巴结是淋巴引流的第一站。淋巴显像能发现前哨淋巴结。
3. 如前哨淋巴结活检阴性，则不需要切除腋窝淋巴结。如活检阳性，则应切除腋窝淋巴结。
4. 最常用放射性药物是 ^{99m}Tc-SC。药物注射在肿瘤或活检部位周围，很多乳腺癌患者行此检查，但不是常规检查。手术时用小 γ 探针确定前哨淋巴结位置。

参考文献

Aarsvold JN, Alazraki NP: Update on detection of sentinel lymph nodes in patients with breast cancer, *Semin Nucl Med* 35:116-128, 2005.

Krag D, Weaver D, Ashikaga T, et al: The sentinel lymph node in breast cancer: a multicenter validation study, *N Engl J Med* 339:941-974, 1998.

相关参考文献

Nuclear Medicine: THE REQUISITES, 3rd ed, pp 299-300.

点　评

系统辅助化疗出现前，组织学证实没有淋巴结转移的乳腺癌患者 10 年复发率是 24%，而有淋巴结转移患者 10 年复发率是 76%。临床查体诊断腋窝淋巴结转移的价值不大，查体会漏诊 40%腋窝淋巴结转移患者。腋窝淋巴结切除术后 80%的患者至少出现一种并发症，最常见的是淋巴水肿，术后时间越长患病率越高。

淋巴显像的主要目的是发现前哨淋巴结，然后活检前哨淋巴结。前哨淋巴显像结果可判断是否有淋巴结转移。许多研究表明淋巴显像准确性高。外科医生在手术室用一特制的 γ 射线探针可定位前哨淋巴结。外科医生也用注射蓝色染料的方法确定前哨淋巴结位置。注射蓝色燃料后显像时间非常重要，因该染料转运速度快且能快速从前哨淋巴结清除。这两种方法联合应用准确性最高。

在美国 ^{99m}Tc-SC 是前哨淋巴结显像最常用的显像剂。淋巴显像有不同的注射方法（如肿瘤周围注射、皮内注射、乳晕周围注射）。常用方法是皮内注射 0.8 ~ 1.0mCi 药物，注射后 1h 内显像即可结束，同时行侧位和前位相可辅助定位前哨淋巴结。

病例 110

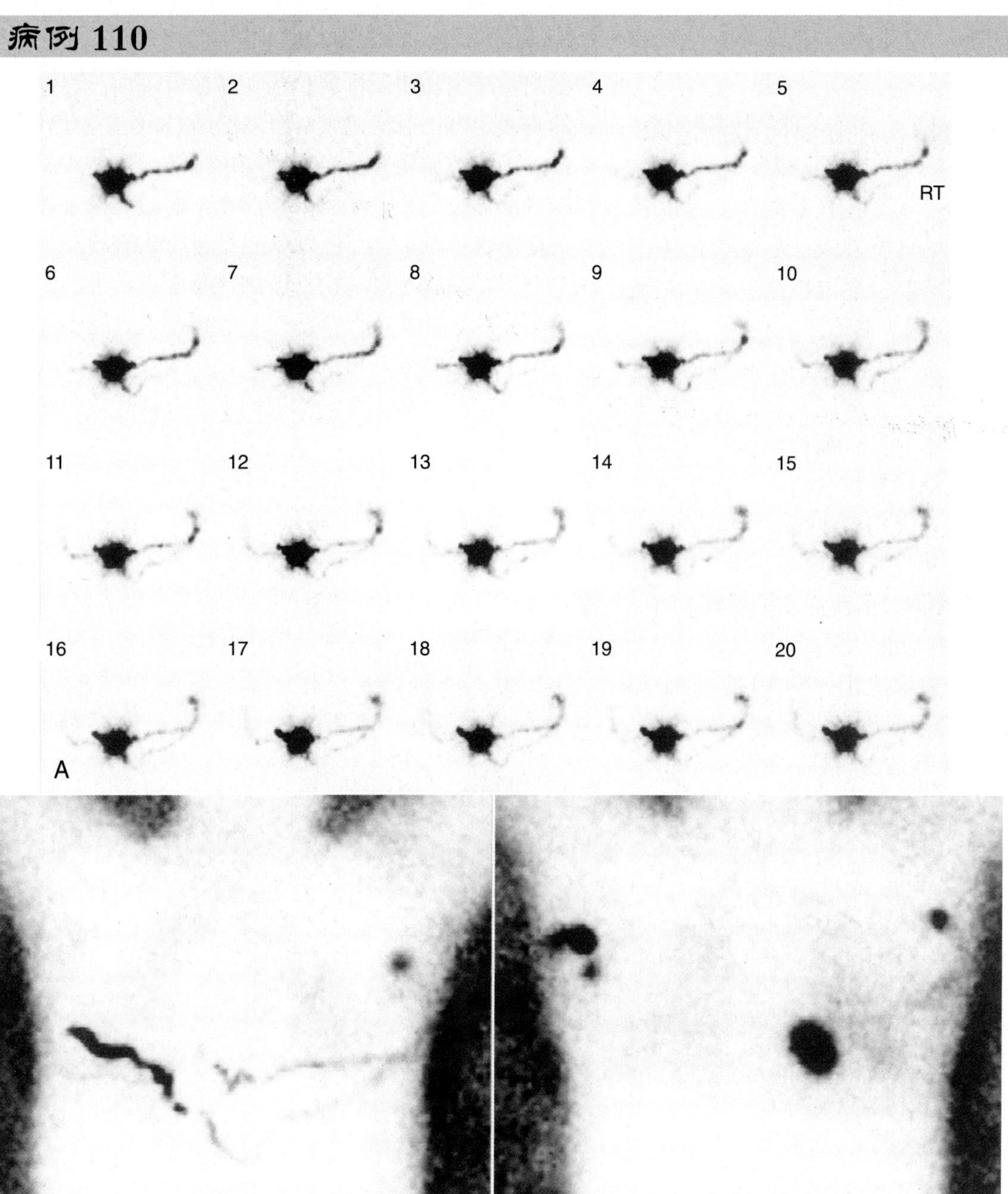

患者最近诊断为左侧中后胸部恶性黑色素瘤，临床医生建议患者行淋巴显像。1min 后位动态图像（A），前位和后位静态图像（B）。一圆形的铅屏蔽放置在注射部位（呈“冷区”表现）。

1．黑色素瘤患者行淋巴显像的主要目的是什么？

2．请描述该图像的特点，图像 B 上黑色的本底是什么？

3．中后胸部或腹部病灶正常淋巴引流途径是什么？

4．哪些黑色素瘤患者应该行淋巴显像？

病例 110

肿瘤：恶性黑色素瘤，前哨淋巴结显像

1. 淋巴回流途径差异性很大，且不能预测淋巴回流到哪个淋巴结。中后背部病灶的淋巴回流更呈现出该特点。在四肢沿途淋巴结就可以是前哨淋巴结，这种情况很少漏诊。
2. 右侧腋窝的淋巴回流主要通过两个单独的淋巴通道，部分淋巴回流到左侧腋窝。后位图像上可见右侧腋窝淋巴结显影，前位图像上可见右腋窝两个前哨淋巴结，左侧腋窝一个前哨淋巴结。钴放射源放在病人身后主要目的是显示身体轮廓。
3. 中后胸部或腹部病灶淋巴引流途径是不确定的，可引流到腋窝或腹股沟淋巴结。
4. 黑色素瘤的预后主要取决于病变深度。如果深度小于 1mm 则风险较低且很少发生转移；如果深度大于 4mm 则经常发生转移。如果病灶的深度居中则建议该患者术前行前哨淋巴结显像。

参考文献

Berman CG, Choi J, Hersh MR, et al: Melanoma lymphoscintigraphy and lymphatic mapping, *Semin Nucl Med* 30:49-55, 2000.

Scarsbrook AF, Ganeshan A, Bradley KM: Pearls and pitfalls of radionuclide imaging of the lymphatic system. Part 1: sentinel node lymphoscintigraphy in malignant melanoma, *Br J Radiol* 80:132-139, 2007.

相关参考文献

Nuclear Medicine: THE REQUISITES, 3rd, pp 299-300.

点　评

恶性黑色素瘤分期时局部淋巴结活检是常规方法。皮肤的黑色素瘤起源于真皮层和表皮之间的细胞，该区域淋巴主要引流到网状真皮层。这样，黑色素瘤患者行前哨淋巴结显像时放射性药物最好注射到网状真皮层。随皮肤黑色素瘤病变的进展，病变可向更深处进展达真皮层。发生全身转移之前病变从原发部位转移到局部淋巴结。不同黑色素瘤患者之间淋巴引流途径存在很大差异。许多患者，有一淋巴管将淋巴引流到局部前哨淋巴结。然而对于头、颈部和躯干中线的黑色素瘤，淋巴引流途径也各不相同。显像时必须将腋窝和腹股沟区包括在显像范围内。显像的目的是确定淋巴引流的第一个淋巴结（即前哨淋巴结）。淋巴扫描图像很容易定位前哨淋巴结，术前在患者皮肤表面做一标记。手术时用一个 γ 射线探头来辅助定位前哨淋巴结，然后将此淋巴结进行病理检查。如这个淋巴结活检呈肿瘤阳性，则这条淋巴链上的淋巴结全部切除。如该淋巴结活检呈肿瘤阴性，则不需要将这些淋巴结切除。由于目前黑色素瘤发生广泛转移后无有效治疗方法，这种积极的手术方法在黑色素瘤十分常见。

病例 111

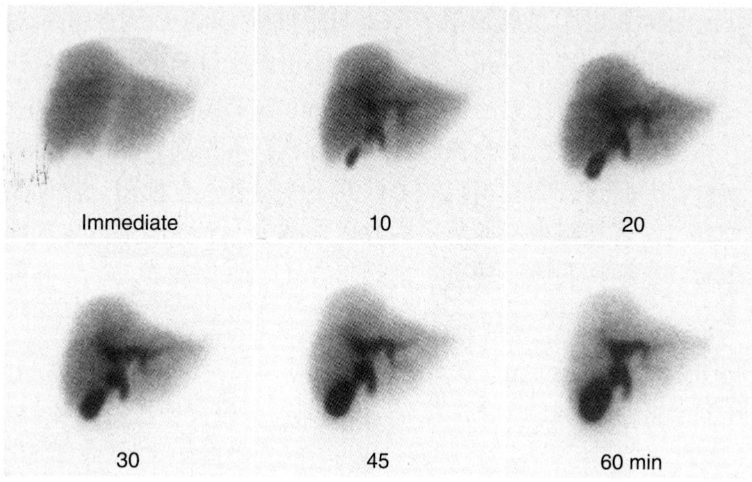

43 岁女性患者，因最近出现腹痛、恶心和呕吐而住院。最近一次进食是 24h 之前。

1．该胆囊显像的特点是什么？

2．为正确的分析此图像，哪些临床信息是有帮助？

3．应和哪些疾病进行鉴别诊断？

4．下一步应如何处理？

病例 111

肝胆系统：胆肠转运延迟

1. 肝摄取和排泄功能正常，早期胆囊有充盈，可见放射性分泌入胆管；然而没有放射性显像剂从胆总管进入肠道或胆肠转运。
2. 这个患者最近是否使用了麻醉药？显像前是否使用辛卡利特（胆囊收缩素八肽［CCK-8］）？
3. 应和下列疾病相鉴别：胆总管不全梗阻、显像前使用辛卡利特致功能性梗阻、最近使用麻醉药、正常变异。
4. 注射药物后 2 ~ 3h 行延迟显像或注射辛卡利特。后一种方法能更快的帮助做出诊断。

参考文献

Kim CK, Palestro C, Solomon R, et al: Delayed biliary-to-bowel transit in cholescintigraphy after cholecystokinin treatment, *Radiology* 176:553-556, 1990.

Ziessman HA: Acute cholecystitis, biliary obstruction, biliary extravasation, *Semin Nucl Med* 33:279-295, 2003.

相关参考文献

Nuclear Medicine: THE REQUISITES, 3rd ed, pp 177-180.

点 评

此患者的肝胆显像提示可能有胆总管部分梗阻。胆管完全梗阻则肝胆显像表现为肝摄取正常而没有显像剂分泌入胆管（肝持续显影）、肝内胆管压力增高。而胆总管不全梗阻患者肝内胆管压力不高，^{99m}Tc-IDA 类药物可分泌入胆管但排入肠道延缓。

除胆管梗阻，其他导致胆肠转运时间延长的原因也应考虑。此患者显像前 24h 内没有进食，这时可注射辛卡利特促进胆囊排空。显像前使用辛卡利特是胆肠转运时间延长最常见原因。辛卡利特刺激胆囊收缩后胆囊松弛，由于胆囊内压力减低致胆汁首先流入胆囊而不是胆管。近期使用镇静药也可出现胆管不全梗阻。显像前至少 6h 之内不使用镇静药。胆肠转运时间延长也见于慢性胆囊炎和 10% ~ 20%的正常人群。延迟显像或注射辛卡利特能确定或排除胆总管不全梗阻。辛卡利特的半衰期短，检查时可反复应用。如果胆总管通畅，CCk-8 能松弛 Oddi 括约肌并缩短胆肠转运时间。与延迟显像相比注射辛卡利特的另一优点是注射辛卡利特后 30min 就能做出诊断。

胆管不全梗阻（如胆石病）可见部分放射性排入肠道。胆管出现放射性并不能除外不全梗阻。然而胆管梗阻患者胆总管内放射性减少。因此胆管内出现放射性和胆肠转运对排除胆管梗阻非常重要。

病例 112

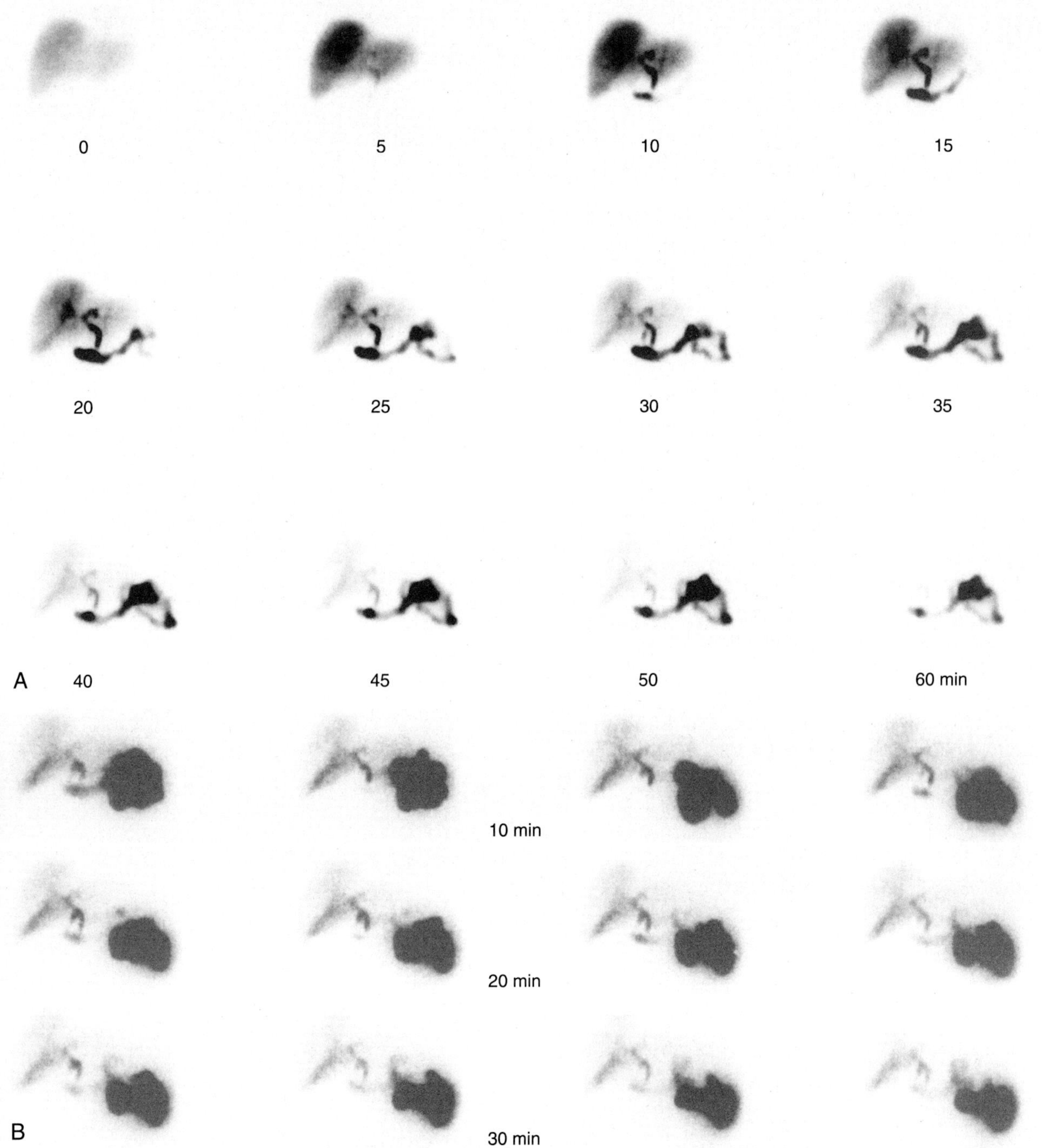

63 岁女性患者出现急性腹痛。该患者因多处外伤已住院 9 天，目前正接受高营养支持治疗。超声检查结果正常。

A，60min 的胆囊显像结果。B，吗啡使用后 30min 的图像。

1．患者进行此检查前需要什么准备？

2．描述该患者使用吗啡前、后胆囊显像的表现。

3．请对上图做出解释。

4．你能为外科医生提供哪些更多的信息？

病例 112

肝胆系统：轮廓（rim）征

1. 禁食或高营养患者，显像前应该给予辛卡利特（CCK-8）。
2. 注射药物后 60min 时胆囊未见显影。使用吗啡后胆囊内仍未见放射性充盈。胆囊窝周围放射性分布逐渐增加，肝内放射性全被清除之后胆囊窝周围放射性仍存在（轮廓征）。
3. 急性无结石性胆囊炎所致。
4. 同时患有其他严重疾病时，肝胆显像诊断急性胆囊炎的假阳性率增加。另外，轮廓征诊断急性胆囊炎特异性高，且可确诊。轮廓征出现提示这种胆囊炎是严重、急性胆囊炎，发生胆囊坏疽和穿孔的可能性很高。

参考文献

Brachman MB, Tanasescu DE, Ramanna L, et al: Acute gangrenous cholecystitis: radionuclide diagnosis, *Radiology* 151:209-221, 1984.

Meekin GK, Ziessman HA, Klappenbach RS: Prognostic value and pathophysiologic significance of the rim sign in cholescintigraphy, *J Nucl Med* 28:1679-1682, 1987.

相关参考文献

Nuclear Medicine: THE REQUISITES, 3rd ed, pp 168-174.

点 评

严重急性胆囊炎时炎症能从胆囊壁播散到邻近肝实质。外科医生发现此类病例炎性渗出导致胆囊与邻近肝实质粘连。严重炎性反应是出现轮廓征的原因。炎症区血流量增加，促使肝细胞摄取和分泌更多显像剂。但此区域炎症水肿、导致肝内胆管局部梗阻，肝细胞清除显像剂能力减低。25%～35%急性胆囊炎患者出现轮廓征。因此轮廓征诊断急性胆囊炎敏感性差，特异性高。

急性胆囊炎的病理生理过程很清楚。胆囊管梗阻后胆囊管的静脉和淋巴回流减少，黏膜充血和水肿，多核白细胞浸润胆囊壁，如此过程继续进展则导致出血和坏死，最后出现坏疽和穿孔。轮廓征提示患者胆囊炎沿此过程发展。轮廓征诊断急性胆囊炎的诊断有着较高特异性，能提高医生诊断急性胆囊炎的准确性，尽管假阳性率很高（如长时间禁食、高营养支持、伴有严重疾病）。

病例 113

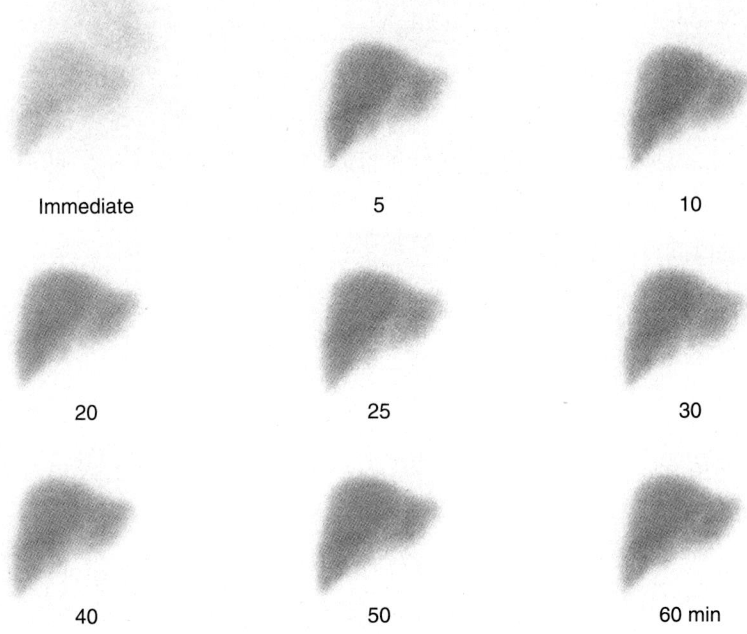

50 岁女性患者，急性腹痛持续 4h，超声检查正常。

1．胆囊显像表现是什么？

2．是否需要延迟显像？

3．需要和哪些疾病进行鉴别诊断？

4．最可能的诊断是什么？

病例 113

肝胆系统：胆总管上段梗阻

1. 肝功能良好（5min 时血液放射性清除较好）；肝摄取迅速，但未见显像剂分泌入胆管、60min 未见胆肠转运。
2. 如有其他检查提示肝功能受损，则延迟显像非常重要。
3. 胆总管上段梗阻、胆汁淤积性黄疸、胆囊炎、肝功能受损。
4. 诊断是胆总管上段梗阻。梗阻常导致胆管炎。肝功能受损患者肝胆显像表现为血液内放射性清除延缓，本底较高。如肝功能受损，应行延迟显像区别胆管梗阻和原发肝功能受损。该图像未见胆汁淤积性黄疸（如药物导致）的显像特征，且该病不出现疼痛症状。

参考文献

Ziessman HA: Acute cholecystitis, biliary obstruction, biliary extravasation, *Semin Nucl Med* 33:279-295, 2003.

Ziessman HA, Zeman RK, Akin EA: Cholescintigraphy: correlation with other hepatobiliary imaging modalities. In: Sandler MP, Coleman RE (eds): *Diagnostic Nuclear Medicine*, 4th ed. Philadelphia: Lippincott Williams & Wilkins, 2003, pp 503-529.

相关参考文献

Nuclear Medicine: THE REQUISITES, 3rd ed, pp 177-187.

点 评

胆总管上段梗阻的病理生理学过程如下：梗阻、胆管内压力增加、胆汁分泌减少、胆管扩张、细胞通透性增加、最后纤维组织增生导致肝硬化。胆管扩张程度与梗阻持续时间、梗阻程度和梗阻原因有关。长时间梗阻患者胆管扩张十分常见，特别是恶性病变导致的梗阻。胆总管上段梗阻、胆总管下段梗阻或间歇梗阻早期胆管不扩张。良性病变引起的胆管梗阻，胆管扩张一般不明显。一些病例局部炎症和肝硬化导致水肿和瘢痕形成而限制胆管扩张。发现梗阻后扩张迅速去除梗阻因素，则扩张胆管可恢复正常，如结石排出或手术取石均可缓解梗阻。功能性胆囊显像结果与 US 及 CT 的结果可能不同。

急性梗阻 24 ~ 72h 后胆管扩张变得明显。胆管梗阻患者首选超声检查。如超声未发现胆管扩张则行胆囊显像。急性梗阻后短时间内胆囊显像特征最明显。有胆管扩张病史和怀疑急性梗阻患者行胆囊显像可诊断或除外梗阻。胆管梗阻可不出现黄疸。梗阻不一定总导致胆管扩张，不存在梗阻也可出现胆管扩张。

病例 114

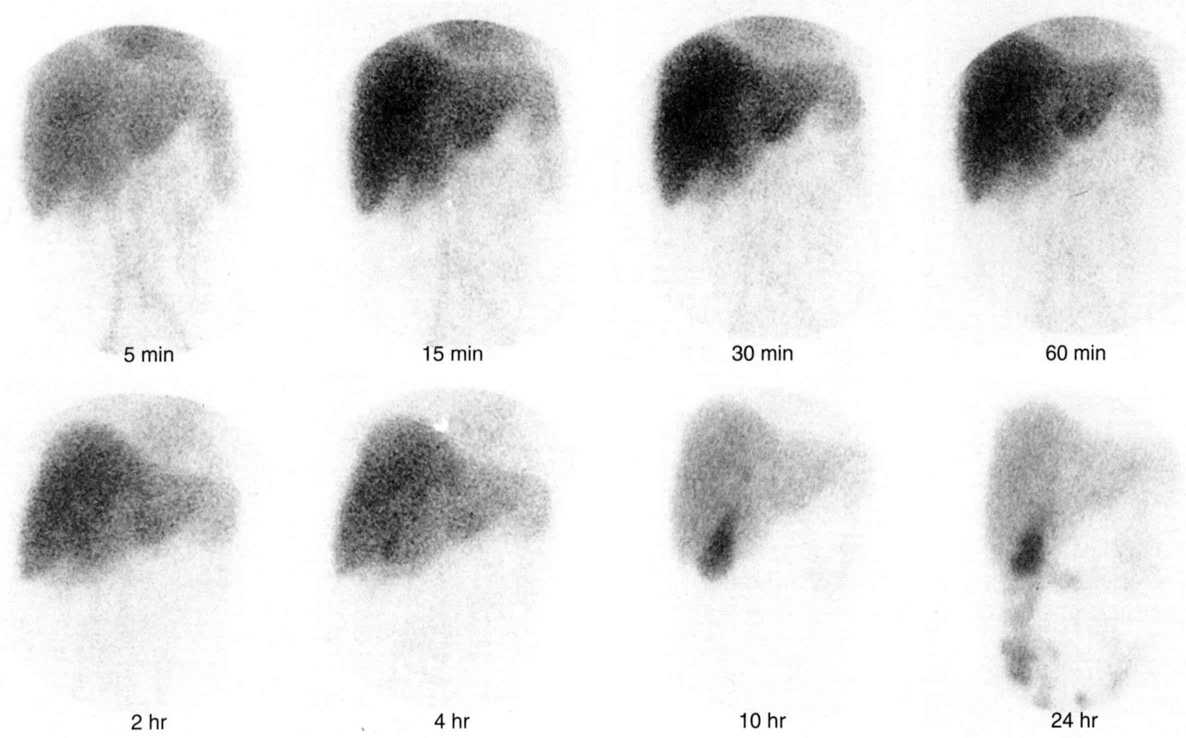

50 岁男性患者最近数月出现腹部不适和高胆红素血症。

1．请描述上面图像的表现。

2．60min 时的鉴别诊断是什么？ 2h 的鉴别诊断是什么？

3．根据 10h 的图像，你的诊断是什么？

4．根据 24h 的图像，你的诊断是什么？

病例 114

肝胆系统：肝功能受损

1. 肝功能受损伴血液放射性清除缓慢（心脏、大血管）和血液本底高。60min 时胆管系统未见放射性出现，2h 图像没有变化；10h 胆囊内可见放射性填充；24h 可见胆肠转运。
2. 鉴别诊断是胆管梗阻导致肝功能受损和原发性肝功能受损。
3. 可排除胆囊管梗阻；但是胆管梗阻不能排除。
4. 肝功能严重受损。不存在胆管梗阻。

参考文献

Ziessman HA: Acute cholecystitis, biliary obstruction, biliary extravasation, *Semin Nucl Med* 33:279-295, 2003.

Ziessman HA, Zeman RK, Akin EA: Cholescintigraphy: correlation with other hepatobiliary imaging modalities. In: Sandler MP, Coleman RE (eds): *Diagnostic Nuclear Medicine*, 4th ed. Philadelphia: Lippincott Williams & Wilkins, 2003, pp 503-529.

相关参考文献

Nuclear Medicine: THE REQUISITES, 3rd ed, pp 177-187.

点 评

短时间的胆管完全梗阻，肝功能一般正常。如梗阻持续存在则可导致肝功能受损。胆道系统如出现放射性显像剂，并排入胆总管和肠道，则可除外梗阻。如有不全梗阻，尽管肠道出现放射性，但梗阻近端仍可见放射性滞留。

胆囊显像能鉴别原发性肝实质疾病和需要外科治疗的疾病（如胆管梗阻）。此病例未见肝硬化晚期肝体积变小、左叶相对增大的特点。此患者可能有急性或亚急性肝病。肝功能不全患者尽管有肝脾肿大和腹水导致的腹部不适，但不出现腹痛。

如肝功能正常，少于 9% 的 ^{99m}Tc- 亚氨基二乙酸经肾排泄，而不足 1% 的 ^{99m}Tc- 甲溴菲宁(mebrofenin)经肾排泄。肝功能受损后更多显像剂经肾排泄。由于 ^{99m}Tc- 甲溴菲宁（mebrofenin）通过肝排泄比例高，因此肝功能不全患者行肝胆显像时首选 ^{99m}Tc- 甲溴菲宁（mebrofenin）。

病例 115

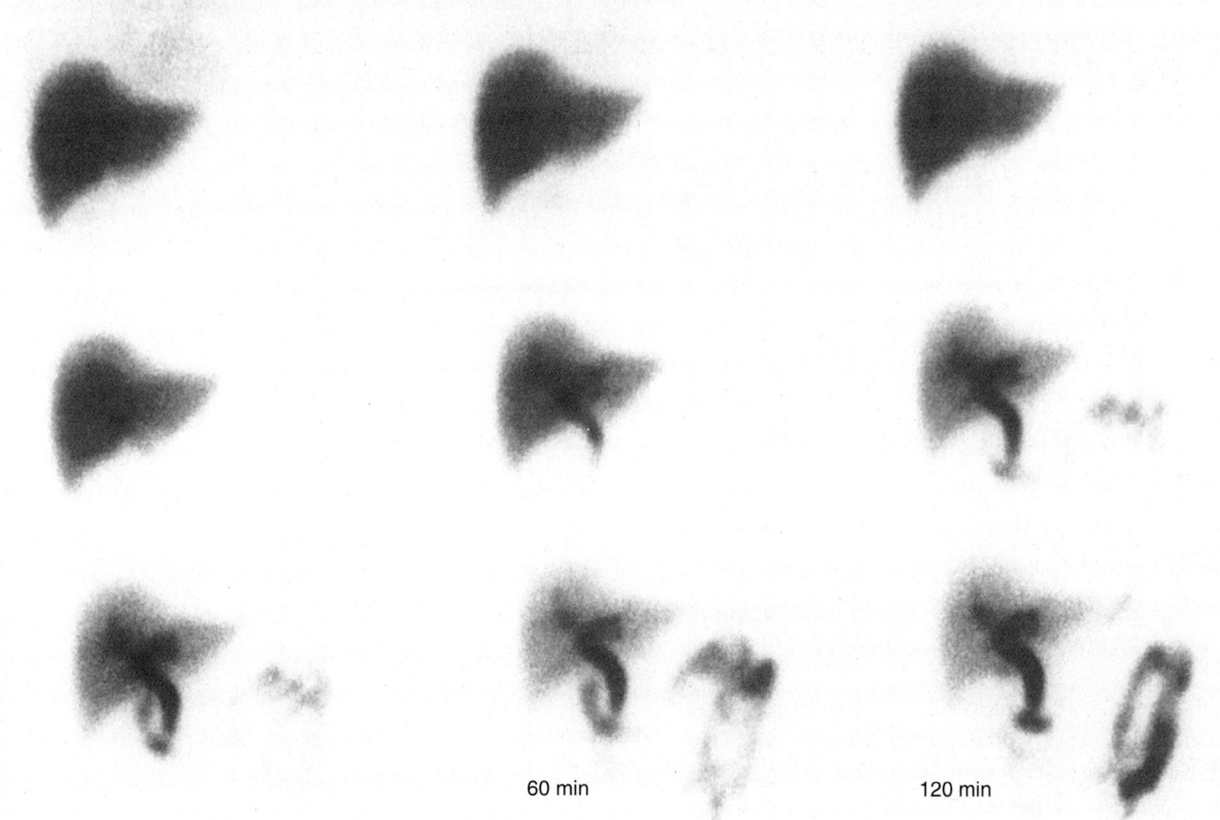

39 岁女性患者一年前行胆囊切除术，术后患者一直反复出现腹痛，超声结果正常。

1．请描述上面图像的表现。
2．应该和哪些疾病相鉴别?
3．注射药物后 120min 采集图像对诊断是否有价值?
4．MRCP 和 ERCP 均未见结石或狭窄。最可能的诊断是什么?

病例 115

肝胆系统：胆囊切除术后综合征

1. 肝功能良好，胆管充盈好和胆肠转运迅速。然而 60min 时胆总管内仍有放射性滞留且未见减少，120min 时滞留放射性继续增加。
2. 胆石症复发或胆石残留、炎性狭窄和 Oddis 括约肌功能障碍。
3. 60 ~ 120min 时如胆管内放射性清除较快（> 50%），则可能是非梗阻性胆管扩张。如清除缓慢，即使有胆肠转运仍可能是胆管不全梗阻。
4. Oddi 括约肌功能障碍。

参考文献

Ziessman HA: Acute cholecystitis, biliary obstruction, biliary extravasation, *Semin Nucl Med* 33:279-295, 2003.

Ziessman HA, Zeman RK, Akin EA: Cholescintigraphy: correlation with other hepatobiliary imaging modalities. In: Sandler MP, Coleman RE (eds): *Diagnostic Nuclear Medicine*, 4th ed. Philadelphia: Lippincott Williams & Wilkins, 2003, pp 503-529.

相关参考文献

Nuclear Medicine: THE REQUISITES, 3rd ed, pp 182-186.

点 评

胆囊切除后综合征是指患者胆囊切除术后仍有反复胆道疼痛症状。胆囊切除术后反复腹痛最常见原因是结石残留或再发结石，炎性狭窄相对少见。如能排除炎性狭窄则 Oddi 括约肌功能障碍可能是腹痛原因。

Oddi 括约肌功能障碍是指 Oddi 括约肌水平胆管部分梗阻。部分患者是持续性梗阻，而部分梗阻是间歇性梗阻（功能障碍）。有研究认为，胆囊对胆管内压力的增高能起到缓冲作用，胆囊切除后，压力缓冲器的作用消失，从而引起相应症状，治疗方法是括约肌切开术。

超声和 MRCP 可显示胆管扩张，且能排除肿瘤，但不能排除小结石。在一些医院肝胆显像常作为初筛检查。如肝胆显像结果正常则可排除胆管部分梗阻，可继续寻找非胆管系统的原因。如肝胆显像提示胆管部分梗阻，则有必要进一步检查（如胆管造影、ERCP）。测量 Oddi 括约肌压力可确定是否有 Oddi 括约肌梗阻，而仅部分医院开展该检查，且只有经验丰富的医生才行 Oddi 括约肌测压，因该检查并发症多，甚至可诱发胰腺炎。

病例 116

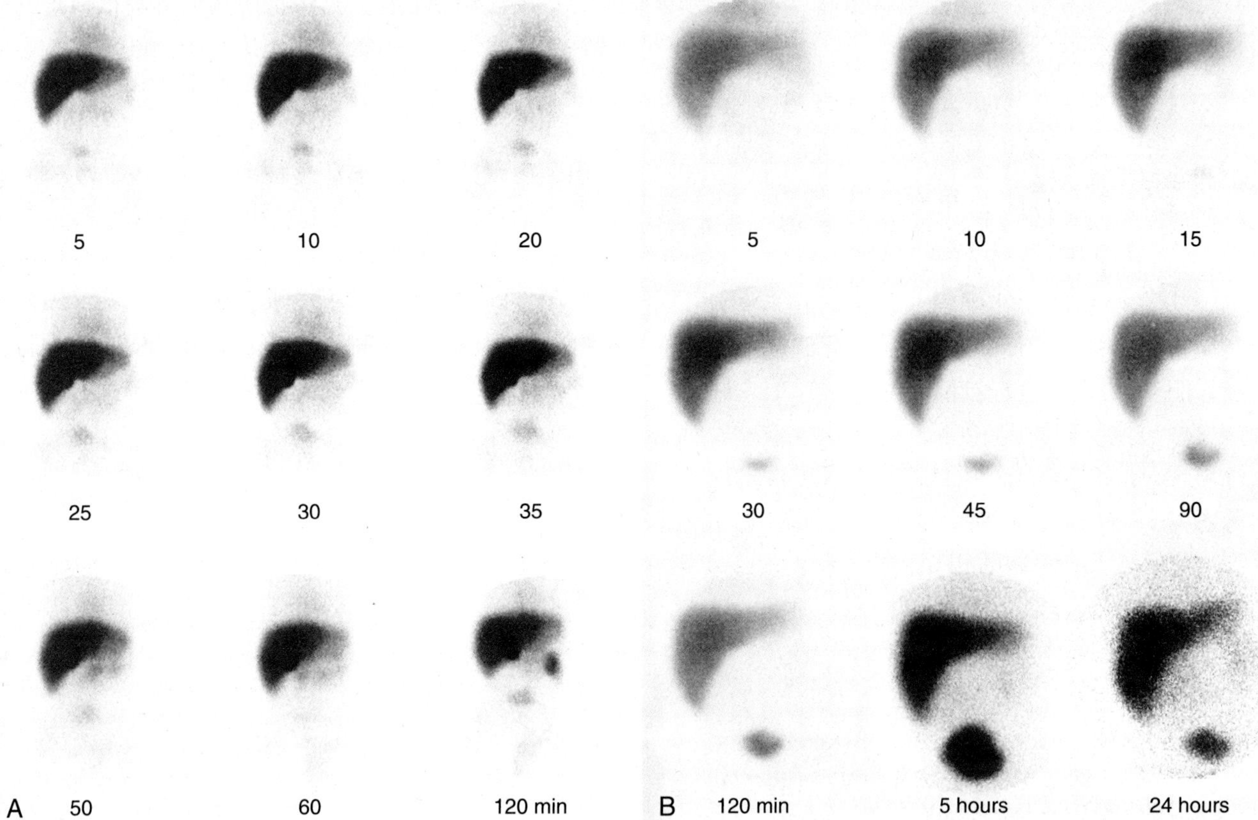

患者 A 和 B 均是出生后 4 个星期，血清胆红素水平增高，临床建议患者行肝胆显像除外胆道闭锁。

1．此年龄段患儿血清胆红素水平增高的鉴别诊断有哪些？

2．肝胆显像前，患者应该做哪些准备？

3．这两个患儿的肝胆显像的表现是什么？并给出你的解释。

4．肝胆显像诊断胆道闭锁的准确性如何？

病例 116

肝胆系统：胆道闭锁

1. 炎症、感染、各种代谢性原因导致的新生儿肝炎和胆道闭锁。
2. 显像前 3～5 天口服苯巴比妥，剂量是 5mg/kg/d。
3. A，血液内放射性显像剂清除缓慢（注意心脏可见显影）提示肝功能受损。注射药物后 50min 时胆道内出现放射性，到 120min 放射性逐渐增加；胆囊内侧可见放射性异常浓聚点。B，肝功能良好。注射药物后 120min 时胆管内未见放射性出现，5h 和 24h 胆管内始终没有放射性出现。患者 B 的表现与胆道闭锁诊断相符。患儿 A 的表现与新生儿肝炎诊断相符。
4. 敏感性 97%，特异性 82%。

参考文献

Majd M, Reba RC, Altman RP: Effect of phenobarbital on 99mTc-IDA scintigraphy in the evaluation of neonatal jaundice, *Semin Nucl Med* 11:194-199, 1981.

Treves ST, Jones AG, Markisz BA: Liver and spleen. In: *Pediatric Nuclear Medicine,* 3rd ed. New York: Springer, 2007, pp 213-217.

相关参考文献

Nuclear Medicine: THE REQUISITES, 3rd ed, pp 180-183.

点　评

新生儿肝炎和胆道闭锁的临床表现、生化指标、组织学表现有很多相似之处。因胆道闭锁患儿出生后 3 个月内进行手术，手术成功率高，故二者早期鉴别诊断非常重要。胆道闭锁的病理过程是肝外胆道系统的进行性、硬化性胆管炎。门脉周围纤维化和肝内胆管增生也是该病的特点，胆管部分或完全缺如，最后发展为肝硬化。胆道闭锁患儿可行 Kasai 手术；最终此类患者须行肝移植手术。Kasai 手术是将肝外病变胆管切除，肝肠直接吻合（肝门空肠吻合术）。

许多肝疾病表现与胆道闭锁相似，提到最多的是新生儿肝炎，而其他原因包括感染（巨细胞病毒感染、HAV 感染、HBV 感染、风疹感染、弓形体感染）和代谢缺陷因素所致（α 抗胰蛋白酶缺乏、先天性代谢缺陷）。

提前使用苯巴比妥可激活肝酶而提高该检查的敏感性。尽管新生儿肝炎患儿胆道系统是开放的，但肝功能受损使 ^{99m}Tc-IDA 的摄取和排泄均延缓。胆肠转运时间发生很大变化，很多患儿在注射药物 24h 后肠道内才出现放射性。肝胆显像前使用苯巴比妥应使血清含量达治疗水平。如 24h 时仍不出现胆肠转运，则诊断胆道闭锁的敏感性很高；但肝功能严重受损可出现假阳性。如患儿肝功能严重受损，几天到一周后复查肝胆显像就可做出正确诊断。只有经皮肝穿刺胆管造影、剖腹手术和腹腔镜可确诊该病。

病例 117

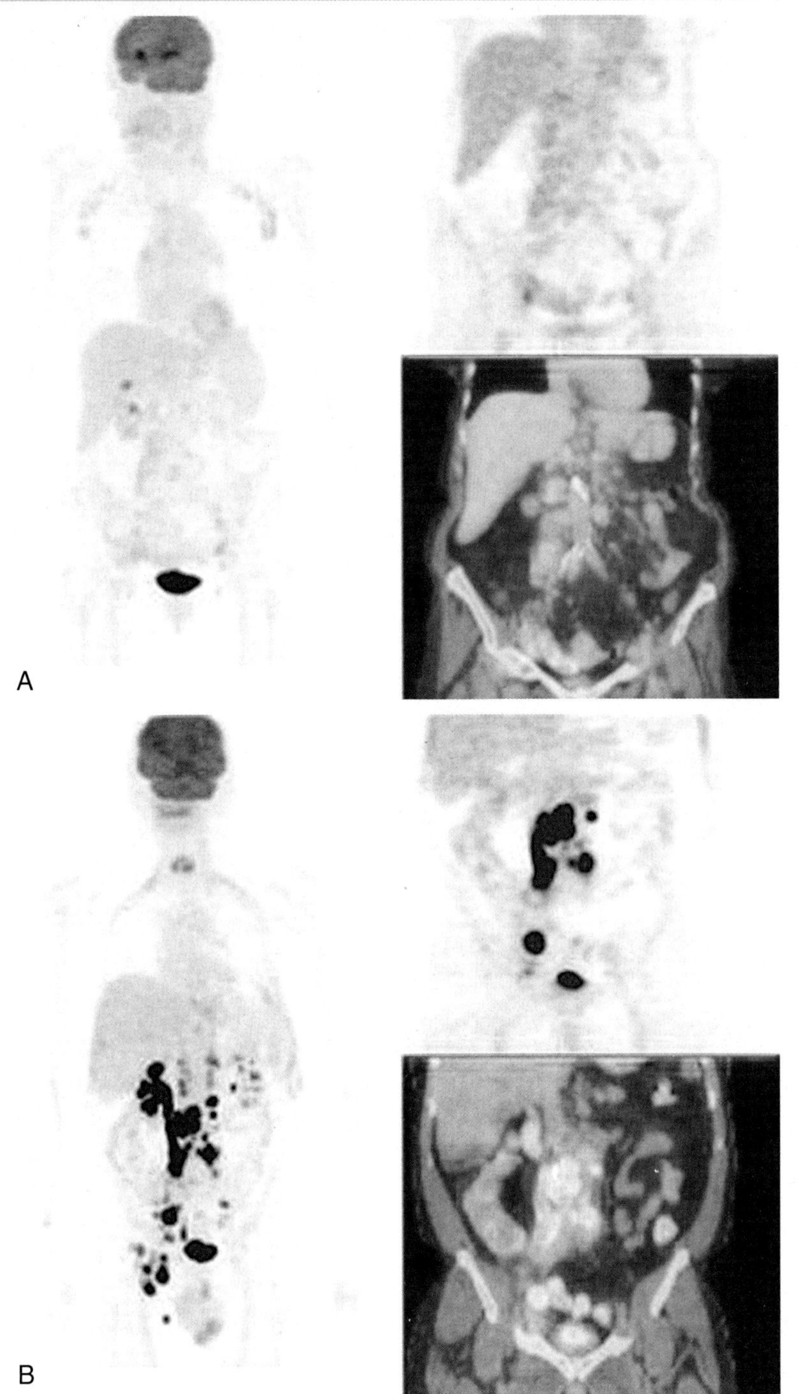

两患者（A 和 B）新诊断为非霍奇金淋巴瘤行 PET/CT 检查对疾病进行分期。左图，MIP 图像；右图，冠状断层 FDG-PET 图像（上图）；融合 PET/CT 图像（下图）。

1．请描述两患者异常摄取 FDG 的病灶，两患者病灶摄取 FDG 的不同？

2．与 CT 相比，FDG/PET 对恶性淋巴瘤分期的优点是什么？

3．FDG-PET 显像时哪些参数能用来评估治疗疗效？

4．在这两个患者中，一个患者的哪一表现需进行急诊处理？

病例 117

肿瘤：FDG-PET——非霍奇金淋巴瘤

1. A，腋窝和腹股沟淋巴结可见弥漫性轻度 FDG 摄取。B，腹部、盆腔、腹膜后、髂内和髂外可见明显异常 FDG 摄取。A，低度恶性肿瘤；B，高度恶性肿瘤。
2. CT 依靠淋巴结的大小和形态评估恶性肿瘤侵犯范围。外形正常淋巴结可能是恶性病变，淋巴结增大可能是炎症所致。正常大小淋巴结也可摄取 FDG，CT 所示增大的淋巴结，FDG-PET 能确定或排除病变。
3. 如果患者病灶 FDG 摄取（SUV）治疗前后下降 25%～50%，提示治疗部分有效。如果放射性分布降低到本底或血池水平提示为完全缓解。
4. 患者 B：右侧肾盂、肾盏和输尿管可见放射性滞留提示尿路梗阻，随后利尿肾图证实这种情况。

参考文献

Cheson BD: Staging and evaluation of the patient with lymphoma, *Hematol Oncol Clin North Am* 22:825-837, 2008.

Hutchings M, Barringston SF: PET/CT for therapy response assessment in lymphoma, *J Nucl Med* 50: 21S-30S, 2009.

相关参考文献

Nuclear Medicine: THE REQUISITES, 3rd ed, pp 333-337.

点 评

根据 Ann Arbor 分期标准，患者 A 膈上和膈下淋巴结肿大，分期为Ⅲ期。患者 B 仅膈下有肿大淋巴结，分期为Ⅱ期。肝、脾、肺和骨均未受侵。

对霍奇金病或侵袭性非霍奇金淋巴瘤患者，FDG-PET/CT 比 CT 的准确性更高（94% Vs 89%），且 PET/CT 检查可改变 10%～30%患者的治疗方案（上调或下调分期）。PET/CT 鉴别有活性残存肿瘤和无活性肿瘤组织的准确性可达 90%，而 CT 的准确性是 45%。PET 的阴性预测值高，但不能完全排除镜下病变的存在。2～3 个化疗周期后 FDG-PET 显像的阴性预测值为 80%～100%。淋巴瘤治疗后 PET 上有早期反应的患者，5 年无病生存率较高：如 PET 检查阴性，则为 89%；如病灶摄取 FDG 较少，则为 59%；如 PET 检查阳性，则为 16%。

侵袭性非霍奇金淋巴瘤的（或恶性程度高）病变 FDG 摄取明显增高（如 Burkitt 淋巴瘤、弥漫大 B 细胞淋巴瘤 [患者 B]），而恶性程度低的淋巴瘤（如小淋巴细胞淋巴瘤、周围 T 细胞淋巴瘤和滤泡淋巴瘤）FDG 摄取一般较低（患者 A）。非霍奇金淋巴瘤患者治疗前应行 PET 证实病灶是否有 FDG 的摄取以及病灶摄取 FDG 的高低，这样便于评估治疗疗效。淋巴结摄取 FDG 也可由感染、炎症、结节病导致假阳性。治疗后由于生理性胸腺增生 / 胸腺反跳性增生可致胸腺摄取 FDG。

病例 118

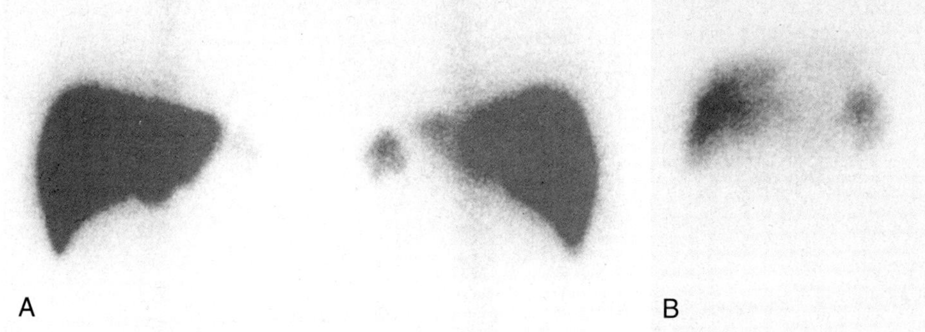

一患者有特发性血小板减少性紫癜并行脾切除术病史。临床提示疾病复发。放射性核素显像前位、后位（A）和左侧位（B）显示脾部位放射性摄取明显增高。

1．使用的放射性药物是什么？
2．这项检查的目的是什么？
3．其他哪些药物也可用于做此诊断？
4．请对该检查做出解释。

病例 118

肝胆系统：脾残留

1．放射性药物是 ^{99m}Tc-SC
2．检查目的是为了发现是否有脾残留、脾组织增生或副脾。
3．热变性或化学损坏的 ^{99m}Tc-RBC。
4．脾残余阳性。

参考文献

Spencer RP: Spleen imaging. In: Sandler MP, Coleman RE, Wackers FJTh, et al (eds): *Diagnostic Nuclear Medicine*, 3rd ed. Baltimore: Williams & Wilkins, 1996, pp 565-591.

Stewart CA, Sakimura IT, Siegel ME: Scintigraphic demonstration of splenosis, *Clin Nucl Med* 11:161-164, 1986.

相关参考文献

Nuclear Medicine: THE REQUISITES, 3rd ed, pp 207-209.

点　评

脾显像在核医学的应用已有很长历史。此病例说明曾行脾切除术的患者，^{99m}Tc-SC 肝脾显像能发现是否有脾残留。^{99m}Tc-SC 主要被肝（库普弗细胞）、脾、骨髓巨噬细胞的网状内皮系统摄取。由于脾摄取显像剂明显，该显像发现脾组织非常敏感，但缺点是如脾组织邻近肝，则会由于肝摄取显像剂明显而很难发现小的脾组织。这种情况下 SPECT 断层显像有很大价值。大多数病例 ^{99m}Tc-SC 显像能做出确定性诊断。另外一种发现功能性脾组织的方法是用放射性核素标记的热变性或化学损坏红细胞，脾摄取该显像剂明显而肝摄取很少或没有摄取。^{111}In- 羟基喹啉或 ^{99m}Tc- 白细胞显像时脾组织也显影，但这两种显像并不能检查是否有脾组织残留。因此怀疑有感染的患者行白细胞显像会出现假阳性。

病例 119

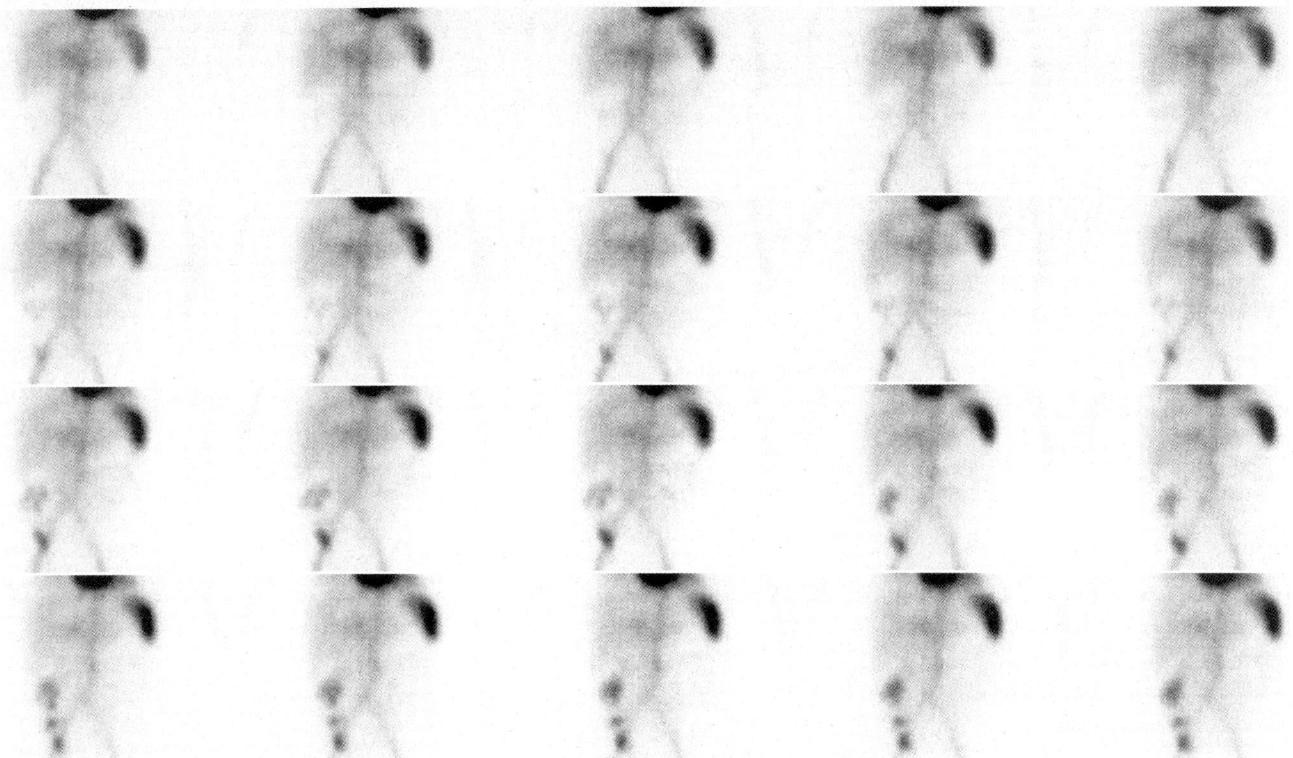

70 岁男性患者最近出现直肠出血。

1．使用的放射性药物是什么？

2．请描述该显像的表现。

3．可能的出血部位？

4．请列出鉴别诊断。

病例 119

胃肠系统：盲肠出血，血管发育异常

1. ^{99m}Tc-红细胞胃肠道出血显像。
2. 扫描初始阶段未见异常放射性出现，随时间延长右下腹同时出现两处放射性异常浓聚灶，放射性聚集量逐渐增加且向前移动。
3. 出血部位是盲肠和升结肠。
4. 血管发育异常、憩室、新生物、炎症性肠病、缺血均可导致急性出血。血管造影最后证实该患者是血管发育异常。

参考文献

Howarth DM: The role of nuclear medicine in detection of acute gastrointestinal bleeding, *Semin Nucl Med* 36:133-146, 2006.

Zuckier LS: Acute gastrointestinal bleeding, *Semin Nucl Med* 33:297-311, 2003.

相关参考文献

Nuclear Medicine: THE REQUISITES, 3rd ed, pp 367-376.

点 评

放射性核素出血显像能确定患者是否有活动性出血灶以及出血的大概部位。从此患者的静态图像我们不能确定是一个出血点还是两个出血点。回顾分析该患者的动态图像显示有两个出血点，随后血管造影证实两出血点。^{99m}Tc-RBC 出血显像诊断胃肠出血非常敏感。该方法可发现出血速度为 0.1ml/min 的出血灶，而 CT 血管造影仅能发现出血速度 1ml/min 以上的出血灶。^{99m}Tc-RBC 出血显像的另一优点是能诊断间断性出血。活动性出血灶必须和其他原因导致的 ^{99m}Tc-RBC 聚集相鉴别（如血管瘤、动脉瘤、异位肾）。诊断活动性出血灶必须符合一定的标准：扫描开始时肠道内没有放射性，随时间延长肠道内放射性增加，然后顺着肠道解剖结构向下移动。一旦找到出血灶（小肠或大肠）显像即可结束。

血管发育异常是黏膜下或黏膜的血管畸形，常多发，直径一般大于 0.5cm，大多位于右半结肠，该病占结肠血管畸形的 80%，且可与其他引起出血的原因合并存在。活检标本研究显示 2%无症状老年患者患有该病。血管造影显示血管发育异常表现为杂乱小血管团，造影时可见引流静脉早期充盈，但造影剂外渗较为少见。

病例 120

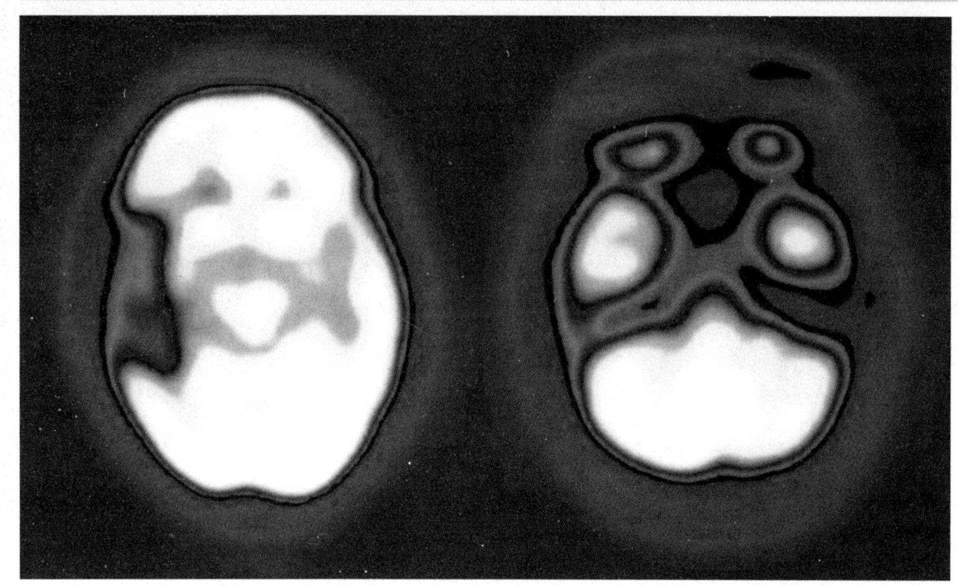

71 岁女性患者出现急性缺血性脑卒中。

1．脑梗死部位是哪一支脑动脉供血区域？
2．请描述上面 ^{18}F-FDG-PET 脑图像中的其他异常表现。
3．哪个专用词汇用来描述这种放射性分布类型？
4．其他哪些原因能导致这种异常？

病例 120

FDG-PET：交叉性小脑失联络

1．右侧大脑中动脉。
2．与右侧小脑相比，左侧小脑有不对称性 FDG 摄取减少。
3．交叉性小脑失联络。
4．肿瘤、脑软化、癫痫持续状态、脑炎、手术后。

参考文献

Alavi A, Mirot A, Newberg A, et al: Fluorine-18-FDG evaluation of crossed cerebellar diaschisis in head injury, *J Nucl Med* 38:1717-1720, 1997.

相关参考文献

Nuclear Medicine: THE REQUISITES, 3rd ed, pp 432-434.

点 评

交叉性小脑失联络是指幕上脑皮质损伤对侧的小脑半球放射性摄取减低，急性损伤后很短时间可观察到该现象。小脑血流及代谢匹配性降低的原因是大脑脑桥小脑通路的失连接。小脑摄取放射性减低较皮质放射性减低更明显，但多发或弥漫性脑损伤患者不出现该特征。50%脑皮质单发损伤患者有对侧小脑低灌注；而 19%的患者可见同侧小脑低灌注。这些显像特点与小脑病变的临床表现同时出现且可逆。

大部分病例脑血流与脑代谢改变基本同步。因此同一患者 ^{18}F-FDG-PET 显像所示放射性分布特点与 SPECT 脑灌注显像相似（如 ^{99m}Tc-HMPAO 或 ^{99m}Tc-ECD）。但卒中急性期（3 ~ 7 天）时，脑血流与代谢常不匹配。致使病变部位脑代谢缺损而脑血流仍正常，由于脑血管自动调节功能丧失，此时病变部位的脑灌注可能正常而 PET 显像显示病变部位代谢降低，此现象称为过度灌注。

病例 121

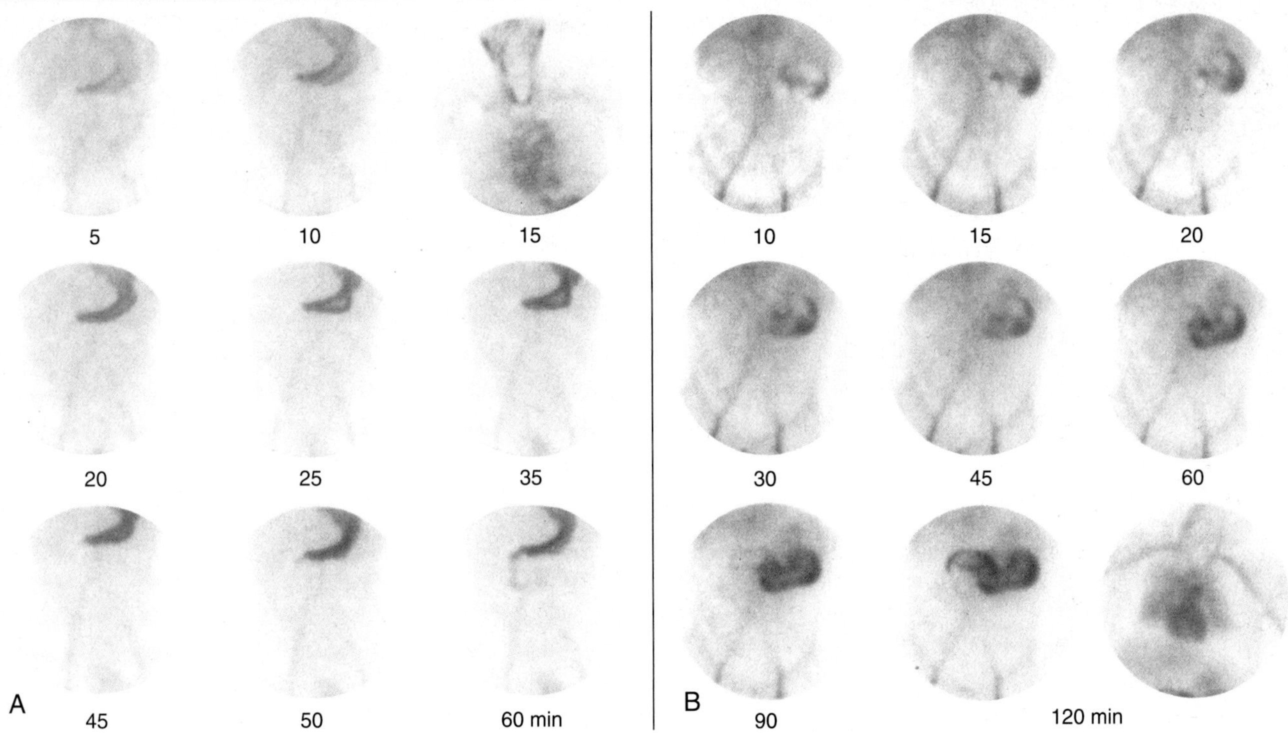

两患者（A 和 B）行 ^{99m}Tc-RBC 放射性核素胃肠道出血显像。

1．请描述这两患者的胃肠出血显像表现。

2．为什么两者均采集了颈部 / 胸部的局部图像（A，15 分钟；B，120 分钟）？

3．请对上述图像做出解释。

4．哪种标记方法的 ^{99m}Tc-RBC 标记率高？

病例 121

胃肠系统：^{99m}Tc-RBC 显像——胃出血和游离锝

1. 两患者图像均可见胃区放射性随时间延长而增加，并有少量放射性排入近端小肠。
2. 患者 A 颈部、胸部图像可见甲状腺和腮腺异常放射性摄取（15min 图像），而患者 B 图像未见上述异常（120min 图像）。腮腺和甲状腺放射性摄取增高是由于标记率低、这些器官摄取未结合锝。
3. A 图未见胃肠出血，腹部异常放射性浓聚是胃分泌所致。B 图显示活动性胃出血。
4. 体外标记法标记率高。

参考文献

Srivasta SC, Straub RF: Blood cell labeling with ^{99m}Tc: progress and perspectives, *Semin Nucl Med* 20:41-51, 1990.

相关参考文献

Nuclear Medicine: THE REQUISITES, 3rd ed, pp 367-373.

点 评

临床常用胃肠出血显像诊断下消化道出血，但也可诊断上消化道出血病灶。胃肠出血显像时高标记率对图像质量和正确诊断非常重要。游离锝可被胃黏膜（黏液细胞）摄取后排入小肠，貌似小肠出血。颈部和胸部局部静态图像能鉴别是否有游离锝出现。体外标记红细胞法游离锝较少。

三种方法可标记红细胞，且均已在临床应用很多年。体内标记法最简单，首先静脉注射亚锡焦磷酸盐，15 分钟后注射 $^{99m}TcO_4^-$。在锡的作用下 $^{99m}TcO_4^-$ 与血红蛋白 β 链相结合，体内标记法标记率是 75% ~ 80%。体内法可用于多门控心血池显像（multiple gated acquisition，MUGA），但不能用于胃肠出血显像。后来出现了改良体内标记法，首先静脉注射亚锡焦磷酸盐，然后用含有 ^{99m}Tc- 高锝酸钠的注射器抽取患者血液，10 分钟后 ^{99m}Tc 即可标记到红细胞上，再将标记红细胞注入患者体内，该方法的标记率可达 85% ~ 90%。体外标记法完全在体外完成标记且有成熟试剂盒，标记率大于 97%，建议使用该方法。

病例 122

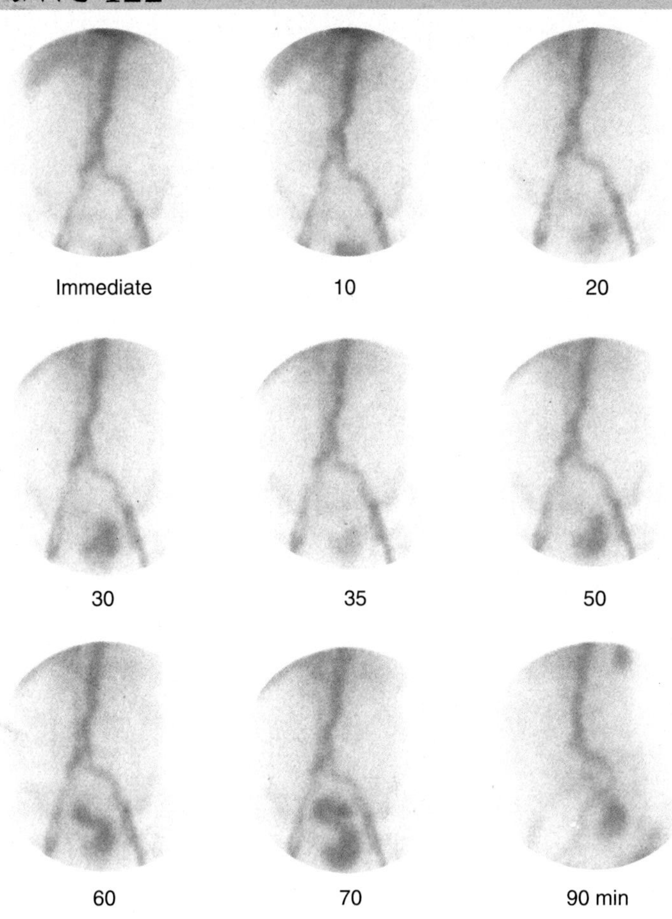

65 岁男性患者最近 2 天出现间断直肠出血。

1．请描述 90 分钟内显像的表现。

2．盆腔侧位 / 斜位相（最后一张图像）的目的是什么？对于诊断有多大的帮助？

3．请给出您的解释。

4．诊断和定位一个出血灶的标准是什么？

病例 122

胃肠系统：^{99m}Tc-RBC 显像——直肠出血

1. 盆腔中下部可见异常放射性浓聚影。随时间延长放射性位置和形态发生变化。
2. 侧位 / 斜位相能辅助鉴别放射性来自直肠还是膀胱或阴茎。此患者的放射性异常浓聚影是在直肠。膀胱或外生殖器没有异常放射性。
3. 活动性胃肠出血，出血灶在直肠。
4. 扫描开始未见异常放射性，随时间延长出现异常放射性且逐渐增加，然后沿肠道的解剖形态向前移动。

参考文献

Howarth DM: The role of nuclear medicine in detection of acute gastrointestinal bleeding, *Semin Nucl Med* 36:133-146, 2006.

Zuckier LS: Acute gastrointestinal bleeding, *Semin Nucl Med* 33:297-311, 2003.

相关参考文献

Nuclear Medicine: THE REQUISITES, 3rd ed, pp 367-373.

点 评

放射性核素胃肠道出血显像在临床诊治早期即可呈阳性表现（如患者刚到急诊或刚收入院）。当其他检查结果阴性或出血减慢、出血停止时，放射性核素胃肠出血准确定位的可能性很低。慢性、慢速、间歇出血患者该显像的准确性也不高。大多阳性检查结果在显像开始 90 分钟内出现。放射性标记 RBC 胃肠出血显像的优点是可行延迟显像，延迟显像有时也能提供非常重要的诊断信息。延迟显像也应动态采集并用同样标准定位出血点。注射显像剂后 18 ~ 24h 时左侧结肠出现放射性没有任何临床意义，不能误诊为出血灶，因该放射性可来自左侧结肠以上的任何部位。

为给临床医生提供准确的定位信息我们必须考虑该检查的潜在假阳性情况，此病例说明其中一种情况。仅前位相并不能鉴别直肠出血点和膀胱或阴茎的放射性，侧位相能辅助鉴别诊断。电影显示有时能帮助确定出血位置。泌尿生殖道和血管结构异常可导致假阳性。大部分病变的放射性相对固定（如动脉瘤、静脉曲张、血管瘤、异位肾）；其他一些病变的放射性是可移动的（如泌尿道放射性、异位肾）。

病例 123

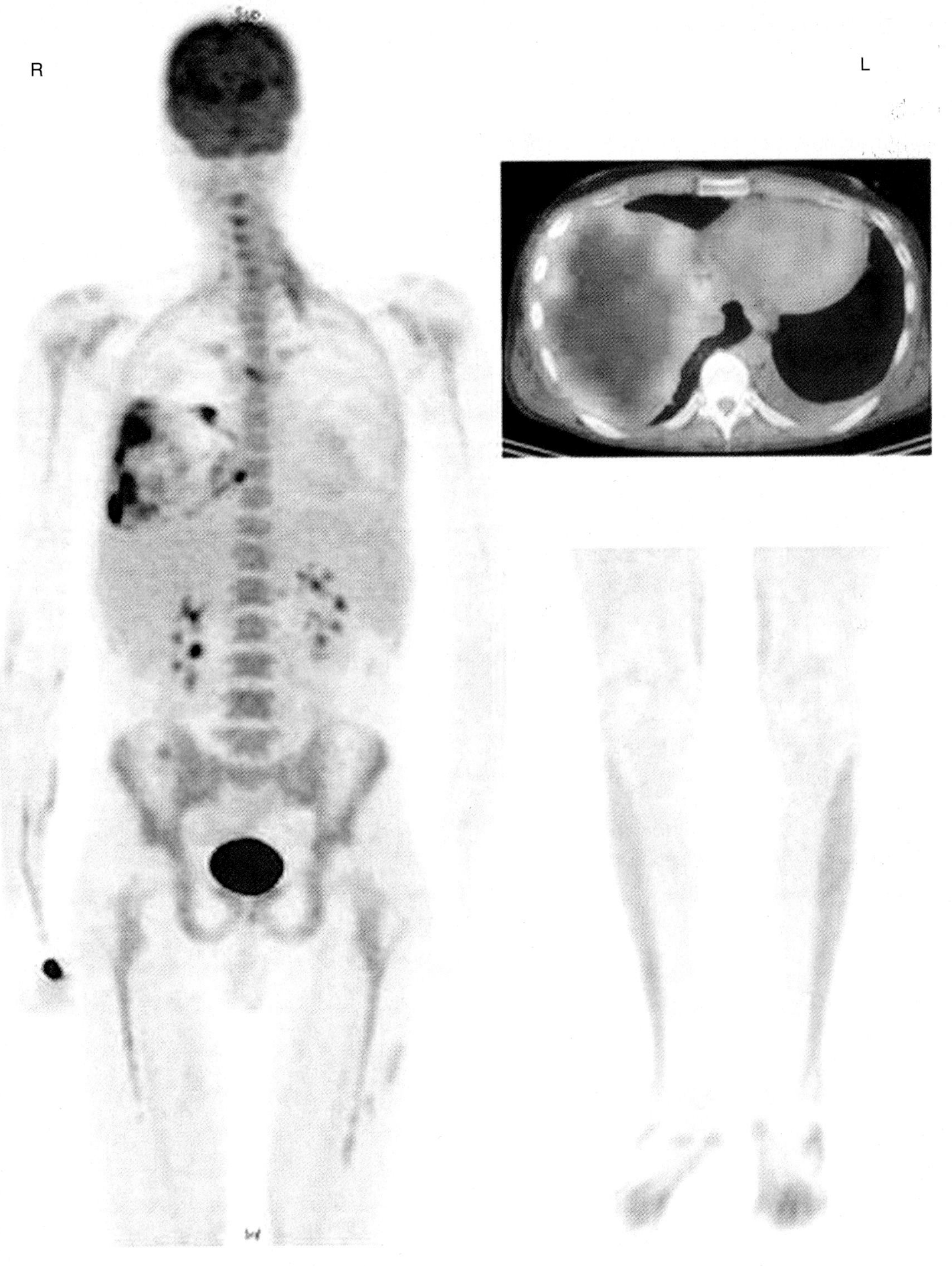

30 岁男性患者 2 年前行右侧面颊部恶性黑色素瘤广泛切除和淋巴结清扫。

1．请描述 FDG-PET 表现。

2．FDG-PET/CT 对哪一类黑色素瘤患者分期意义最大？

3．与 CT 相比，FDG-PET 诊断黑色素瘤的主要价值是什么？

4．该患者行下肢 PET 显像的目的是什么？

病例 123

肿瘤：FDG–PET——恶性黑色素瘤

1. 右肺巨大肿块周围有明显 FDG 摄取，中心坏死表现为放射性分布缺损。弥漫性红骨髓摄取 FDG 增加是由于化疗对骨髓的刺激。右髂窝局灶性 FDG 摄取可能是肠道生理性摄取。左大腿 FDG 摄取是肌肉生理性摄取，右侧颈部肌肉摄取 FDG 是由于肌肉张力增加 / 过劳。
2. FDG-PET/CT 显像发现高危病人（原发病变深度大于 4mm）的转移灶最有价值。
3. 与 CT 相比，PET 诊断皮下、淋巴结、骨骼和腹部的黑色素瘤病变更敏感，但诊断微小转移灶不敏感（如肺转移灶）。
4. 黑色素瘤是恶性肿瘤且可转移到全身任何部位，经常是远处转移。10%的转移灶转移到皮肤和皮下组织。因此黑色素瘤患者 FDG-PET/CT 检查时应常规行全身扫描（从头顶到脚底）。

参考文献

Krug B, Crott R, Lonneux M, et al: Role of PET in the initial staging of cutaneous malignant melanoma: systemic review, *Radiology* 249:836–844, 2008.

Segall GM, Swetter SM: *PET and PET/CT Imaging in Melanoma, Positron Emission Tomography*. London: Springer-Verlag, 2006, pp 233–242.

相关参考文献

Nuclear Medicine: THE REQUISITES, 3rd ed, pp 336–337.

点 评

全世界恶性黑色素瘤发病率在增加，占所有肿瘤的 3%，黑色素瘤的生存率主要与该病确诊时疾病分期有关。黑色素瘤病灶摄取 FDG 非常高。与常规影像学方法相比，FDG-PET/CT 显像为高危患者分期更敏感，但 CT 诊断肺转移、MRI 诊断脑转移均比 PET/CT 敏感。FDG-PET/CT 在淋巴结和深部软组织转移的诊断价值很大，敏感性可达 90%。

黑色素瘤预后与原发病变侵犯深度（Breslow 分期）或受累皮层（Clark 分期）有关。疾病早期黑色素瘤在皮肤内垂直生长，随后播散到局部淋巴结。如病变深度小于 1mm 则属于低危患者，如病变深度大于 4mm 则属于高危患者。对于高危患者应常规行 PET/CT 检查确定是否有局部淋巴结受侵。局部淋巴结受侵则患者分期是Ⅲ期，10 年生存率小于 10%。病变深度 1 ~ 4mm 的中危患者术前应行前哨淋巴结显像和活检确定是否行局部淋巴结切除。病变深度 1 ~ 4mm 中危患者且前哨淋巴结活检阳性，PET/CT 检查也有价值。PET/CT 也可用于肿瘤再分期。一项研究表明 FDG-PET 检查可改变 49%黑色素瘤患者的诊疗方案。

病例 124

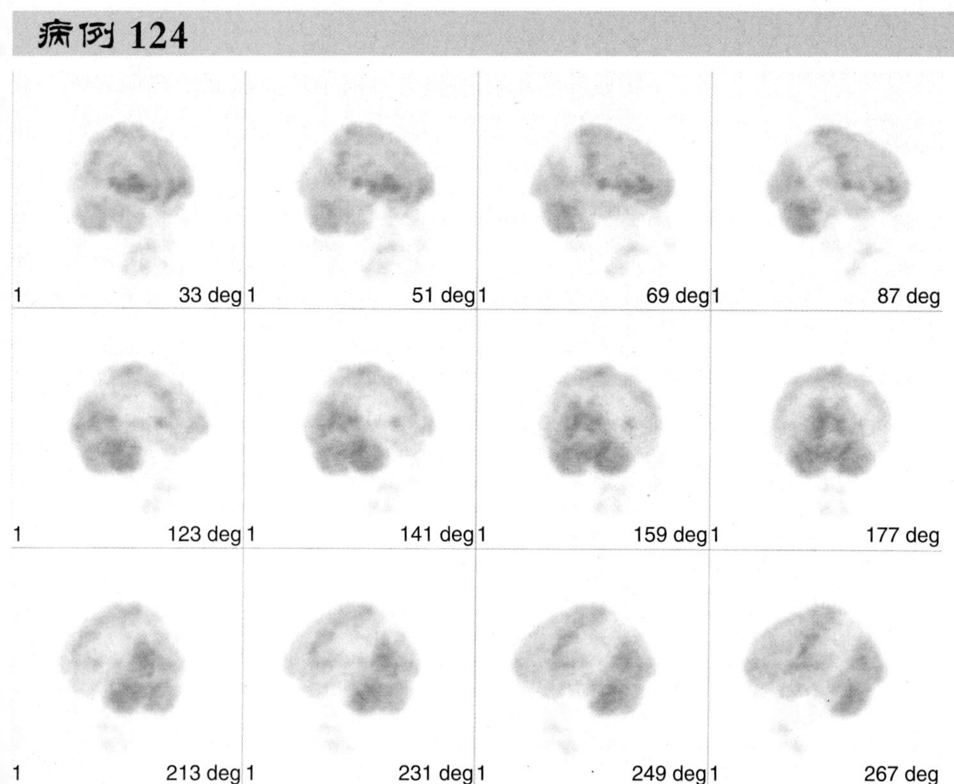

55 岁男性患者最近 10 个月痴呆症状逐渐加重。

1．请列出痴呆的鉴别诊断。

2．SPECT 或 FDG-PET 显像如何起到辅助鉴别诊断作用?

3．请描述三维重建显示的 ^{18}F-FDG-PET 表现。

4．可能的诊断是什么？确诊的准确性多高？

病例 124

中枢神经系统：阿尔茨海默病

1. 痴呆常见原因包括抑郁、代谢异常（甲状腺功能减低）、药物滥用、酒精中毒、多发脑梗死、AIDS 相关痴呆、阿尔茨海默病、帕金森病、匹克（Pick）病、路易体痴呆、传染性海绵样脑病。
2. 根据 ^{99m}Tc-HMPAO/ECD SPECT 或 FDG-PET 显像放射性分布特点可做出相应诊断，如多发梗塞性痴呆、阿尔茨海默病、额叶痴呆（如 Pick's 病）。
3. 双侧后顶叶和颞叶代谢减低（FDG 摄取减低），额叶代谢轻度减低。感觉运动皮质代谢未减低。
4. 诊断是阿尔茨海默病，准确性大于 80%～90%。

参考文献

Coleman RE: Positron emission tomography diagnosis of Alzheimer's disease, *Neuroimaging Clin N Am* 15:837-846, 2005.

Silverman DH, Mosconi L, Ersoli L, et al: Positron emission tomography scans obtained for the evaluation of cognitive dysfunction, *Semin Nucl Med* 38:251-261, 2008.

相关参考文献

Nuclear Medicine: THE REQUISITES, 3rd ed, pp 427-432.

点　评

阿尔茨海默病的临床诊断较为困难，必须除外其他原因导致的痴呆。尽管早老性痴呆可发生于中年患者，但大部分痴呆患者是老年人，65 岁以上患者的发病率超过 10%，85 岁以上患者发病率为 50%。组织病理学表现包括后顶颞叶皮质神经元纤维缠结及神经炎性斑块退行性改变。重度痴呆患者额叶也会被累及。

PET 和 SPECT 显像根据放射性分布特点能与其他疾病鉴别诊断。SPECT 和 PET 的放射性分布相似。FDG 摄取代表葡萄糖代谢，而 ^{99m}Tc-HMPAO 或 ECD 摄取反应局部脑血流量。单光子放射性药物是脂溶性且可通过血脑屏障。HMPAO 被神经细胞摄取后转化为水溶性复合物，ECD 转化为阴离子复合物，两种物质均滞留在细胞内。阿尔茨海默病的典型表现是双侧后顶叶、颞叶的低灌注 / 低代谢。有时放射性分布减低不对称，但枕叶和感觉运动神经元皮质、皮层下灰质均不会被累及。帕金森病痴呆晚期和弥漫性路易体病放射性分布与阿尔茨海默病相似，弥漫性路易体病是最近被广泛认识的退行性痴呆，该病还可见枕叶放射性分布减低，主要临床特点是幻视和波动性认知下降。帕金森病痴呆晚期放射性分布特点与阿尔茨海默病表现相似。

病例 125

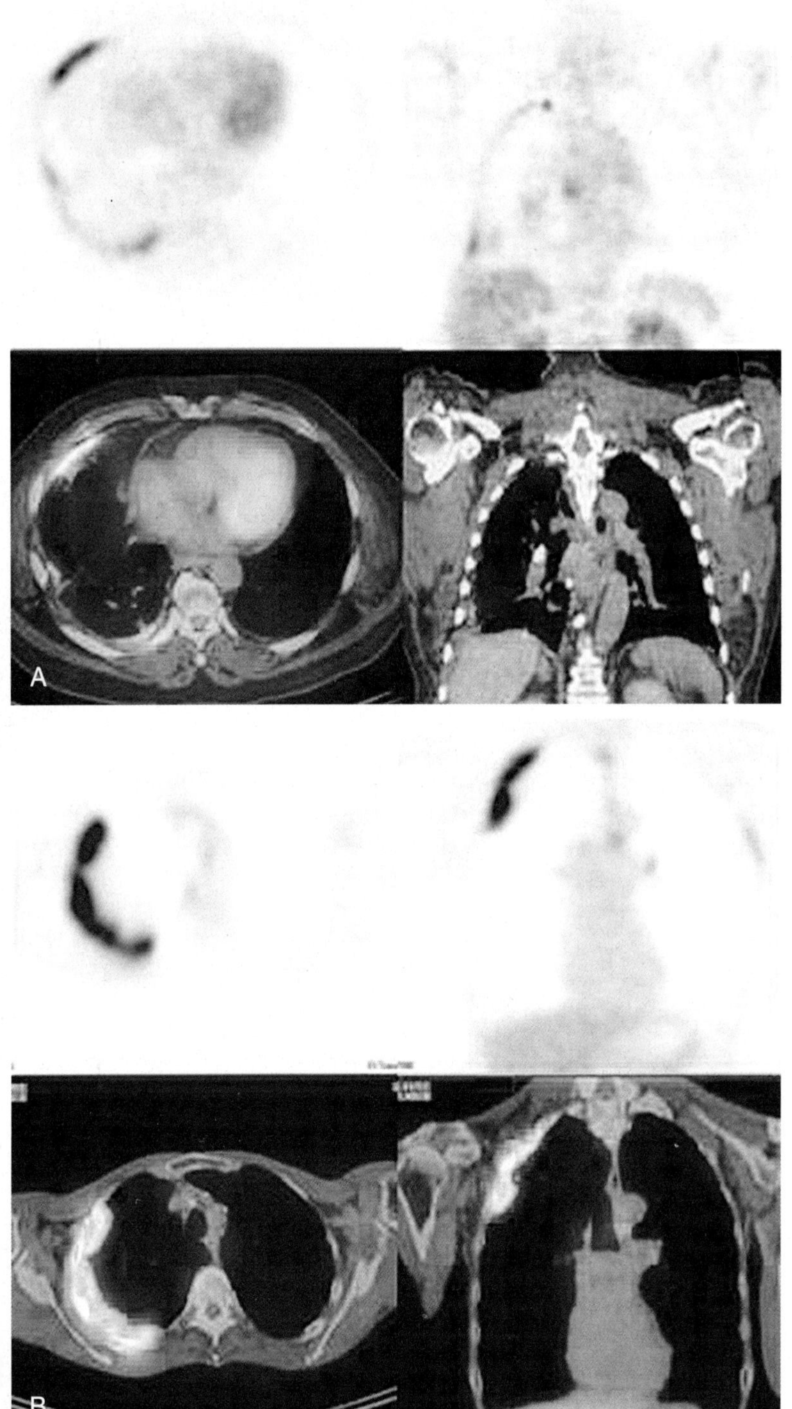

患者 A 和 B 有肺癌病史，行 PET 检查对肿瘤再分期，顶端，FDG-PET；低端，融合 PET/CT 图像；左侧，横断层；右侧，冠状断层。

1．请描述两患者 PET/CT 表现。
2．请为这些表现做出鉴别诊断。
3．胸腔积液 FDG 摄取的意义是什么？
4．恶性和炎性病变的患者 FDG 摄取机制的不同之处是什么？

病例 125

肿瘤：FDG-PET/CT——间皮瘤

1．CT 示右侧胸膜增厚区 FDG 摄取明显增加。
2．鉴别诊断包括间皮瘤（患者 B）、石棉相关性纤维化、肺癌或其他原发恶性肿瘤转移到胸膜、胸膜剥脱术（患者 A）。
3．胸腔积液部位 FDG 摄取越明显，恶性病变可能性越大。
4．肿瘤 FDG 摄取与葡萄糖代谢、葡萄糖转运体表达有关。激活的炎性细胞（中性粒细胞、巨噬细胞）葡萄糖转运体表达增加。

参考文献

Duysinx B, Corhay JL, Larock MP, et al: Prognostic value of metabolic imaging in non-small cell lung cancers with neoplastic pleural effusion, *Nucl Med Commun* 29:982-986, 2008.

Krüger S, Pauls S, Mottaghy FM, et al: Integrated FDG PET-CT imaging improves staging in malignant pleural mesothelioma, *Nuklearmedizin* 46:239-243, 2007.

相关参考文献

Nuclear Medicine: THE REQUISITES, 3rd ed, pp 485-488.

点　评

15%肺癌患者会出现恶性胸腔积液。即使 CT 未见局部胸膜病变，胸腔积液内有 FDG 摄取增高灶，恶性病变的可能性大于 80%。非小细胞肺癌确诊时有胸腔积液预示患者 5 年存活率低，而对尚无远处转移的Ⅲ B 期患者，有胸腔积液和无胸腔积液患者 5 年生存率分别是 40%和 15%。

滑石粉胸膜固定术是治疗反复气胸或恶性病变导致反复胸膜渗出的方法。滑石粉可诱导炎症并有明显 FDG 摄取，容易误诊为恶性病变。FDG 摄取可呈局灶性分布也可沿胸膜弥漫性分布，最常见位置是注入滑石粉处和肋膈角，FDG 摄取增高可持续很多年。

间皮瘤起源于胸膜表面，多数患者临床表现为大量胸水。患者一般有石棉接触史，预后差，未治疗患者平均生存期是 4 ～ 13 个月。PET/CT 在诊断和治疗方面有较大价值。可切除恶性间皮瘤患者行胸膜外肺切除术，占所有恶性间皮瘤的 10%～ 15%。PET/CT 诊断临床认为可手术切除患者的局部或远处转移十分有价值。FDG-PET 联合增强 CT 可提高 70%患者的疾病分期，主要是 FDG-PET 发现转移，最终不行手术治疗。

病例 126

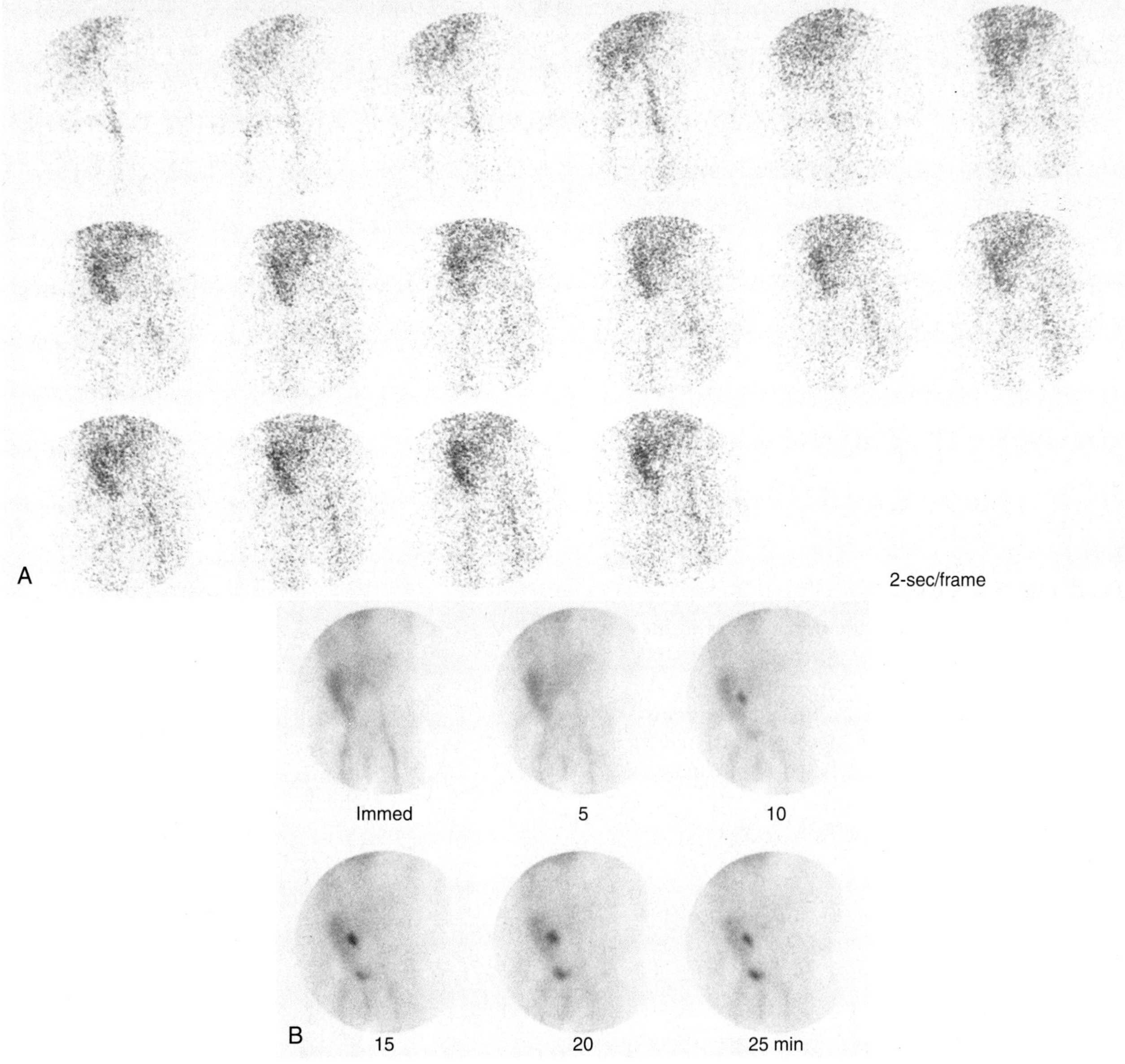

25 岁女患者 7 天前接受了肾移植手术。A，1 秒 / 帧血流相；B，1 分钟 / 帧的动态相，共 25 帧，显示时将每 5 分钟的图像叠加。

1．^{99m}Tc-MAG$_3$ 图像的表现是什么？

2．最可能的诊断是什么？

3．常见的相关临床症状是什么？

4．肾移植后一周应该和其他哪些疾病做出鉴别诊断？如何鉴别诊断？

病例 126

泌尿生殖系统：^{99m}Tc-MAG_3——急性肾移植排异

1. 移植肾的血流灌注延迟且血流量减少，移植肾功能差。右侧髂血管供应移植肾，右侧髂血管血流正常。
2. 急性排异。
3. 发热、移植肾压痛和肿大、尿量减少、血肌酐升高。
4. 肾移植后第一周肾功能受损最常见的原因是急性肾小管坏死（ATN）。肾动态显像示血流灌注正常。

参考文献

Boubaker A, Prior JO, Meuwly JY, Bischof-Delaloye A: Radionuclide investigations of the urinary tract in the era of multimodality imaging, *J Nucl Med* 47:1819-1836, 2006.

Choyke PL, Becker JA, Ziessman HA: Imaging the transplanted kidney. In: Pollack HM, McClennan BL (eds): *Clinical Urology*, 2nd ed. Philadelphia: WB Saunders, 2000, pp 3091-3118.

相关参考文献

Nuclear Medicine: THE REQUISITES, 3rd ed, pp 239-252.

点　评

急性排异是细胞介导的过程，激活的淋巴细胞迁移到移植物部位并破坏移植物细胞但体液免疫没有参与。慢性排异是抗体诱导的损伤，体液免疫机制介导下损伤内皮细胞和间质细胞。组织学表现为动脉狭窄和肾小球病变，动脉狭窄可一直进展到完全闭塞。

急性移植物排异是一临床诊断。患者有上面所描述的典型症状和体征。肾动态显像主要目的是观察移植肾是否有充足血流灌注和活性、与急性肾小管坏死鉴别、排除梗阻。肾动态显像显示的是毛细血管水平的血流灌注，可随访移植肾的功能。

本患者肾动态显像结果呈急性排异的典型表现：血流量减少和功能差。尽管急性肾移植排异一般发生于移植后 5 ~ 7 天，但也可发生于移植后数星期或数月。患者移植后第一周出现快速急性排异反应与曾行其他移植术或移植前多次输血有关，这些病史激活了免疫系统。急性排异经适当治疗、激素和免疫治疗后一般是可逆的。相反慢性排异经几月或几年的慢性过程后对治疗一般没有反应。急性肾小管坏死一般在移植后第一周出现且 1 ~ 2 周后缓解。肾动态显像显示血流灌注好而功能差。

病例 127

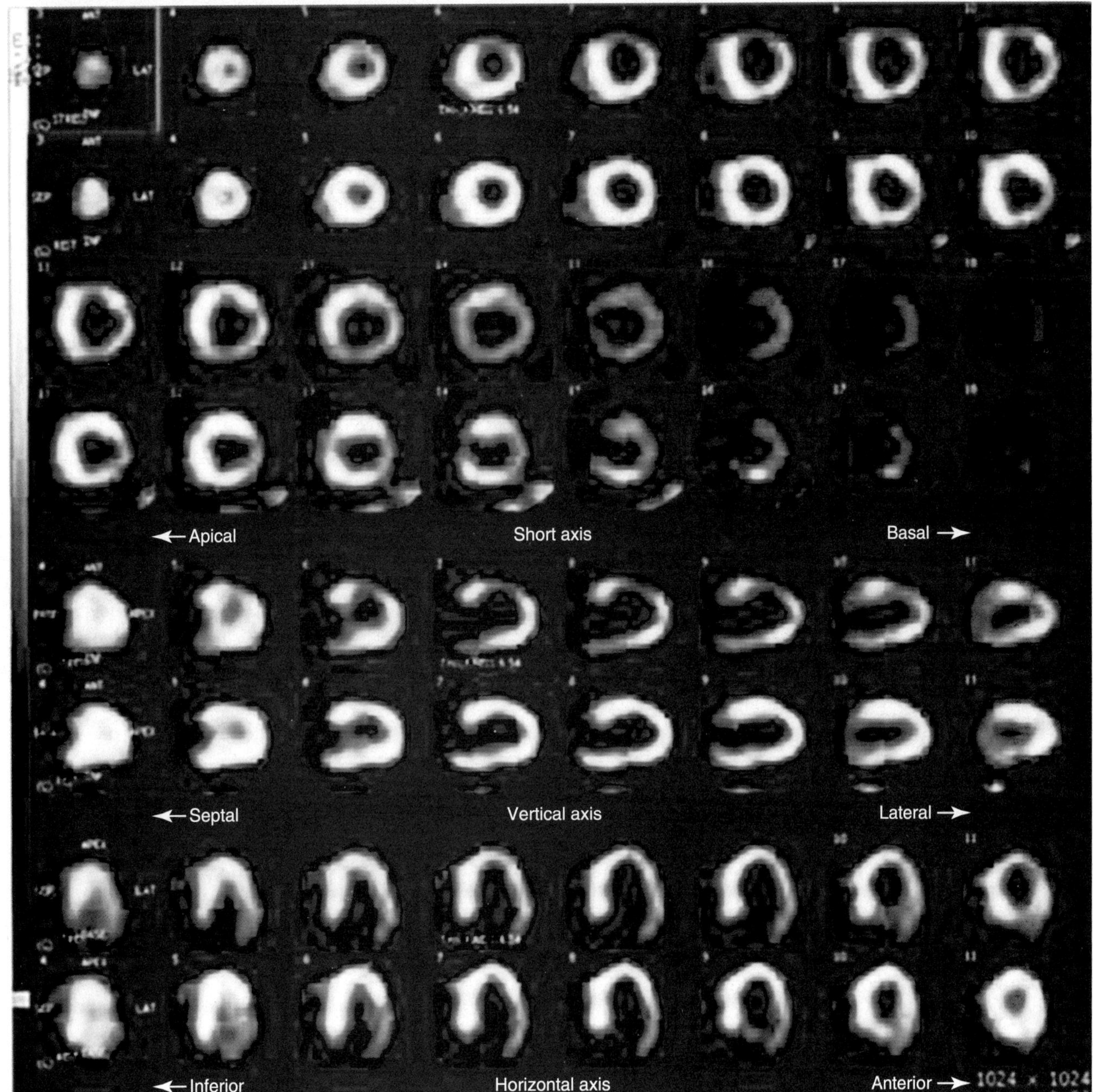

68 岁男性胸痛患者行负荷静息心肌显像诊断冠状动脉粥样硬化性心脏病（CAD）。

1．PET 心肌灌注显像最常用显像剂是什么？它们的优点和缺点是什么？

2．请描述上述图像负荷和静息显像表现，并作出相应解释。

3．PET 负荷心肌灌注显像使用的是什么方法？

4．临床行 PET 心肌灌注显像时衰减校正是必需的吗？

病例 127

心血管系统：静息 / 负荷 ^{82}Rb-PET 心肌灌注显像——缺血和心梗

1. ^{82}Rb 是最常用的显像剂，有 ^{82}Sr-^{82}Rb 发生器的单位即可获得此核素。^{13}N-NH_3 也可以作为 PET 心肌显像的显像剂，有加速器的单位才能生产此显像剂，且半衰期非常短（10 分钟）。^{15}O-H_2O 也是 PET 心肌显像的显像剂，有加速器的单位才能生产此显像剂，该核素半衰期为 2 分钟，仅用于科学研究。
2. 负荷显像示前侧壁 / 远端侧壁放射性分布严重减低，静息时可见放射性填充，据此表现可诊断为缺血。中 - 基底侧壁大面积中度放射性分布减低，静息与负荷放射性分布相似，符合心肌梗死合并缺血表现。
3. 常行药物负荷心肌显像，药物作用达高峰时注入显像剂，然后行负荷心肌显像并与静息心肌显像相比，常用药物包括冠脉扩张药（腺苷、双嘧达莫、热加腺苷）或肾上腺素能受体激动剂（多巴胺）。PET 所使用放射性显像剂半衰期较短，并不适合行运动负荷显像。
4. 衰减校正是必需的，且经常用 PET/CT 中 CT 的数据来校正。

参考文献

Mayo JR, Leipsic JA: Radiation dose in cardiac CT, *AJR Am J Roentgenol* 192:646-653, 2009.

Nandalur KR, Dwamena BA, Choudhri AF, et al: Diagnostic performance of positron emission tomography in the detection of coronary artery disease: a meta-analysis, *Acad Radiol* 15:444-451, 2008.

相关参考文献

Nuclear Medicine: THE REQUISITES, 3rd ed, pp 485-488.

点　评

^{82}Rb 衰变产生的正电子平均移动距离为 2.6mm，而 ^{13}N 为 0.7mm，^{15}O 为 1.1mm。与 ^{13}N-NH_3 相比，^{82}Rb 的移动距离长，射线能量高（最大能量为 3.35MeV）导致图像空间分辨率减低。然而 ^{82}Rb 的图像质量好于 SPECT 图像。^{82}Rb 心肌灌注显像程序是先行静息心肌显像，然后行药物负荷心肌显像，此过程患者并不离开检查床。负荷药物达高峰时注射显像剂并采集图像，可发现负荷诱导的短暂性室壁运动异常。而 SPECT 显像是注射显像剂 20 ~ 35min 后采集图像，只有存在明显心肌顿抑才能显示负荷诱导室壁运动异常。PET 负荷和静息心肌显像时如 LVEF 明显不同，即使没有发现心肌灌注异常，也提示有严重 CAD。

PET 显像诊断 CAD（冠状动脉粥样硬化性心脏病）的敏感性和特异性为 91% 和 90%，而 SPECT 的敏感性和特异性为 89% 和 76%。^{82}Rb 物理半衰期较短（75 秒），^{82}Rb 心肌灌注显像的照射剂量是 4 ~ 7mSv。PET/CT 扫描时，如行 CTA 则会额外增加 8 ~ 20mSv 的照射剂量，如 CT 仅行衰减校正则增加 5 ~ 8mSv。为减少照射剂量，可用一次 CT 扫描数据校正负荷和静息图像，而不是每次 PET 扫描都行 CT 扫描、前瞻性 ECG 诱发步进式 CT 扫描、ECG 电流调控扫描或衰减校正电流调控扫描。

病例 128

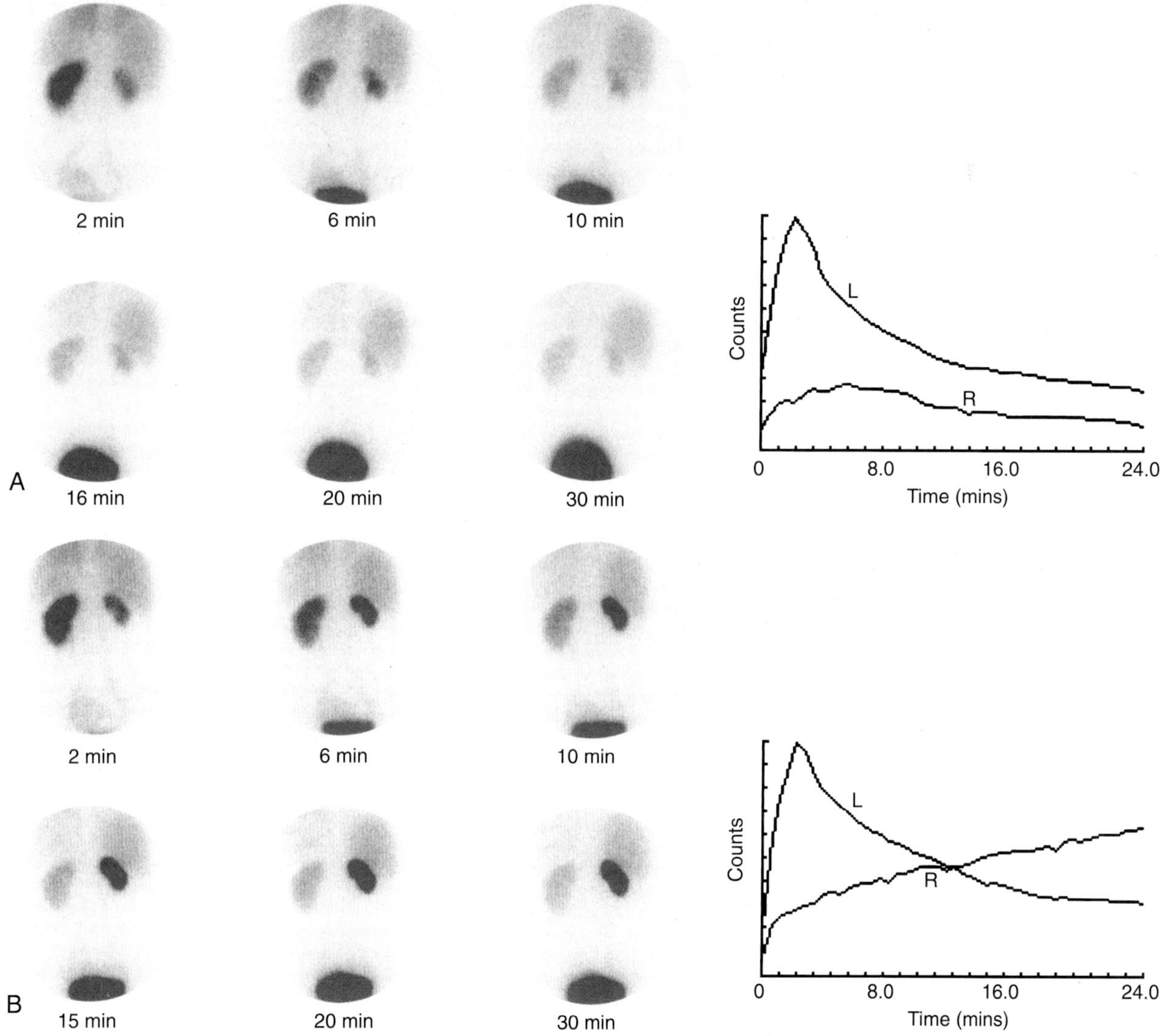

30 岁男性高血压患者，血压控制不良且逐渐增高。上图显示的是普通 ^{99m}Tc-MAG3 肾动态显像(未使用卡托普利，A）和使用卡托普利后的肾动态显像图（B）。

1．卡托普利肾动态显像的原理和生理机制是什么？

2．上面时间 - 放射性曲线的表现和诊断是什么？

3．能否使用 ^{99m}Tc-DTPA 行肾动态显像？

4．卡托普利肾动态显像诊断肾动脉狭窄的准确性如何？

病例 128

泌尿生殖系统：卡托普利肾动态显像

1. 肾动脉狭窄患者，肾小球血流灌注和肾小球滤过率（GFR）下降。球旁器释放肾素并转化为血管紧张素Ⅰ和血管紧张素Ⅱ，血管紧张素Ⅱ导致肾小球出球动脉的收缩，滤过压增加并维持正常肾小球滤过。卡托普利是血管紧张素转换酶抑制剂，可抑制血管紧张素Ⅰ向血管紧张素Ⅱ的转换，导致肾小球滤过率减低。
2. 右肾外形小、功能正常。使用卡托普利后肾皮质内持续有放射性滞留，考虑为右肾肾素依赖型肾血管性高血压，肾皮质时间 - 放射性曲线证实这一点。
3. 可以使用，^{131}I- 邻碘马尿酸（OIH），^{99m}Tc-DTPA 和 ^{99m}Tc-MAG_3 的诊断准确性相似。
4. 敏感性为 90%，特异性为 95%。如果患者一直使用长效血管紧张素酶转换酶抑制剂或肾功能不全，则诊断敏感性减低。

参考文献

Fine EJ: Diuretic renography and angiotensin converting enzyme inhibitor renography, *Radiol Clin North Am* 39:979-996, 2001.

Taylor A: Radionuclide renography: a personal approach, *Semin Nucl Med* 29:102-127, 1999.

相关参考文献

Nuclear Medicine: THE REQUISITES, 3rd ed, pp 336-340.

点 评

肾动脉狭窄指肾动脉解剖结构狭窄。肾血管性高血压是肾动脉狭窄的病理生理结果。许多患者肾动脉狭窄但没有肾素依赖性高血压，通过手术或介入治疗并不能控制这类患者的高血压。卡托普利肾动态显像是功能性检查，可预测肾动脉狭窄缓解后血压能否得到控制。静脉注射依那普利可替代口服卡托普利，与口服卡托普利相比，静脉注射的优点是无肠道吸收过程，同一天可完成血管紧张素转换酶抑制剂显像和基础显像。观察、分析肾皮质的放射性分布和肾图曲线可做出诊断。如有肾盂积水诊断就有一定困难，这种情况下可同时注射放射性药物和利尿剂。肾素依赖性肾血管性高血压患者的卡托普利 MAG_3 肾动态显像可见肾皮质持续有放射性滞留，是受累侧肾小管原尿流动缓慢所致，同本患者表现相似。^{99m}Tc-DTPA 和 ^{131}I-邻碘马尿酸（OIH）肾动态显像可见皮质摄取显像剂延迟，MAG_3 肾动态显像则看不到此现象。双侧肾血管性高血压很少见，如出现双侧狭窄一般也不对称。给予血管紧张素转换酶抑制剂后如双侧呈对称性反应，则提示是其他因素所致（如脱水）。

病例 129

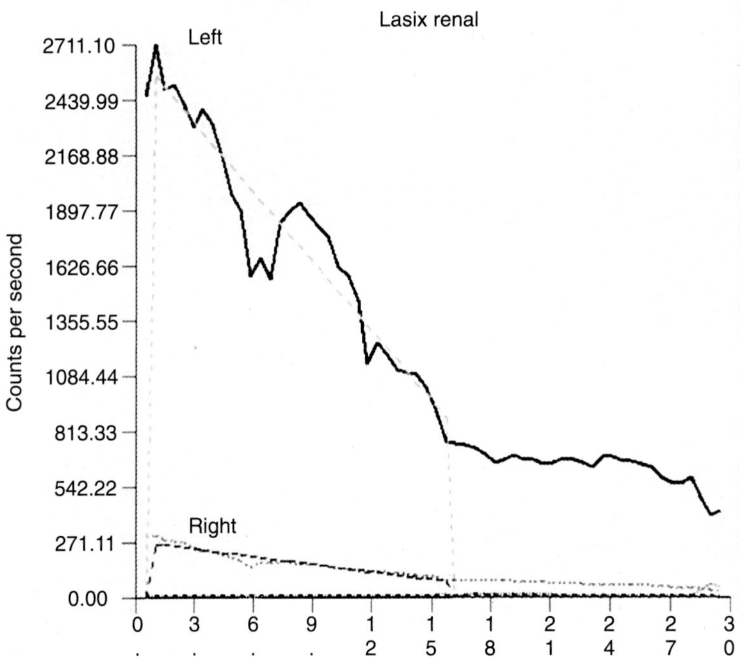

7 岁男孩超声显示肾积水，放射性药物注射后即刻注射呋塞米。

1．该患者使用哪些显像剂比较合适？

2．对于该患者使用肾皮质显像剂合适或不合适，为什么？

3．请描述该图像的表现。

4．请列出鉴别诊断和最可能的诊断。

病例 129

泌尿系统：利尿肾图—原发性巨输尿管症

1. ^{99m}Tc-MAG$_3$ 或 ^{99m}Tc-DTPA。
2. 不合适，因为大部分肾皮质显像剂（如 ^{99m}Tc-DMSA）与近端肾小管相结合。25%的肾皮质显像剂通过肾小球滤过。
3. 双肾摄取显像剂迅速，右肾外形小、清除显像剂快。左侧肾盂扩张，显像早期可见放射性分布缺损区。视觉和定量分析可见示踪剂很快清除到左侧输尿管和膀胱。
4. 扩张性非梗阻性输尿管肾盂积水。可能原因：膀胱输尿管反流、输尿管膀胱连接处梗阻、原发性巨输尿管症；后者的诊断依据是远端输尿管明显扩张。

参考文献

Piepsz A, Ham HR: Pediatric applications of renal nuclear medicine, *Semin Nucl Med* 36:16-35, 2006.

相关参考文献

Nuclear Medicine: THE REQUISITES, 3rd ed, pp 234-239.

点　评

75%的原发性巨输尿管症是单侧，经常是偶然发现，常伴输尿管感染或结石。输尿管反流是输尿管扩张的一种原因，对比剂或放射性核素膀胱输尿管造影能鉴别是否由输尿管反流引起。原发性巨输尿管症一般表现为整段输尿管扩张，但下 1/3 段扩张明显，肾盏形态正常。有时此病经常合并有其他先天畸形，如巨肾盏；巨肾盏患者常伴有肾盏数目增加。巨肾盏一般呈方形，可能误诊为梗阻。因此巨输尿管症和巨肾盏同时存在时，分析静脉肾盂造影上肾盏的数目和形态可鉴别此病和慢性输尿管梗阻。

^{99m}Tc-MAG$_3$ 是肾小管分泌型显像剂，经肾排泄比例（60%）高于 ^{99m}Tc-DTPA（20%），而 DTPA 是肾小球滤过型显像剂。因此肾功能不全患者肾动态显像时使用 ^{99m}Tc-MAG$_3$ 更理想。不同医院利尿剂注入时间不同，可在注射显像剂后即刻注射利尿剂；或注射显像剂后 15 ~ 20min 注射利尿剂；也可在常规 20min 肾动态显像结束时注射利尿剂，然后继续采集 20min。注射方法虽不同但不影响诊断。显像前饮水非常重要，有些医院在显像前留置导尿管以确保尿液引流通畅，特别是儿童患者。膀胱充盈可导致逆向压力增高和排泄延缓。肾功能不全可因利尿剂对肾没有起作用，出现假阳性结果。

病例 130

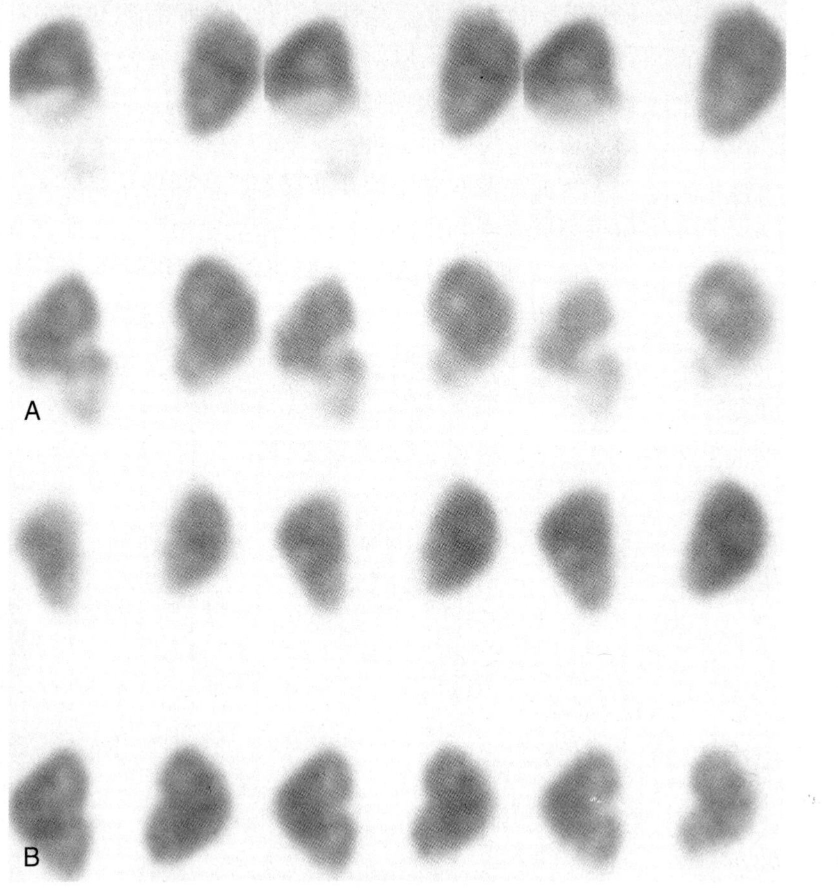

6 岁女性最近出现尿路感染。A 图显示 ^{99m}Tc-DMSA SPECT 冠状位图像。B 图 6 个月后复查。

1．摄取 ^{99m}Tc-DMSA 的机制是什么？

2．^{99m}Tc-DMSA 肾静态显像最常见适应证是什么？

3．SPECT 图像表现是什么，诊断是什么？如果第二次显像（B）与第一次显像（A）相似，那么诊断是什么？

4．鉴别上尿路和下尿路感染的临床意义是什么？

病例 130

泌尿生殖系统：^{99m}Tc-DMSA SPECT 和肾盂肾炎

1．40％～50％的 ^{99m}Tc-DMSA 与肾皮质近端肾小管相结合。
2．诊断急性肾盂肾炎或肾皮质瘢痕。
3．第一次显像示右肾下半部分放射性摄取减低（A）。第二次 SPECT（B）显像示上述部位放射性分布正常。第一次显像的诊断是急性肾盂肾炎；如第二次显像时病变部位放射性分布未见改变，诊断是肾皮质瘢痕。
4．^{99m}Tc-DMSA 能很好地评价肾盂肾炎后遗症。确认肾盂肾炎或瘢痕后则需要长期预防性使用抗生素。

参考文献

Brenner M, Bonta D, Eslamy H, Ziessman HA: Comparison of 99mTc-DMSA dual-head SPECT versus high-resolution parallel-hole planar imaging for the detection of renal cortical defects, *AJR Am J Roentgenol* 193:333-337, 2009.

Ziessman HA, Majd M: Importance of methodology on ^{99m}Tc-DMSA scintigraphic image quality: Imaging pilot study for RIVUR (randomized intervention for children with vesicoureteral reflux) multicenter investigation. *J Urol* 182:272-279, 2009.

相关参考文献

Nuclear Medicine: THE REQUISITES, 3rd ed, pp 222-226, 254-255.

点　评

^{99m}Tc-DMSA 肾静态显像是诊断肾感染或瘢痕最敏感的方法。与 ^{99m}Tc-MAG_3 相比，^{99m}Tc-DMSA 图像的皮质分辨率高，同时集合系统没有放射性。仅25％的 DMSA 注射后早期通过肾小球滤过并排入膀胱，大部分与肾皮质近端肾小管相结合。一般行注射药物后 2 小时延迟显像，在 2 小时的延迟时间内肾可将经肾排泄放射性从尿路排出，除非有梗阻或严重膀胱输尿管反流。平面和 SPECT 断层显像准确性均很高。

许多患者的感染可与瘢痕鉴别。瘢痕形成后肾外形异常、体积减小。急性肾盂肾炎显像时典型表现是肾轮廓正常但可见放射性分布减低区。弥漫性肾盂肾炎很少见。一些病例显像时肾边界不清，3～6 个月后随访显像可明确诊断。

平面显像有时用针孔准直器，特别是儿童患者，可提高放大率和分辨率。许多医院使用平行孔准直器图像质量也较好。SPECT 断层图像采集时小儿患者应使用镇静剂。第一次显像后 3～6 月再次显像的目的是鉴别感染和瘢痕，此间隔时间患者有充足时间行正规抗生素治疗。

病例 131

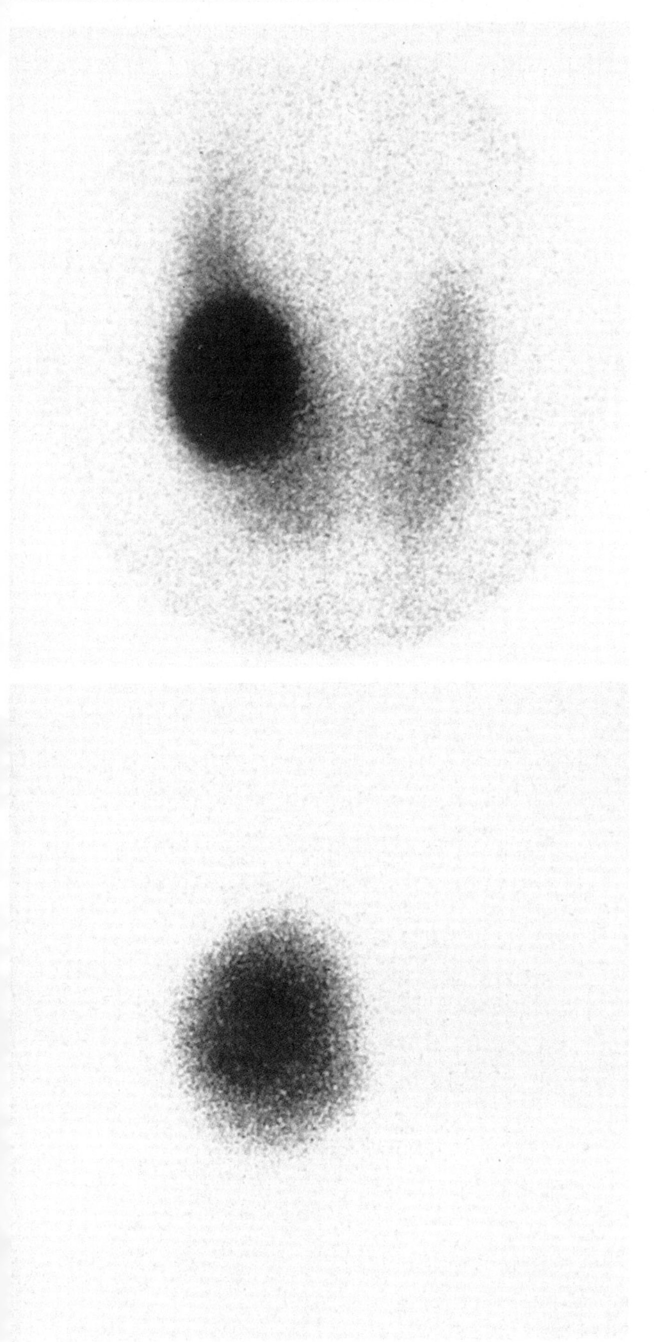

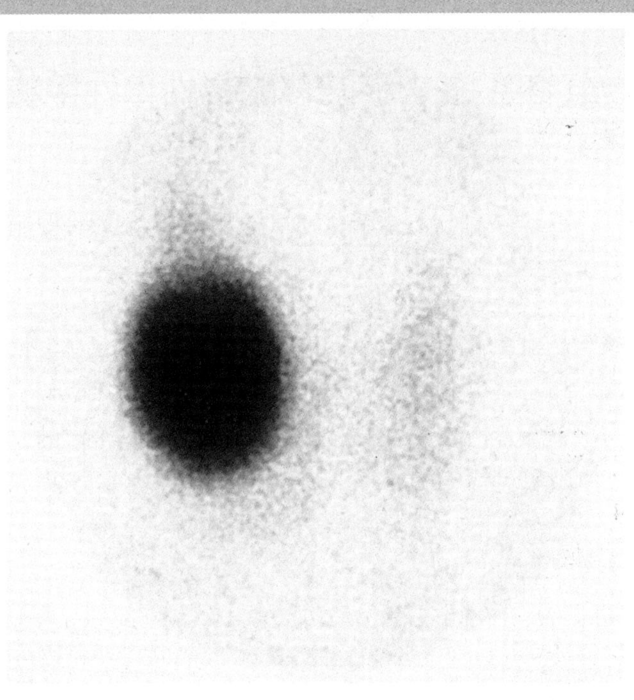

39 岁女性患者出现甲状腺毒症已 3 年。近 3 年每年行一次 ^{123}I 甲状腺扫描（从左到右）。前两次扫描患者无临床症状，未行相关治疗。

1．请描述上述图像的表现。
2．请列出甲状腺毒症的原因。
3．对于这个患者合适的治疗是什么？
4．你认为甲状腺吸碘率是多少？

病例 131

内分泌系统：^{123}I– 功能自主性毒性甲状腺结节

1. 甲状腺右叶热结节，对其余甲状腺组织的抑制逐年增加。
2. 功能自主性毒性甲状腺结节。
3. 放射性碘是常用的治疗方法，有时也可手术切除。
4. 单个毒性结节的 RAIU(吸碘率)一般是正常的，但也可以中度升高。

参考文献

Freitas JE: Therapeutic options in the management of toxic and nontoxic nodular goiter, *Semin Nucl Med* 30:88-97, 2000.

Sarkar SD: Benign thyroid disease: what is the role of nuclear medicine? *Semin Nucl Med* 36:185-193, 2006.

相关参考文献

Nuclear Medicine: THE REQUISITES, 3rd ed, pp 88-94.

点 评

此病例前两次扫描时有亚临床甲状腺毒症（即 TSH 水平减低而甲状腺素水平正常）。由于没有临床症状一直未行手术或放射性碘治疗，直到第三次扫描时才出现临床症状。如结节直径大于 2.5cm 一般会出现临床症状。“热结节”指可触及或超声显示结节，^{123}I 甲状腺扫描示结节摄取碘增加及周围甲状腺组织被抑制；甲状腺素 / 三碘甲状腺原氨酸水平增高而抑制 TSH 及非功能自主甲状腺组织摄取 ^{123}I。有些情况下甲状腺扫描显示“热结节”，但腺体其余部分未被抑制。可能是由于小的功能自主性结节产生少量甲状腺素 / 三碘甲状腺原氨酸，不足以抑制 TSH；或非功能自主性增生甲状腺组织的功能比余部甲状腺组织强；也见于甲状腺炎恢复后。

^{131} 碘治疗毒性甲状腺结节的优势是 ^{131}I 首先被结节摄取，很少被正常受抑甲状腺组织摄取。治疗后高功能结节变成无功能，原来受抑的组织不再受到抑制而功能恢复正常。与 Grave 病相比功能自主性甲状腺结节对 ^{131}I 更不敏感，因此一般给予 20 ~ 25mCi。单发热结节治疗后甲状腺功能减低很少见，与 Grave 病相比，其余甲状腺组织受到 β 射线的照射剂量很少。

病例 132

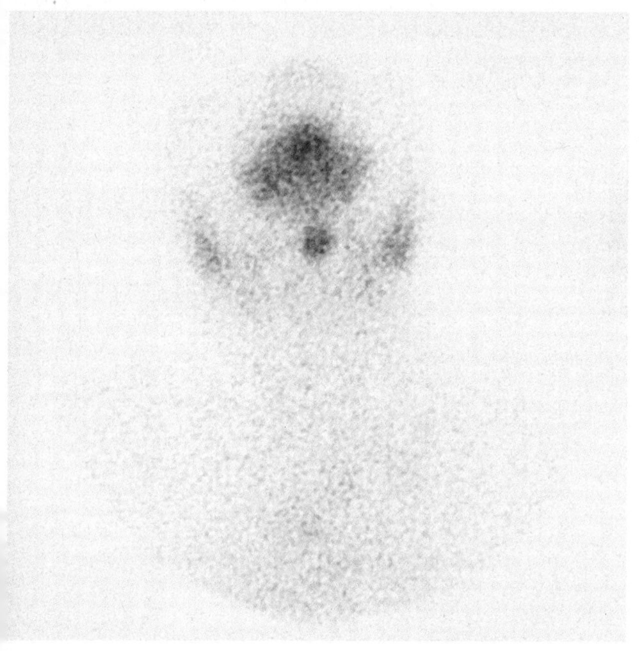

2 岁患儿因上颈部肿物和甲状腺功能减低而就诊。行 $^{99m}TcO_4^-$ 甲状腺扫描。

1．甲状腺摄取 $^{99m}TcO_4^-$ 和 ^{123}I-NaI 的机制是什么？

2．在此患者 $^{99m}TcO_4^-$ 比 ^{123}I-NaI 的优点是什么？

3．请描述该图像的表现。

4．诊断是什么？

病例 132

内分泌系统：$^{99m}TcO_4^-$ 扫描——舌下甲状腺

1. $^{99m}TcO_4^-$ 主要被甲状腺滤泡上皮细胞摄取，摄取机制与碘相似但不被有机化。^{123}I 被甲状腺滤泡上皮细胞摄取并有机化。
2. 对于年龄较小患儿，照射剂量低。
3. 舌根部可见异常放射性，口腔可见放射性（唾液），颈部未见甲状腺组织显影，双侧腮腺可见显影。
4. 舌下甲状腺

参考文献

Kalan A, Tariq M: Lingual thyroid: clinical evaluation and comprehensive management, *Ear Nose Throat J* 78:340-349, 1999.

Rahbar R, Yoon MJ, Connolly LP, et al: Lingual thyroid in children: a rare clinical entity, *Laryngoscope* 118:1174-1179, 2008.

相关参考文献

Nuclear Medicine: THE REQUISITES, 3rd ed, pp 93-94.

点 评

舌下甲状腺是指位于舌根部的异位甲状腺。是相对少见畸形，由于甲状腺胚胎原基下降停止所致，一般发生在胚胎发育的 3 ~ 7 周。异位甲状腺组织可位于甲状舌管走行的任何部位。70%舌下甲状腺患者的甲状腺功能正常。33%的异位甲状腺患者会出现甲状腺功能减低症状。舌下甲状腺其他症状包括吞咽困难、发声困难、出血。异位甲状腺很少患甲状腺癌。

舌下甲状腺临床表现主要有两类，一类是婴儿和儿童常规检查时发现甲低。应和先天性甲低鉴别诊断，如甲状腺缺如、异位甲状腺（经常位于舌下）、先天性代谢异常性甲状腺肿。如果早期没有给予甲状腺素替代治疗，患儿生长缓慢且智力迟钝。另一类患者是青春期前或青春期出现吞咽功能和呼吸道阻塞症状。

$^{99m}TcO_4^-$ 甲状腺显像可避免患者行诊断性活检，因活检可出现顽固出血和急性甲状腺毒症等并发症。尽管有症状的患者应手术治疗，但早期开始甲状腺素替代治疗非常必要。

病例 133

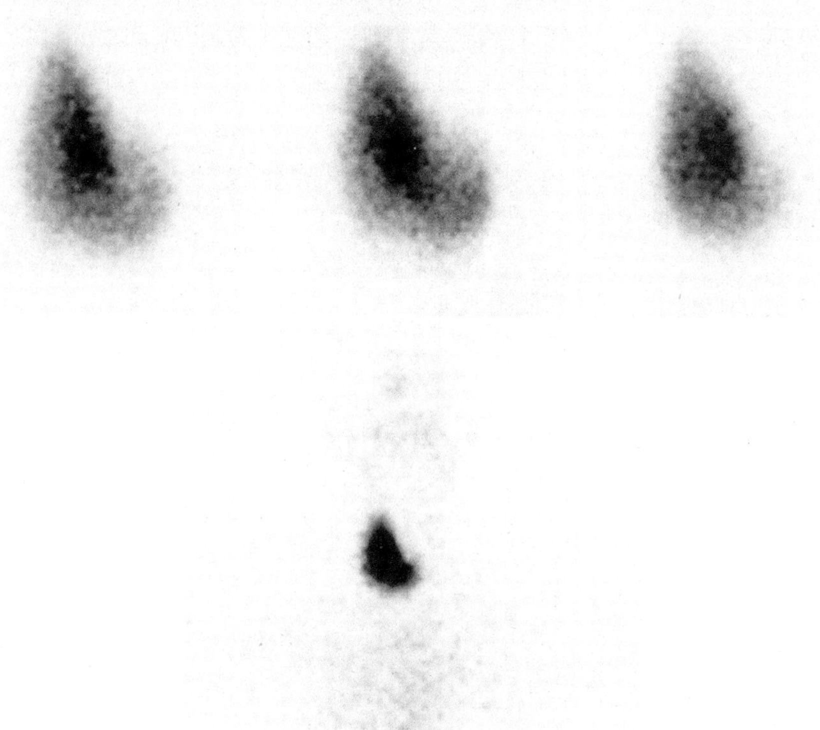

36 岁男性患者因甲状腺功能亢进而行甲状腺显像。

1．请描述该显像的表现。
2．请描述支持甲状腺功能亢进诊断的其他依据。
3．左叶的鉴别诊断是什么？
4．查体发现右叶比正常大两倍。左叶未触及、无结节、皮肤也无瘢痕。最可能诊断是什么？

病例 133

内分泌系统：甲状腺左叶发育不全——Grave 病

1. 右叶均匀性球状放射性异常摄取，无局限性增高或减低。正常左叶部位、颈部或上胸部未见异常放射性浓聚。
2. 右叶放射性分布均匀性增高且明显高于腮腺或本底水平，如腮腺无病变，则是右叶放射性摄取增高的间接表现。
3. 鉴别诊断包括手术切除、功能减低的腺瘤或腺癌、右叶功能自主性腺瘤抑制左叶放射性摄取、左叶发育不全伴右叶 Grave 病。
4. Grave 病伴左叶发育不全。

参考文献

Mittra ES, Niederkohr RD, Rodriquez C, et al: Uncommon causes of thyrotoxicosis, *J Nucl Med* 49:265-278, 2008.

相关参考文献

Nuclear Medicine: THE REQUISITES, 3rd ed, pp 88-93.

点 评

甲状腺功能亢进常见原因包括 Grave 病（弥漫性毒性甲状腺肿）、多结节性毒性腺瘤、单发毒性腺瘤、亚急性和无痛性甲状腺炎。少见原因包括医源性服用甲状腺素、碘诱发甲状腺功能亢进（如使用对比剂后）、异位病变（如卵巢甲状腺肿样肿瘤）。

胚胎第 2 ~ 3 周甲状腺开始发育，第 11 周时甲状腺发育完成。甲状腺胚芽下降过程中，甲状腺残余组织能遗留在甲状腺舌管走行的任何部位。鳃囊发育过程中可出现甲状腺下降不足或过度下降，此机制可解释喉、食管、颈部、纵隔和心包等部位出现异位甲状腺组织。正常成人甲状腺形态特点和大小因人而异，一般不对称。发育不全可双侧也可单侧，左侧单侧发育不全更常见。

$^{99m}TcO_4^-$ 是儿童甲状腺显像最常用显像剂，照射剂量低、注射剂量大、图像质量好（成人 ^{123}I：300μCi，^{99m}Tc：3 ~ 5mCi）。注射药物 15 ~ 20min 后可量化 ^{99m}Tc 的摄取（正常 0.3% ~ 3%）；但如测定甲状腺摄碘率则一般于服碘后 4h 和 24h 测量（正常 10% ~ 30%）。

病例 134

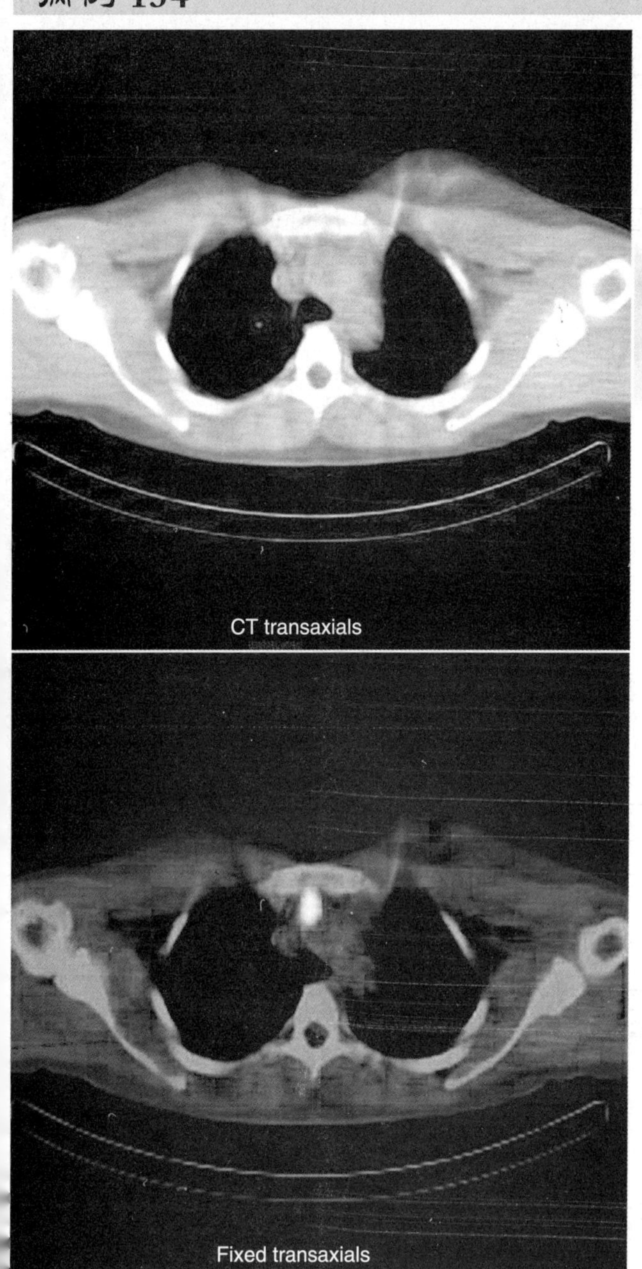

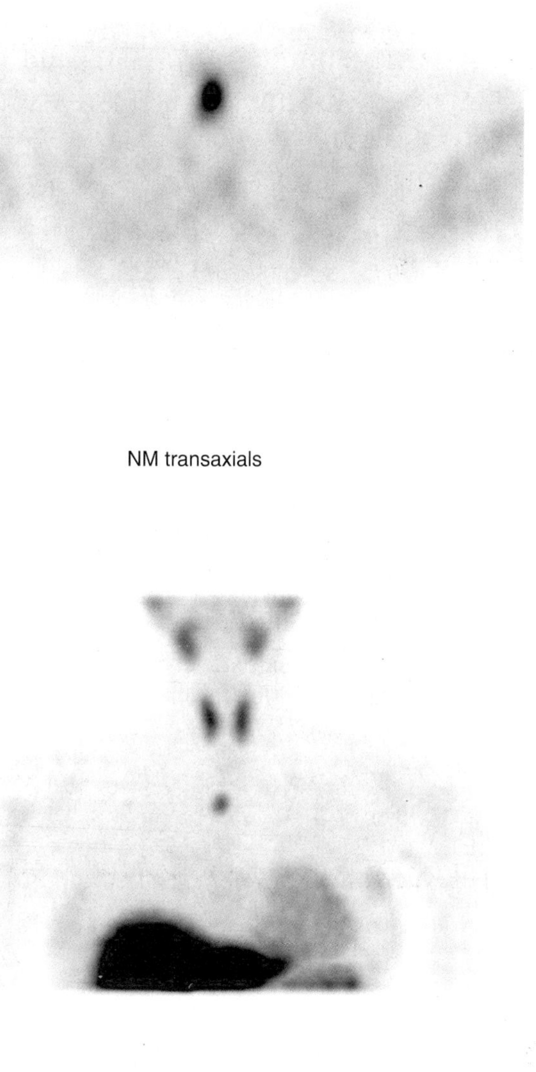

45 岁女性患者行上面的检查，显示其中一部分 SPECT/CT 图像。

1．此显像的显像剂是什么？这是什么检查？

2．请描写该显像的表现？

3．这些表现应与哪些疾病鉴别诊断？

4．最可能的临床诊断是什么？

病例 134

内分泌系统：^{99m}Tc–MIBI SPECT/CT，纵隔甲状旁腺腺瘤

1. 显像剂是 ^{99m}Tc-MIBI，该检查是 ^{99m}Tc-MIBI 甲状旁腺扫描。^{99m}Tc-MIBI 也是心肌灌注显像的显像剂，我们发现心脏显影。
2. 中纵隔主动脉弓前上方可见放射性异常浓聚，甲状腺放射性摄取明显，该图像是注射显像剂后早期采集的，一般是注射药物后 5 ~ 15min 采集。
3. 多种良性或恶性肿瘤。
4. 纵隔甲状旁腺腺瘤。

参考文献

Eslamy HK, Ziessman HA: Parathyroid scintigraphy in patients with primary hyperparathyroidism: 99mTc sestamibi SPECT and SPECT/CT, *Radiographics* 28:1461-1476, 2008.

Nichols KJ, Tomas MB, Tronco GG, et al: Preoperative parathyroid scintigraphic lesion localization: accuracy of various types of readings, *Radiology* 248:221-232, 2008.

相关参考文献

Nuclear Medicine: THE REQUISITES, 3rd ed, pp 101-105.

点 评

甲状旁腺腺瘤一般单发。甲状旁腺腺体起源于咽囊。大部分人有 4 个甲状旁腺，其中两个邻近甲状腺上极，两个邻近甲状腺下极。仅 3%的甲状旁腺腺瘤位于纵隔。前纵隔甲状旁腺腺瘤来源于甲状腺下极附近的甲状旁腺；后纵隔甲状旁腺腺瘤来源于甲状腺上极附近的甲状旁腺。偶然也可发现上颈部甲状旁腺腺瘤，这时上颈部斜位像有较大的诊断价值。

^{99m}Tc-MIBI 扫描很容易发现纵隔甲状旁腺腺瘤，因本底较低，不像甲状腺床本底较高。甲状腺减影法可诊断颈部甲状旁腺腺瘤，但这种方法对于胸部腺瘤诊断价值不大。SPECT/CT 能准确定位纵隔甲状旁腺腺瘤，而平面显像或单独 SPECT 则较难诊断。双时相法在临床广为应用，当临床怀疑甲状旁腺功能亢进时双时相法就有诊断价值。

^{99m}Tc-MIBI 和 ^{99m}Tc-tetrofosmin 是非特异肿瘤显像剂，这两种显像剂可被多种良性和恶性肿瘤摄取。然而如患者已行颈部甲状旁腺切除而仍有甲状旁腺功能亢进症状，则纵隔局灶性放射性异常摄取可能是甲状旁腺功能亢进的原因。SPECT 和 SPECT/CT 在临床上越来越广泛的用于定位腺体位置。

病例 135

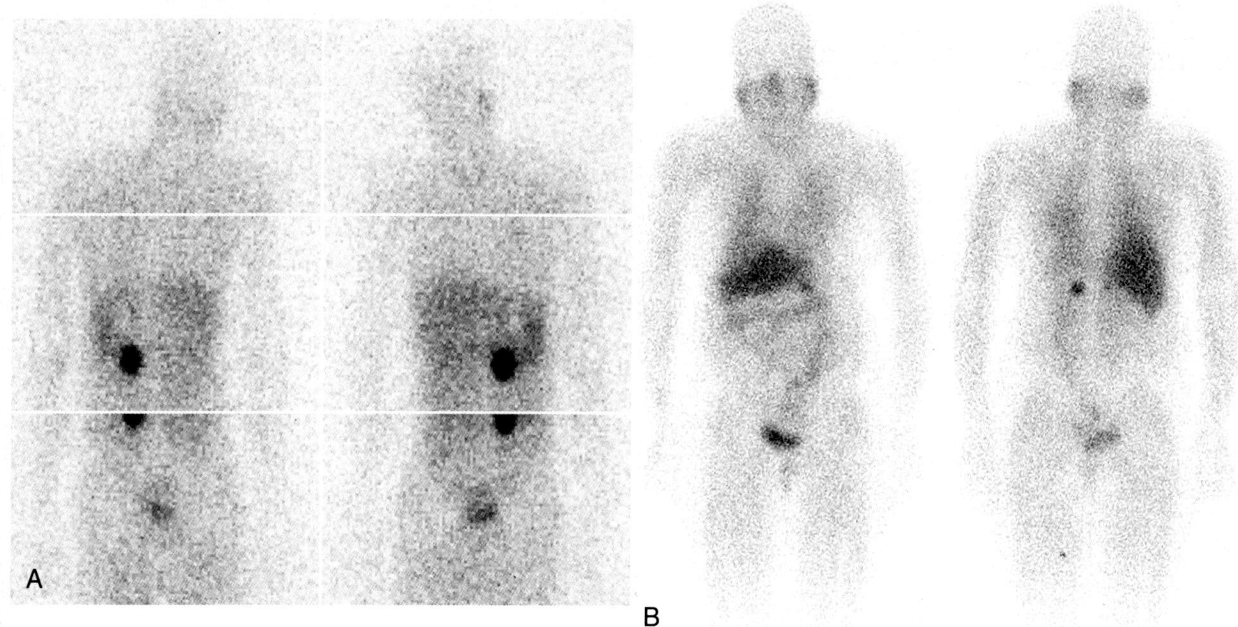

两患者（A 和 B）均患出现难以控制的高血压和儿茶酚胺水平增高。

1．这两检查的显像剂是什么？

2．摄取显像剂的机制是什么？

3．诊断是什么？该检查的准确性如何？

4．其他哪些疾病也可摄取该显像剂？

病例 135

内分泌系统：MIBG——嗜铬细胞瘤

1. A ^{131}I-MIBG，B ^{123}I-MIBG。^{123}I-MIBG 是一种新的可供应显像剂，照射剂量较低、图像质量好、优于 ^{131}I-MIBG。
2. 该显像剂的摄取与去甲肾上腺素的重吸收相似，显像剂被摄取到细胞内并储存于突触前肾上腺素能神经元末端儿茶酚胺囊泡和肾上腺髓质细胞内。
3. 该方法诊断嗜铬细胞瘤的敏感性是 90%，特异性是 95%。
4. 很多神经内分泌肿瘤可摄取该显像剂：神经母细胞瘤（90%），类癌（50%），甲状腺髓样癌（25%）。

参考文献

Wiseman GA, Pacak K, O'Dorisio MS, et al: Usefulness of 123I-MIBG scintigraphy in the evaluation of patients with known or suspected primary or metastatic pheochromocytoma or paraganglioma: results from a prospective multicenter trial, *J Nucl Med* 50:1448-1454, 2009.

相关参考文献

Nuclear Medicine: THE REQUISITES, 3rd ed, pp 109-112.

点 评

如上图所示，与 ^{131}I-MIBG 相比，^{123}I-MIBG 的图像质量更好；然而 MIBG 显像的靶本比值高，两种显像剂的诊断价值相似，尽管有报道部分患者 ^{131}I-MIBG 显像阴性而 ^{123}I-MIBG 阳性。^{123}I-MIBG 的另外一优点是患者的照射剂量低且 SPECT 图像质量好。

MIBG 的分子结构与神经递质儿茶酚胺、去甲肾上腺素、神经节封闭药物胍乙啶的结构相似。多种药物可干扰 ^{131}I-MIBG 或 ^{123}I-MIBG 的摄取，显像前必须停用这些药物，包括利血平、三环类抗抑郁药、拉贝洛尔和 α、β 受体阻滞剂。显像前用过饱和的碘化钾封闭甲状腺，防止甲状腺摄取游离放射性碘。

放射性标记 MIBG 显像不是嗜铬细胞瘤的筛查方法。临床初步诊断主要依靠血清或尿儿茶酚胺水平增高。而 MIBG 显像的意义主要是确定肿瘤位置。大部分嗜铬细胞瘤是单侧、单发且位于肾上腺。10%的嗜铬细胞瘤位于肾上腺外，可位于颅底到盆腔的任何部位，常规影像学检查方法一般不能发现这种病变，MIBG 显像诊断这些部位的嗜铬细胞瘤价值很大。10%的嗜铬细胞瘤多发，10%的嗜铬细胞瘤是恶性的。嗜铬细胞瘤最常见转移部位是骨、淋巴结、肺和腹膜。

挑战篇

病例 136

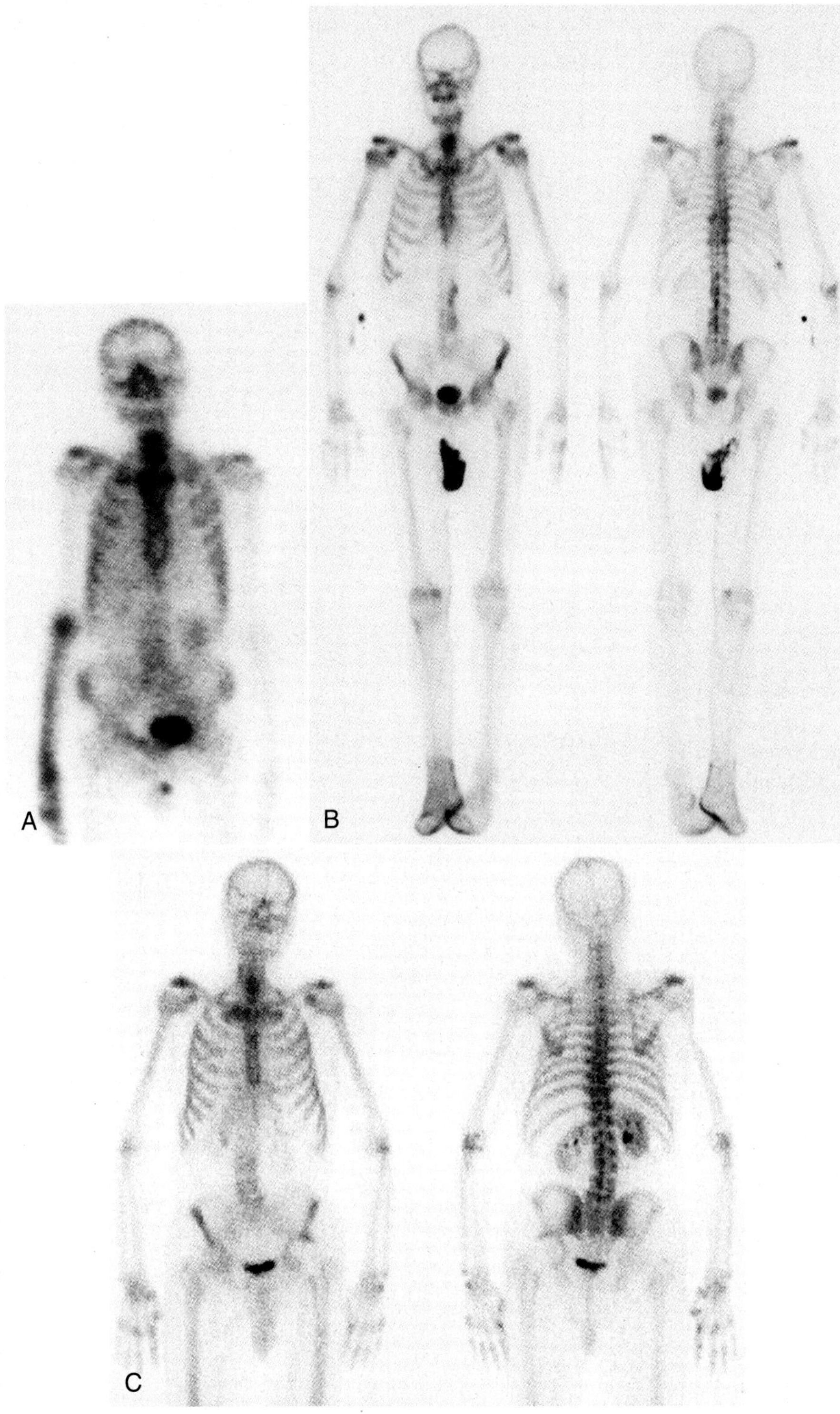

患者 A，B，C 的骨显像图像

1．请描述三个患者的骨显像表现。

2．请解释相应的图像表现。

3．请描述出现图像 C 表现的物理现象。

4．导致患者 C 出现该表现最可能的物质是什么？

病例 136

骨骼系统：动脉注射，足部伪影，衰减校正伪影

1．右上肢从肘部到手放射性分布增高。B，双侧足和踝关节骨组织之外可见放射性分布增高，右侧比左侧更明显，阴囊处尿液污染。C，后位像示右侧肱骨中段放射性分布缺损。左侧股骨头置换部位放射性分布缺损。
2．A，动脉内注射显像剂导致上述现象。B，尿液污染袜子所致（足部伪影）；C，右侧肱骨和髋关节置换术后的衰减伪影。
3．光子衰减。
4．金属。

参考文献

Chandra R: *Nuclear Medicine Physics; the Basics*, 5th ed. Baltimore: Williams & Wilkins, 1998, pp 128, 154.

Ryo UY, Alavi A, Collier BD, et al: *Atlas of Nuclear Medicine Artifacts and Variants*, 2nd ed. Chicago: Year Book, 1990.

相关参考文献

Nuclear Medicine: THE REQUISITES, 3rd ed, pp 13-15, 113-116.

点　评

临床经验告诉我们骨显像异常表现大多是“热区”，读片者反射性地去寻找“热区”病灶，且很容易发现放射性分布异常增高灶。如读片者没有特意观察应该显示的结构，则容易漏诊骨显像所示放射性分布减低区。患者 C 的表现有一定特点，仅后位像可见放射性分布缺损，前位像正常，则应考虑伪影所致。如前位像骨显像正常，后位像可见放射性分布缺损区，则提示骨骼和后位探头间的异物导致射线衰减。阻止或吸收 γ 射线的物质与阻止 X 射线的物质一样；最常见的物质是金属，尽管钡或钙也能引起衰减。技术员确认患者 C 检查结束时在检查床上有维修工程师遗留的金属带。最常见冷区伪影是衣服上的金属、口袋硬币、胸部金属徽章。

动脉内注入显像剂并不常见，但偶然发生。技术员并不知道或不承认这一点，但骨显像表现很有特征。“足部伪影”是常见的一种伪影，多见于尿失禁的患者。骨显像也可见其他尿液污染的证据。

病例 137

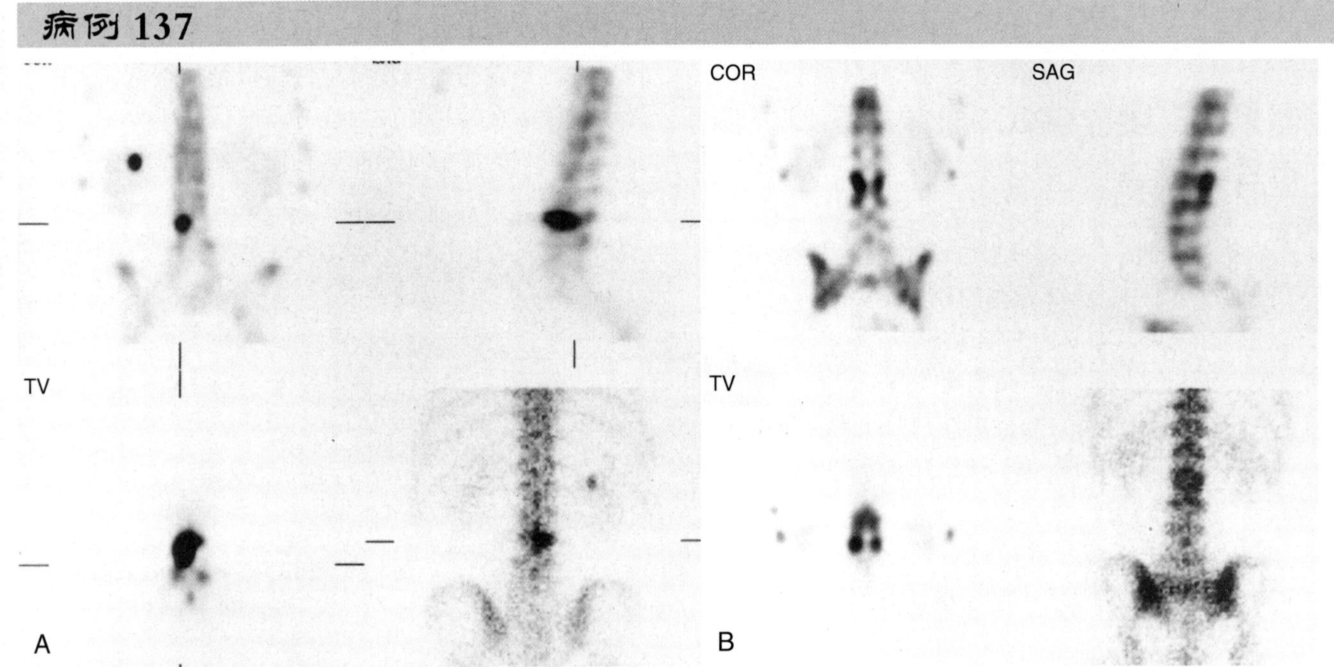

两患者（A 和 B）主诉后背痛行骨显像除外原发性骨肿瘤导致骨转移。上面的图像是骨显像的冠状断层、矢状断层和横断层、MIP 图像。

1．请描述患者 A 和 B 上述图像的表现。

2．两个患者最可能的诊断是什么？

3．为什么 SPECT 诊断腰椎病变的准确性高于平面显像？

4．患者脊柱术后一年，SPECT 诊断疼痛原因的价值是什么？

病例 137

骨骼系统：腰椎 SPECT 显像提高骨显像的特异性

1．A,第4腰椎的右侧椎弓根可见放射性异常浓聚，凸向椎体。B，第 2 腰椎的双侧小关节可见放射性异常浓聚，右侧比左侧明显。
2．A，转移性肿瘤。B，关节面关节炎。
3．SPECT 可减少病变邻近组织或层面放射性的影响而提高靶本比值，且 SPECT 能三维显示和定位。
4．术后 1 年手术愈合部位放射性分布轻度增高，假体周围放射性分布增高，提示骨修复较活跃。

参考文献

Horger M, Bares R: The role of single photo emission computed tomography in benign and malignant bone disease, *Semin Nucl Med* 36:286-294, 2006.
Van der Wall H, Fogelman I: Scintigraphy of benign bone disease, *Semin Musculoskelet Radiol* 11:281-300, 2007.

相关参考文献

Nuclear Medicine: THE REQUISITES, 3rd ed, pp 52-62.

点　评

骨显像诊断骨骼病变敏感，而特异性低、不能确定病灶摄取显像剂的原因。良性病变和恶性病变放射性分布表现可能相似。观察异常放射性分布类型可提高特异性（如转移灶一般是随机分布，而骨折多发生于受伤部位邻近的肋骨）。诊断脊柱异常放射性浓聚灶比较困难，因前位和后位有放射性重叠而影响诊断。确定异常放射性浓聚灶在椎弓根、椎体或附件，能提高骨显像诊断的特异性，并在鉴别诊断中起非常重要作用。恶性病变常侵犯椎弓根并能凸向椎体。关节面关节炎是骨显像时常见异常放射性摄取的原因，特别容易侵犯到椎体后缘部分。后斜位能帮助确定异常放射性的部位。

SPECT 三维显示能区别异常放射性病灶是在椎体、椎弓根或椎体后缘。因此 SPECT 能确定或排除恶性病变。SPECT/CT 融合图像能提高骨显像诊断的特异性。尽管恶性病变放射性摄取增加很常见，但溶骨性或破坏性转移灶放射性分布减低并不少见，且由于周围组织的放射性分布这种病变在二维图像上并不明显。

病例 138

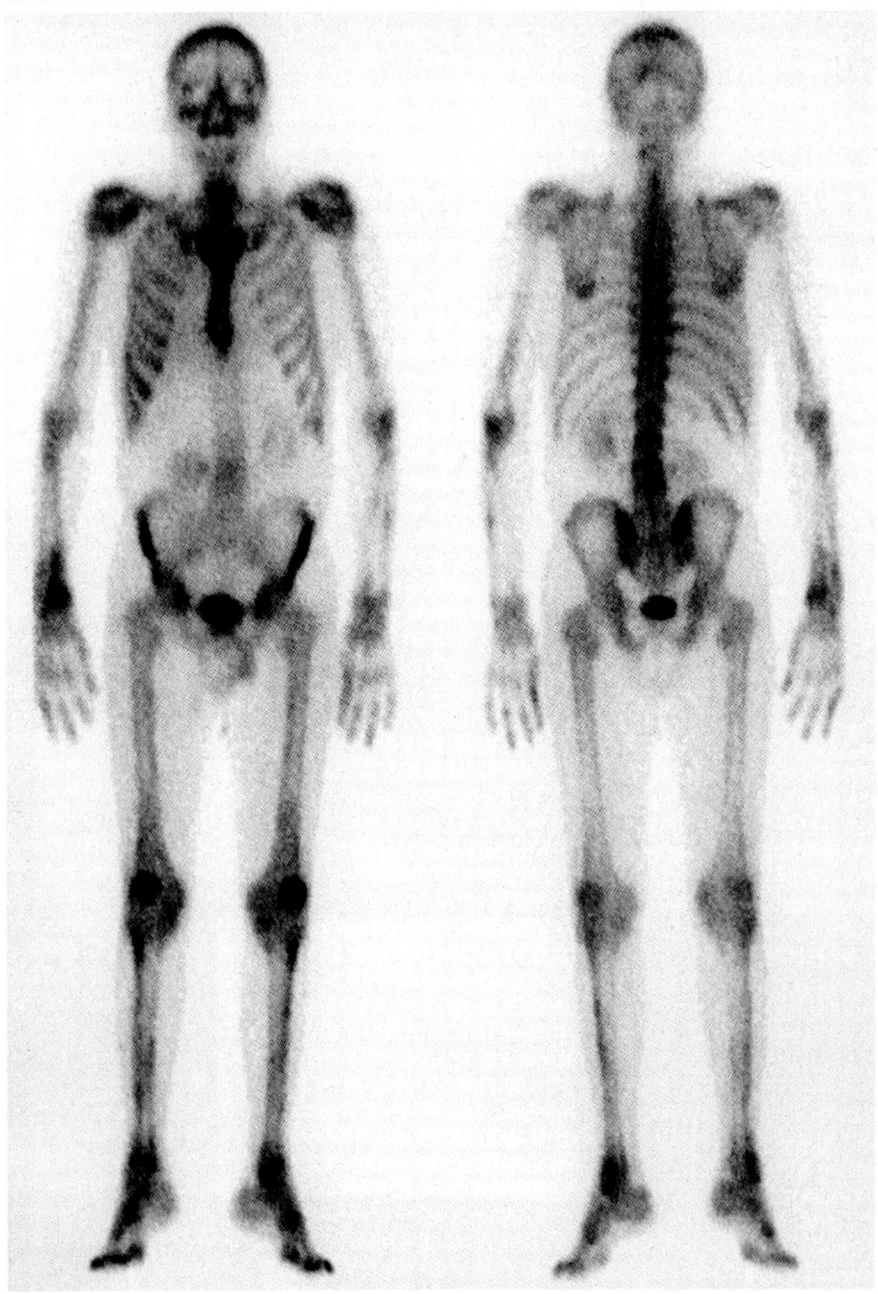

患者因关节和骨痛而行骨显像。

1．请描述该显像的表现。

2．请描述骨显像所示软组织异常，可能的原因是什么？

3．还应该行其他哪些显像？

4．最可能的诊断是什么，导致这种现象的原因是什么？

病例 138

骨骼系统：肺性肥大性骨关节病

1. 上肢、下肢、肘关节、腕关节、踝关节的关节周围放射性分布增加，主要沿骨膜分布。右侧第 7 前肋和右侧趾骨放射性分布也增加。
2. 右胸部放射性分布增加。最常见的原因是恶性胸水。还可见右肾下垂。
3. X 线胸片。
4. 诊断是肥大性肺性骨关节病，原因是支气管肺癌。

参考文献

Silberstein EB, Elgazzar AH, Fernandez-Ulloa M, et al: Skeletal scintigraphy in non-neoplastic osseous disorders. In: Henkin RE (ed): *Nuclear Medicine*. St. Louis: Mosby, 1996, pp 1185-1186.

相关参考文献

Nuclear Medicine: THE REQUISITES, 3rd ed, pp 126, 130-132.

点　评

肥大性肺性骨关节病的主要临床表现是骨膜炎导致骨痛、关节痛、杵状指和趾。X 线和骨显像异常早于临床症状和体征。有效治疗原发病，这些异常可恢复正常。

放射学检查显示改变前，肥大性肺性骨关节病的骨显像表现十分明显。图像特征是长骨放射性分布弥漫性增强，长骨的关节周围、指骨、肩胛骨、锁骨放射性分布也增高。另一显著特征是下肢长骨内侧和外侧条状放射性分布增高（轨道征）。

肥大性肺性骨关节病的病理生理过程还不十分清楚。该现象见于多种胸部和腹部良性和恶性病变。胸部良性和恶性病变是常见原因，其中支气管肺癌最常见。其他导致肥大性肺性骨关节病的原因有：间皮瘤、肺转移瘤、支气管扩张、肺脓肿。儿童患儿肥大性肺性骨关节病的原因有哮喘、囊性纤维化、支气管扩张、纵隔疾病（霍奇金病）、心血管疾病（紫绀型心脏病、细菌性心内膜炎）和胃肠疾病（局限性肠炎、溃疡性结肠炎、先天性胆道闭锁）。

病例 139

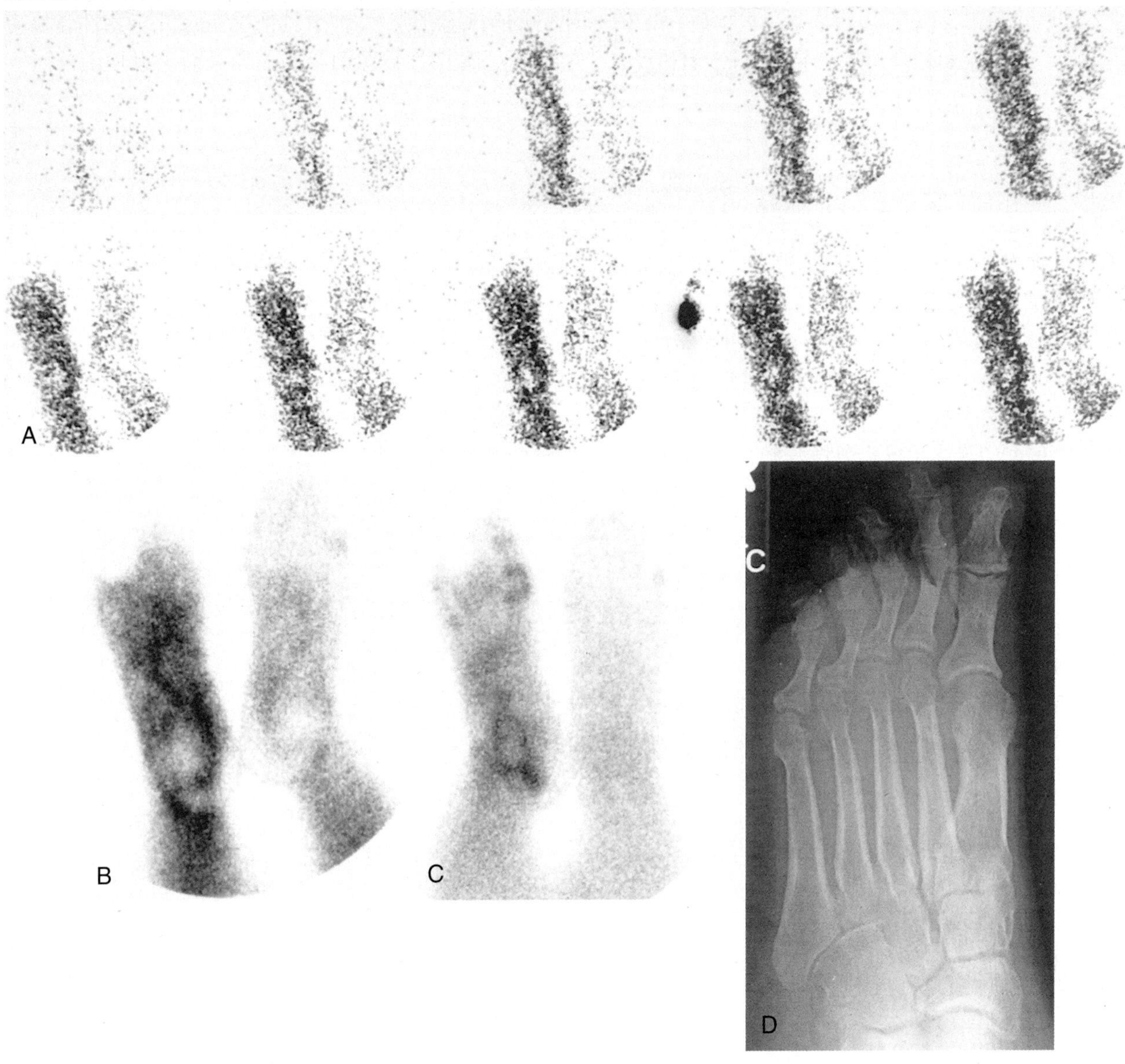

糖尿病患者患右下肢蜂窝组织炎行骨三相除外骨髓炎。上面的图像是平面显像：血流相（A），血池相（B），延迟相（C），X 线平片（D）。

1．请描述骨三相较单纯延迟相的优点是什么？
2．请描述上述图像的表现。
3．请给出鉴别诊断。
4．最可能的诊断是什么？

病例 139

骨骼系统：蜂窝组织炎，骨髓炎和足坏疽

1. 血流相和血池相提高诊断的特异性，缩小鉴别诊断范围。
2. 血流相和血池相示右足和右踝关节放射性分布弥漫性增加，而右侧第 3 和第 4 跖骨处未见放射性分布。延迟相右足和右踝关节放射性分布轻度增高，右侧第 3 和第 4 脚趾放射性分布缺损，第一跖趾关节放射性分布增高。
3. 血管功能不全、既往手术、急性骨髓炎、冻疮、肿瘤侵犯、伪影。
4. 蜂窝组织炎，动脉供血不足和第 3 和 4 脚趾坏疽，退行性变导致第一跖趾关节反应性改变。

参考文献

Palestro CJ, Love C: Nuclear medicine and diabetic foot infections, *Semin Nucl Med* 39:52-65, 2009.

相关参考文献

Nuclear Medicine: THE REQUISITES, 3rd ed, pp 147-153.

点　评

骨显像示放射性分布缺损首先应除外伪影所致，如铅屏蔽或金属物致射线衰减。如没有看到骨结构，放射科医生应首先考虑是否曾行手术切除，病史、体格检查或影像学检查可证实这一点。此患者 X 线显示所有足趾，可排除截肢所致。放射性药物运送并沉积到局部组织必须有充足血液供应。血流相上第 3 和 4 脚趾未见放射性分布提示局部没有血流，可由急性或慢性动脉供血不足或静脉阻塞引起。糖尿病患者慢性动脉供血不足是最常见原因。急性骨髓炎部位放射性分布缺损多见于儿童。

三相骨显像能提供下肢或趾血管和骨重塑情况的重要信息。骨髓炎典型表现是骨髓炎病灶血流相、血池相和延迟相放射性分布均增高。该显像敏感性高而特异性低。骨折、肿瘤和夏科关节病三时相骨显像均呈阳性。放射性核素标记白细胞显像能辅助诊断非新生骨的病变性质。一种少见情况是在儿童急性骨髓炎早期，三时相骨显像的早期相异常而延迟相正常。

病例 140

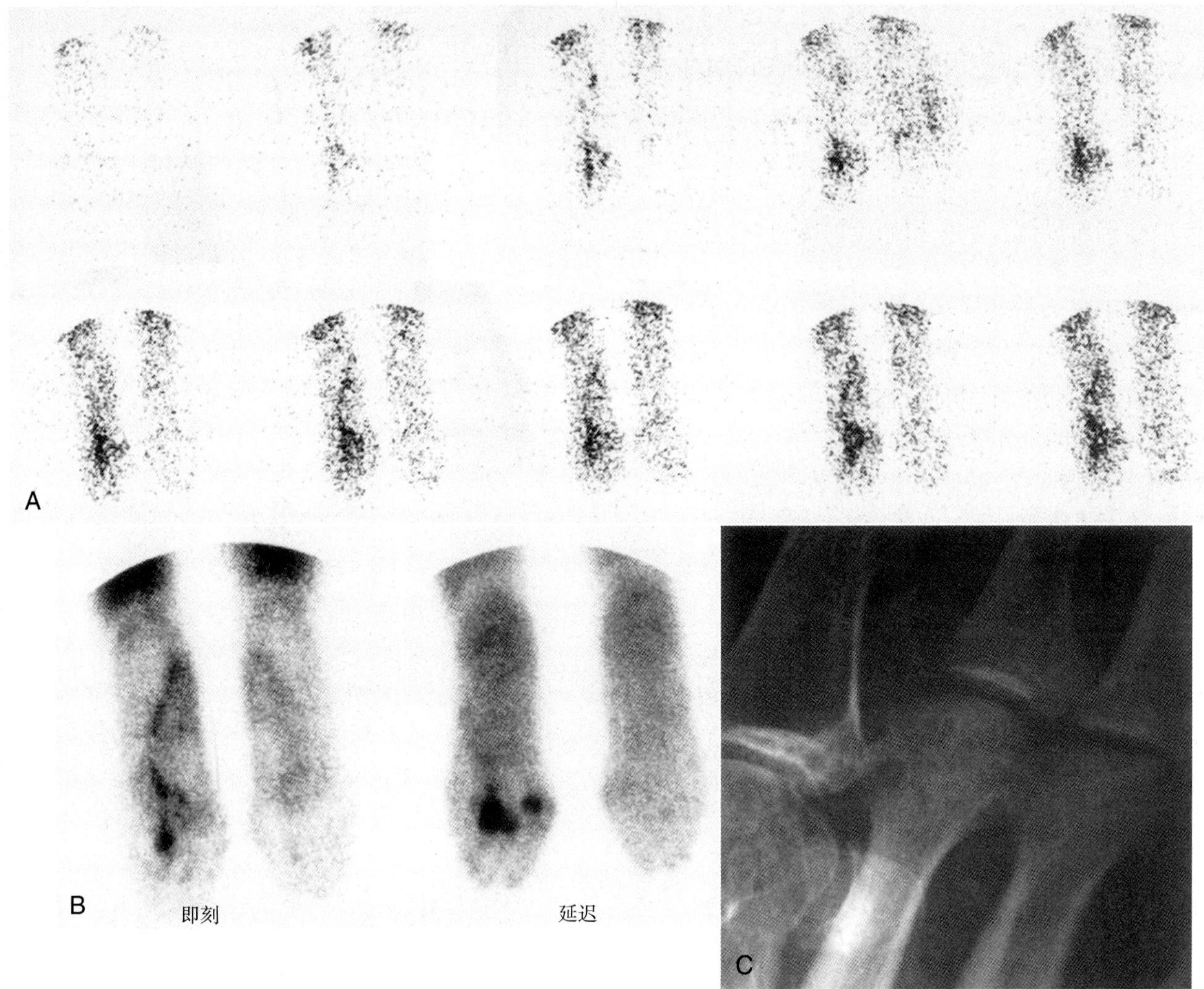

此患者由于脚痛而行骨显像

1．请描述三相骨显像的异常表现。A，血流灌注相；B，血池相和延迟相。

2．请给出鉴别诊断。

3．请描述 X 线表现（C），并做出诊断。请列出至少三个其他部位的相同病变。

4．请列出三种以上引起此病变的疾病。

病例 140

骨骼系统：跖骨头缺血性坏死（Freiberg 病）

1. 三相骨显像的血流相和血池相示第 2 和 3 跖骨头放射性分布增高。延迟相相应部位放射性分布增高。
2. 骨折、截骨术、骨髓炎、原发性或继发性肿瘤、缺血性坏死。
3. 缺血性坏死。跗舟骨、腕骨、股骨头、肱骨头、胫骨结节也可见缺血性坏死。
4. 外伤、皮质醇增多症、胶原血管病、慢性肾疾病、阿司匹林、镰状细胞病、酒精成瘾、减压病。

参考文献

Groshar D, Gorenberg M, Ben-Haim S, et al: Lower extremity scintigraphy: the foot and ankle, *Semin Nucl Med* 28:62-67, 1998.

Manaster BJ, May DA, Disler DB: *Musculoskeletal Imaging: The Requisites*, 3rd ed. St. Louis: Mosby, 2007, pp 346-350.

相关参考文献

Nuclear Medicine: THE REQUISITES, 3rd ed, pp 142-147.

点 评

该患者骨显像表现为 Freiberg 病的例子，该病是一种骨软骨病的总称，放射学特征是跖骨头骨密度增高和碎裂，伴或不伴骨骺或骨突变平，X 线平片示病变累及第 3 或第 2 跖骨头，病因包括骨坏死、外伤和正常变异。

无血管性坏死、骨坏死和缺血性坏死是指血流灌注不足导致的骨病变。与其余部位相比长骨骨骺更容易受累，因该部位动脉和静脉侧支循环不丰富，生长板存在时这种现象更明显。骨骺由一条动脉供血，增加了缺血危险性。主要的血液供应减少就出现严重缺血，随时间延长出现坏死。动脉供血不足包括堵塞、压迫和断裂。病因包括外伤、肾上腺皮质醇增多症、慢性肾病、阿司匹林、胶原血管病、镰状细胞病、酒精成瘾、气压病（沉箱病）。尽管骨坏死可发生于关节面任何部位，但上面所列的是最常被累及部位。

病例 141

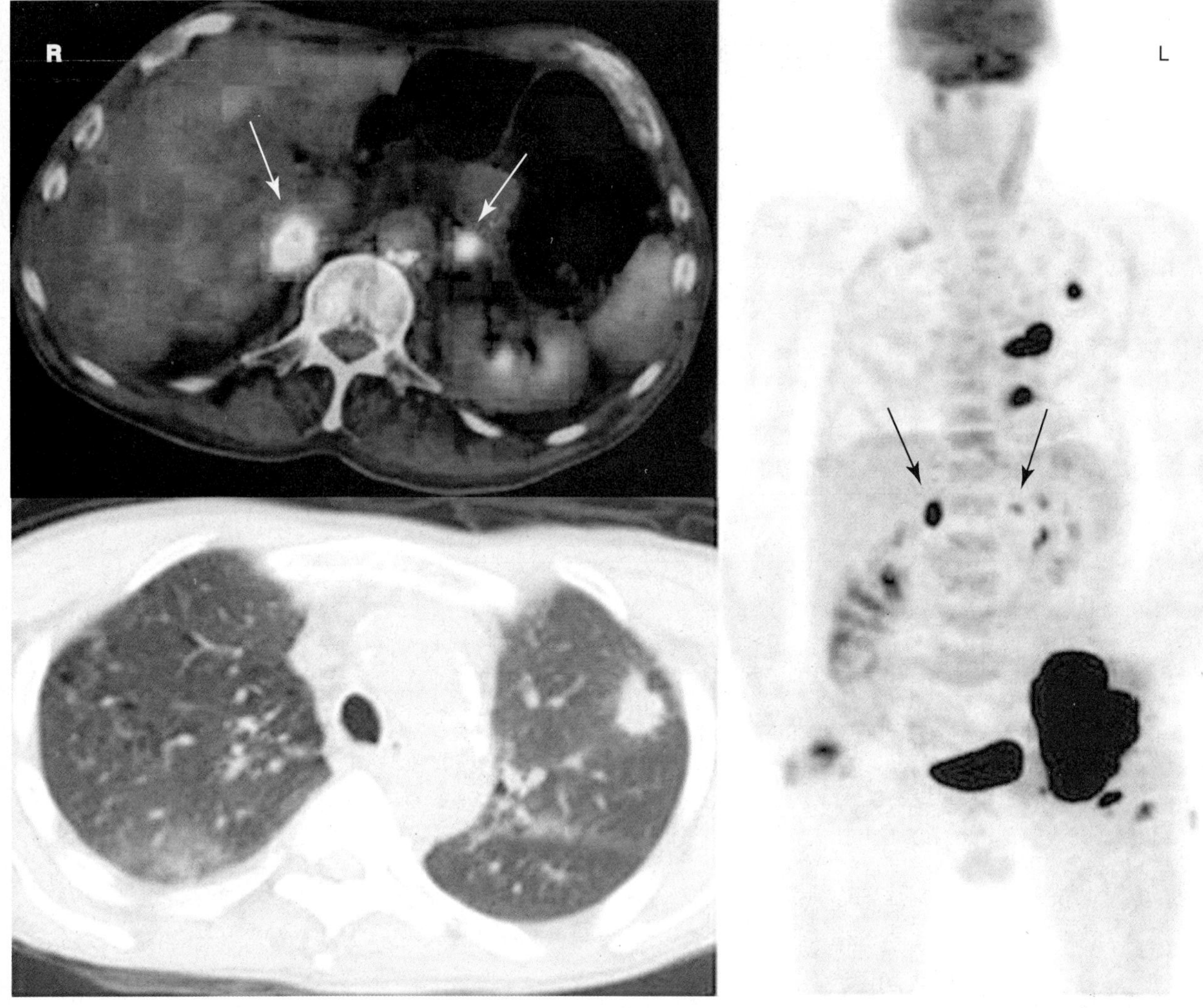

65 岁男性转移性肺癌患者行 PET/CT 检查，左上，腹部 FDG PET/CT 融合图像；左下，胸部 CT 图像；右侧，MIP 图像。

1．左胸部 FDG 摄取的最可能原因是什么？
2．中腹部 FDG 摄取的最可能原因是什么（箭头）？
3．此部位（箭头）PET/CT 有何表现提示恶性病变？
4．转移到此部位最常见恶性肿瘤是什么？

病例 141

肿瘤：FDG–PET/CT– 肺癌和肾上腺转移

1. CT 示左肺上叶边缘不规则的原发恶性肿瘤可见局灶性 FDG 异常摄取，左肺门也可见 FDG 异常摄取提示肺门淋巴结转移。
2. 双侧上腹部局灶性 FDG 异常摄取，双侧肾上腺转移。
3. 如病灶 FDG 摄取高于肝，则恶性病变可能性大。
4. 肺癌、胃肠道恶性肿瘤、乳腺癌、黑色素瘤、肾癌和胰腺癌。

参考文献

Blake MA, Slattery JMA, Kalra MK, et al: Adrenal lesions: characterization with fused PET/CT image in patients with proved or suspected malignancy—initial experience, *Radiology* 238:970-977, 2006.

Yun M, Kim W, Alnafisi N, et al: F-18-FDG PET in characterizing adrenal lesions detected on CT or MRI, *J Nucl Med* 42:1795-1799, 2001.

点 评

无恶性肿瘤病史的患者，偶然发现肾上腺肿块很少是转移瘤。有恶性肿瘤病史患者如发现肾上腺占位，则 30% 是恶性肿瘤转移灶。平扫 CT 和增强 CT 均不能准确的鉴别良性无功能腺瘤和转移灶，更多特殊的 CT 扫描程序如延迟清除扫描、MRI T2WI 可提高鉴别诊断准确性。

肾上腺良性病变摄取 FDG 增高的原因有肾上腺瘤、嗜铬细胞瘤和肾上腺皮质增生。FDG-PET 诊断肾上腺恶性肿瘤如 SUV 界值设定为 3.1，则敏感性为 99%，特异性为 92%，准确性为 94%。融合 FDG-PET/CT 诊断特异性更高。FDG-PET 诊断恶性肾上腺肿瘤假阴性原因有出血、坏死、病灶较小（小于 1cm）、原发病变 FDG 亲和力低（如支气管肺泡癌和神经内分泌肿瘤）。其他影像学方法如 CT 和 MRI 不能确定肾上腺病变性质时，FDG-PET 是非常有价值的诊断方法。如形态改变和 PET 代谢改变的诊断不一致，则必须活检明确诊断。

病例 142

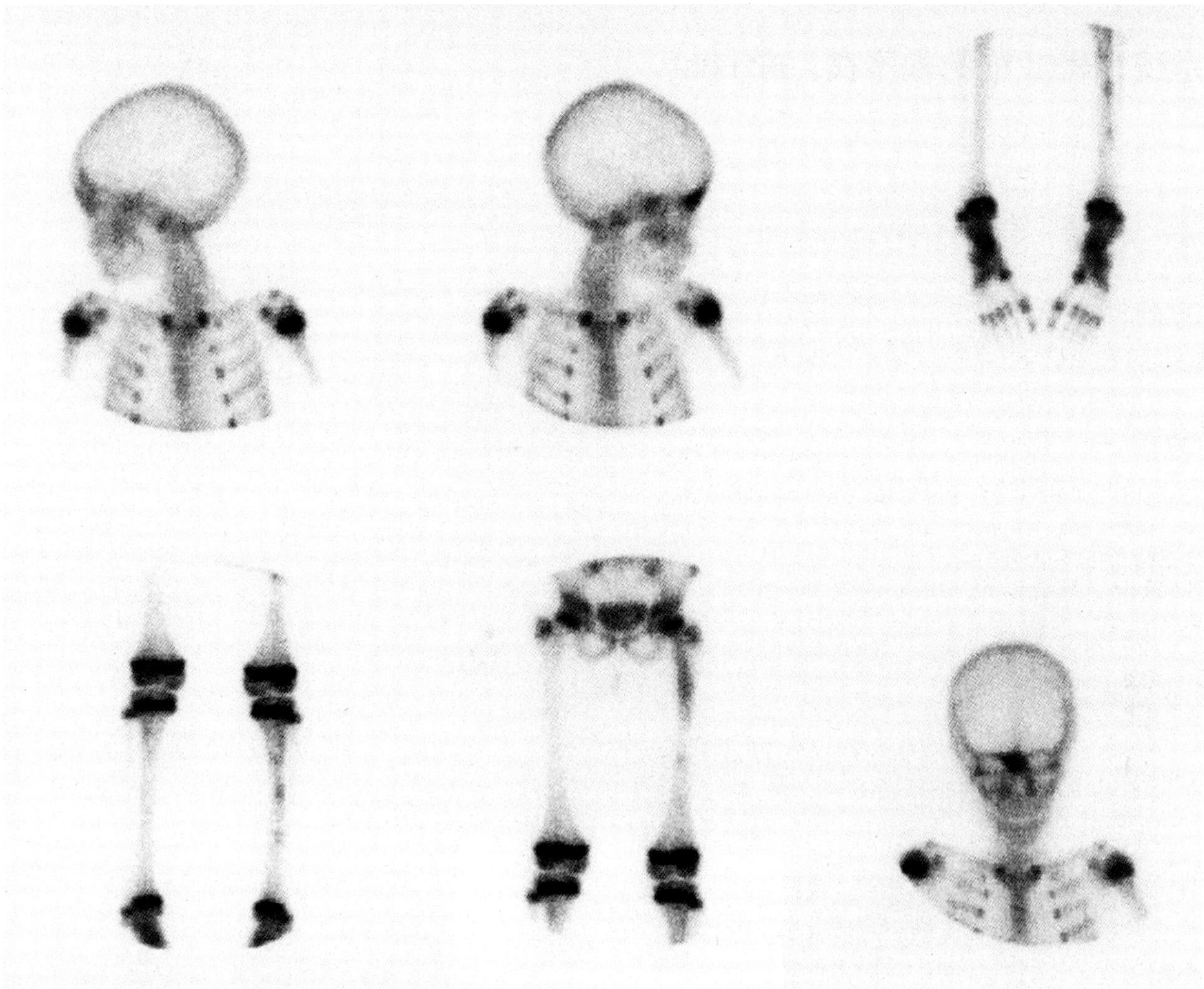

5 岁男孩出现性早熟和骨痛。

1．请描述该患儿查体时可能的阳性体征。

2．请描述该患儿显像表现。

3．骨病的可能诊断是什么？

4．该患者是哪种综合征？

病例 142

骨骼系统：骨纤维结构不良，Albright 综合征

1. 皮肤色素沉着，男型乳房发育
2. 额骨、左股骨、左胫骨放射性异常浓聚，长骨放射性分布不均匀。
3. 多发骨纤维结构不良。
4. Albright 综合征。

参考文献

Ma JJ, Kang BK, Treves ST: Pediatric musculoskeletal nuclear medicine, *Semin Musculoskelet Radiol* 11:322-324, 2007.

Nadel HR: Bone scan update, *Semin Nucl Med* 37:322-329, 2007.

相关参考文献

Nuclear Medicine: THE REQUISITES, 3rd ed, pp 132-133, 138.

点 评

骨纤维结构不良是骨骼发育异常，成纤维细胞增生并取代正常松质骨。异常纤维组织形成小梁状排列的不成熟编织骨，X 线所示密度与局部骨含量有关。累及范围可以是单骨、单侧肢体或多骨。该病多于儿童期发病，部分可婴儿期发病。硬度减低骨骼的病理性骨折是常见并发症。

骨显像在确定病灶部位、单骨病变还是多骨病变方面十分有价值。大部分骨纤维结构不良病灶骨显像示放射性异常浓聚。7%～14%的病灶放射性摄取与周围骨组织相似；而其余病灶均显示为放射性异常浓聚。

1/3 多骨病变的患者有皮肤局部异常色素沉着，典型色素斑称 Cafe-au-lait 斑，形状不规则（“缅因州海岸”），与神经纤维瘤边缘规则光滑（“加州海岸”）不同。该病患者可出现内分泌症状，5%的患者会出现甲亢表现，30%女性多骨病变患者出现性早熟，男性患者很少出现性早熟，如出现性早熟则为 Albright 综合征。

病例 143

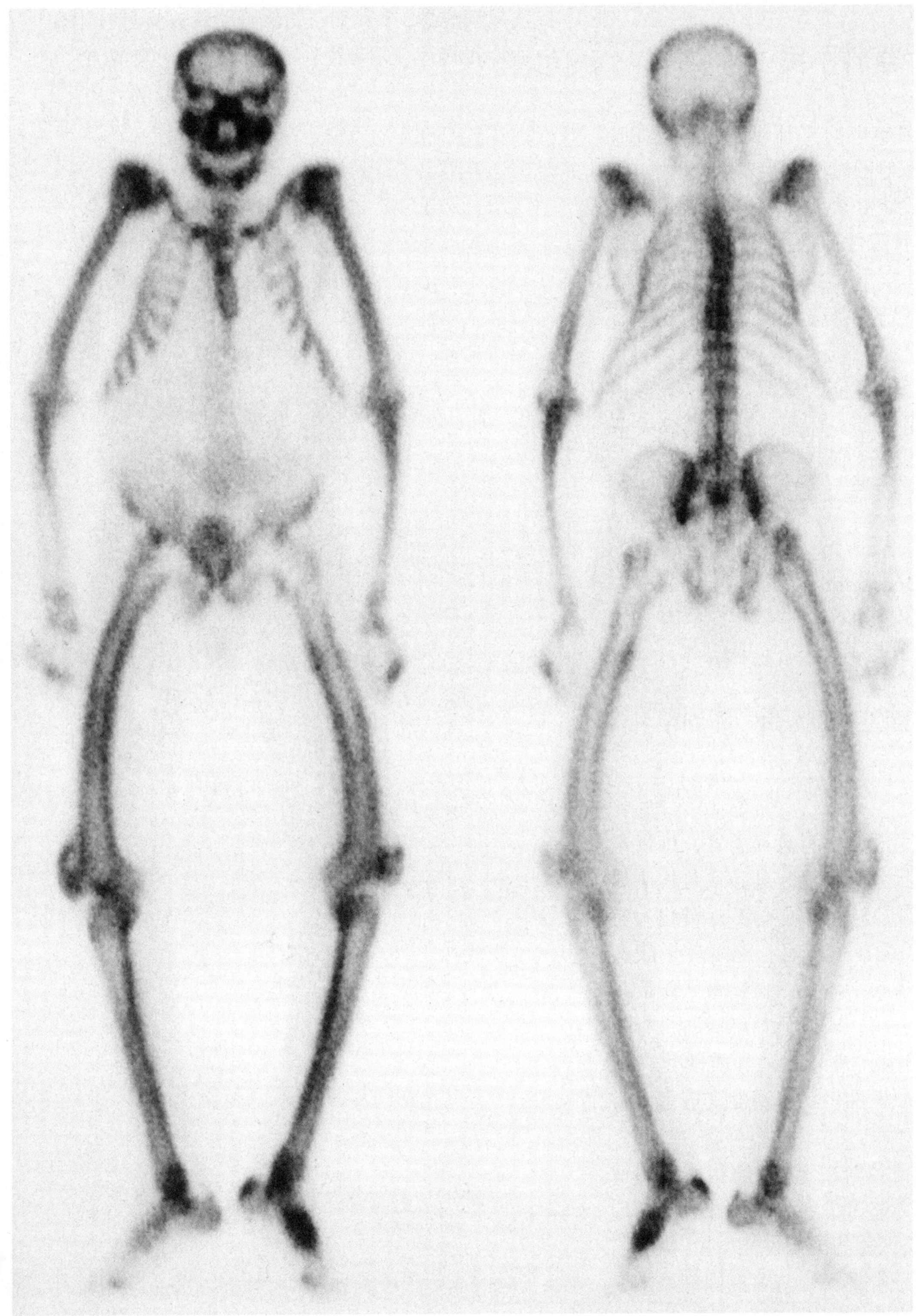

1．请描述骨显像异常表现。

2．请给出骨显像异常的鉴别诊断。

3．请描述骨以外的异常表现。

4．请给出最可能的诊断。

病例 143

骨骼系统：肾性骨营养不良

1. 上肢和下肢长骨皮质放射性摄取增加，“轨道征”，股骨弯曲。双侧股骨头置换术后。
2. 肥大性骨关节病、维生素 A 中毒、氟中毒、肾性骨营养不良、甲状腺性杵状指和肢端肥大症。
3. 骨和软组织放射性摄取比高，肾未显影，膀胱内放射性少。其余病史：移植肾衰竭后一直行透析治疗。
4. 该显像呈肾性骨营养不良的典型表现。肾移植后激素治疗致双侧股骨头坏死而行双侧髋关节置换。

参考文献

Ryan PJ, Fogelman I: Bone scintigraphy in metabolic bone disease, *Semin Nucl Med* 27:291-305, 1997.

相关参考文献

Nuclear Medicine: THE REQUISITES, 3rd ed, pp 131-133, 139-142.

点 评

肾性骨营养不良发生于慢性肾衰竭患者，维生素 D 代谢异常和继发性甲状旁腺功能亢进导致骨代谢异常。前者的原因：肾是将 25- 羟 - 维生素 D 转化为有活性的 1，25- 二羟维生素 D 的器官。继发性甲状旁腺功能亢进的原因：血磷水平增高、血钙水平减低，从而刺激甲状旁腺激素分泌。X 线显示串珠肋、骨软化和继发性甲状旁腺功能亢进表现。骨质硬化在继发性甲状腺功能亢进较原发性甲状腺功能亢进患者常见，主要累及中轴骨。

超级骨显像是指骨显像时由于骨 / 软组织放射性比值高、泌尿系统放射性非常少或无放射性，图像质量貌似“非常好”。与骨骼无关的因素也能产生“漂亮”骨显像（如显像时间晚于常规、肾清除显像剂增加、水化充分及肾功能好、软组织少）。超级骨显像的鉴别诊断包括肾性骨营养不良、弥漫性骨转移、骨髓纤维化、氟中毒、肥大细胞增多症、致密性骨发育不全、健康运动员的弥漫性骨硬化。该患者的骨显像明显不正常，呈现肾性骨营养不良的显著特点。肾性骨病的特点是颅盖骨、下颌骨、肋软骨肋骨连接处（串珠）、中轴骨和胸骨（领带征）放射性分布明显增加。

病例 144

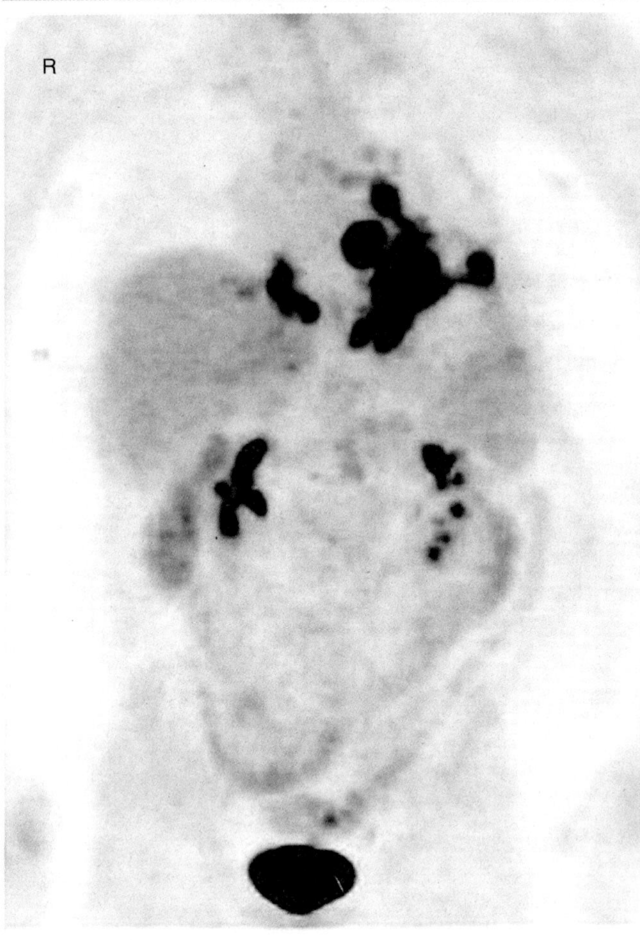

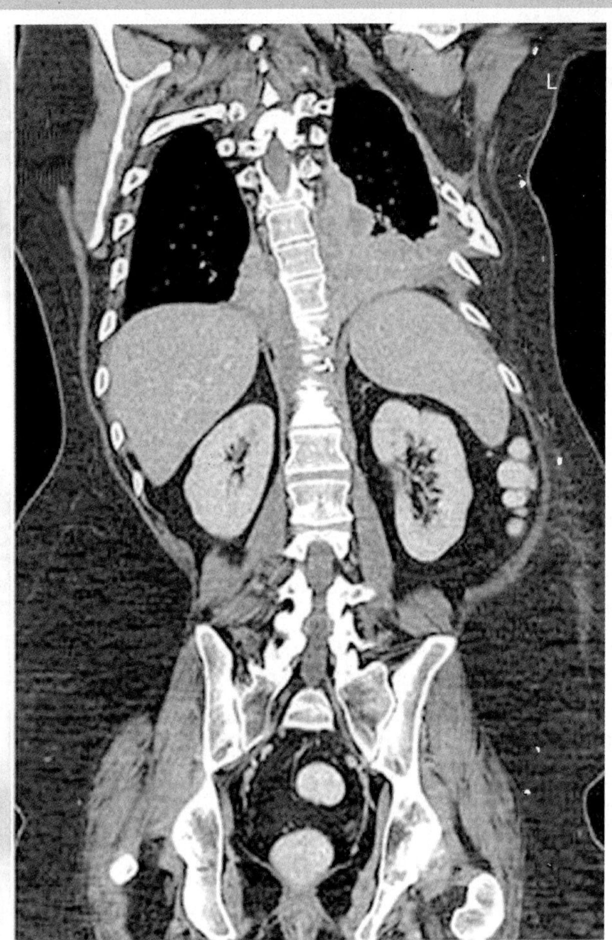

17 岁男性患者 CT 所示胸部软组织部位 FDG 摄取明显增加

1．此部位 FDG 摄取增高肿块的鉴别诊断是什么？

2．是否有远处转移证据？

3．此病例 FDG-PET 显像的价值是什么？

4．根据该患者的 PET 图像最可能的治疗计划是什么？

病例 144

肿瘤：FDG-PET/CT—— 尤文（Ewing）肉瘤

1. 淋巴瘤、肉瘤、神经母细胞瘤、横纹肌肉瘤。该患者的病理是起源于双侧肋骨的尤文肉瘤。
2. 没有，根据上面的 PET 图像未见远处转移证据。
3. PET 显像示肿瘤位于胸部未见远处转移，可指导下一步治疗。
4. 常用的治疗方法是全身化疗联合局部治疗（如放射治疗或手术治疗）。

参考文献

Iwamoto Y: Diagnosis and treatment of Ewing's sarcoma, *Jpn Clin Oncol* 37:79-89, 2006.

Volker T, Denecke T, Steffen I, et al: Positron emission tomography for staging of pediatric sarcoma patients: results of a prospective multicenter trial, *J Clin Oncol* 25:5435-5441, 2007.

相关参考文献

Nuclear Medicine: THE REQUISITES, 3rd ed, p 344.

点 评

尤文肉瘤是儿童和青少年第二常见恶性骨肿瘤，起源于髓内伴周围骨破坏和软组织浸润。患者一般表现为单骨病变，不像此患者是双侧肋骨病变。

评价原发肉瘤是否有骨膜反应或溶骨性改变时首选 X 线平片。MRI 常用于肿瘤分期和指导手术治疗，因 MRI 不仅能评价软组织受侵程度且能监测疗效。

FDG-PET/CT 是一种全身显像方法，肉瘤患者 PET/CT 图像的定量分析指标是其他影像方法的重要补充。PET/CT 可提供有无远处转移等方面的信息，而有无转移对治疗计划和疗效监测有很大影响。与其他影像学方法相比，FDG-PET/CT 的优势在于发现骨转移，敏感性为 88%，而常规影像方法为 37%。恶性程度高的肉瘤摄取 FDG 明显，SUV 值高。恶性程度高的肉瘤摄取 FDG 速度也比恶性程度低的快。已有研究表明细胞质增多和有丝分裂加快与组织葡萄糖摄取有相关性。

病例 145

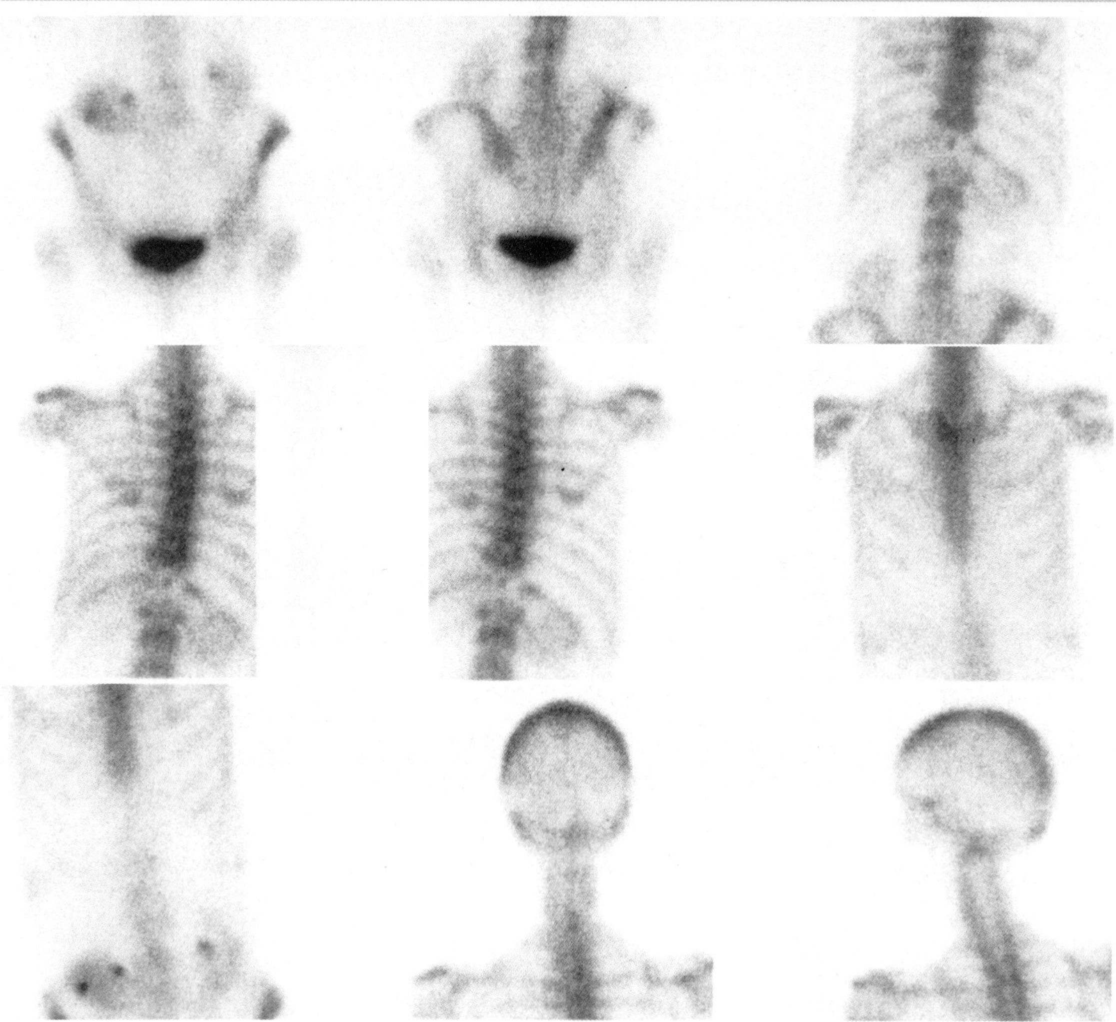

该患者因后背痛而行骨显像。

1．请描述骨显像表现。

2．请描述骨外软组织的异常表现。

3．请对骨显像显示骨的异常做出鉴别诊断。

4．请列出导致这种表现的三种原发肿瘤。

病例 145

骨骼系统：骨（放射性分布缺损区）和肾上腺转移

1. 下段胸椎有一放射性分布缺损区，可能是第 11 胸椎。
2. 肾下垂，右侧第 11 后肋和 12 后肋之间可见一软组织异常浓聚影。
3. 原发性或转移性肿瘤，体外或体内异物导致的衰减（如衣服的扣子、骨科金属植入物、既往椎体成形术）。
4. 乳腺癌、结肠癌、肺癌、儿童神经母细胞瘤，但该病例是成人患者。

参考文献

Silberstein EB, McAfee JG, Spasoff AP: *Diagnostic Patterns in Nuclear Medicine*. Reston, VA: Society of Nuclear Medicine, 1998, p 207.

相关参考文献

Nuclear Medicine: THE REQUISITES, 3rd ed, p 124.

点　评

骨显像显示放射性分布缺损区的鉴别诊断种类很多，但结合放射性分布异常的类型、位置、患者年龄可缩小鉴别诊断范围。此病例棘突放射性分布增高，而余部放射性分布缺损。良性或恶性原发性肿瘤，如血管瘤、甲状旁腺功能亢进性棕色瘤、骨髓瘤 / 浆细胞瘤也可表现为放射性分布缺损。溶骨性转移灶也可呈现放射性分布缺损（如甲状腺癌和肾癌）。而成人导致放射性分布缺损最常见类型是乳腺癌或肺癌骨转移。乳腺癌或肺癌骨转移灶大多数表现为放射性异常浓聚，有些表现为中心放射性分布缺损伴周围放射性分布增强，另一部分完全表现为放射性分布缺损，就像该病例。该病例右肾上腺的肺癌转移灶可见放射性异常摄取。本书中的部分病例讲解软组织摄取骨显像剂。肝转移灶是另一不常见但也不少见的摄取骨显像剂的疾病。

双肾位置低于正常考虑是肾下垂，前位相和后位相显示双肾位于髂窝。如没有注意到这一点，很容易忽视右后腹部放射性异常浓聚灶。该患者行骨显像是站立位，卧位骨显像证实是肾下垂而不是异位肾。

病例 146

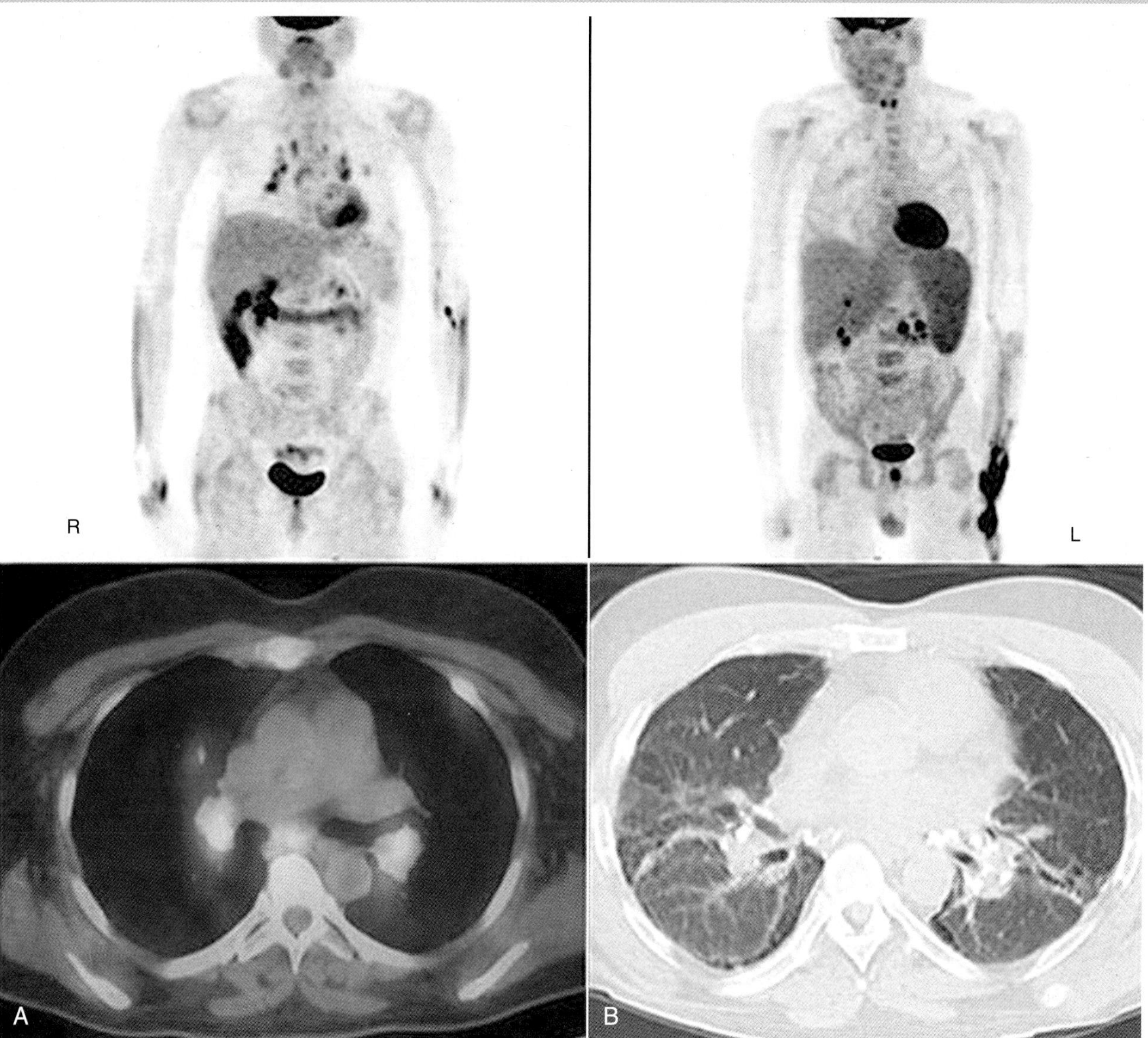

患者 A 和 B 均出现慢性咳嗽和 X 线胸片异常。

1．请描述患者 A 的异常表现，并给出鉴别诊断。

2．请描述患者 B 的异常表现。

3．这两患者最可能的诊断是什么？

4．这两患者 ^{18}F-FDG 异常摄取的原因是什么？

病例 146

炎性疾病：FDG–PET/CT—结节病

1．双侧肺门可见 FDG 摄取灶、淋巴结肿大，鉴别诊断是结节病和淋巴瘤。
2．双侧肺门淋巴结增大伴钙化，CT 示双肺浸润性改变伴 FDG 摄取，脾增大伴 FDG 摄取增加。
3．最后诊断是结节病。
4．感染和炎症灶可摄取 FDG。摄取机制是 T 淋巴细胞、单核吞噬细胞和非干酪性上皮样肉芽肿可摄取 FDG，这些组织和细胞均利用葡萄糖，使得 FDG 摄取增加。

参考文献

Deepak D, Shah A: Thoracic sarcoidosis: the spectrum of roentgenologic appearances, *Ind J Radiol Imaging* 11:191-198, 2001.

Prabhakar HB, Rabinowitz CB, Gibbons FK, et al: Imaging features of sarcoidosis on MDCT, FDG PET, and PET/CT, *AJR Am J Roentgenol* 190:S1-S6, 2008.

相关参考文献

Nuclear Medicine: THE REQUISITES, 3rd ed, pp 414-418.

点　评

就如病例 B 所示淋巴结增大，除非 FDG 摄取高于周围纵隔本底的放射性，否则不应考虑为活动性疾病。该区域轻度和对称性 FDG 摄取多见于一些炎症过程，如肉芽肿性疾病和反应性淋巴结肿大。CT 可显示肉芽肿性疾病的淋巴结钙化。

结节病患者 CT 所示双肺门淋巴结增大有时称为“马铃薯样淋巴结”。最常受侵淋巴结是肺门、气管和气管旁淋巴结，持续时间较长的结节病患者可伴双侧淋巴结钙化。患者 B 的 CT 显示结节病伴肺实质浸润。25%～50%结节病患者肺实质受侵伴或不伴有淋巴结增大，最常被侵犯部位是双肺门特别是上叶。病史较长患者可见纤维条索和囊性纤维化。

部分患者结节病与恶性肿瘤同时存在。结节病 FDG 摄取明显增加有时被误诊为转移性肿瘤。两种疾病的 FDG 摄取和 SUV 均高。结节病的典型表现有助于二者鉴别诊断，但不完全可靠。

^{67}Ga（镓）枸橼酸可用于怀疑或确诊的结节病患者。结节病早期示双肺门和支气管旁淋巴结放射性异常摄取，呈 λ 征。肺实质也可见 ^{67}Ga 放射性异常浓聚伴或不伴淋巴结浓聚。

病例 147

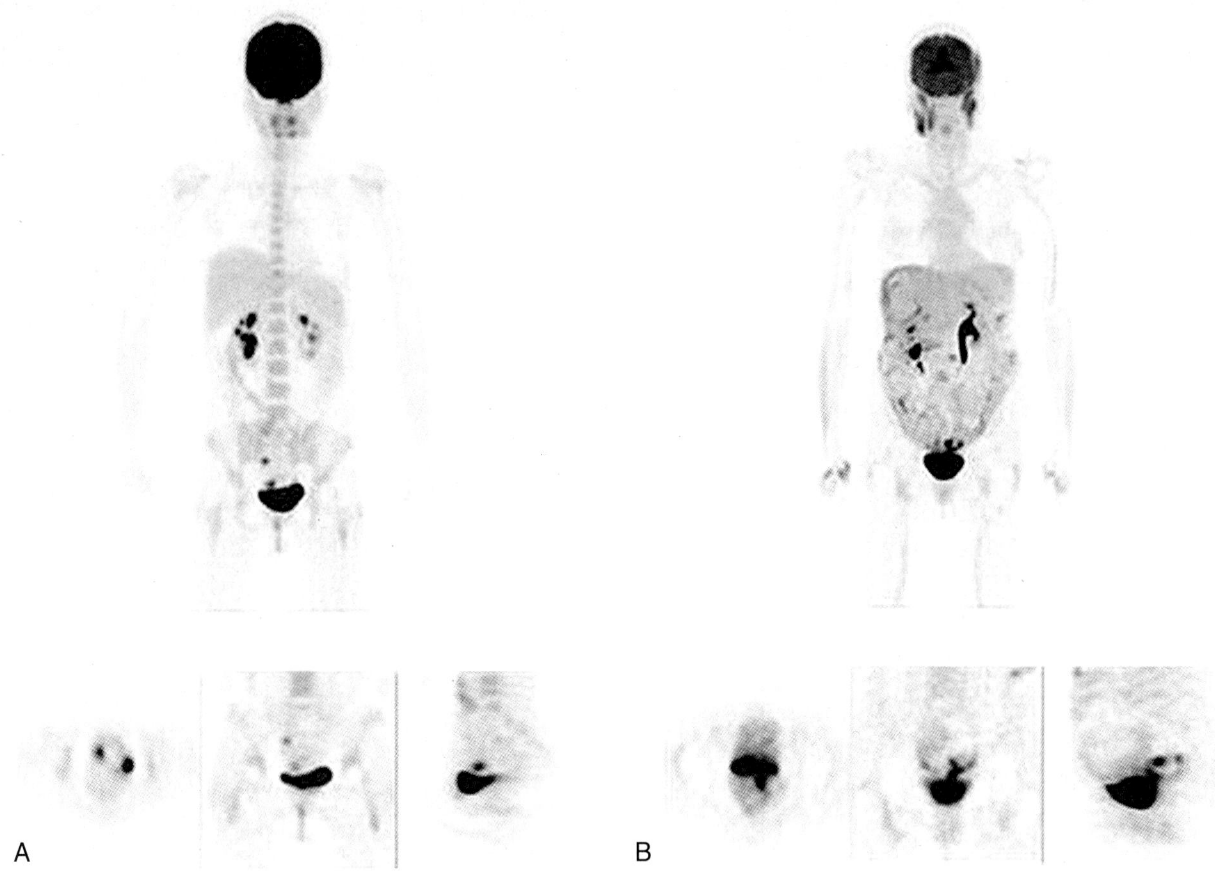

A 28 岁女性患者患有乳腺癌。B，45 岁女性患者患有卵巢癌。两位患者均行 PET 显像进行疾病再分期。上面是 ^{18}F-FDG-PET 图像（MIP，横断层，冠状断层和矢状断层）。

1．与患者 B 相比，患者 A 骨盆放射性摄取特点有何不同？可能原因是什么？
2．女性患者骨盆行 PET 显像时恶性肿瘤假阴性和假阳性的原因是什么？
3．什么程序或显像方法能辅助鉴别精囊周的放射性异常摄取。
4．卵巢癌患者行 FDG-PET 显像最主要的目的是什么？

病例 147

肿瘤：FDG-PET/CT——卵巢癌，女性骨盆

1. A，膀胱右上方可见放射性异常浓聚灶，可能是子宫和右侧卵巢的生理性摄取，最后由病史和超声证实。B，腹膜、肝周围、膀胱上方可见弥漫放射性摄取，提示腹腔转移。
2. 假阴性：恶性肿瘤被误诊为生理性摄取（如黏液腺癌、囊腺癌）。假阳性：黄体囊肿、囊腺瘤、皮样囊肿、憩室炎、平滑肌瘤、腺瘤、纤维瘤、泡膜细胞瘤、腺肌瘤、膀胱输尿管反流、子宫内膜异位。
3. 排空尿液后再显像、双时相法（注射药物后 1h 和 2 ~ 3h）、于显像前嘱患者排尿，并大量饮水，以稀释尿液中 FDG、注射呋塞米。
4. 用于卵巢癌术后血清标志物（CA125，CA199）水平增高而常规影像学方法不能确定诊断（如 CT）的患者，FDG PET 能发现肿瘤是否复发。这种情况下 FDG-PET 的敏感性为 90%，特异性为 86%，而常规影像学方法的敏感性为 68%，特异性为 58%。

参考文献

Fanti S, Nanni C, Ambrosini V, et al: PET in genitourinary tract cancers, *Q J Nucl Med Mol Imaging* 51(3):260-271, 2007.

Schwarz JK, Grigsby PW, Dehdashti F, Delbeke D: The role of 18F-FDG PET in assessing therapy response in cancer of the cervix and ovaries, *J Nucl Med* 50(Suppl 1):64S-73S, 2009.

相关参考文献

Nuclear Medicine: THE REQUISITES, 3rd ed, pp 341-344.

点 评

月经卵泡后期和黄体早期，卵巢和子宫可有生理性摄取。绝经后患者子宫可有轻度生理性摄取，特别是更年期早期。如放射性摄取明显增高则应进一步检查。

最常见妇科肿瘤是子宫内膜癌，多发生于绝经后妇女。FDG-PET/CT 可发现淋巴结和远处转移，术前分期很有价值。FDG-PET/CT 诊断淋巴结转移的准确性可达 94%，从而改变 30% 患者的诊疗方案。FDG-PET/CT 术前评估卵巢癌的准确性可达 87%，而 CT 为 53%。诊断复发卵巢癌和评价疗效时 PET/CT 性价比高。

宫颈癌患者刚诊断时确定是否有淋巴结转移十分重要。即使 FIGO 分期 IB 的患者（病变限于子宫）如有淋巴结转移，则存活率明显低于无淋巴结转移的患者（45% ~ 55% 对 85% ~ 95%）。宫颈癌分期时，PET 诊断淋巴结转移的阳性预测值可达 90%，而 MRI 为 64%。另外如 PET 显示患者对化疗和 / 或放疗有效则 5 年生存率高于治疗无效患者（80% 对 32%）。

病例 148

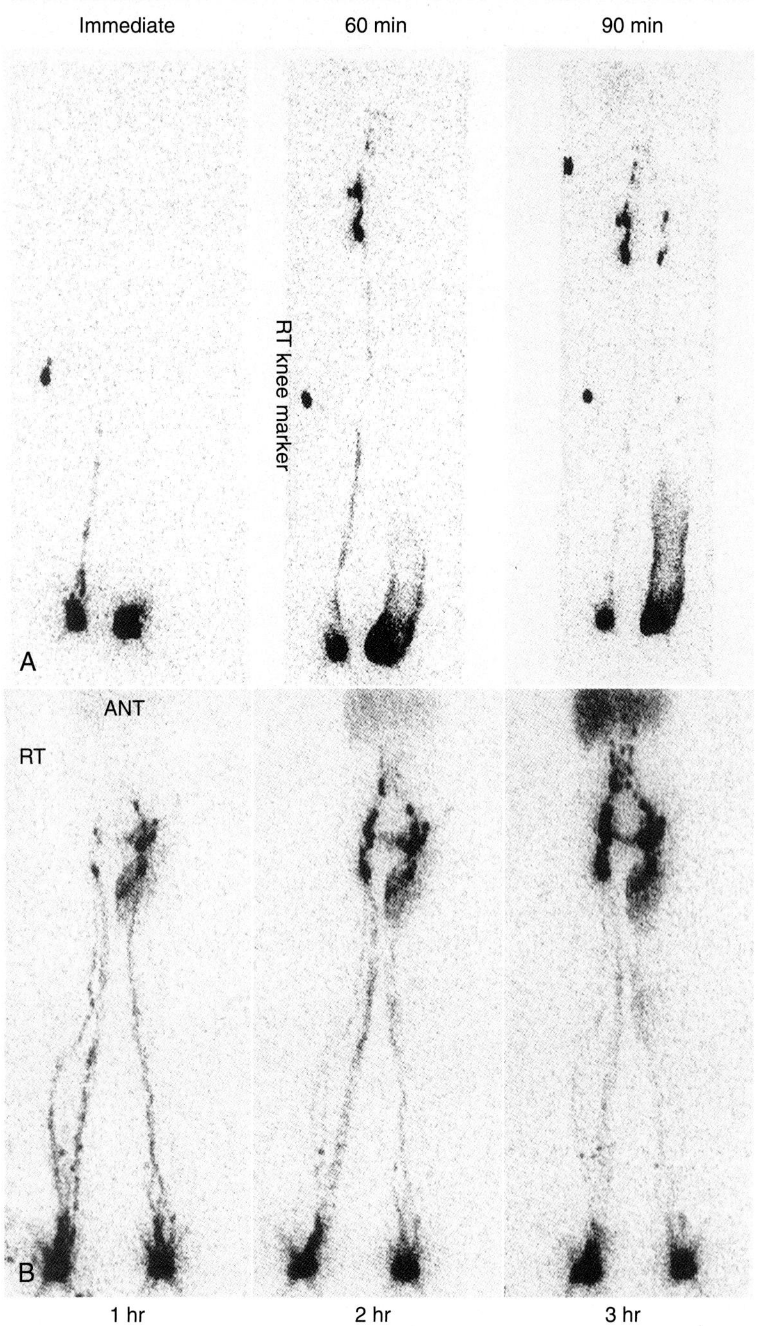

患者 A：50 岁女性患者，左下肢反复发作蜂窝组织炎和慢性水肿。患者 B：60 岁男性患者，股动脉术后左大腿肿胀数月。两患者均行放射性核素淋巴显像。

1．在美国最常用淋巴显像的放射性药物是什么？

2．除外系统性疾病（如心、肝、肾）导致的下肢肿胀，慢性下肢肿胀的鉴别诊断是什么？

3．请描述这两患者淋巴显像表现。

4．诊断是什么？

病例 148

骨骼系统：下肢淋巴显像

1．^{99m}Tc-SC。

2．慢性静脉功能不全、原发性或继发性淋巴水肿。

3．A，右下肢淋巴回流正常，可见显像剂回流到大腿和腹股沟淋巴结。左下肢可见皮肤反流。B，左侧大腿中段可见异常放射性浓聚，浓聚灶右侧可见一表浅淋巴管侧支循环。

4．A，左下肢淋巴管阻塞。B，左腿：淋巴瘘伴渗出形成囊性淋巴管瘤。右腿是正常淋巴显像图（无症状）。

参考文献

Pui MH, Yueh TC: Lymphoscintigraphy in chyluria, chyloperitoneum and chylothorax, *J Nucl Med* 39:1292-1296, 1998.

Scarsbrook AF, Ganeshan A, Bradley KM: Pearls and pitfalls of radionuclide imaging of the lymphatic system. Part 2: evaluation of extremity lymphoedema, *Br J Radiol* 80:219-226, 2007.

相关参考文献

Nuclear Medicine: THE REQUISITES, 3rd ed, pp 299-300.

点 评

淋巴水肿一般是逐渐加重。疾病早期水肿明显，随疾病进展出现慢性软组织炎症，最终发展成不可逆性纤维化。淋巴水肿可以是原发性（不发育、发育不全、淋巴管扩张），但最常见的是继发性（感染、炎症、外伤、恶性病变、手术治疗或放射治疗）。静脉性水肿和淋巴水肿可同时存在。淋巴水肿的诊断必须以临床表现为基础，影像学检查能帮助确定或排除淋巴管阻塞。淋巴管造影技术要求高而很难开展，特别是淋巴水肿患者；该方法不能评估淋巴回流功能且可能导致淋巴结炎。

放射性核素淋巴显像能显示淋巴回流的生理过程。放射性核素标记胶体颗粒注入到第二和第三脚趾之间皮下。没有淋巴疾病的患者淋巴显像示淋巴沿下肢内侧淋巴管回流到腹股沟、骨盆和主动脉旁淋巴结。淋巴管阻塞异常图像包括无回流或回流延迟、侧支循环回流、阻塞致皮肤反流或无功能淋巴管伴间质性皮肤淋巴转运（A）、渗出形成淋巴囊肿或瘘（B）、淋巴管扩张。

淋巴显像也用于诊断、确诊和定位乳糜尿、乳糜腹水、乳糜胸水等方面。

病例 149

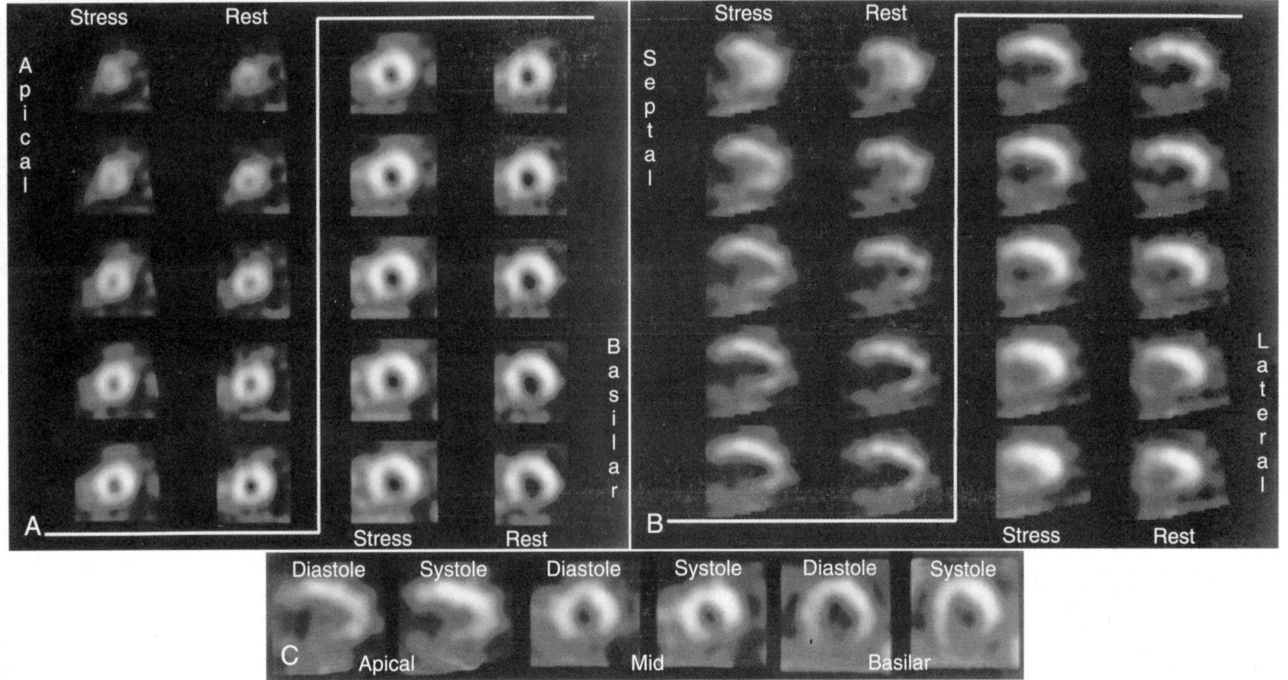

48 岁女性患者有严重 COPD、呼吸困难、支气管痉挛和跛行。SPECT 心肌灌注显像图像（A，短轴；B，垂直长轴；C，门控负荷心肌 SPECT 图像）；LVEF20%。

1．对此患者合适的负荷方法是什么？为什么？

2．用此方法的副作用是什么？

3．请描述上述 SPECT 图像表现。

4．心脏摄取 ^{99m}Tc-MIBI 和 ^{99m}Tc-tetrofosmin 的机制是什么？

病例 149

心血管系统：多巴胺负荷心肌显像

1. 多巴胺负荷显像。患者由于跛行不能行运动负荷心肌显像。由于支气管痉挛疾病不能用冠脉扩张剂（如双嘧达莫、腺苷或热加腺苷）。
2. 副作用包括胸痛，最常见的是许多患者不能耐受要求剂量。
3. 严重下壁固定性放射性分布缺损，室壁增厚正常；轻度前室间隔固定性灌注缺损伴室壁增厚减弱。左心室扩大。放射性分布缺损区两次显像未见可逆。心肌增厚和室壁运动正常提示有存活心肌。
4. MIBI 是一价异腈阳离子，靠其脂溶性而被动性从血液进入心肌细胞，并聚集在线粒体。tetrofosmin 是一种三氢化磷，摄取机制与 MIBI 相似。

参考文献

Botvinich EH: Current methods of pharmacologic stress testing and the potential advantages of new agents, *J Nucl Med Technol* 37:14-25, 2009.

相关参考文献

Nuclear Medicine: THE REQUISITES, 3rd ed, pp 461-466.

点 评

多巴胺是一合成的儿茶酚胺，与 α 和 β 肾上腺素能受体结合而发挥作用（变力和变时）。通过增加心肌氧需求量（增加心率、收缩压和收缩性）间接增加冠状动脉血流量，而使冠状动脉扩张。静脉注射多巴胺时在 ECG 监测下最大注射速率可达 40μg/kg/min。由于半衰期短停止输注副作用即可消除。

多巴胺负荷心肌显像最适合人群是关节炎、周围血管病变、下肢无力不能行运动负荷心肌显像，且支气管痉挛性肺病（COPD，哮喘）不能行腺苷负荷心肌显像的患者。多巴胺也用于腺苷或双嘧达莫负荷心肌显像之前必须一直服用含黄嘌呤药物或食物的患者。收缩压低的患者也可行多巴胺负荷心肌显像，因为使用多巴胺容易出现血压增高而腺苷和双嘧达莫容易出现血压降低。多巴胺的相对禁忌证是近期心肌梗死或不稳定心绞痛、明显左心室流出道阻塞、房性快速性心律不齐、室性心动过速、难以控制的严重高血压、主动脉夹层或动脉瘤。

病例 150

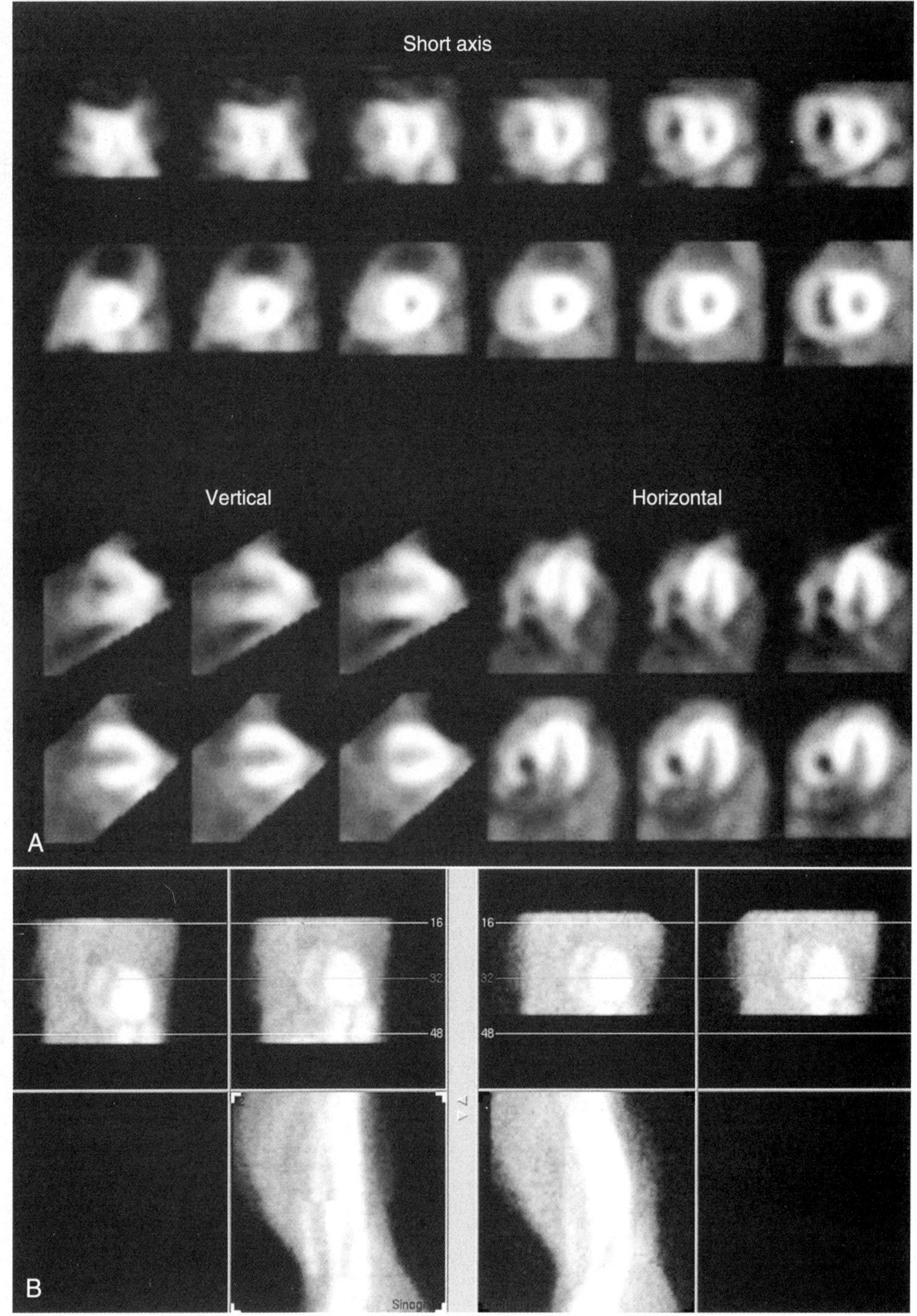

A 图是两次负荷心肌灌注显像图:第一次负荷心肌显像（顶端）和第二次显像（低端）的图像。B,第一次显像（左侧）和第二次显像（右侧）的正弦图。

1．请描述正弦图的目的。

2．请描述 SPECT 图像和正弦图表现。

3．除了正弦图像，请列出其他能达到与正弦图相似目的的方法。

4．请对这两次扫描图像和正弦图的不同做出解释。

病例 150

心血管系统：患者移动伪影

1. 分析未处理的投影图像能容易观察患者是否有移动。
2. A，第一次显像（顶端）示前壁形态异常；第二次显像（低端）正常。B，第一次正弦图显示不连续或中断；第二次正常。
3. 以图像或电影形式分析 SPECT 未处理的数据也可观察患者检查时是否有移动。
4. 患者移动造成伪影。

参考文献

DePuey EG: Artifacts in SPECT myocardial perfusion imaging. In: DePuey EG, Garcia EV, Berman DS (eds): *Cardiac SPECT Imaging*, 2nd ed. Philadelphia: Lippincott Williams & Wilkins, 2001, pp 232-262.

相关参考文献

Nuclear Medicine: THE REQUISITES, 3rd ed, p 467.

点 评

心肌形态和边界不规则时应考虑伪影所致。第一次显像可见线状放射性异常影（彗星尾征）而第二次显像未见该征象，提示移动所致。发现这种伪影也应考虑旋转中心异常的可能。正弦图是一个断层所有原始未处理投影图叠加而组成的图像（B 图顶端显示的是通过一水平线层面的心脏投影图）。第一次正弦图显示突然截断或不连续；第二次正弦图正常、曲线光滑。

图像重建之前应观看 SPECT 采集的未处理投影图。本病例显示移动，明显降低了 SPECT 的图像质量。患者移动致图像位移大于两个像素就产生明显伪影。部分 γ 相机的计算机系统提供移动校正软件，虽然此软件能调整患者的水平或垂直移动，然而不能校正不同方向的移动。如患者有明显移动应复查该显像。

与平面显像相比，γ 相机常规质控程序对 SPECT 断层显像有更大的影响。影响图像质量的因素包括旋转中心、像素大小、均匀性、空间分辨率和线性、探头校准、多探头 SPECT 各探头间的匹配。

病例 151

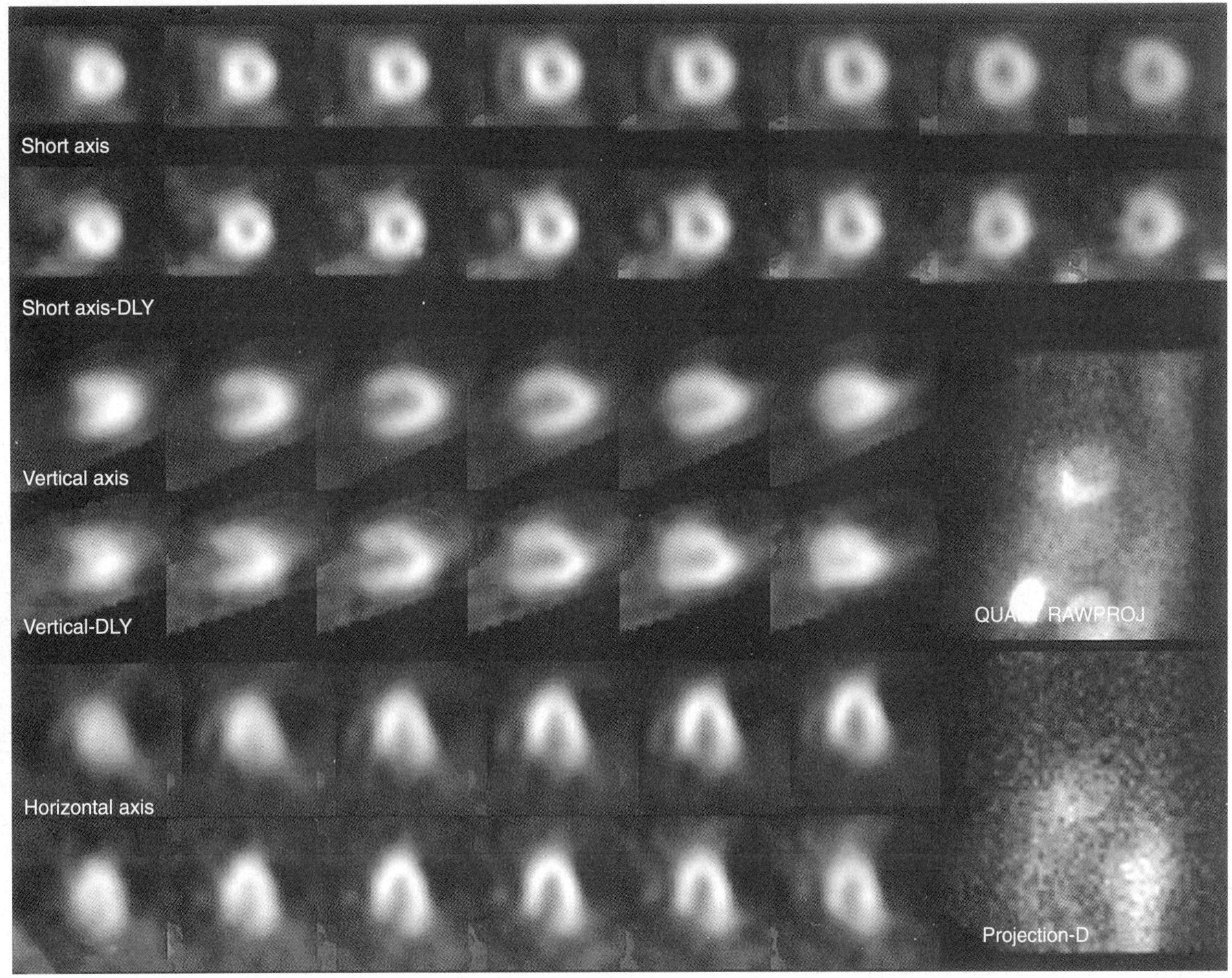

负荷和静息 SPECT 心肌灌注显像的断层图像，右下图是电影显示时左侧位单个未处理投影图像（右下）。

1．请描述 SPECT 断层图像表现。

2．请描述负荷和静息投影图像上显示的其他信息。

3．请列出鉴别诊断。

4．请列出 ECG 门控 SPECT 心肌灌注显像较普通 SPECT 心肌灌注显像的优点。

病例 151

心血管系统：乳腺衰减

1. 前壁轻度固定性放射性分布缺损。
2. 负荷和静息投影图像均可见心脏上半部分放射性分布减少。
3. 乳腺衰减、前壁心肌瘢痕形成（心肌梗死）。
4. 可以评估局部室壁运动、室壁增厚及射血分数。

参考文献

DePuey EG: Artifacts in SPECT myocardial perfusion imaging. In: DePuey EG, Garcia EV, Berman DS (eds): *Cardiac SPECT Imaging*, 2nd ed. Philadelphia: Lippincott Williams & Wilkins, 2001, pp 232-262.

相关参考文献

Nuclear Medicine: THE REQUISITES, 3rd ed, pp 469-471.

点 评

乳腺常导致心脏发出的光子衰减，从而减少该区域图像重建时的光子数，因此出现放射性分布缺损而导致假阳性，缺损部位与图像采集时乳腺位置有关。乳腺衰减缺损最常发生于前壁和前侧壁，也可见于前间隔和侧壁，主要与乳腺位置、密度有关。乳腺衰减表现为固定性缺损，然而负荷和静息心肌显像时乳腺位置变化导致心肌显像呈缺血表现。这时应分析未处理投影图像确认是否有衰减及负荷和静息心肌显像时乳腺位置是否发生变化。

已有很多方法减小乳腺衰减对图像的影响，包括使用乳腺黏合剂使乳腺变平以确保负荷和静息心肌显像乳腺位置相同或使用胸罩确保两次显像乳腺在相似位置。也有建议解开胸罩，重力使乳腺变平（减少乳腺的厚度和衰减）。截至目前没有方法能消除乳腺对图像的影响。门控心肌显像能帮助鉴别衰减效应和心肌梗死所致的固定性缺损。衰减校正程序应用广泛但仅对部分病例有帮助。心肌梗死后心肌显像表现为运动和增厚异常；而衰减引起放射性缺损的心肌功能正常。

负荷投影图像上局限性放射性浓聚是胆囊内放射性，因 ^{99m}Tc-MIBI 和 tetrofosmin 均通过肝胆排泄。

病例 152

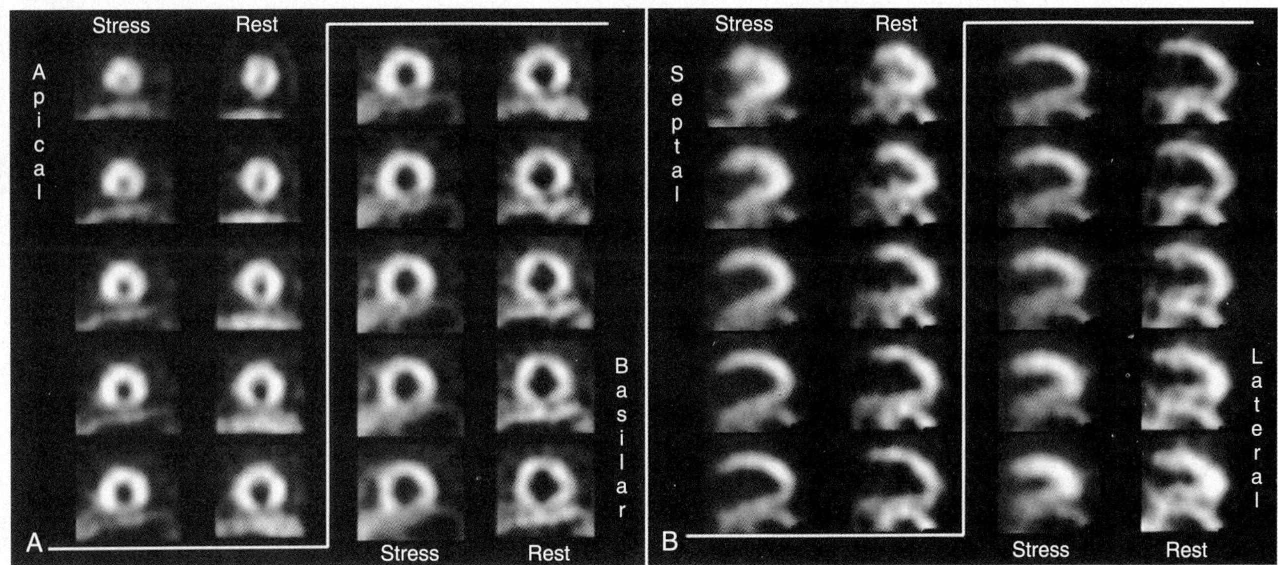

双嘧达莫 MIBI SPECT 心肌灌注显像。短轴（A）和垂直长轴（B）图像。

1．请列出影响双嘧达莫药效的食物和药物。
2．双嘧达莫负荷心肌显像时注射显像剂的最佳时间是多少？如何处理双嘧达莫副作用？
3．请描述 SPECT 图像表现。
4．请列出减少腹部（肝和肠道）放射性对图像质量影响的方法。

病例 152

心血管系统：双嘧达莫，下壁缺血，肠道放射性

1. 咖啡、茶、含咖啡因的饮料或食物如巧克力、茶碱和氨茶碱。甚至一些“所谓”不含咖啡因的食物也可能影响双嘧达莫的药效。
2. 双嘧达莫注射时间应大于 4min，注射双嘧达莫结束后 3 ~ 4min 注入显像剂，注射氨茶碱能逆转双嘧达莫的副作用。
3. 前壁轻中度固定性缺损，重度固定性缺损累及整个下壁，心尖部小面积轻度可逆性灌注缺损，左心室扩张。
4. 行延迟显像可使肝清除放射性增加、同时肠道内放射性向下移动；患者饮水；或同时使用以上两种方法。

参考文献

DePuey EG: Artifacts in SPECT myocardial perfusion imaging. In: DePuey EG, Garcia EV (eds): *Cardiac SPECT Imaging*, 2nd ed. Philadelphia: Lippincott Williams & Wilkins, 2001, pp 232-262.

Rehm PK, Atkins FB, Ziessman HA, et al: Frequency of extracardiac activity and its effect on Tc-99m sestamibi cardiac SPECT interpretation, *Nucl Med Commun* 17:851-856, 1996.

相关参考文献

Nuclear Medicine: THE REQUISITES, 3rd ed, pp 461-466.

点　评

双嘧达莫注射后 3 ~ 4min 开始起作用，药效达到高峰时注射放射性药物。双嘧达莫和腺苷的相对禁忌证是哮喘或支气管痉挛的肺部疾病、低血压、严重心动过缓和Ⅰ度以上传导阻滞。注射 125 ~ 250mg 氨茶碱可治疗双嘧达莫副作用，因双嘧达莫药效持续时间长于氨茶碱，如仍有副作用可再次注射氨茶碱。腺苷作用时间短如出现副作用停止输注副作用即可消失。

肝内持续有放射性或肝将显像剂排入肠道，这些心影外膈下异常放射性均影响图像分析和诊断。与运动负荷心肌显像相比，静息和药物负荷心肌显像时内脏放射性分布更多，腹部放射性对图像的影响更常见。运动试验时内脏血流减少而骨骼肌血流增加。此病例紧邻下壁可见弯曲的放射性增高影但仍可见缺血心肌。有时心脏外放射性分布高于下壁而产生明显散射，这时很难或不可能评估心肌血供。饮水或延迟显像有时能降低这些因素的影响。

病例 153

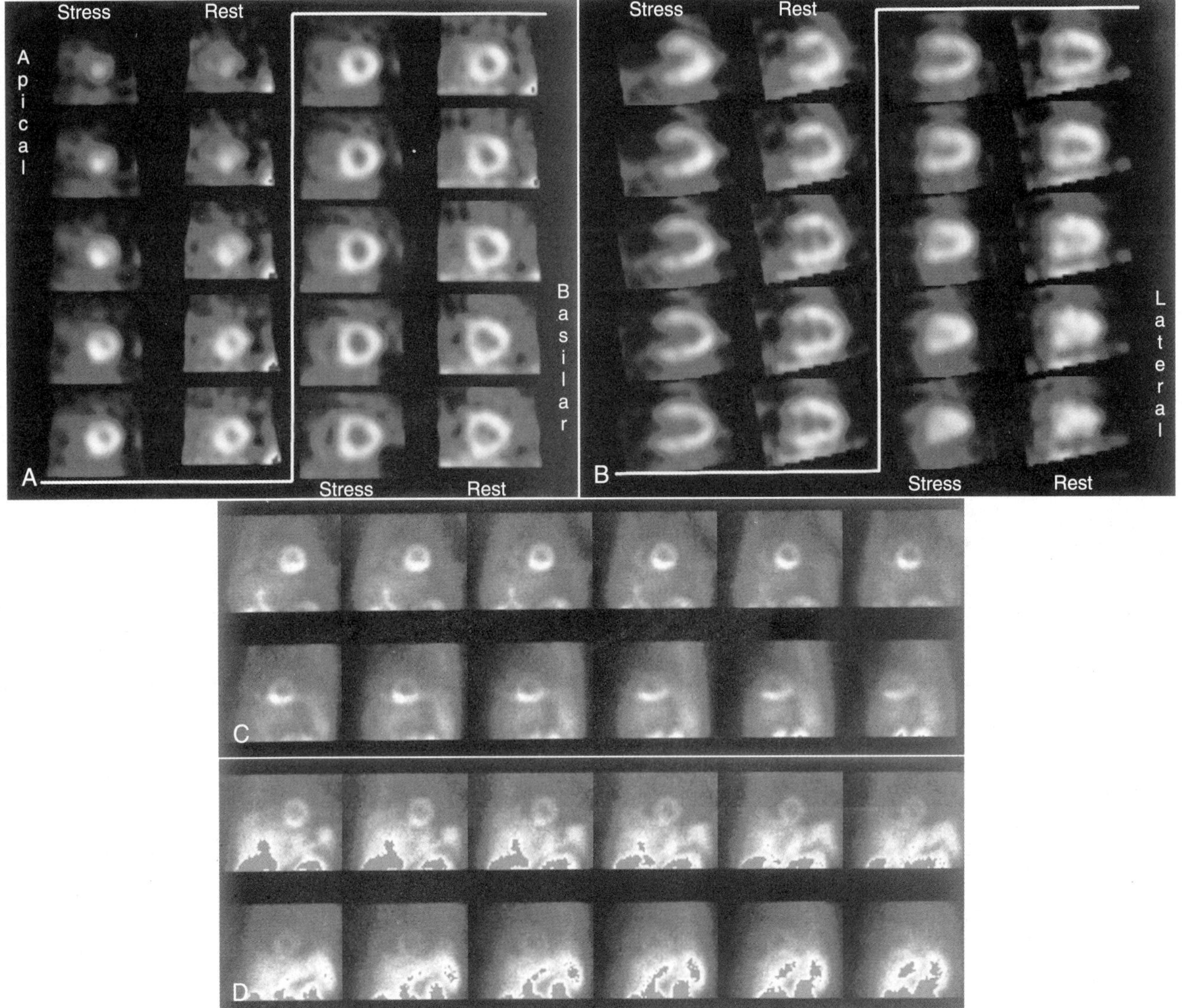

45 岁女性患者胸痛和高胆固醇血症。短轴（A）和垂直长轴（B）SPECT 运动负荷心肌灌注图像。负荷（C）和静息（D）未处理的原始投射图像。

1. 请描述 SPECT 断层心肌显像表现。
2. 请列出三个分析或观察未处理原始投射图像的原因。
3. 请比较两次的投射图像。
4. 最可能诊断是什么？

病例 153

心血管系统：衰减校正和乳腺位置变化

1．心尖 - 前间壁部分可逆性灌注缺损，下侧壁轻度固定性缺损，左室心腔增大。
2．观察患者是否有移动、衰减 / 散射或探头故障。
3．心肌上半部分放射性分布明显减少，且负荷和静息投射图像上放射性减少的位置和程度不同。
4．乳腺位置不同导致的伪影，可与缺血同时出现。

参考文献

DePuey EG: Artifacts in SPECT myocardial perfusion imaging. In DePuey EG, Garcia EV (eds): *Cardiac SPECT Imaging*, 2nd ed. Philadelphia: Lippincott Williams & Wilkins, 2001, pp 232-262.

相关参考文献

Nuclear Medicine: THE REQUISITES, 3rd ed, pp. 469-471.

点 评

衰减校正伪影最常发生于前壁和侧壁，很少发生于前间壁，与乳腺位置、大小、密度和移动有关。该患者负荷心肌显像的投射图像示心脏上半部分放射性分布明显减少，且负荷和静息心肌显像明显不同，静息时放射性分布减少向下延伸。乳腺衰减伪影一般表现为固定性缺损；然而如两次显像乳腺位置变化则放射性分布变化特点与缺血相似。乳腺位置变化可出现这种负荷 - 静息放射性分布变化特点，缺血和乳腺位置变化同时出现也可出现这种放射性分布特点。用相同的方法能增加两次显像时乳腺在同一位置的可能性(如两次显像时都用和不用胸罩固定)。

年轻女性负荷心肌显像假阳性率高，此病例说明一种原因。贝叶斯法则可说明其他原因。患 CAD 风险小的患者负荷心肌显像假阳性率高，而风险大的患者负荷心肌显像假阴性率高，因此负荷心肌显像诊断患 CAD 风险适中的患者价值最大。年轻女性患 CAD 危险因素少患 CAD 可能性小。其他筛查方法也有类似问题（如 HIV 筛查）。高危患者负荷心肌显像的假阳性低；然而人群普查心肌显像将致假阳性多于真阳性。负荷心肌显像不仅用于诊断，更重要的是可用于诊断明确患者的危险分层和预后判断。

病例 154

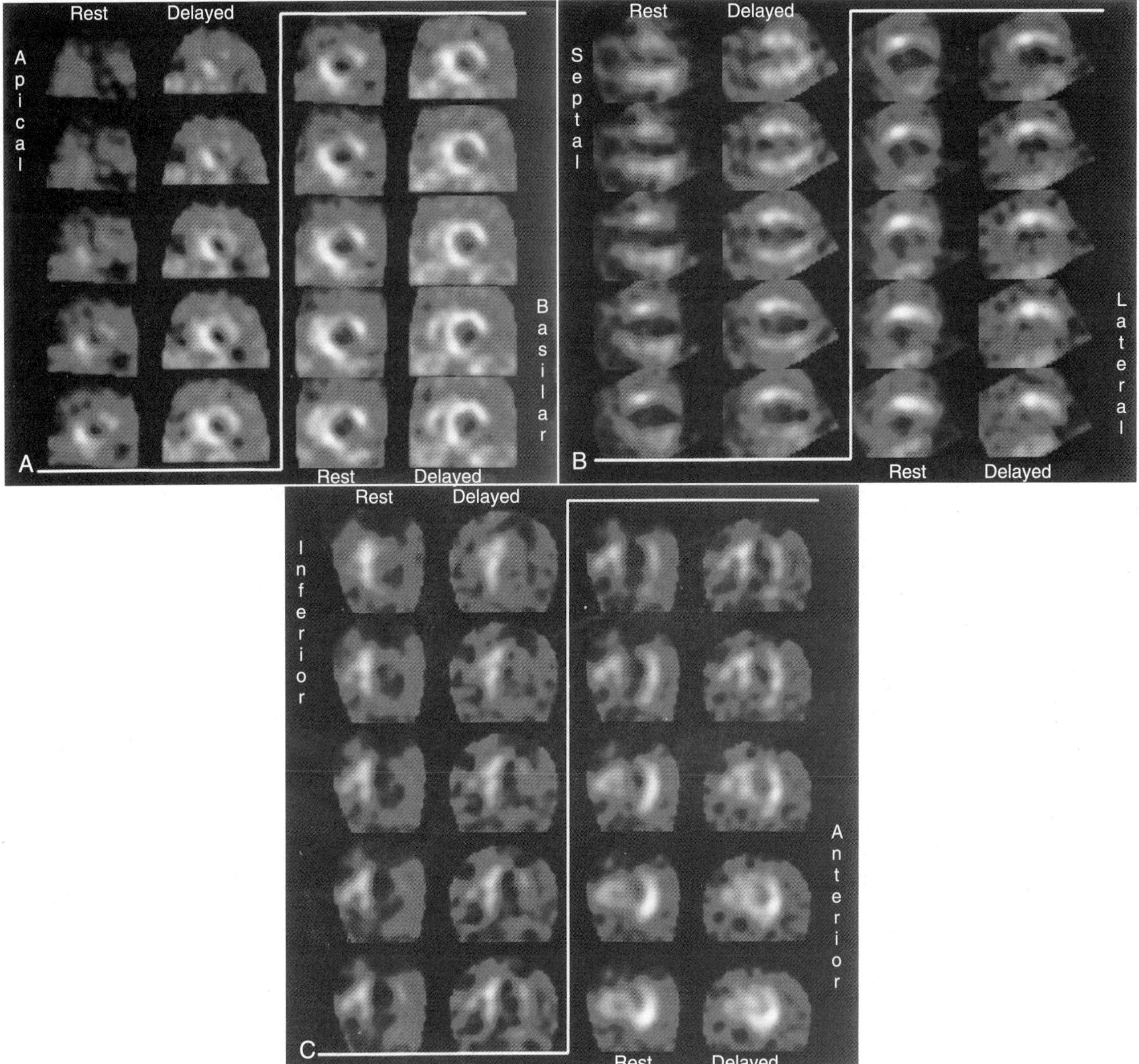

62 岁男性有 CAD 病史，外院 ^{99m}Tc SPECT 心肌显像示固定性缺损。下面显示的是 ^{201}Tl SPECT 显像。A，短轴；B，垂直长轴；C，水平长轴。

1．请描述早期显像和 4h 延迟显像的 SPECT 表现。

2．这些表现的临床意义是什么?

3．根据这些证据，是不是应该考虑血管重建 ?

4．什么是冬眠心肌?

病例 154

心血管系统：^{201}Tl 心肌活性测定

1. 早期显像显示广泛放射性分布缺损：(1) 前壁到心尖、间壁和前侧壁；(2) 下侧壁到下壁和侧壁区域。延迟显像可见前壁到心尖、间壁（短轴层面）和前侧壁（水平长轴）放射性分布增多。
2. 左前降支供应区域有存活心肌。
3. 该患者需要血管重建。
4. 血流量和功能（收缩性）减低的慢性缺血心肌。尽管冬眠心肌存活，但室壁运动受损表现类似心肌梗死。

参考文献

Canty JM Jr, Fallavollita JA: Chronic hibernation and chronic stunning: a continuum, *J Nucl Cardiol* 7:509-527, 2000.

Schelbert HR: Merits and limitations of radionuclide approaches to viability and future developments, *J Nucl Cardiol* 1(2 Pt 2):S86-S96, 1994.

相关参考文献

Nuclear Medicine: THE REQUISITES, 3rd ed, p 477-480.

点 评

鉴别慢性缺血（冬眠心肌）和心肌瘢痕对临床非常重要。血管重建术与室壁运动功能改善、LVEF 和长期预后与冬眠心肌范围有关。与药物治疗相比血管重建术能明显改善有存活心肌患者的生存率。没有存活心肌的患者血管重建并不能明显改善预后，与非缺血性心肌病相似应行心脏移植。

静息 - 静息 ^{201}Tl 显像是 ^{18}F-FDG-PET 显像外能判断心肌活性的方法。延迟显像 ^{201}Tl 摄取增多提示存活心肌，血管重建后可改善心功能。再次注射 ^{201}Tl 后显像可替代 4h 延迟显像。顿抑心肌是指血管阻塞后再灌注心肌、自发性再通或血管成形术后再灌注心肌。顿抑心肌的血流量正常或增加，但由于严重缺血事件室壁运动功能减退。随时间延长顿抑心肌的功能可恢复，一般是数周后。

病例 155

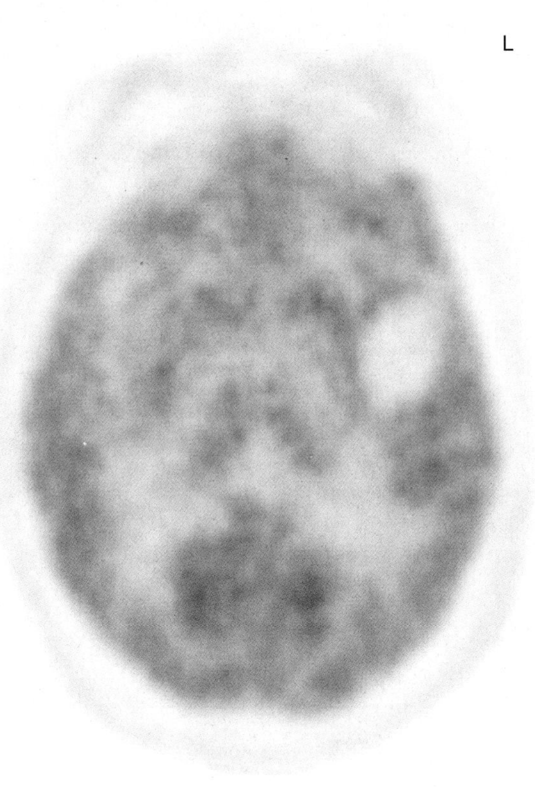

1．请描述两不同患者肝和脑摄取 FDG 的表现。
2．哪些疾病可出现这种放射性分布特点？
3．请描述脓肿 FDG 摄取的典型表现。
4．肝血管瘤 FDG 摄取的表现是什么？

病例 155

炎性疾病：FDG-PET——脑和肝脓肿

1．肝右叶和左侧脑部可见冷区或放射性分布稀疏缺损区。

2．导致低代谢或放射性分布稀疏缺损的原因包括囊肿、肿瘤坏死、血肿、脓肿、中风、放疗部位。两个病例是脓肿致放射性分布缺损。

3．FDG-PET 显像示脓肿典型表现是中心放射性分布缺损、周围放射性分布增加，放射性分布增加代表脓肿壁的炎性反应，壁可很薄。

4．血管瘤在 FDG-PET 显像上放射性分布与周围肝组织相似，一般不表现为高代谢。

参考文献

Kaim AH, Weber B, Kurrer MO, et al: Autoradiographic quantification of F-18-FDG uptake in experimental soft-tissue abscesses in rats, *Radiology* 223:446-451, 2002.

Lin E, Alavi A: *PET and PET/CT: A Clinical Guide*. New York: Thieme, 2006, pp 78-80.

Okazumi S, Isono K, Enomoto K, et al: Evaluation of liver tumors using fluorine-18-fluorodeoxyglucose PET: characterization of tumor and assessment of effect of treatment, *J Nucl Med* 33:333-339, 1992.

相关参考文献

Nuclear Medicine: THE REQUISITES, 3rd ed, p 396.

点 评

脓肿的中心“冷区”是中心液化或坏死所致，该部位一般没有炎症或放射性摄取。脓肿形成的三个不同时相和相应的 FDG 摄取前文已描述过。急性期中心表现为放射性分布缺损，周围组织中性粒细胞浸润表现为放射性分布增加。下一阶段是慢性期早期，中心坏死而周围组织粒细胞和巨噬细胞混合浸润表现为放射性异常浓聚，SUV 可以在 5.32 ± 2.30。最后阶段是慢性炎症晚期，该期表现为中心坏死，周围是成纤维细胞丰富的肉芽组织，最外层有巨噬细胞包绕。该期周围组织 FDG 的摄取是巨噬细胞的摄取并不是肉芽组织。因此三阶段均可见环状 FDG 摄取。

除了肿瘤，炎性病变 FDG 摄取也可以很高，与葡萄糖转运蛋白的表达增加有关。两种病变均有 GLUT1 和 GLUT3 的高表达，而肿瘤的 GLUT1 表达高于炎性细胞，因此肿瘤的 FDG 摄取一般高于感染和炎症。双时相法可辅助鉴别炎性病变和恶性病变的 FDG 摄取。有研究发现肿瘤 FDG 摄取是持续摄取而炎症不是持续摄取。但另有研究发现这种放射性分布特点并不能确切鉴别感染和肿瘤。

病例 156

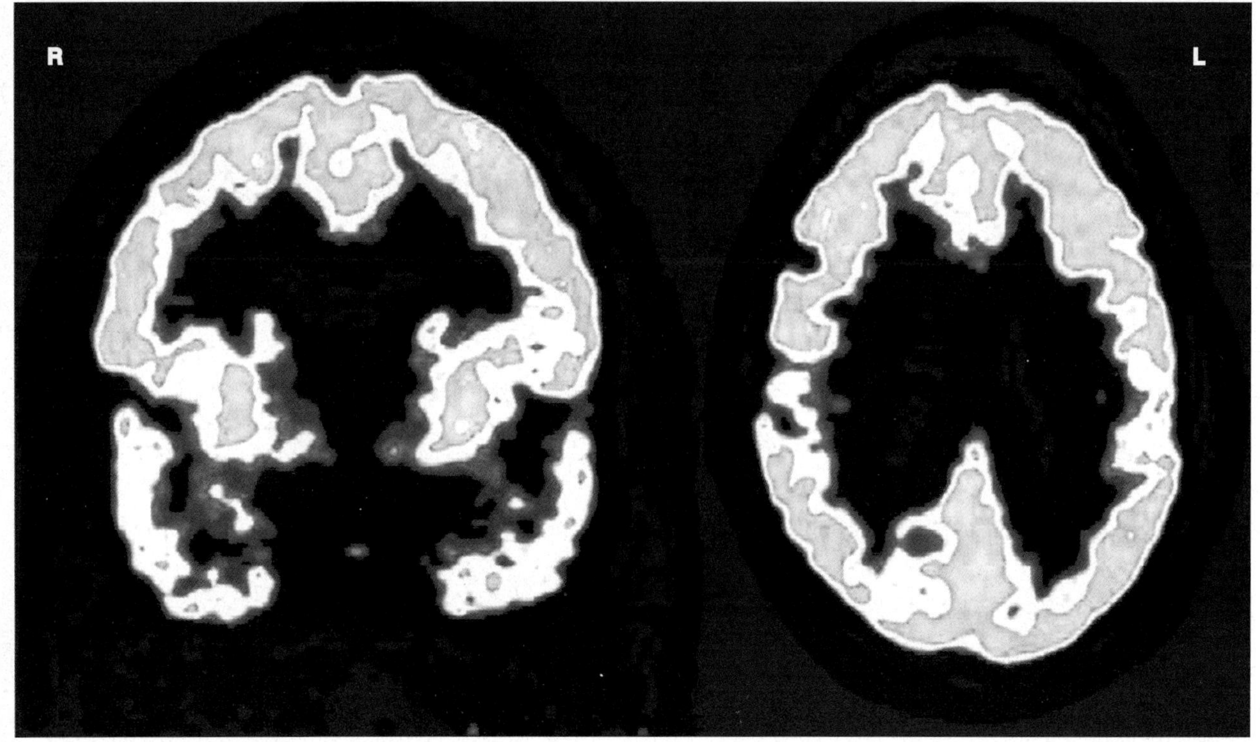

下图是近年记忆力明显减退 72 岁男性患者的 ^{18}F-FDG 脑图像。

1．请描述上图脑显像放射性分布特点。

2．最可能诊断是什么？

3．组织病理学表现是什么？

4．哪种放射性分布特点提示其他诊断？

病例 156

PET：阿尔茨海默病

1. 双侧顶颞叶代谢减低。额叶、后部脑区葡萄糖代谢正常。
2. 这种FDG分布特点是阿尔茨海默病的典型表现，尽管双侧放射性分布不完全对称。重度痴呆患者的额叶代谢减低。
3. 低代谢区组织病理学表现是异常神经原纤维缠结和变性神经元斑块。
4. 路易体（Lewy body）痴呆的放射性分布特点与阿尔茨海默病相似，但该病会累及枕叶。额叶和颞叶代谢减低提示额颞叶痴呆（如 Pick 病）。

参考文献

Mosconi L, Tsui WH, Herholz K, et al: Multicenter standardized F-18-FDG PET diagnosis of mild cognitive impairment, Alzheimer's disease, and other dementias, *J Nucl Med* 49:390-398, 2008.

Silverman DH, Small GW, Chang CY, et al: Positron emission tomography in evaluation of dementia: regional brain metabolism and long-term outcome, *JAMA* 286:2120-2127, 2001.

相关参考文献

Nuclear Medicine: THE REQUISITES, 3rd ed, pp 427-432.

点　评

阿尔茨海默病是最常见痴呆原因。65 岁以上人群患病率大于 10%，80 岁以上人群患病率 50%。该病有很强遗传倾向性。载脂蛋白 E-4 等位基因与患病高风险相关。临床很难鉴别阿尔茨海默病与其他类型痴呆。SPECT 和 PET 能比临床量表或 MRI 更早诊断阿尔茨海默病。FDG-PET 的准确率高于 SPECT 脑灌注显像，PET 的敏感性和特异性分别是 94% 和 73%。除了阿尔茨海默病其他类型痴呆 SPECT 脑血流显像和 PET 葡萄糖代谢显像都有一定特点。这种脑血流 / 代谢减低的类型大概可分为以下几类：后部脑叶（弥漫性路易体病）、额颞叶（Pick 病）或血管性（多发脑梗）。FDG-PET 鉴别阿尔茨海默病和额颞叶痴呆有较大价值。

目前有多种 PET 分子显像剂可辅助诊断阿尔茨海默病。这些显像剂包括能探测 β 淀粉样斑块、5- 羟色胺受体、去甲肾上腺素转运蛋白、多巴胺受体、乙酰胆碱酯酶的显像剂。阿尔茨海默病患者脑内一定出现淀粉样物质，因此大量放射性药物公司正研发淀粉样物质的放射性示踪剂。

病例 157

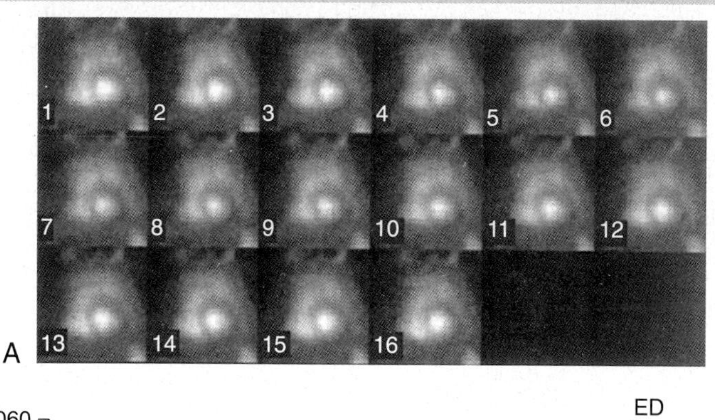

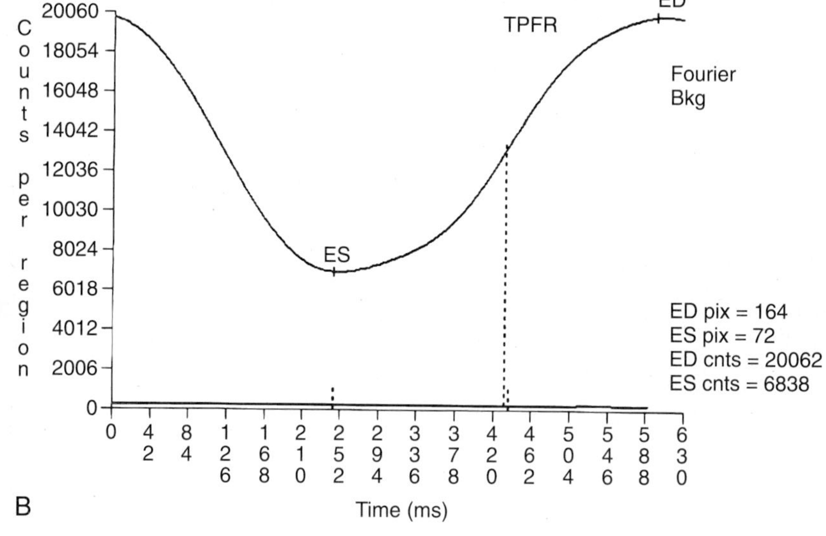

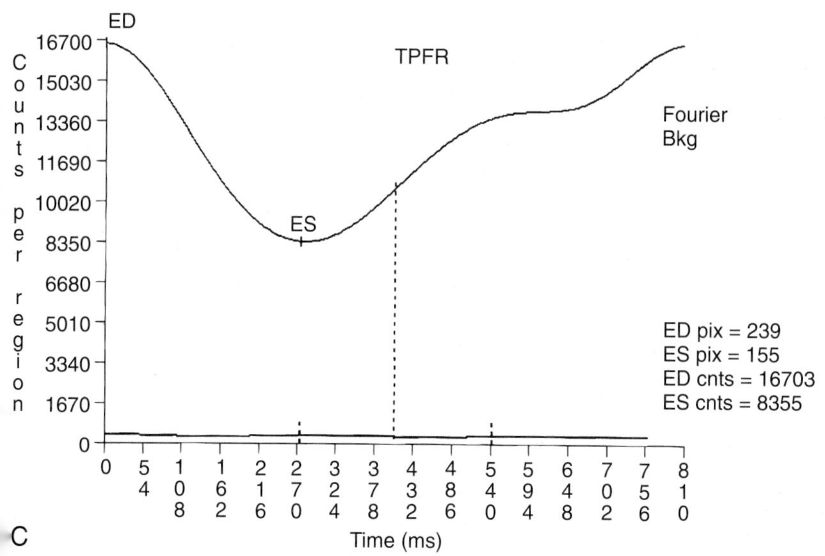

恶性淋巴瘤患者正接受阿霉素治疗。RVG（放射性核素心室造影）或 MUGA（多门控心血池显像）示 LVEF：60%。上图显示的是治疗前（B）和治疗后（C）左室 16 帧 RVG 的时间 - 放射性曲线。

1．请描述动态图像和时间 - 放射性曲线特点。

2．可能诊断是什么？

3．请列出 RVG 或 MUGA 报告中应包括的内容。

4．与超声心动图相比，请列出三个 RVG 监测左室功能的优势。

病例 157

心血管系统：阿霉素毒性

1．动态图像（A）显示 LVEF 正常，左室轻度增大，第 7 帧是收缩末期。时间 - 放射性曲线显示门控采集 16 帧时每一帧的计数，B 曲线正常。与治疗前相比 C 曲线示心脏功能减低，表现为舒张速率减慢、舒张期延迟、心搏量减少（收缩末期容积减舒张末期容积）。与治疗前相比治疗后左室功能减低，LVEF：50%。
2．阿霉素毒性。
3．应包括定性分析心脏各房室和大血管的大小和关系、电影显示室壁运动情况、定量分析（LVEF）。
4．超声心动图与操作者关系很大，视觉分析估计 LVEF，30%的患者由于声窗较差而使测量结果不准确。RVG 显像与操作者关系不大，同一医院和不同医院之间可重复性好。

参考文献

Borges-Neto S, Coleman RE: Radionuclide ventricular function analysis, *Radiol Clin North Am* 31:817-830, 1993.

Germano G, Borer JS, Berman DS: Myocardial function assessment by nuclear techniques. In: *Atlas of Nuclear Cardiology*, 2nd ed. Philadelphia: Current Medicine, 2006, pp 115-131.

相关参考文献

Nuclear Medicine: THE REQUISITES, 3rd ed, pp 490-503.

点 评

阿霉素化疗经常会致心脏毒性和心肌病变。但如累计剂量小于 400mg/m^2 很少发生阿霉素心脏毒性，如剂量大于 550mg/m^2 则 1/3 的患者出现心脏毒性。然而部分患者即使用大剂量也不出现心脏毒性。这种患者应在治疗前和每次治疗后测量 LVEF。如 LVEF 下降提示药物相关心脏毒性。如治疗前 LVEF 小于 30%则不能使用阿霉素。治疗后如 LVEF 下降大于 10%则应停药。即使停止阿霉素治疗心脏功能的恢复也非常差。最常用监测药物潜在心脏毒性的方法是 RVG。心肌活检是一种可替代 RVG 的有创检查方法，该方法可确定是否有心脏毒性和心肌病变。

^{99m}Tc 标记红细胞是 RVG 或 MUGA 的显像剂。标记红细胞的高计数率可准确定量计算。将每个 R-R 周期分为 16 帧可以获得高时间分辨率，准确区分收缩末期和舒张末期。^{99m}Tc-MIBI 心肌灌注显像时心肌放射性计数远远低于标记红细胞心血池显像时心室腔放射性计数，心血池显像时也可将 R-R 周期分为 8 帧，但会降低时间分辨率。

病例 158

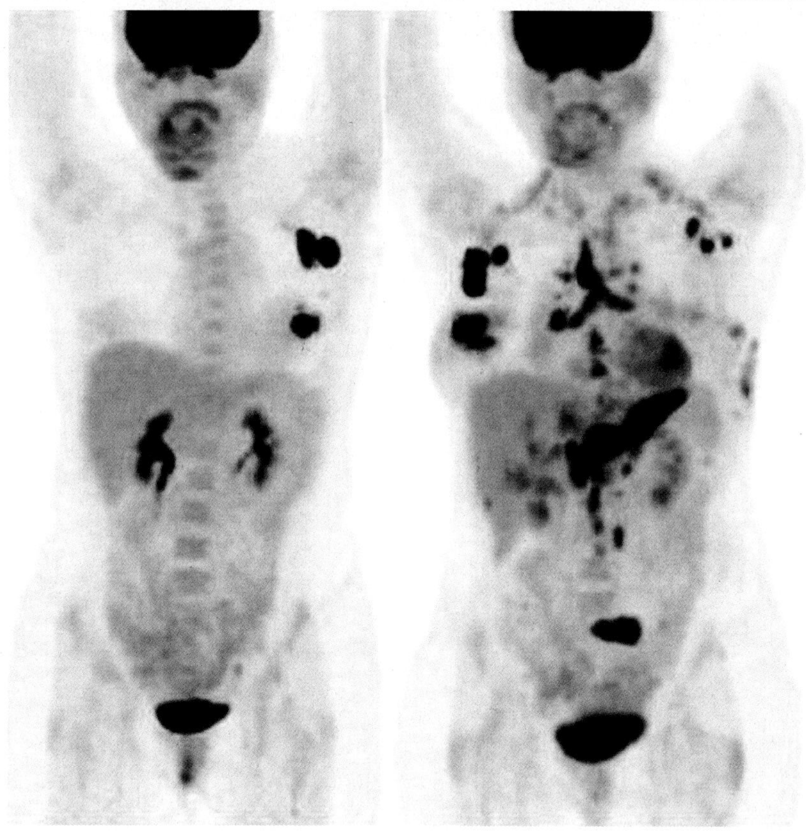

44 岁女性患者患有雌激素受体阴性、孕激素受体阳性左侧乳腺导管癌，临床分期 T1N1MX。左图是治疗前 MIP 图像；右图是左侧乳腺切除，左侧腋窝淋巴结切除、新辅助化疗和左侧胸壁放疗后 13 个月随访的 MIP 图像。

1．此患者 ^{18}FDG-PET 显像的临床适应证是什么？

2．请描述两次显像 FDG 摄取的变化。

3．FDG-PET 显像在乳腺癌的价值是什么？

4．请列出 FDG-PET 显像在乳腺癌应用的局限性。

病例 158

肿瘤：FDG–PET——乳腺癌

1. 第一次显像目的是乳腺癌分期。随访体格检查、血清肿瘤标志物升高提示复发或转移而行随访 FDG-PET 显像。
2. 第一次显像病变局限于左侧乳腺和左侧腋窝淋巴结。随访显像示病变转移到右侧乳腺、右侧腋窝、纵隔、肺门、双肺、左侧胸壁皮肤、肝和腹部淋巴结。
3. 乳腺癌新诊断时分期、再分期、疗效监测、肿瘤复发。评估全身性疾病的范围及程度时全身显像很有价值。
4. 原发性乳腺癌（特别是小叶癌）FDG 摄取低于其他癌症。原发性乳腺癌一般小于 1cm，PET 诊断敏感性低。PET 诊断腋窝淋巴结的敏感性 75%～85%。成骨性骨转移 FDG PET 也可能出现假阴性。

参考文献

Uematsu T, Yuen S, Yukisawa S, et al: Comparison of FDG PET and SPECT for detection of bone metastases in breast cancer, *AJR Am J Roentgenol* 184:1266-1273, 2005.

Von Schulthess GK, Schmid DT: *Molecular Anatomic Imaging: PET and SPECT-CT Integrated Modality Imaging*. Philadelphia: Lippincott Williams & Wilkins, 2007, pp 393-408.

Yap CS, Seltzer MA, Schiepers C: Impact of whole-body F-18-FDG PET on staging and managing patients with breast cancer: the referring physician's perspective, *J Nucl Med* 42:1334-1337, 2001.

相关参考文献

Nuclear Medicine: THE REQUISITES, 3rd ed, pp 337-341.

点 评

骨显像能发现乳腺癌成骨性转移灶，且诊断多数乳腺癌骨转移灶较 FDG-PET 敏感。乳腺癌患者单纯溶骨性病变十分少见，但 PET 能灵敏的诊断溶骨性转移。成骨性或硬化性病变仅有少量有活性细胞、葡萄糖代谢率低及 FDG-PET 敏感性也低。

对于晚期恶性病变患者 FDG-PET 的价值是疾病分期、监测治疗疗效、再分期和诊断复发。FDG-PET 发现远处转移特别有价值。

与小叶癌相比导管内癌 FDG 摄取更高，特别是高级别和 P53 高表达病变。与常规影像学检查方法相比 FDG-PET 诊断肝和胸部的远处转移价值更大。资料显示 PET 检查结果对乳腺癌患者的诊治有很大影响，呈现更好的价格 - 效益比。早期报道正电子符合线路显像能提高乳腺癌的诊断率并引导活检。

病例 159

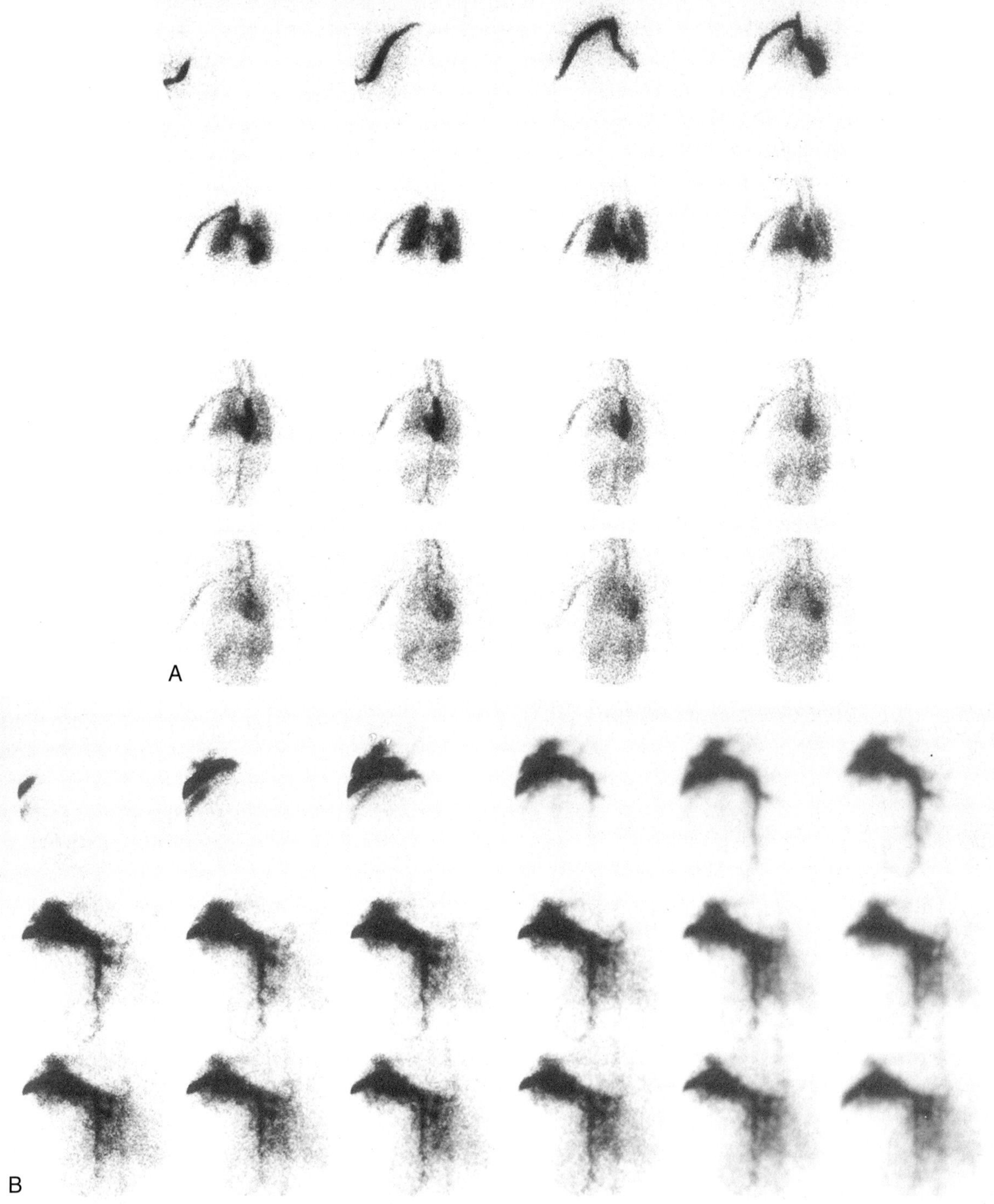

患者 A 和 B 均行放射性核素血流显像，注射部位右上肢。

1．请描述患者 A 放射性显像剂的行走途径，并给出相应解释。

2．请描述患者 B 显像表现，并给出相应解释。

3．哪种显像剂可用于该显像。

4．为了得到好的血流显像图扫描频率（秒 / 帧）和最小注射剂量是多少？

病例 159

心血管系统：上腔静脉阻塞

1. 锁骨上静脉、上腔静脉、右心室、肺、左心室、颈动脉、主动脉。这是正常行走途径。
2. 上腔静脉阻塞伴同侧前胸壁侧支循环形成。
3. 所有 ^{99m}Tc 标记放射性药物可用于该显像。所使用显像剂必须有足够放射性活度以确保能获得好的动脉血流图像。^{99m}Tc-DTPA 是最常用显像剂，因为该药物很快被肾清除，必要时可重复检查。
4. 1 ~ 3 秒 / 帧；5mCi 或更大剂量。

参考文献

Mishkin FS, Freeman LM: Miscellaneous applications of radionuclide imaging. In: Freeman LM (ed): *Freeman and Johnson's Clinical Radionuclide Imaging*, 3rd ed. Philadelphia: WB Saunders, 1984, pp 1400-1419.

相关参考文献

Nuclear Medicine: THE REQUISITES, 3rd ed, pp 205-207.

点　评

放射性核素血流显像是一种快速、简单易行评价静脉通畅性的方法。快速图像采集能灵敏发现腋静脉、锁骨上静脉或无名静脉的梗阻。这一点在现代医学环境下非常重要，经常通过中央静脉给治疗药物，同时增加血栓发生风险。为了获得更多、更好血流诊断信息，好的弹丸注射非常重要。与造影检查相比该方法的分辨率低，但无创性放射性核素血管显像能提供有价值的诊断信息。上腔静脉阻塞后放射性显像剂从静脉侧支循环走形（如从胸壁静脉到脐静脉、门静脉左支，有时可见肝方叶显影）。^{99m}Tc-SC、FDG-PET、MAA 肺显像已观察到这种现象。

放射性核素血流显像最常用于诊断动脉和静脉异常。血流灌注相是核医学经常应用的方法，三时相骨显像的血流灌注相可诊断骨髓炎或评估骨折时间长短。肾动态显像血流灌注像可评估肾动脉血流（如诊断肾动脉狭窄、急性肾移植排异、肾存活）。胃肠出血显像如没有发现活动性出血的证据，血流像偶然也能发现局部血管分布增加（如血管发育不良）。HIDA 显像时部分急性胆囊炎患者胆囊窝血流增加。有时候血流灌注显像的意外发现提示另一种诊断，如腹腔内感染或肿瘤。

病例 160

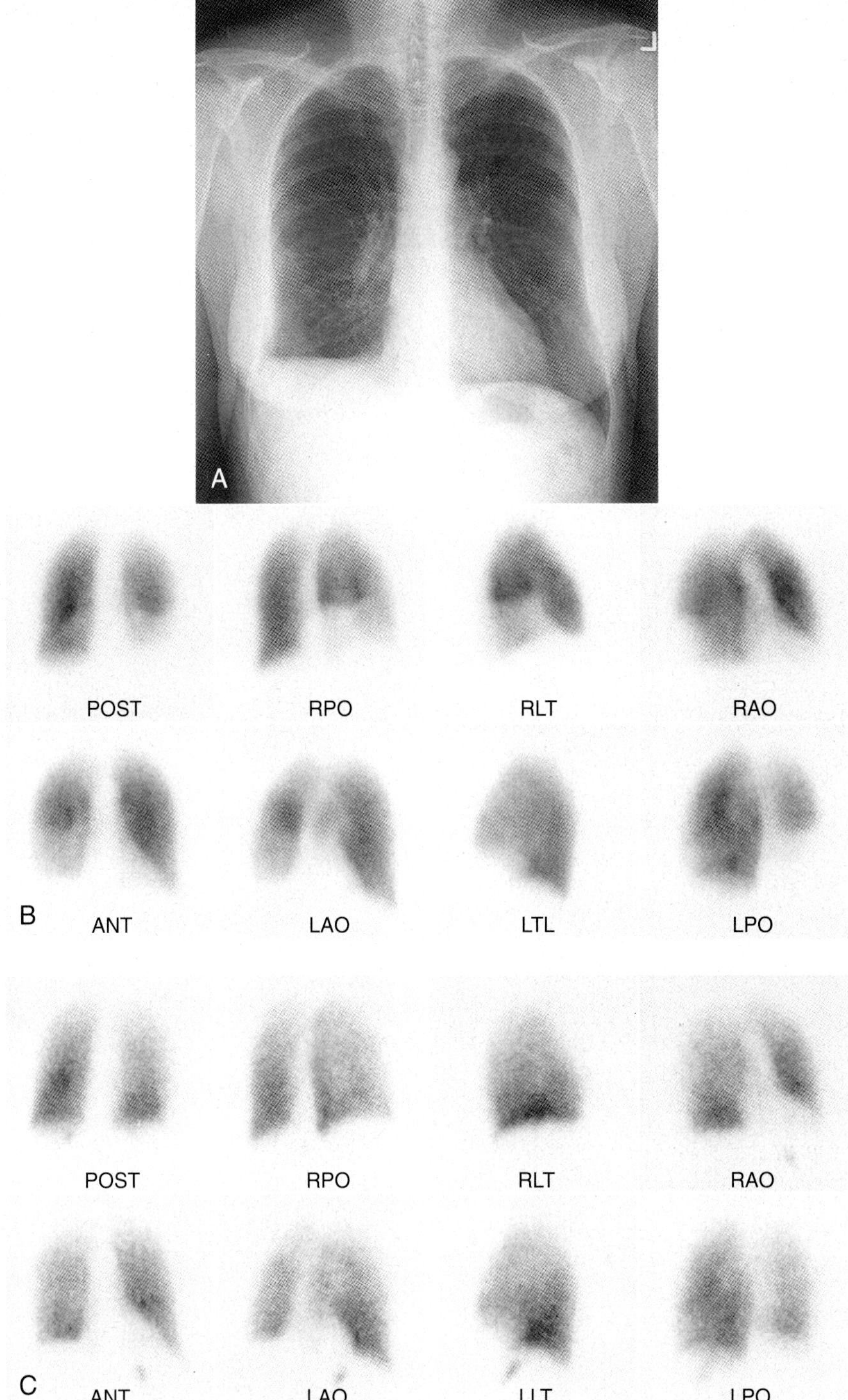

62 岁患者右侧胸部不适和呼吸困难。A，后前位的 X 线胸片。B，肺灌注显像。C，肺通气显像。

1．请描述通气显像、灌注显像、X 线胸片表现。

2．请对上述图像做出解释，并给出原因。

3．此患者肺栓塞的可能性多大？

4．肺栓塞患者 X 线胸片最常见两个表现是什么？

病例 160

呼吸系统：肺栓塞高度可能性

1. 灌注相示右肺下叶放射性分布明显减低，通气显像正常。X 线胸片示右侧少量胸腔积液。
2. 肺栓塞中度可能性。肺灌注显像和通气显像示所有基底段呈不匹配表现；右侧少量胸腔积液。
3. 可能性大于 80%。
4. 正常和肺不张。造影证实无血栓患者也常见上述表现。

参考文献

Freeman LM, Stein EG, Sprayregen S, et al: The current and continuing important role of ventilation perfusion scintigraphy in evaluating patients with suspected pulmonary embolism, *Semin Nucl Med* 38:432-440, 2008.

Freitas JE, Sarosi MG, Nagle CC, et al: Modified PIOPED criteria used in clinical practice, *J Nucl Med* 36:1573-1578, 1995.

相关参考文献

Nuclear Medicine: THE REQUISITES, 3rd ed, pp 522-532.

点 评

按照 PIOPED 标准右下叶大面积、多节段灌注显像和通气显像不匹配提示肺栓塞高度可能性。高度可能性的另一标准是肺灌注放射性分布缺损区大于胸腔积液范围。然而应用 PIOPED 标准时应谨慎。X 线胸片是吸气末照相，肺灌注图像是正常潮气呼吸时采集，肺灌注图像上心脏水平宽度大于 X 线胸片上所示宽度，而肺灌注图像示肺野范围小于 X 线胸片所示的范围。此患者肺灌注图像所示放射性分布缺损范围大于胸片所示病变范围，肺通气显像未见明显放射性分布缺损区。另一方面多发肺栓塞仅累积单侧部分肺并不常见。肺通气 - 灌注显像示高度可能性患者肺栓塞概率大于 80%，20% 是其他原因导致。患者如出现单侧肺灌注显像异常或类似此病例部分肺叶异常，应考虑肺栓塞外的其他原因。其他导致肺通气 - 灌注显像高度可能性最常见原因是肺癌。与较硬的支气管相比肺血管更易被挤压，因此纵隔肿瘤更容易挤压肺血管。陈旧血栓伴持续肺通气 - 灌注显像不匹配是急性肺栓塞另一常见假阳性原因。血管炎是相对少见的原因。

一少半肺栓塞患者肺通气 - 灌注显像呈高度可能性。肺通气 - 灌注显像示肺栓塞患者多为中度可能性，因此该方法诊断肺栓塞不敏感但特异性高。再次强调中度可能性并不能排除肺栓塞。

病例 161

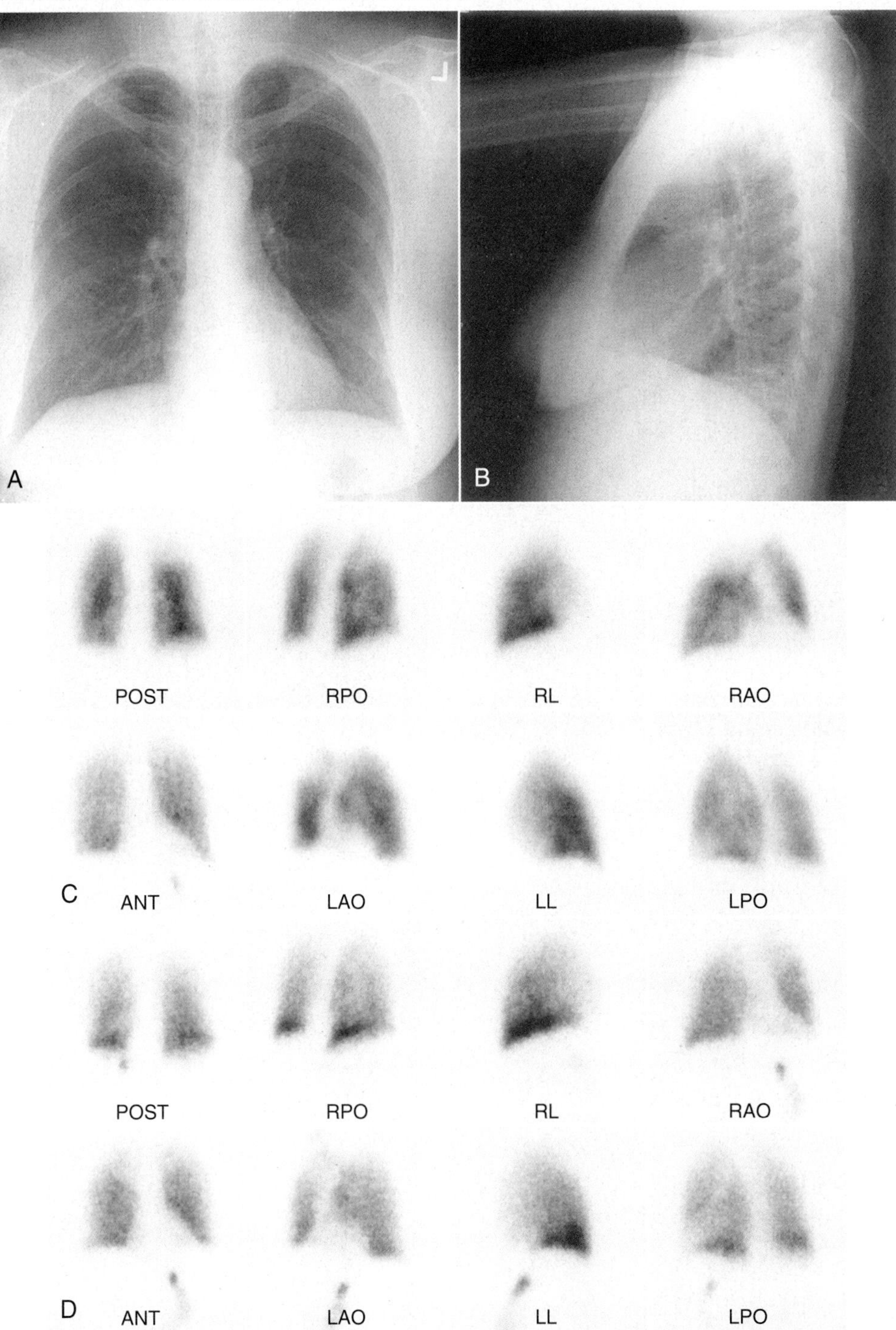

59 岁 COPD 患者最近出现右侧胸部不适和呼吸困难。A，后前位 X 线胸片；B；侧位 X 线胸片；C，肺灌注显像；D，肺通气显像

1．请描述肺通气显像和灌注显像表现。

2．请解释上述表现。

3．什么是条带征？临床意义？

4．条带征的生理基础是什么？

病例 161

呼吸系统：低度可能性和条带征

1. 肺灌注显像显示右肺上叶放射性分布减低（尖段和前段）。右肺上叶后段可见条带征。通气显像示该部位放射性分布也减低，但不明显。
2. 胸片未显示上述节段异常，提示为低度可能性。
3. 条带征出现提示病变部位于灌注缺损区和邻近胸膜之间，肺栓塞是灌注显像异常的原因。
4. 条带征提示气道梗阻。该征象与 CT 和 PET 示哮喘和肺气肿患者病变周围血流灌注增加相一致。

参考文献

Freitas JE, Sarosi MG, Nagle CC, et al: Modified PIOPED criteria used in clinical practice, *J Nucl Med* 36:1573-1578, 1995.

Sostman HD, Gottschalk A: Prospective validation of the stripe sign in ventilation-perfusion scintigraphy, *Radiology* 184:455-459, 1992.

相关参考文献

Nuclear Medicine: THE REQUISITES, 3rd ed, pp 508-534.

点 评

肺栓塞的自然病程一般是右心血栓脱落致多个肺血管栓塞，而栓塞部位通气功能正常。大多肺栓塞位于下叶且随机分布。该患者灌注缺损仅限于上叶不支持肺栓塞诊断。虽然按照标准此患者的肺通气 - 灌注显像不匹配提示肺栓塞高度可能性，但该患者分布特点不典型。研究表明心肺疾病患者如出现三个节段的不匹配则诊断肺栓塞的特异性很高。因此将此患者的肺通气 - 灌注显像结果定为肺栓塞不确定或中度可能性是正确的。即使两个节段不匹配也不能做出肺栓塞高度可能性的诊断。仅限于肺上叶的肺通气 - 灌注显像不匹配一般不是肺栓塞，应诊断为肺栓塞中度或低度可能性。

5%的肺通气 - 灌注显像可见条带征。只在一体位观察到这种表现才能定为条带征。条带征是一种辅助征象，如肺通气 - 灌注显像出现条带征，则肺栓塞可能性从中度降为低度；条带征仅在诊断可疑节段时有临床价值。该征象诊断非栓子原因也不特异，肺血管阻塞后再通也出现条带征。此病例如不能完全确定灌注和通气显像是否匹配，则条带征能提高诊断准确性。

病例 162

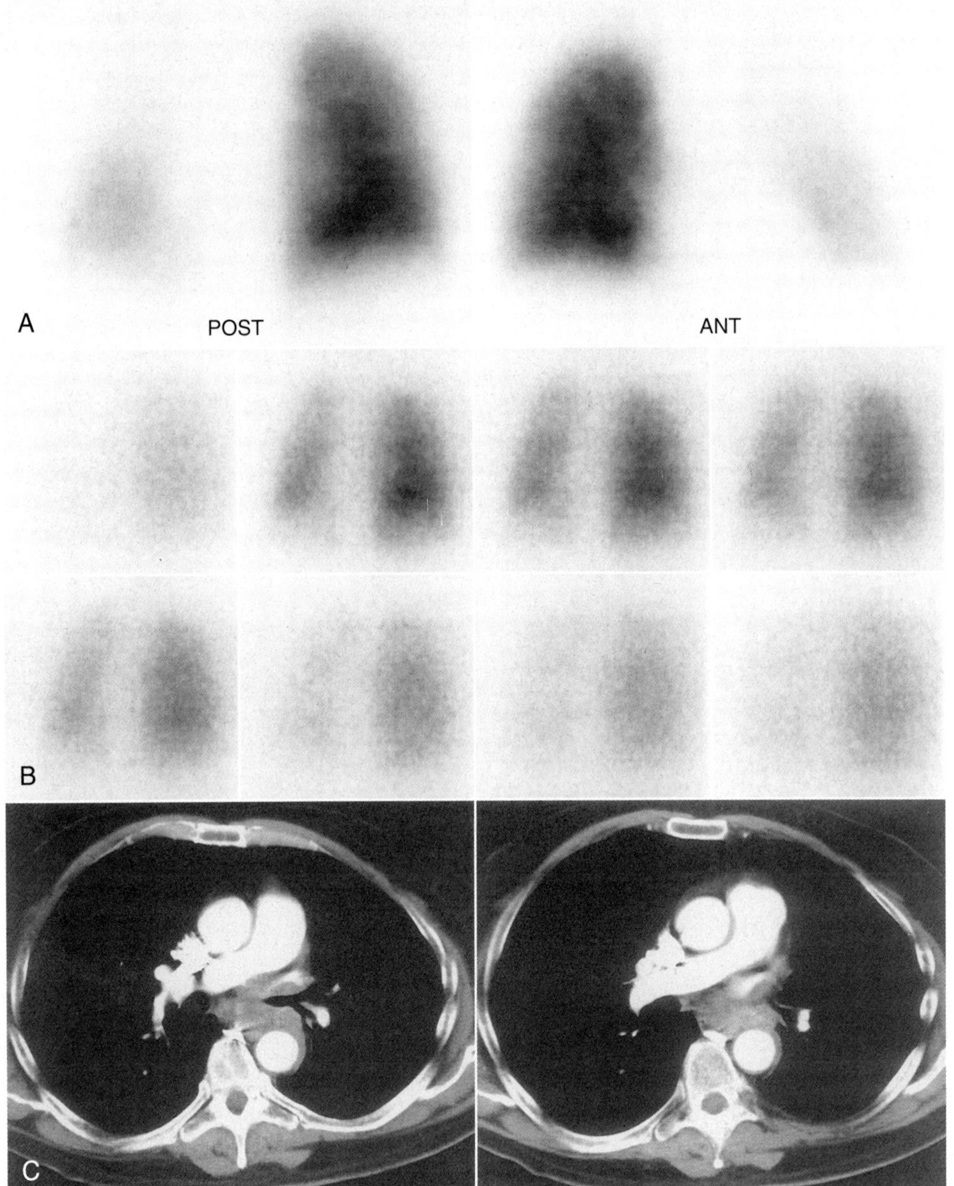

患者最近出现呼吸困难且渐加重。胸片未见异常（未显示）。

1．请描述患者前位、后位肺灌注显像的表现（A），^{133}Xe 吸入和清除肺通气显像（B）和 CT 扫描（C）表现。

2．你认为该患者肺栓塞的可能性是多大？

3．请列出鉴别诊断。

4．为了进一步明确诊断而行胸部 CT 检查，最可能的诊断是什么？

病例 162

呼吸系统：单侧匹配性通气 - 灌注显像异常

1. 肺灌注显像：左肺放射性分布弥漫性减低。^{133}Xe 肺通气显像：左肺放射性分布减少且延迟，但未见明显滞留。
2. 低度可能性。
3. 肺门肿块（肺癌或淋巴结肿大）、严重的单侧肺病变、Swyer-James 综合征（斯 - 詹综合征，亦称单侧透明肺、单侧半透明肺或单侧获得性肺叶气肿）、肺动脉发育不全、先心病分流。
4. 肺癌。

参考文献

Freeman LM, Stein EG, Sprayregen S, et al: The current and continuing important role of ventilation perfusion scintigraphy in evaluating patients with suspected pulmonary embolism, *Semin Nucl Med* 38:432-440, 2008.

相关参考文献

Nuclear Medicine: THE REQUISITES, 3rd ed, pp 515-534.

点 评

肺癌和肺门淋巴结肿大可使肺灌注显像出现缺损，且灌注缺损与肺通气显像不成比例；这是肺通气 - 灌注显像高度可能性最常见假阳性原因。肺通气 - 灌注显像示高度可能性诊断肺栓塞的阳性预测值为 80%，其余 20% 是其他原因所致，假阳性大多与肺门肿块有关。肺动脉近端肺栓塞可表现为单侧、全肺的不匹配，但全肺不匹配应考虑到肿瘤的可能性。肿块邻近肺门，与厚壁支气管相比薄壁血管（静脉和动脉）容易受到挤压；因此肺通气显像所示病变范围小于肺灌注显像所示病变范围。清晰的正位和侧位 X 线胸片能缩小鉴别诊断范围，如不清晰则应行 CT 明确诊断。有时只有病理才能做出正确诊断。

Swyer-James 综合征是感染所致闭塞性细支气管炎的总称，放射学特点与先天性单侧肺动脉缺损有共同点，如心脏和纵隔移位致一侧肺变小、肺动脉影消失、患侧横膈提高、受累侧肺血管直径变小和血流量减少。Swyer-James 综合征是细支气管炎引起，伴有气体潴留，呼气末 X 线胸片或 ^{133}Xe 通气显像可显示气体潴留。

病例 163

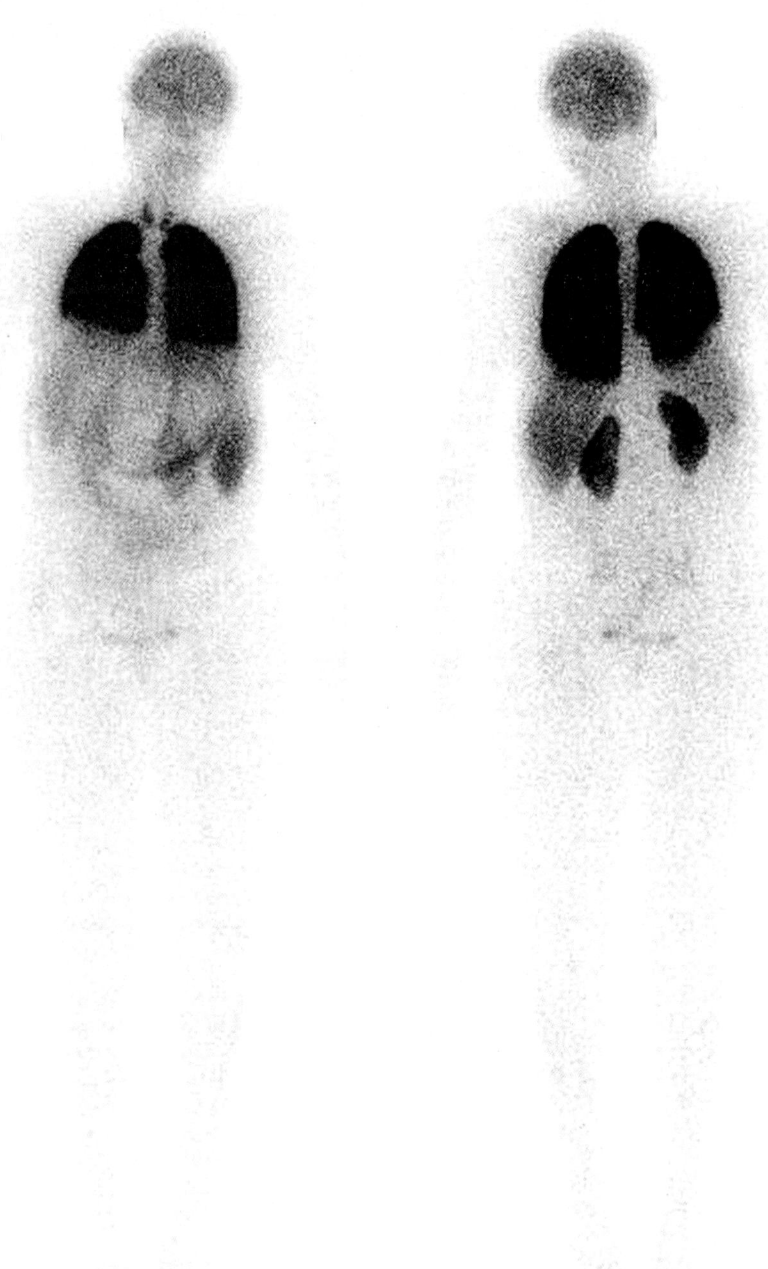

41 岁女性患者有肝硬化病史，最近出现逐渐加重的呼吸困难和低氧血症。

1．该显像使用的放射性药物是什么？

2．请描述该图像的表现。

3．请给出相应的解释和诊断。

4．该检查的相对禁忌证是什么？

病例 163

呼吸系统：右向左分流，肝肺综合征

1．显像剂是 ^{99m}Tc-MAA。
2．双肺、脑、肝、脾和双肾可见放射性出现。
3．右向左分流导致上述显像特征。MAA 颗粒大于肺毛细血管直径。正常情况下静脉注射该显像剂后首先阻塞在它所到达的肺毛细血管床。如有右向左分流该显像剂将绕开肺循环直接进入体循环，且进入体循环的量与分流量相关。该患者最后诊断是肝肺综合征。
4．相对禁忌证是：妊娠、严重肺动脉高压和右向左分流，然而没有绝对禁忌证。有相对禁忌证的患者如行此检查应减少 MAA 颗粒的数量。

参考文献

Rodriquez-Roisin R, Krowka MJ: Hepatopulmonary syndrome—a liver-induced lung vascular disorder, *N Engl J Med* 358:2378-2387, 2008.

相关参考文献

Nuclear Medicine: THE REQUISITES, 3rd ed, pp 515-519.

点 评

肝肺综合征患者行此显像的目的是观察是否存在右向左分流。如头颅出现放射性异常分布则可诊断为右向左分流，甲状腺和肾出现放射性异常分布可能是显像剂中有游离锝。然而此患者游离锝并不能解释其他显像特点。该检查还可计算右向左的分流率。此患者的分流率为 20%。肝肺综合征是肝疾病导致肺血管扩张而使肺动脉血氧合异常。更常见的右向左分流疾病是先天性心脏病。

MAA 颗粒大小是 10 ~ 90μm（平均 30 ~ 40μm），毛细血管直径是 7μm。MAA 颗粒仅栓塞 1/1000 ~ 1/10000 的肺毛细血管床。肺是双循环供血、MAA 的颗粒特点，注射 MAA 显像剂不会引起肺梗死。MAA 颗粒可降解仅引起肺动脉短暂阻塞，注射后可迅速降解为更小颗粒而通过肺。另外可直接将 MAA 注入颈内动脉观察脑血流灌注情况，该检查没有严重副作用。然而如患者有严重肺动脉高压或右向左分流疾病，通常应减少 ^{99m}Tc-MAA 颗粒数，但至少注入 60 000 MAA 颗粒，以确保图像质量，不要大于 100 000。肺灌注显像一般注入 300 000 ~ 400 000 个 MAA 颗粒。MAA 颗粒数减少后为使计数率提高可使用高比活度 ^{99m}Tc。

病例 164

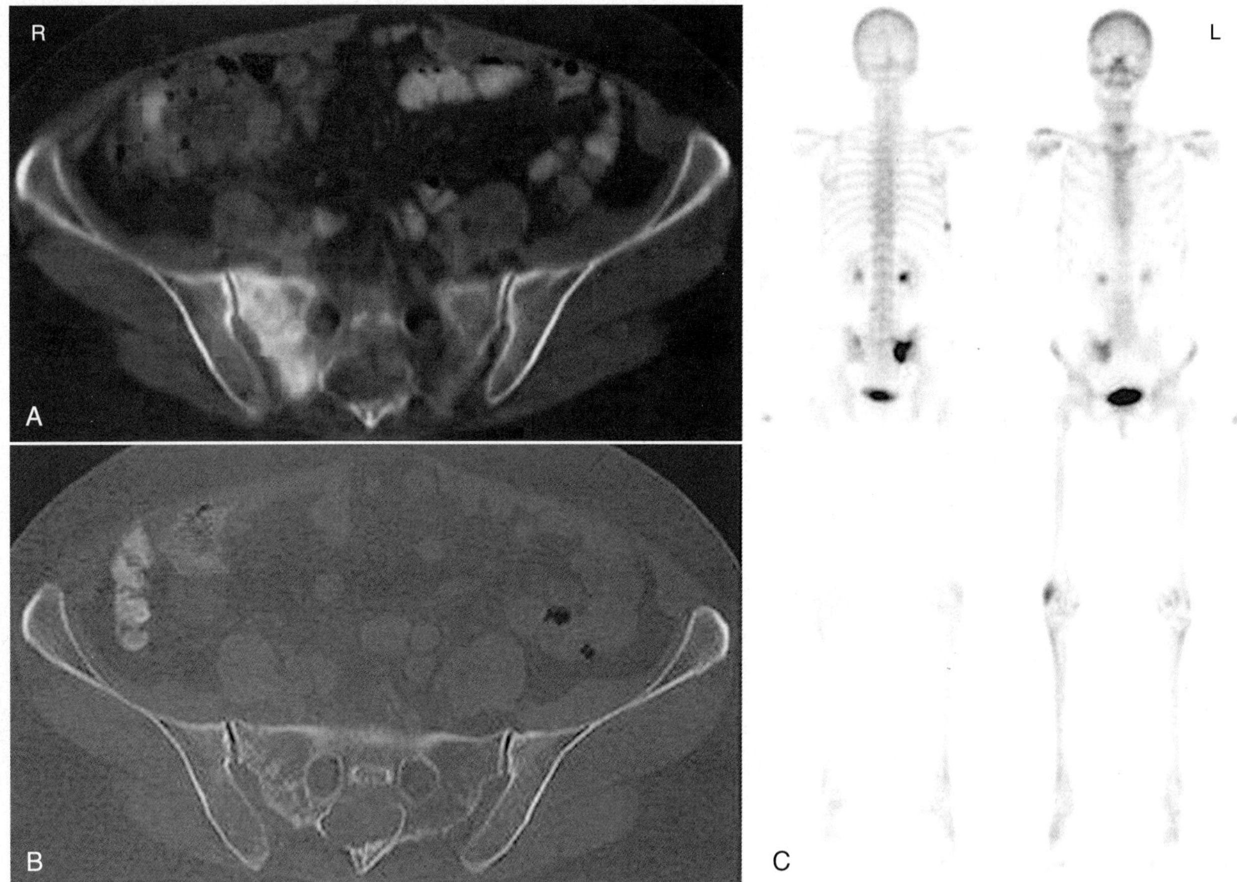

69 岁女性乳腺癌患者最近出现后背痛。^{18}F-FDG-PET/CT 融合图像（A）和 CT（B）。后位和前位全身骨显像（C）。

1．请描述 FDG-PET/CT（A）和骨显像表现（C）。
2．请描述 CT 扫描的异常（B），并与图像 A 相比较。
3．诊断是什么？病理生理过程是什么？
4．哪种 PET 显像剂可行全身骨显像？

病例 164

炎性疾病：FDG-PET/CT——骶骨应力性骨折

1. 右侧骶骨翼可见 FDG 异常摄取（A）与骨显像显示右侧髂骨区明显、异常放射性摄取（C）相一致。
2. CT 示（B）右侧髂骨不太清晰的骨折硬化线，该部位可见 FDG 和骨显像剂的异常浓聚。
3. 单侧骶骨不全骨折，应力性骨折。
4. ^{18}F- 氟化钠（NaF）。

参考文献

Even-Sapir E, Metser U, Flusser G, et al: Assessment of malignant skeletal disease: initial experience with F-18-fluoride PET/CT and comparison between F-18-fluoride PET and F-18-fluoride PET/CT, *J Nucl Med* 45:272-278, 2004.

Fujii M, Abe K, Hayashi K, et al: Honda sign and variants in patients suspected of having a sacral insufficiency fracture, *Clin Nucl Med* 30:165-169, 2005.

相关参考文献

Nuclear Medicine: THE REQUISITES, 3rd ed, pp 138-139.

点 评

应力性骨折是局部应力明显变化或反复应力导致骨吸收和骨重建不平衡所致。完全骨折前尽早诊断并减少局部应力，可缩短康复时间。60 岁以上女性骨质疏松患者骶骨不全骨折很常见。

这个病例充分说明 FDG 显像的非特异性。FDG 不仅可被肿瘤组织摄取而且也被炎症和愈合组织摄取。如没有 CT 对比则局部 FDG 摄取很容易误诊为肿瘤。

骨显像上骶骨不全骨折的典型表现呈“蝴蝶形”或 H 形（即双侧骶骨翼骨折）。骨显像根据该特征诊断骶骨不全骨折的敏感性和阳性预测值分别是 96% 和 92%。然而骶骨不全骨折也有其他类型［如水平线状骶骨放射性摄取或间断点状曲线样放射性摄取（点 - 点 - 点 - 征）］。骨显像和 FDG-PET 能在 X 线平片清晰显示前诊断骶骨不全骨折。

骨组织摄取 ^{18}F-NaF 的机制与 ^{99m}Tc 标记双磷酸盐类药物摄取的机制相似：与血流和成骨活动相关。溶骨性和成骨性病变均可见显像剂摄取，骨显像很难发现溶骨性病变。^{18}F-NaF 能发现溶骨性病变内小的成骨性病变。另外 ^{18}F 骨显像的空间分辨率和病变对比度明显提高。单纯 ^{18}F-NaF 骨显像很难鉴别良性病变和恶性病变。如有同机 CT 则诊断准确性大大提高。

病例 165

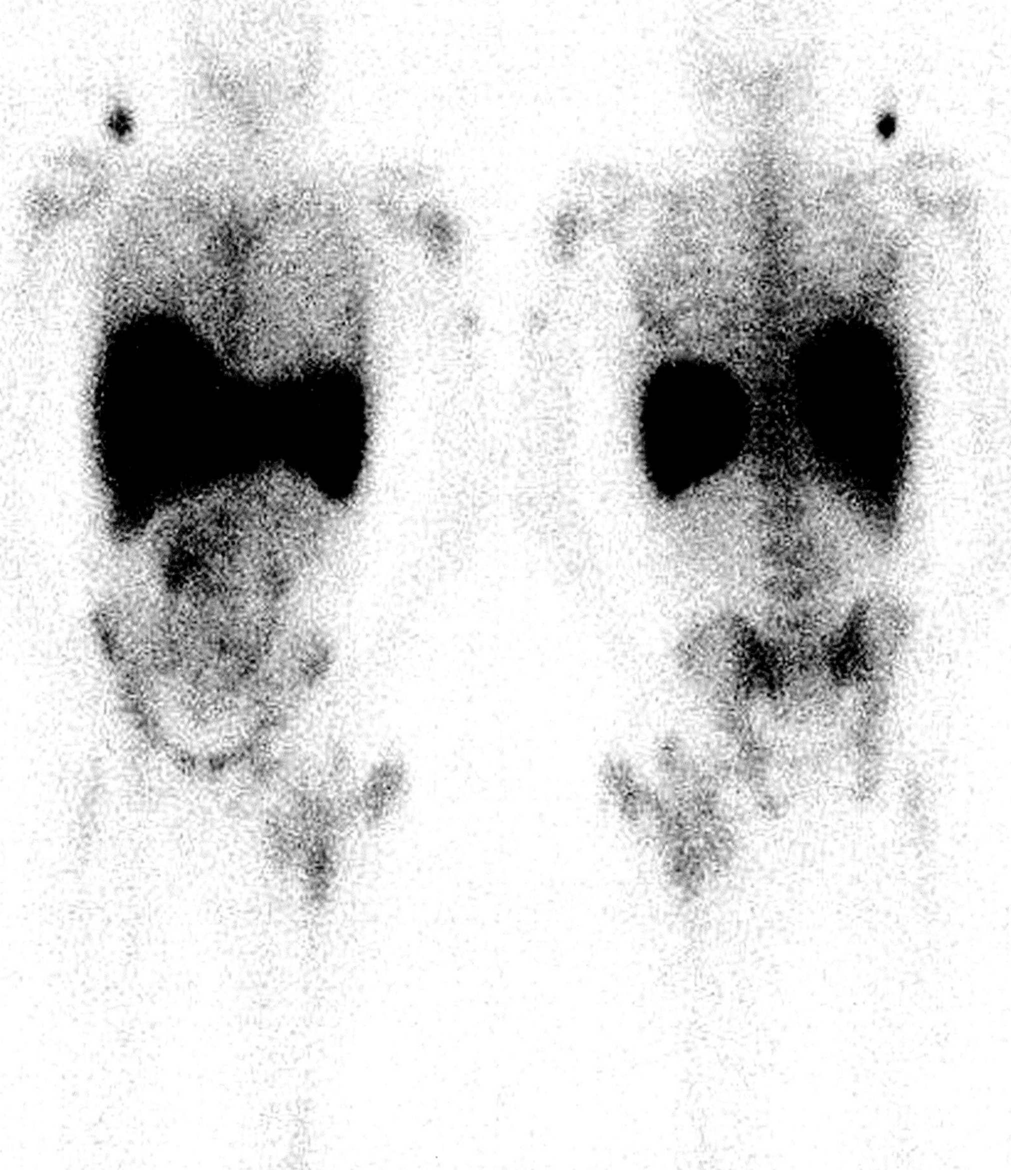

20 岁男性患者肢体和腹部多发枪伤，因感染和假体并发症住院很长时间。因持续发热而行该检查。

1．使用的是哪种放射性药物？
2．该放射性核素的光电峰是多少？半衰期是多少？
3．哪个器官的照射剂量最大？大概剂量多少？
4．请描述该显像的异常表现，并给出相应解释。

病例 165

炎性疾病：^{111}In-8- 羟基喹啉标记白细胞，腹膜炎，骨折

1. ^{111}In-8- 羟基喹啉标记白细胞。
2. 173 和 247Kev，物理半衰期是 77 小时。
3. 成人患者脾吸收剂量为 15 ～ 20 拉德。
4. 整个腹腔放射性分布不均匀异常增高，左侧臀部软组织可见弥漫性、不规则放射性分布增高，左侧肱骨近端、股骨近端放射性异常浓聚。左侧肱骨放射性异常浓聚是骨折所致。左侧臀部和股骨近端放射性摄取是局部炎症所致。腹部放射性异常浓聚是腹膜炎引起。右肩部放射性异常浓聚点是右侧体表标记。

参考文献

Bleeker-Rovers CP, van der Meer JW, Owen WJ: Fever of unknown origin, *Semin Nucl Med* 39:81-87, 2009.

Oyen JG, Boerman OC, Corstens FHM: Radiolabeled agents for the localization of infection and inflammation. In: Ell PJ, Gambhir SS (eds): *Nuclear Medicine*. Edinburgh: Churchhill Livingstone, 2006.

相关参考文献

Nuclear Medicine: THE REQUISITES, 3rd ed, pp 412-418.

点　评

炎症显像前选择合适炎症显像剂需要权衡各种放射性药物的优点和缺点。^{67}Ga 能发现肿瘤和炎症，因此该显像剂对不明原因发热患者十分有用。^{18}F-FDG 显像在寻找不明原因发热灶的应用越来越多。如显像目的是确定炎症灶则放射性核素标记白细胞更好。放射性核素标记白细胞显像首先需要标记白细胞，标记过程至少两小时且有可能致血源性感染。^{99m}Tc-HMPAO 标记白细胞显像的图像质量好，因使用 ^{99m}Tc 标记且剂量大，但该药物的缺点是通过肾和胆管排泄，有可能干扰腹腔内感染灶的显示。因此腹腔内出现显像剂前即注射药物后 1 ～ 2 小时显像能避免该问题。^{111}In-8- 羟基喹啉 - 白细胞显像诊断腹腔内感染更合适，因该药物不通过腹部器官清除，且肝、脾和骨髓显像剂分布相似。^{111}In-8- 羟基喹啉图像质量差，因使用剂量小（500μCiVs 而 ^{99m}Tc-HMPAO 10mCi），光电峰高（173，247Kev），需要中能准直器，注射药物后 24 小时采集图像。

^{111}In-8- 羟基喹啉扩散通过中性粒细胞细胞膜，在细胞内 ^{111}In 分离下来并与细胞内蛋白结合；8- 羟基喹啉扩散到细胞外。除能标记白细胞（粒细胞、淋巴细胞和单核细胞），也能标记红细胞和血小板。标记过程早期通过沉淀和凝结剂将红细胞和血小板移出。

病例 166

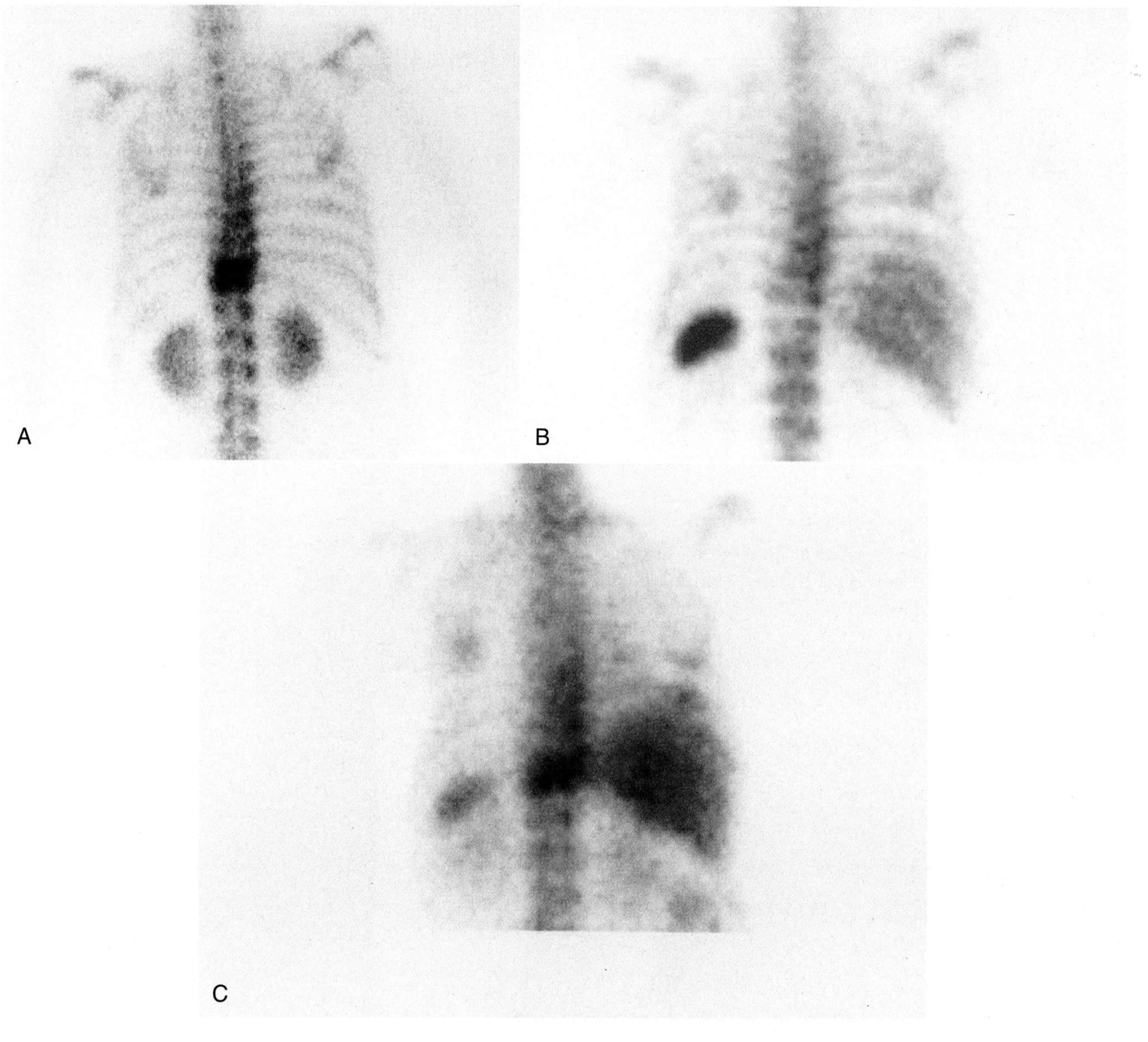

67 岁男性患者出现低热、背痛，怀疑腰椎骨髓炎。A，^{99m}Tc-MDP 骨显像；B，^{111}In- 白细胞显像；C，柠檬酸 ^{67}镓（Ga）显像。

1．请描述上述三种显像的表现。
2．联合 ^{111}In- 白细胞显像和骨显像，请给出相应的鉴别诊断。
3．请解释这三种显像表现。
4．请解释 ^{111}In- 白细胞显像和 ^{67}Ga 柠檬酸显像的不一致原因。

病例 166

炎性疾病：脊柱骨髓炎

1. 骨显像（A）显示第 11 胸椎放射性分布增强。^{111}In-8—羟基喹啉标记白细胞显像示该区域放射性分布减低。^{67}Ga（C）显像可见骨显像所示放射性异常浓聚区放射性分布增高。
2. 骨髓炎、骨折、骨梗死、转移、假体术后、手术切除、局部放射治疗、骨髓纤维化、Paget 病。
3. 三种显像结果提示骨髓炎。
4. 脊柱病变 ^{111}In-8- 羟基喹啉白细胞显像的假阴性率高达 40%。这是继续行 ^{67}Ga 显像的原因。

参考文献

Palestro CJ, Kim CK, Swyer AJ, et al: Radionuclide diagnosis of vertebral osteomyelitis: indium-111-leukocyte and Tc-99m MDP scintigraphy, *J Nucl Med* 32:1861-1865, 1991.

相关参考文献

Nuclear Medicine: THE REQUISITES, 3rd ed, pp 404-411.

点　评

椎体骨髓炎常发生于成年人，最常见受累部位是腰椎，其次是胸椎和颈椎。金黄色葡萄球菌是常见病原体。诱因包括泌尿道感染、介入治疗、滥用静脉药物、癌症、糖尿病。X 线平片诊断这类病变不敏感且不特异。骨髓炎源于脓毒性栓子，栓子停留、聚集于椎体小动脉。脓毒性栓子在椎体及椎体周围繁殖并堵塞其他动脉导致败血性梗死和骨髓炎。

放射性核素白细胞显像诊断骨髓炎准确性高，但诊断脊柱骨髓炎的准确性不高。脊柱骨髓炎摄取放射性标记白细胞减少而不增高的机制还不清楚，但显像时常见该特点（与周围椎体相比表现为放射性分布缺损区），原因可能是水肿或梗死导致局部血流量减少。

^{67}Ga 柠檬酸盐诊断骨髓炎敏感但不特异，因各种原因导致的骨重建均可见放射性异常浓聚（如外伤或感染、假体周围）。如放射性异常浓聚程度高于骨显像或与骨显像不同，则提示骨髓炎。如 ^{67}Ga 异常浓聚程度低于骨显像则不能诊断为骨髓炎。此病例 ^{67}Ga 的摄取与周围骨相似，则不能做出骨髓炎的确定诊断。然而如临床怀疑骨髓炎而 X 线平片正常、骨显像强阳性则强烈提示骨髓炎。

病例 167

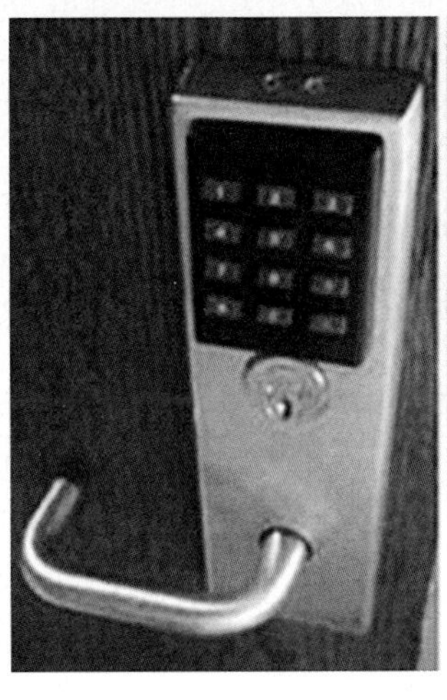

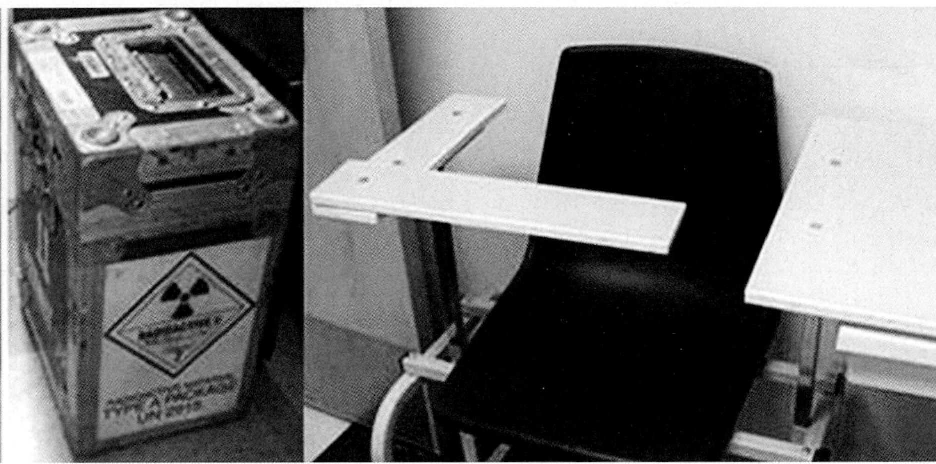

1. 上面哪些物品应每天常规监测污染或随机污染监测？
2. 中间包装箱表面（黄色 II）可接受剂量率限值是多少？
3. 三种主要放射性辐射形式是什么？污染？
4. 哪些东西适合擦拭样品？如何行擦拭试验？

病例 167

放射安全：放射污染—擦拭试验

1. 放射性运输箱（中间）到核医学科 3 小时内应行常规污染监测。门把手（左）和桌面（右）怀疑污染时进行污染监测。应随机监测这些物品是否有污染。
2. 此包装箱表面的测量值不应大于 200mrem/hr（对黄色Ⅲ包装也是一样的要求）。白色Ⅰ包装箱表面测量值不超过 0.5mrem/hr。如怀疑有污染应对最后进入该区域的包装箱行擦拭试验。
3. 污染的定义是不应该有放射性的区域出现可分散放射性。可分散放射性可以是固定的、可移动的（不固定的）或可空气传播的。
4. 用棉签、酒精棉片、化学滤纸或其他小纸巾/纸可行擦拭试验。为了确保方法准确，擦拭范围应包括一约 100cm^2 的 S 形区域。

参考文献

Saha GP: *Physics and Radiobiology of Nuclear Medicine*, 3rd ed. New York: Springer-Verlag, 2006.

U.S. Nuclear Regulatory Commission: Regulatory Guide 10.8 and Title 10, *Code of Federal Regulations*.

相关参考文献

Nuclear Medicine: THE REQUISITES, 3rd ed, pp 16-17.

点　评

固定性污染不容易通过擦拭而清除放射性，研磨破坏污染表面、挥发性液体浸泡等方法才能将放射性清除。固定性污染随时间延长可转变为可挥发或可移除的污染（如放射性运输或储存容器污染）。可移除污染是指容易通过擦拭、清洗等方式清除的污染（如放射性液体溅出致工作台面放射性污染）。空气传播污染是指放射性物质悬浮于空气（肺通气显像时放射性气体溢出）。

擦拭试验是随机监测污染的一部分，核医学科一周监测一次。进行擦拭试验时应戴上手套防止手被污染。每一擦拭样本应排序做标记然后放在一独立容器或小瓶中。用盖革-弥勒计数器（G-M 计数器）、液体闪烁计数器等来分析擦拭样本。活度计（剂量校准器）不灵敏，不用于擦拭样本分析。

当地放射安全管理部门有许多放射防护方面的信息，如合理减少污染和监测污染程序和方法，且能提供所在州和医院放射性污染的指导方针和要求。

病例 168

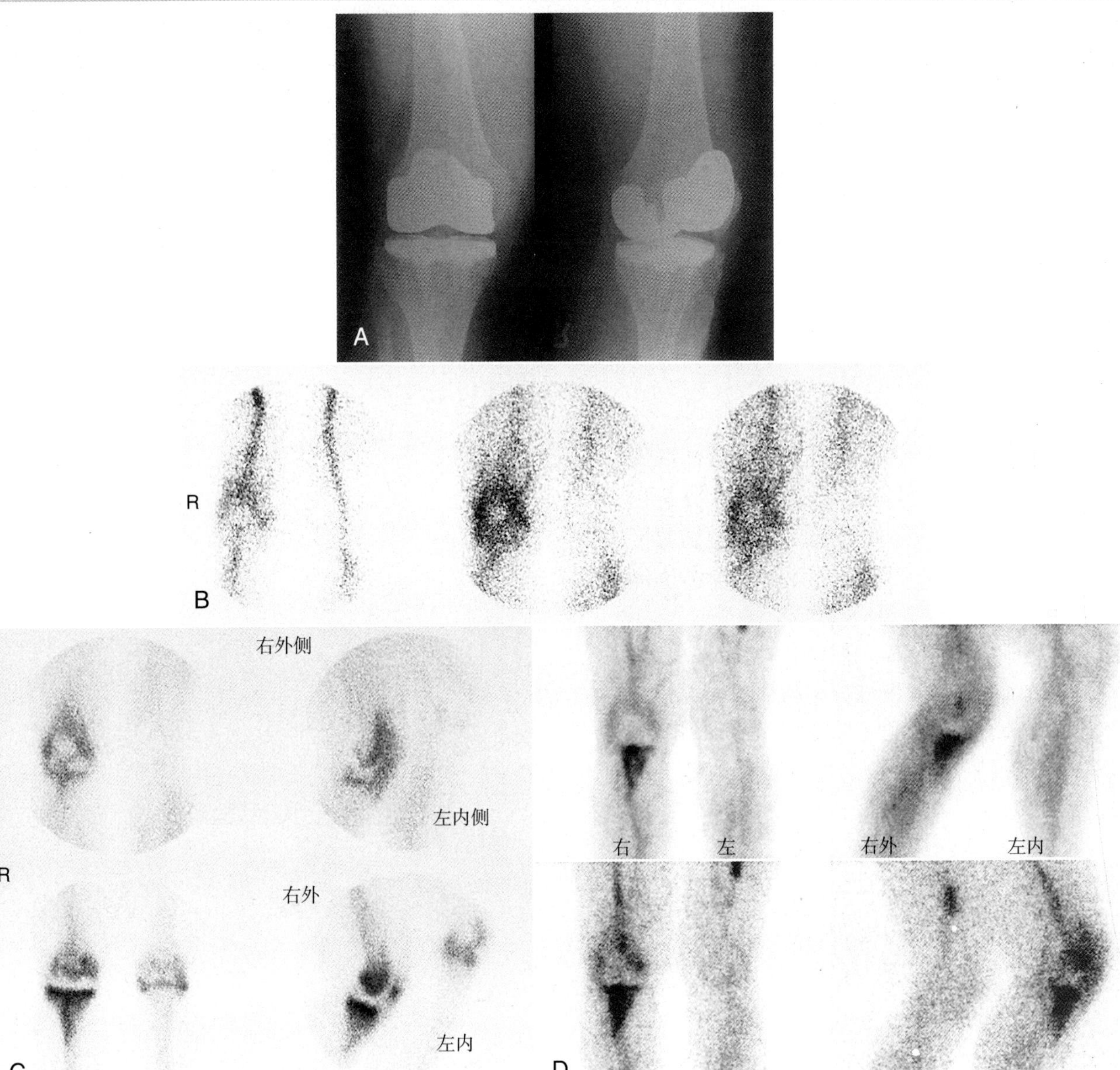

为除外右膝假体感染。A，膝关节 X 线平片。

1．请描述三时相骨显像的表现。B，血流像；C，即刻血池像（顶端），延迟像（低端）。

2．请描述 ^{99m}Tc-HMPAO 白细胞显像（D，顶端）和 ^{99m}Tc-SC 显像（D，低端）。

3．^{99m}Tc-SC 显像的目的是什么？

4．请解释该显像。

病例 168

炎性疾病：膝关节假体置换——除外感染：骨、白细胞和骨髓显像

1. 右膝关节血流增加（B），假体上端最明显。前位血池像（C，顶端）放射性分布异常增加与血流像分布相似。侧位血池像可见右膝关节软组织 / 关节周围可见放射性分布增加，胫骨近端放射性分布未见明显增加。延迟像（C）胫骨近段放射性分布增加。
2. 两项检查均见右侧胫骨近端放射性分布增加。
3. 主要是观察患者骨髓分布情况。如放射性核素标记白细胞显像与 ^{99m}Tc-SC 显像放射性分布相似则没有感染。如局部有感染，白细胞显像可见放射性异常浓聚而 ^{99m}Tc-SC 骨髓显像示该部位放射性分布正常或减低。
4. 提示为软组织 / 关节感染，但没有骨髓炎。股骨远端血流 / 血池像示放射性分布增加与近端胫骨放射性分布增加不匹配。骨髓显像与 HMPAO 显像相似（即胫骨近端放射性分布增加是手术所致）。

参考文献

Love C, Marwin SE, Palestro CJ: Nuclear medicine and the infected joint replacement, *Semin Nucl Med* 39:66-78, 2009.

相关参考文献

Nuclear Medicine: THE REQUISITES, 3rd ed, pp 411-412.

点 评

^{99m}Tc-MDP 全身骨显像诊断膝关节置换后感染有一定局限性，因为假体置换后一段时间假体周围持续有放射性浓聚。根据假体周围放射性异常摄取的程度并不能鉴别有无感染。

放射性核素标记白细胞显像不论是 ^{In}111-Oxine 还是 ^{99m}Tc-HMPAO 标记，诊断假体感染都较敏感。然而两种方法特异性低因为假体植入改变了骨髓的正常分布。未感染膝关节放射性核素标记白细胞显像和 ^{99m}Tc-SC 显像放射性分布相似。因此仅行放射性核素标记白细胞显像时，骨髓增加区域可能被误认为感染，但如结合骨髓显像则可确认该部位没有感染。尽管正常膝关节周围骨没有骨髓，有研究显示膝关节置换术后 50% 的无感染膝关节有正常骨髓。如感染严重骨髓显像可显示为感染灶局部放射性分布减低。这时应首先行放射性核素标记白细胞显像，如假体周围放射性分布未见增加则不需要行骨髓显像。白细胞显像 - 骨髓显像联合应用对髋关节置换术也很有价值。

病例 169

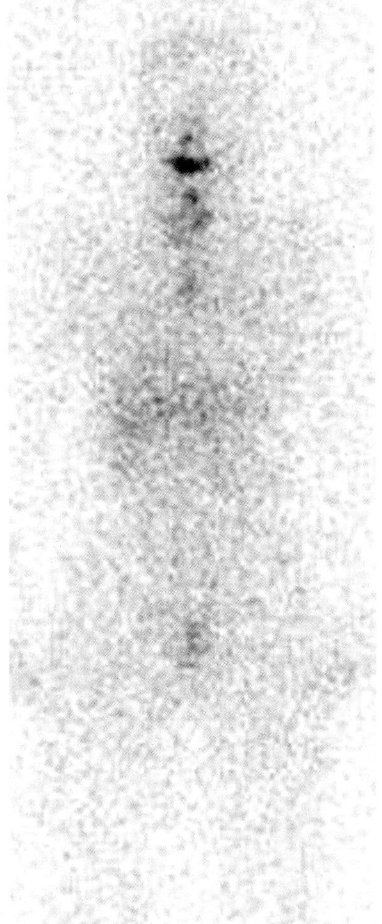

27 岁女性患者甲状腺乳头状癌术后 4 周行 100mCi ^{131}I 去除残留甲状腺治疗。她家有两个小孩，一个 6 个月，另一个 3 岁。

1．该患者行 ^{131}I 治疗时为减少技术员和 / 或医师的照射剂量应该采取哪些安全措施？
2．使用治疗剂量的 ^{131}I 时，应考虑哪些因素？而诊断剂量的 ^{131}I 则不需要考虑这些因素？
3．门诊 ^{131}I 治疗患者哪种情况能离开医院？
4．减少门诊患者 ^{131}I 治疗对公众照射的标准预防措施是什么？

病例 169

辐射安全：放射性碘治疗

1. 辐射安全措施的基础是时间、距离和屏蔽。患者服用放射性药物前，药物应放在密闭容器中，操作过程工作人员应戴手套。
2. 放射性 ^{131}I 是 β 和 γ 射线发射体，而 ^{123}I 仅发射 γ 射线。仅用铅就可屏蔽 ^{123}I。塑料 / 树脂玻璃（低原子序数材料）可防护 ^{131}I 的 β 射线。使用过程中注意这些物质（包括装 ^{131}I 溶液的胶囊）的挥发。
3. 能不能让患者离开医院与所使用活度、所测剂量率或剂量有关。
4. NRC（美国核管理委员会）推荐 ^{131}I 治疗剂量大于 33mCi 的预防措施包括：(a) 与周围人群保持 6 英尺距离；(b) 减少与孕妇、哺乳妇女、儿童的接触；(c) 使用专门的浴巾和餐具；(d) 使用坐便器后冲水两次并盖上；(e) 每次上完厕所洗手；(f) 每天洗淋浴；(g) 避免与其他人密切接触的旅行；(h) 用独立卫生间。

参考文献

Tuttle WK, Brown PH: Applying Nuclear Regulatory Commission guidelines to the release of patients treated with sodium iodine-131, *J Nucl Med Technol* 28:275-279, 2000.

U.S. Nuclear Regulatory Commission: *Regulatory Guide 8.39: Release of Patients Administered Radioactive Materials*, 1997.

相关参考文献

Nuclear Medicine: THE REQUISITES, 3rd ed, p 101.

点 评

NRC 关于门诊患者行 ^{131}I 治疗指南的目的是减少公众照射剂量。下面这些情况患者服 ^{131}I 后可离开医院：(a) 距离患者 1 米每小时剂量率小于 7mrem；(b) 服用 ^{131}I 的量小于 33mCi 或者 (c) 患者一年最大可能剂量当量不超过 500mrem。一些患者必须住院（如家里有需要照顾的小孩或其他人，患者不能隔离），不可避免对照顾人员或公众造成辐射照射（如尿失禁患者）或不能执行辐射安全规定的患者也应住院治疗。与住院患者有接触的护士和卫生保健人员必须采取预防措施，包括：(a) 知道患者目前的病情和住院期间的治疗计划；(b) 告知患者进入专门设计房间 / 地板的护士和工作人员接受过辐射防护培训；(c) 房间和浴室地板铺吸收性材料这样便于清理；(d) 马桶座圈和扶手套有塑料；(e) 进入患者病房的人员应穿相应防护措施（如穿一次性长袍、手套、鞋套和口罩）；(f) 限制其他人进入病房，不能探视服药后患者；(g) 非一次性 / 可再利用物品的放射性衰变到本底水平之前应放在一存储装置内，供以后使用。

病例 170

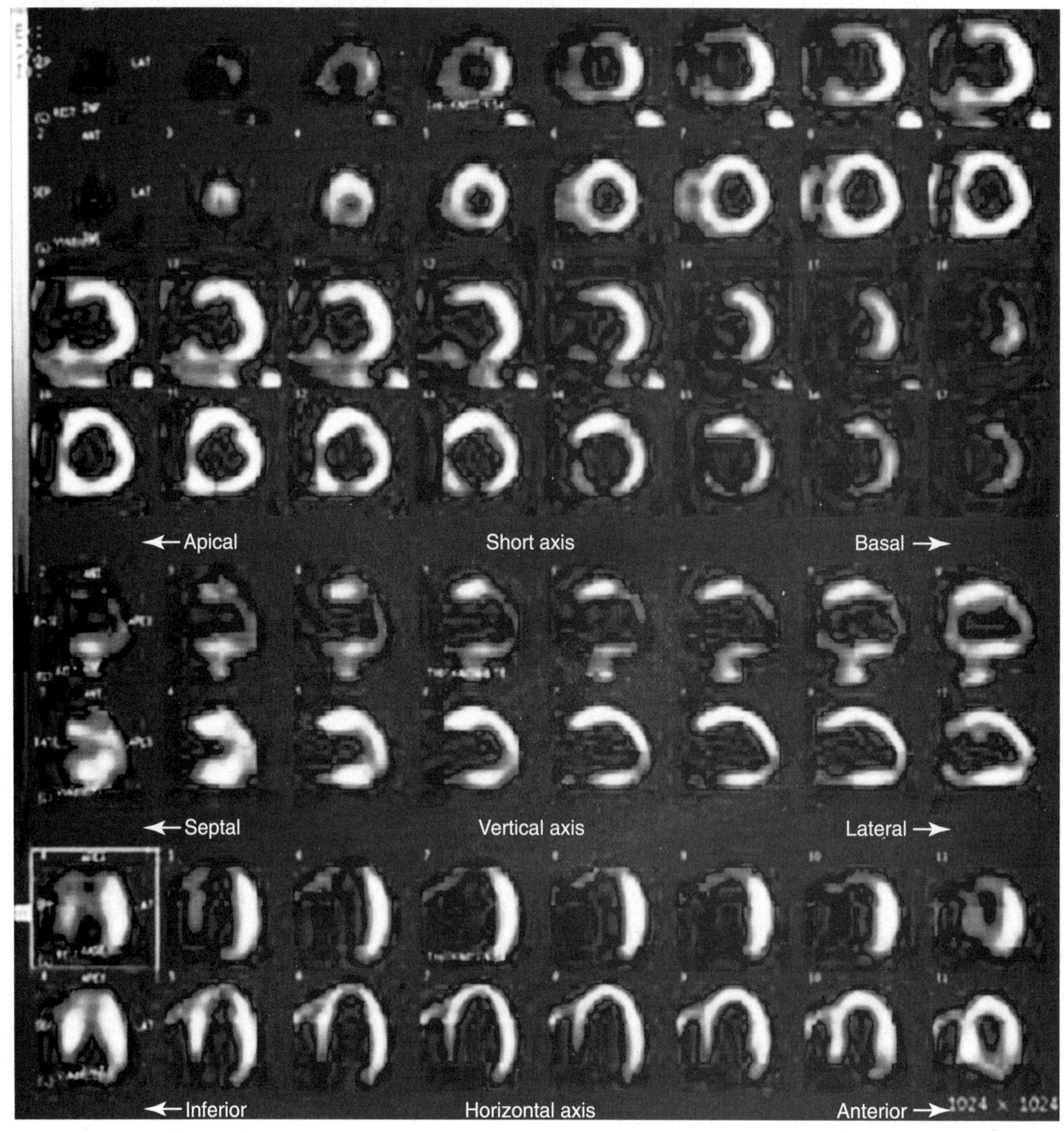

67 岁男性 CAD 患者，LVEF34%，临床医师要鉴别心肌瘢痕中是否有冬眠心肌，以行血管重建手术。^{82}Rb-Cl PET 静息灌注显像（顶端）和 ^{18}F-FDG PET 代谢显像（低端）。

1．什么是冬眠心肌，什么情况下应怀疑有冬眠心肌？

2．对于临床来说冬眠心肌的重要性是什么？

3．联合行静息心肌灌注显像和 FDG 代谢显像的生理基础是什么？冬眠心肌的显像特点是什么？

4．这些图像是否提示有冬眠心肌？如果有，在哪个部位？

病例 170

心血管系统：FDG-PET——冬眠心肌

1. 冬眠心肌是指慢性缺血状态下低血流灌注心肌。CAD 患者如左室功能差，负荷-静息心肌显像示固定性缺损则提示可能有冬眠心肌；固定性缺损由心肌梗死或冬眠心肌导致。
2. 血管重建能够提高有存活心肌患者的左室功能和长期生存率。
3. 正常禁食状态下心肌细胞主要利用自由脂肪酸作为主要的能量来源。而心肌缺血时葡萄糖代谢增加。因此慢性缺血心肌（冬眠心肌）患者心肌灌注显像（放射性分布减低）和 FDG 代谢显像（放射性分布增加）不匹配。
4. 有。冬眠心肌在室间隔、前壁和部分下壁。下壁灌注缺损大部分呈固定性缺损提示是心梗所致。

参考文献

Bengel FM, Higuchi T, Javadi MS, Lautamäki R: Cardiac positron emission tomography, *J Am Coll Cardiol* 54:1-15, 2009.

Krombach GA, Niendorf T, Günther RW, Mahnken AH: Characterization of myocardial viability using MR and CT imaging, *Eur Radiol* 17:1433-1444, 2007.

相关参考文献

Nuclear Medicine: THE REQUISITES, 3rd ed, pp 488-490.

点 评

冬眠心肌这一词主要描述慢性心肌缺血，临床表现为心室收缩功能差。正常禁食状态下心肌细胞主要通过线粒体的 β 氧化作用动员脂肪组织的自由脂肪酸作为主要能量来源。缺血状态下脂肪酸利用明显减少，心肌能量来源主要靠耗氧量低的代谢产生。这种情况下葡萄糖无氧酵解为慢性缺血但存活（冬眠）心肌提供能量。FDG 显像显示病灶部位葡萄糖代谢增加，且能确定是否是存活心肌，尽管心肌灌注显像表现为低灌注。

多排螺旋 CT 和 MRI 评估心肌活性的报道越来越多，注射增强剂后无活性心肌表现为延迟强化和明显强化，原因是无活性心肌区域血管含量增加。MRI 比 PET 的空间分辨率高，但 MRI 不能提供预后信息。CT 在诊断存活心肌方面能与 MRI 相媲美，且同时可得到血管造影图像。随着 PET/CT 的出现（将来可能出现 PET/MRI），心血管系统的多种影像学方法将发挥每种方法的优势从而更好的评估缺血心肌。

病例 171

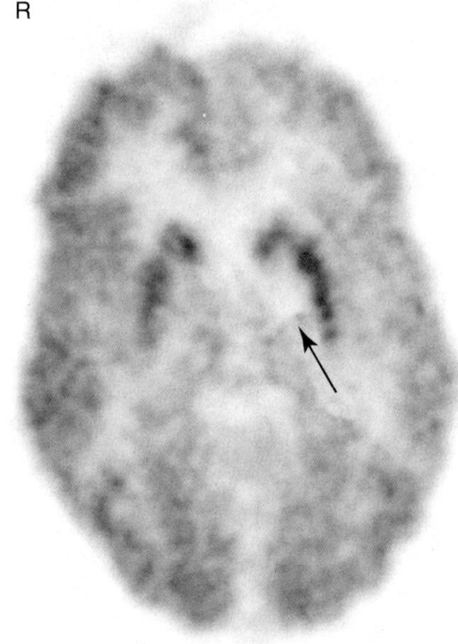

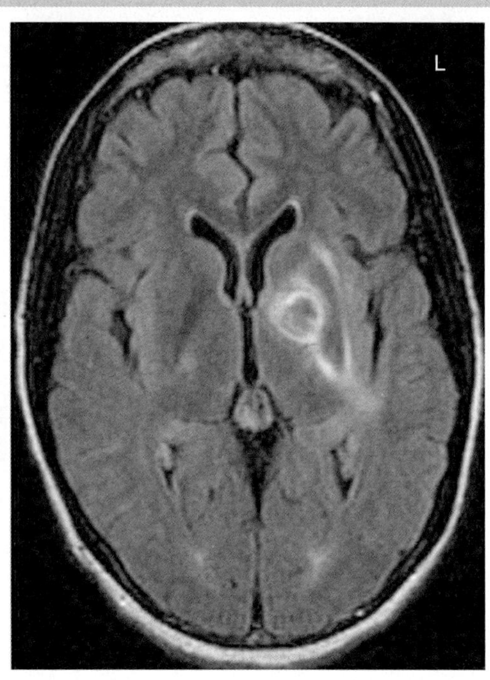

28 岁男性患有 AIDS。

1．请描述 ^{18}F-FDG-PET 和 MRI 的表现。

2．根据 MRI 图像鉴别诊断是什么？

3．该患者的诊断是什么？

4．其他哪些放射性药物可行鉴别诊断？

病例 171

炎性疾病：脑 FDG-PET——HIV 患者颅内恶性病变和感染

1. FDG-PET 图像可见一小圆形放射性分布缺损区（箭头所指）与 MRI 上左侧基底节区域环形强化并周围水肿病灶相一致。
2. 应在恶性病变（如淋巴瘤）和感染（如弓形体病）之间鉴别。
3. 该图像未见明显恶性病变征象。呈炎症/感染性疾病表现。
4. ^{201}Tl SPECT 扫描。

参考文献

Bakshi R, Ketonen L: Imaging of the central nervous system complications of HIV and AIDS related illnesses. In: *NeuroAids.* New York: Nova Science Hauppauge, 2006, pp 199-223.

Hoffman JM, Waskin HA, Schifter T, et al: FDG-PET in differentiating lymphoma from nonmalignant central nervous system lesions in patients with AIDS, *J Nucl Med* 34:567-575, 1993.

Kita T, Hayashi K, Yamamoto M, et al: Does supplementation of contrast MR imaging with thallium-201 brain SPECT improve differentiation between benign and malignant ring-like contrast-enhanced cerebral lesions? *Ann Nucl Med* 21:251-256, 2007.

相关参考文献

Nuclear Medicine: THE REQUISITES, 3rd ed, p 432.

点 评

HIV 患者颅内发现肿物后的诊断和治疗一直比较困难。活检可做出诊断，但外科医生并不愿意行此活检术。常规影像学方法如 CT 和 MRI 并不能鉴别恶性和非恶性疾病。^{18}F-FDG 或 ^{201}Tl-Cl 显像在鉴别诊断方面有很大价值，如显像提示恶性则行活检明确诊断。如显像阴性则建议抗感染治疗，这种情况下，最后诊断多数是弓形体感染。

大量文献报道 ^{201}Tl 显像可鉴别颅内占位的良恶性。文献报道 FDG-PET 和 ^{201}Tl 的准确性相似，约为 90%。但 PET 图像分辨率更高。

约 90% 的 HIV 患者有中枢神经系统受侵。HIV 侵犯中枢神经系统的常见后遗症是 AIDS 痴呆综合征，该病是一渐进性认知-运动障碍性疾病，导致神经组织受损特别是基底节，基底节是常见受累部位。SPECT 脑灌注显像或 FDG-PET 代谢显像诊断 AIDS 痴呆综合征非常敏感，可见典型的放射性分布特点，即片状、多灶性皮质或皮质下的低灌注或低代谢。

病例 172

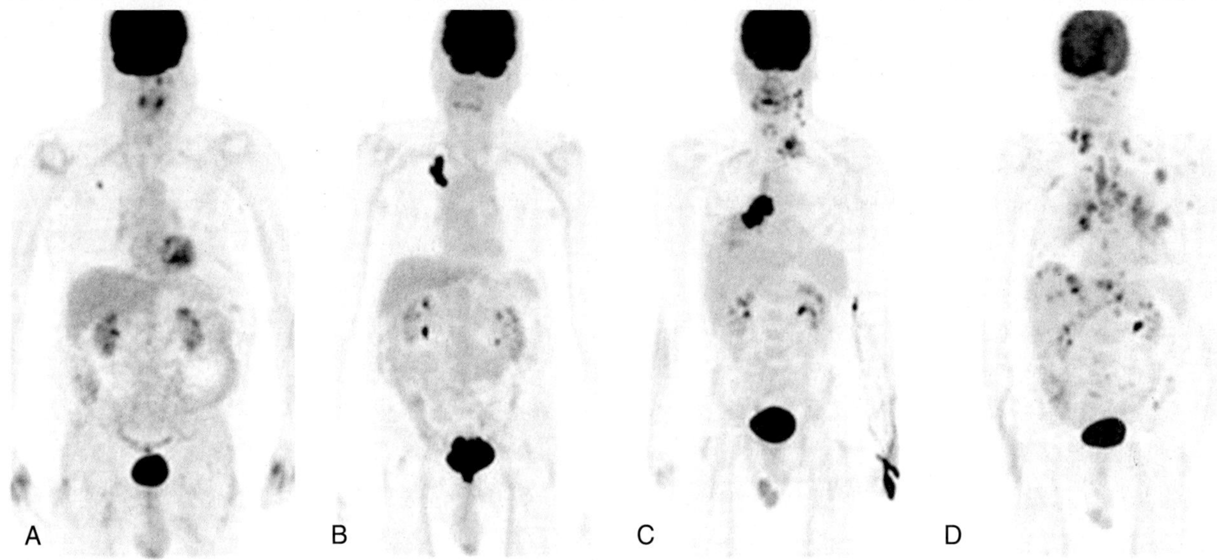

孤立肺结节（SPN）患者的 ^{18}F-FDG-PET MIP 图像（A）。三位非小细胞肺癌患者（B 到 D）的 PET 图像。

1．A：^{18}F-FDG-PET 诊断 SPN 最常见假阳性和假阴性原因是什么？

2．B：请描写放射性分布表现，肿瘤出现哪些征象时则不能切除。

3．请为患者 C 和 D 分期，并给出相应解释。

4．非小细胞肺癌最常见转移部位是哪些部位？

病例 172

肿瘤：FDG-PET——肺癌

1．假阳性：感染、炎症、肉芽肿性疾病；假阴性：病灶直径小（< 1cm）、支气管肺泡癌或类癌、FDG 代谢较低肿瘤（如黏液性肿瘤）。
2．右肺上叶可见单发放射性分布增高灶，提示为肺癌无淋巴结或远处转移（N0M0）。如纵隔、心脏、大血管、食管、气管、椎体、喉返神经、隆凸等部位（T4，分期为 IIIB）可见放射性异常浓聚，则不能手术切除。
3．C：T2N3M1（Ⅳ期）：SPN 直径大于 3cm 但小于 7cm（T2），同侧纵隔淋巴结转移（N2），对侧锁骨上和颈部淋巴结转移（M1）。D：T1N3M1（Ⅳ期）：原发性肿瘤直径小于 3cm（T1），对侧纵隔淋巴结转移（N3），弥漫性转移（肝、肺、脊柱和淋巴结）。
4．肾上腺、肝、对侧肺、脑和骨。

参考文献

Behzadi A, Ung Y, Lowe V, Deschamps C: The role of positron emission tomography in the management of non-small cell lung cancer, *Can J Surg* 52:235-242, 2009.

Ung YC, Maziak DE, Vanderveen JA, et al: 18 FDG PET in the diagnosis and staging of lung cancer: a systematic review, *J Natl Cancer Inst* 99:1753-1767, 2007.

相关参考文献

Nuclear Medicine: THE REQUISITES, 3rd ed, pp 314-323.

点 评

孤立肺结节是指单发、无毛刺、圆形、直径 ≤ 3cm 被正常肺组织包围，不伴肺膨胀不全和淋巴结肿大的结节。75%的患者通过临床表现和常规放射科照相不能确诊。40%孤立肺结节是恶性；最常见组织类型是腺癌。感染和肉芽肿是最常见良性病变，感染和肉芽肿的形成原因有结核、真菌、诺卡菌属、脓肿和寄生虫感染。尽管早期报道孤立肺结节的 SUV 如小于 2.5（以体重为基础）则提示结节为良性，但最近研究发现视觉分析和 SUV 同样重要，且 24%的低 SUV 病灶是恶性病变。CT 表现和 PET 表现同样重要（如病灶是否有毛刺或倍增时间长短）。60%的支气管肺泡癌患者 FDG-PET 结果假阴性。

呼吸运动可导致假阴性。融合 PET/CT 图像采集是在相对“静止”的潮汐呼吸运动时完成。因此呼吸时肺内病变可能在采集平面上下移动，特别是较小病灶（< 8 ~ 10mm）或者病灶位于下叶且邻近横膈。呼吸运动可使小病灶的 FDG 摄取变得模糊而低估病灶代谢（即部分容积效应）。采用 PET/CT 呼吸门控技术能更准确诊断这种病变。

FDG-PET 诊断非小细胞肺癌患者的结节比单纯 CT 更准确（敏感性是 85%和 61%）。约 20%的肺癌患者 FDG-PET 能发现常规检查不能发现的晚期病变而避免不必要的开胸术。FDG-PET 能监测和预测疗效。

病例 173

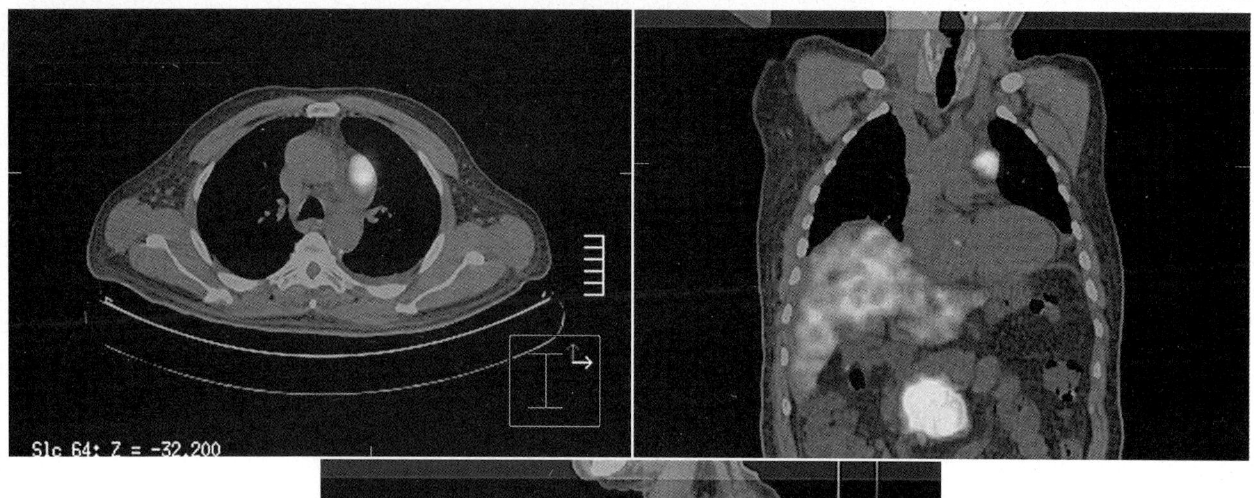

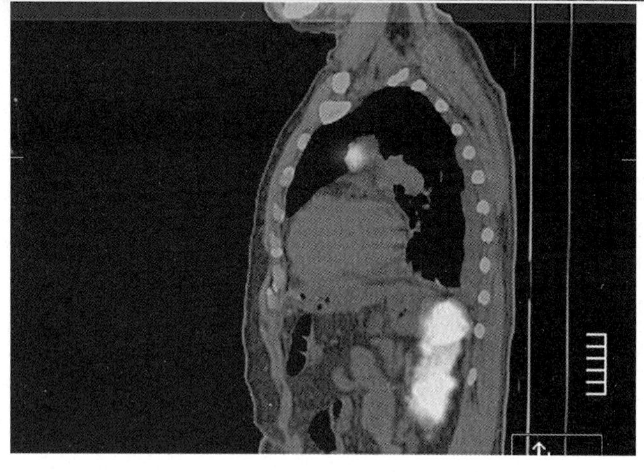

62 岁男性患者最近手术证实胰腺钩突部位神经内分泌肿瘤。上图是部分 SPECT/CT 图像。

1．使用的放射性药物可能是什么？

2．请描述上述图像的表现。

3．请对上述图像做出相应解释。

4．其他哪些肿瘤也摄取这种显像剂？

病例 173

内分泌系统：胰腺神经内分泌肿瘤伴转移——SPECT/CT

1. ^{111}铟（In）- 奥曲肽。
2. 特异性提高。陈旧骨折或手术、退行性变血流灌注一般不增加。
3. 除原发胰腺肿瘤，矢状位图像示腹膜后淋巴结放射性异常浓聚，冠状位和横断位示纵隔血管前淋巴结放射性异常浓聚，均提示淋巴结转移。
4. 类癌、胃泌素瘤、胰高血糖素瘤、甲状腺髓样癌、胰岛素瘤、血管活性肠肽瘤、垂体瘤、嗜铬细胞瘤、副神经节瘤。

参考文献

Garin E, Le Jeune F, Devillers A, et al: Predictive value of ^{18}F-FDG PET and somatostatin receptor scintigraphy in patients with metastatic endocrine tumors, *J Nucl Med* 50:858-864, 2009.

Wong KK, Cahill JM, Frey KA, Avram AM: Incremental value of 111-In pentetreotide SPECT/CT fusion imaging of neuroendocrine tumors, *Acad Radiol* 17:291-297, 2010.

相关参考文献

Nuclear Medicine: THE REQUISITES, 3rd ed, pp 279-283.

点 评

神经内分泌肿瘤起源于上呼吸道、小肠和十二指肠胰腺区域。疾病早期一般没有症状，诊断时多伴有转移。^{111}In- 奥曲肽显像诊断分化好、直径大于 1cm 神经内分泌肿瘤的敏感性高。诊断大多数神经内分泌肿瘤敏感性是 80%～90%，胰岛素瘤除外。^{111}In- 奥曲肽显像诊断和分期神经内分泌肿瘤优于其他影像学方法。许多研究表明 ^{111}In- 奥曲肽显像改变了 21%～53%患者的诊治方案。SPECT 断层显像分辨率高而提高了诊断敏感性。^{111}In- 奥曲肽显像诊断神经内分泌肿瘤的特异性也高。CT 和 SPECT 联合应用可准确确定病变的解剖位置。^{111}In- 奥曲肽显像诊断分化较差神经内分泌肿瘤敏感性不高。PET/CT 诊断分化较差的神经内分泌肿瘤更好，但 FDG-PET 诊断分化好的神经内分泌肿瘤敏感性差。

病例 174

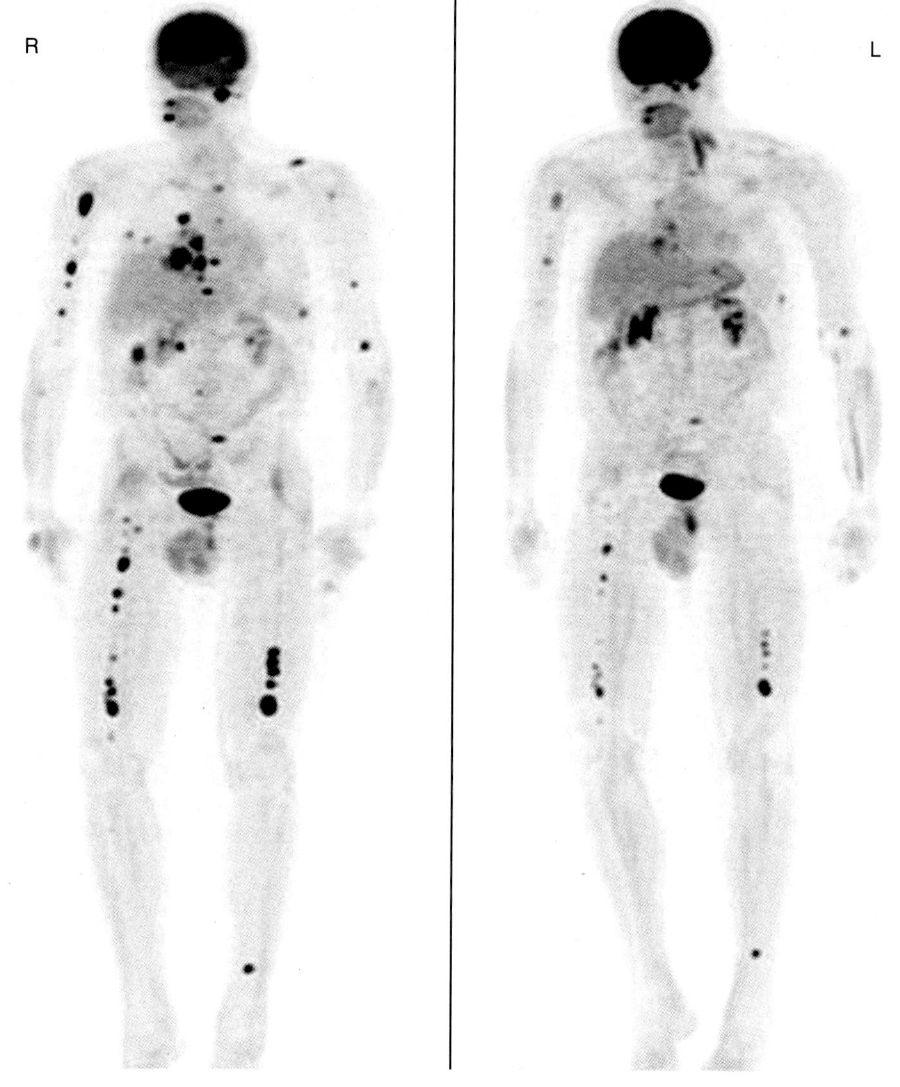

41 岁男性患者患有多发骨髓瘤。上面图像是治疗前和治疗后 ^{18}F-FDG-PET MIP 图像。

1．描述这两次 FDG-PET 图像的变化，并评估治疗的疗效是完全缓解、部分缓解、无变化或疾病进展。

2．随访行 PET 扫描的可能原因是什么？

3．行 FDG-PET 随访检查时，化疗与 PET 检查的间隔时间是多长？

4．右侧图像上，什么原因导致左侧下颈部放射性异常分布？

病例 174

肿瘤：FDG-PET 多发骨髓瘤

1. 第二次显像示病灶大小、数目和病灶摄取 FDG 的强度均减少，属部分缓解。
2. 主要目的是确定患者对治疗是否有疗效，是否继续这种治疗方案或改变治疗方案。
3. 化疗后 3 周。以前资料提示可在 2 个或 3 个化疗周期后显像。
4. 颈部肌肉的生理性摄取（如胸锁乳突肌）。

参考文献

Cheson BD: The International Harmonization Project for response criteria in lymphoma clinical trials, *Hematol Oncol Clin N Am* 21:841-854, 2007.

Young H, Baum R, Cremerius U, et al: Measurement of clinical and subclinical tumour response using F-18-fluorodeoxyglucose and PET: review and 1999 EORTC recommendations, *Eur J Cancer* 35:1773-1782, 1999.

相关参考文献

Nuclear Medicine: THE REQUISITES, 3rd ed, pp 308-311.

点 评

与根据解剖学变化评价治疗疗效相似（如世界卫生组织，实体肿瘤疗效评价标准），FDG PET 代谢显像评价治疗疗效的标准已建立。此标准于 1999 年由欧洲癌症研究和治疗组织制定，且该标准使用了 SUV 值：如 SUV 增加大于 25%、肿瘤变大或出现新病变则提示疾病进展；如肿瘤大小未见明显变化提示疾病稳定；如肿瘤缩小小于 25%提示部分有效；如肿瘤没有 FDG 摄取则提示为完全缓解。

目前还没有何时行 FDG-PET 确定治疗疗效的指南，但多数推荐化疗后 3 周或放射治疗后 3 ~ 4 个月。手术后 4 ~ 6 周、活检后几天再行 PET 显像，因活检和手术可致炎性摄取而出现假阳性。间隔较长时间后行 FDG-PET 显像这种炎症反应能缓解。有研究建议 1 个化疗周期结束后行 FDG-PET 显像评价治疗疗效，且 PET 显像结果对患者下一步诊疗有帮助。目前还没有治疗后如间隔时间较短，特别是放射治疗或手术后假阳性率增高的报道。

病例 175

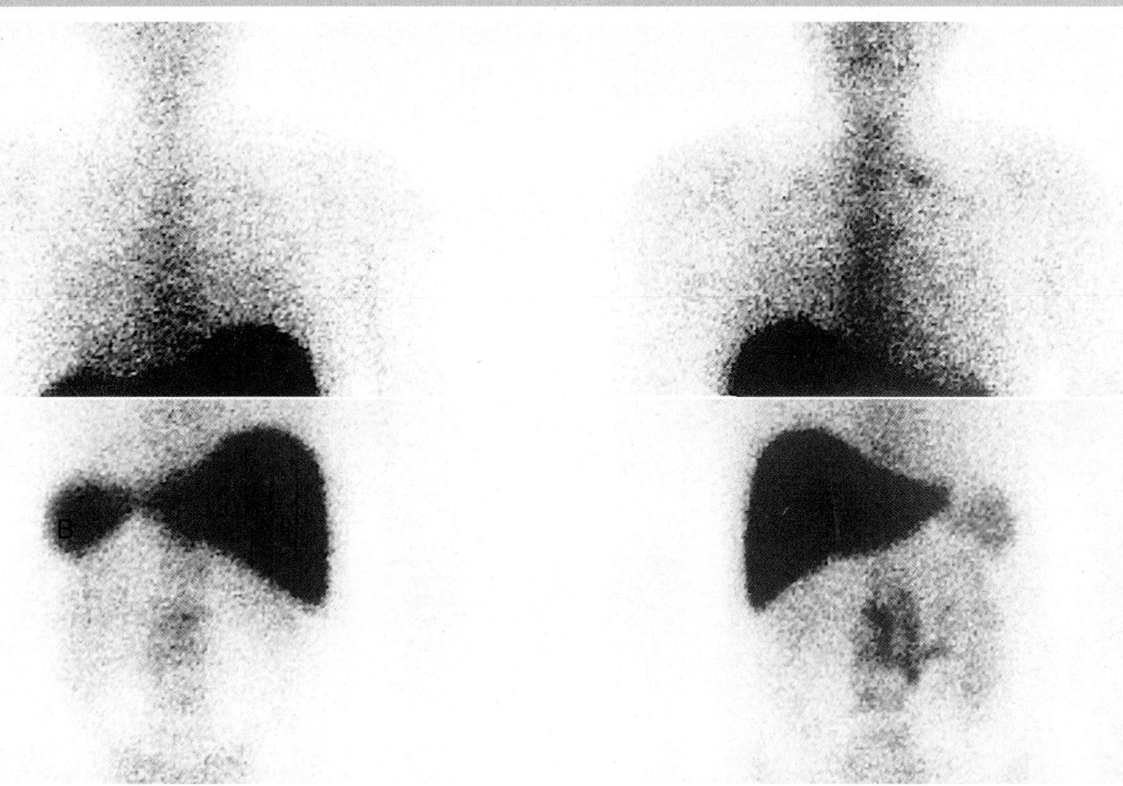

64 岁男性患者 3 年前因前列腺癌行前列腺切除术。血清 PSA 逐渐增高，骨显像和 CT 检查均阴性。上图显示的是 ^{111}（铟）In- 卡罗单抗喷地肽扫描。

1．摄取该显像剂的机制是什么？

2．与 CT 和 MRI 比较，^{111}In- 卡罗单抗喷地肽扫描诊断前列腺切除术后转移灶的敏感性如何？

3．该显像的异常表现是什么？请给出您的解释。

4．^{111}In- 卡罗单抗喷地肽扫描如何影响了该患者的治疗计划？

病例 175

肿瘤：^{111}In- 卡罗单抗喷地肽——前列腺癌

1. ^{111}In- 标记的单克隆抗体直接与前列腺特异抗原相结合，前列腺特异抗原是前列腺正常细胞和癌细胞表面表达的一种糖蛋白。
2. CT 和 MRI 的敏感性在 10%～20%。报道显示 ^{111}In- 卡罗单抗喷地肽扫描的准确性为 70%。
3. 上腹部主动脉旁可见放射性异常浓聚，考虑为肿瘤转移。左侧上胸部可能是一转移灶，但也可能是炎症所致。
4. 肿瘤复发限于前列腺或盆腔淋巴结转移，两种情况的放疗方式不一样。如有盆腔外转移则需要系统治疗。

参考文献

Blend MJ, Sodee DB: ProstaScint: an update. In: Freeman LM (ed): *Nuclear Medicine Annual 2001*. Philadelphia: Lippincott-Raven, 2001, pp 109-138.

Jana S, Blaufox MD: Nuclear medicine studies of the prostate, testes, and bladder, *Semin Nucl Med* 36:51-72, 2006.

相关参考文献

Nuclear Medicine: THE REQUISITES, 3rd ed, pp 289-292.

点 评

体格检查、组织学 Gleason 评分、血清 PSA 水平均用于前列腺癌患者分期。前列腺癌首次治疗后一般用血清 PSA 作为标志物监测患者病情。如 PSA 水平增高提示肿瘤复发。前列腺癌易发生骨转移，首先应行 ^{99m}Tc 双磷酸盐全身骨显像除外骨转移。如骨显像结果阴性再行 CT 或 MRI；然而如肿瘤较小这些方法诊断前列腺癌复发的敏感性低。^{111}In- 卡罗单抗喷地肽是一单克隆抗体，直接与前列腺细胞相结合。它是鼠抗前列腺特异膜抗原的免疫球蛋白，95%以上前列腺癌细胞表达前列腺特异抗原。临床行 ^{111}In- 卡罗单抗喷地肽扫描的目的是诊断有无软组织转移。平面显像有时能发现盆腔外转移，就如本病例所示。然而如想诊断是否有前列腺内复发或盆腔淋巴结转移则必须行 SPECT 断层显像。与 ^{99m}Tc 双磷酸盐全身骨显像相比，^{111}In- 卡罗单抗喷地肽扫描诊断骨转移的敏感性低。^{111}In- 卡罗单抗喷地肽扫描联合 ^{99m}Tc-RBC 血池显像结果能更准确定位病变位置。SPECT/CT 或融合软件将 CT/MRI 与 SPECT 图像融合能准确定位病变部位，而不需要血池显像辅助定位。

病例 176

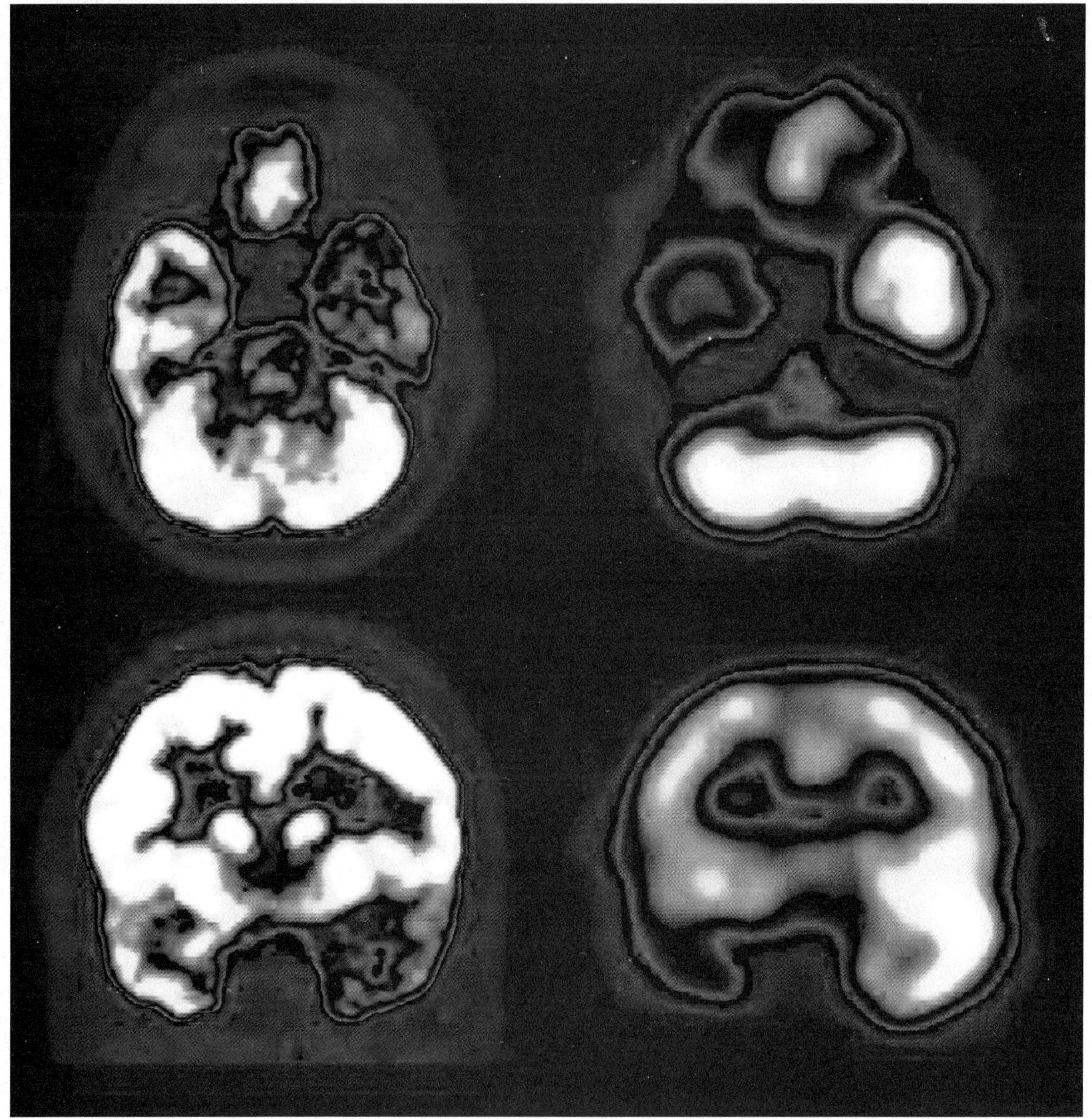

1．临床脑 PET（左图）和 SPECT（右图）显像最常用的放射性药物是什么？
2．请描述 PET 图像放射性分布表现，鉴别诊断包括哪些？
3．请描述 SPECT 图像放射性分布表现，鉴别诊断包括哪些？
4．患者如得到上述两项检查结果，最后的诊断是什么？

病例 176

神经系统：FDG-PET—癫痫病灶定位

1. PET：^{18}F-FDG；SPECT：^{99m}Tc-HMPAO 或 Tc-^{99m}-ECD。
2. PET：左侧颞叶放射性分布减低，鉴别诊断包括萎缩、梗死、低级别肿瘤、癫痫发作间期病灶。放射性核素显像必须与结构成像方法 MRI 或 CT 联合应用。
3. SPECT：左侧颞叶放射性分布增加。鉴别诊断包括单纯疱疹病毒性脑炎和癫痫发作期病灶。
4. 根据发作期和发作间期脑显像结果定位癫痫病灶的准确性很高。FDG-PET 发作间期显像（低代谢）和 SPECT 发作期显像（高血流灌注）之间的典型不匹配提示癫痫灶位于左侧颞叶。

参考文献

Goffin K, Dedeurwaerdere S, Van Laere K, Van Paesschen W: Neuronuclear assessment of patients with epilepsy, *Semin Nucl Med* 38:227-239, 2008.

Waxman AD, Herholz K, Lewis DH, et al: *Society of Nuclear Medicine Procedure Guideline for FDG PET Brain Imaging*. Reston, VA: Society of Nuclear Medicine, 2009.

相关参考文献

Nuclear Medicine: THE REQUISITES, 3rd ed, pp 436-438.

点 评

药物很难控制复杂部分发作癫痫患者，手术切除癫痫灶有较好疗效。癫痫灶与颞叶内侧硬化有关，切除硬化灶后部分患者的癫痫不再发作或 80%的药物治疗患者症状改善。根据患者癫痫发作史、神经系统检查、脑电图和 MRI 结果多数情况下能定位癫痫灶，但有时仍不能定位。CT 和 MRI 定位癫痫灶并不敏感。脑电图有时也不能定位癫痫灶且可能显示双侧异常，这时需要进一步确定癫痫灶，术中深部电极可定位癫痫灶部位，而该方法有创且有风险。如脑 PET/SPECT 显像结果与临床和脑电图表现相一致，则不必术中深部电极探测而直接手术治疗。

癫痫发作期显像注射药物之前建议持续脑电图监测，这样可确认注射药物时是否有癫痫发作。癫痫发作时应尽早（两分钟之内）注射显像剂。FDG-PET 图像质量好于 ^{99m}Tc 放射性药物的图像质量。^{18}F 的半衰期为 2 小时，癫痫发作时核医学科不可能为此类患者备用显像剂，且要求注射后即刻显像。^{99m}Tc 标记脑显像剂的半衰期是 6h，通过血脑屏障后固定于脑细胞内而不可逆，发作时注射显像剂然后显像，必要时行延迟显像，因此 ^{99m}Tc 标记的脑显像剂价值更大。发作间期显像定位诊断率约为 70%，发作期显像定位诊断率大于 90%。发作期联合发作间期显像比单独发作期显像更容易诊断癫痫灶。

病例 177

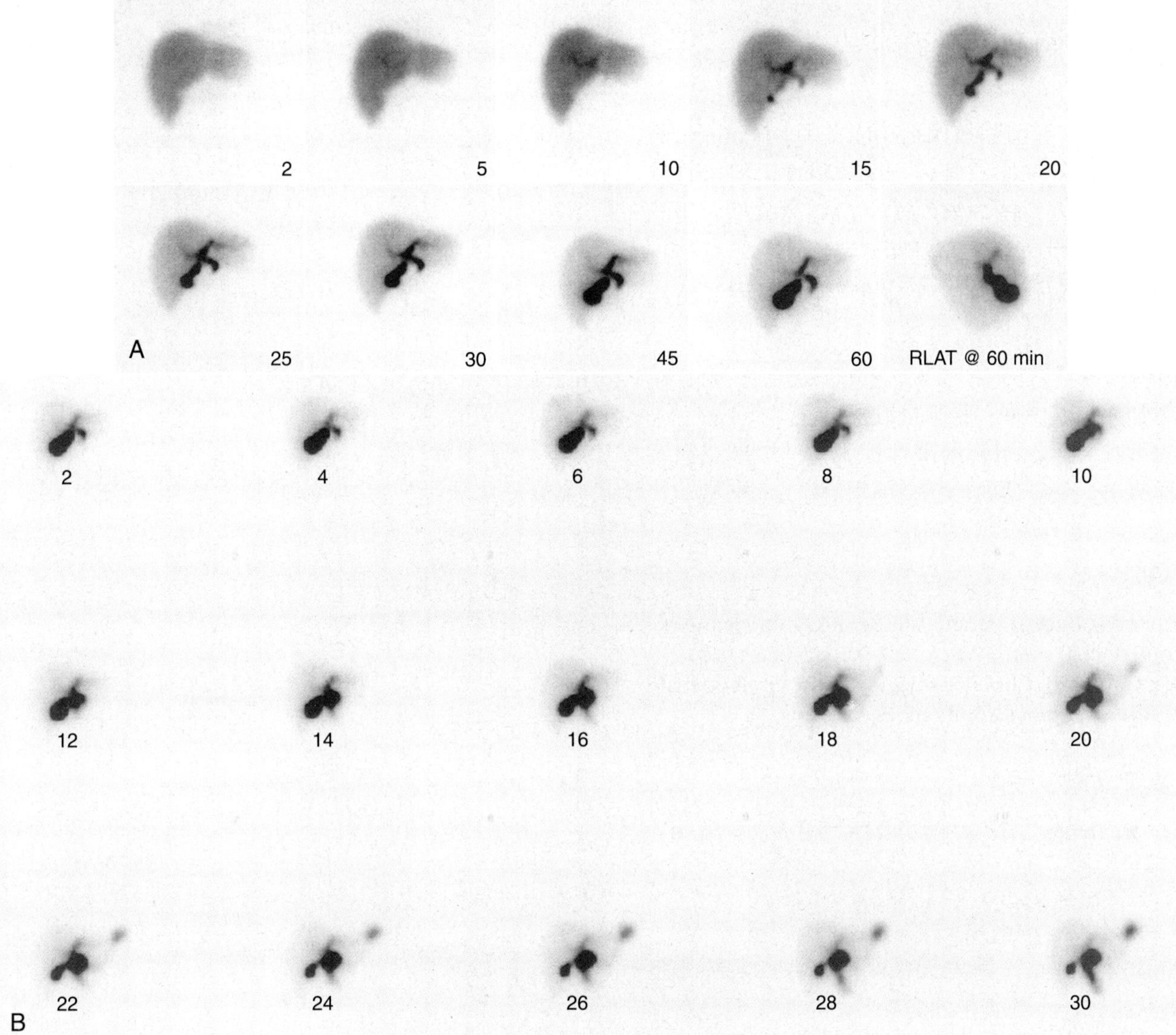

8 岁女孩急性腹痛就诊。A，注射药物后胆囊动态显像 60min；B，输注 CCK-8 30min 的动态图像。腹部彩超示肝和胆总管部位一囊性占位。

1．请描述上述扫描的表现。

2．可能的诊断是什么？

3．此病患者常见的其他临床表现是什么？

4．这种疾病的解剖和病理生理学机制是什么？下一步合适的治疗是什么？

病例 177

肝胆系统：胆总管囊肿

1. A，肝摄取和清除显像剂功能良好，60min 时胆囊、肝总管和胆总管内可见放射性，但未见胆肠转运出现。B，输注 CCK 后胆囊收缩，胆总管近端近中腹部位放射性继续增加。胆总管近端部分放射性排入十二指肠，还可见十二指肠胃反流。
2. 胆总管囊肿。
3. 胆管炎、败血症、胰腺炎或梗阻。
4. 先天性异常。胆管局限性扩张，呈梭形或憩室样突出，最合适的治疗是手术治疗。

参考文献

Camponovo E, Buck JL, Drane WE: Scintigraphic features of choledochal cyst, *J Nucl Med* 30:622-628, 1989.

Kim OH, Chung HJ, Choi BG: Imaging of the choledochal cyst, *Radiographics* 15:69-87, 1995.

相关参考文献

Nuclear Medicine: THE REQUISITES, 3rd ed, pp 180-183, 243.

点 评

胆总管囊肿是一种先天性畸形，特点是肝外胆管的囊状扩张，不是真正的囊肿。最常见类型是胆总管梭形扩张，第二种类型是胆总管憩室样突出，第三种类型是远端胆总管小囊状扩张，更少见类型是 Caroli's 病（交通性海绵状胆管扩张症或先天性肝内胆管扩张症）。

早期诊断胆总管囊肿并行合适的治疗对于此病非常重要，如囊肿未治疗则有患严重胆管炎、胆管梗阻、腺癌（10%的发生率）的危险。以前报道术前正确诊断率仅 27%～80%，术前正确诊断可降低手术死亡率。患儿腹部超声是最好的筛查方法，年龄较大患儿和成人建议使用 CT。胆囊显像是无创性检查方法，一般用于证实诊断（如确认囊性结构与胆管是否相通，有时可鉴别囊肿类型）。此类患者输注 CCK 时可见胆总管囊肿内放射性填充；延迟显像也可能出现类似显像特点，但需要更长的延迟时间。ERCP（内镜逆行胰胆管造影）或术中胆管造影可做出明确诊断。

病例 178

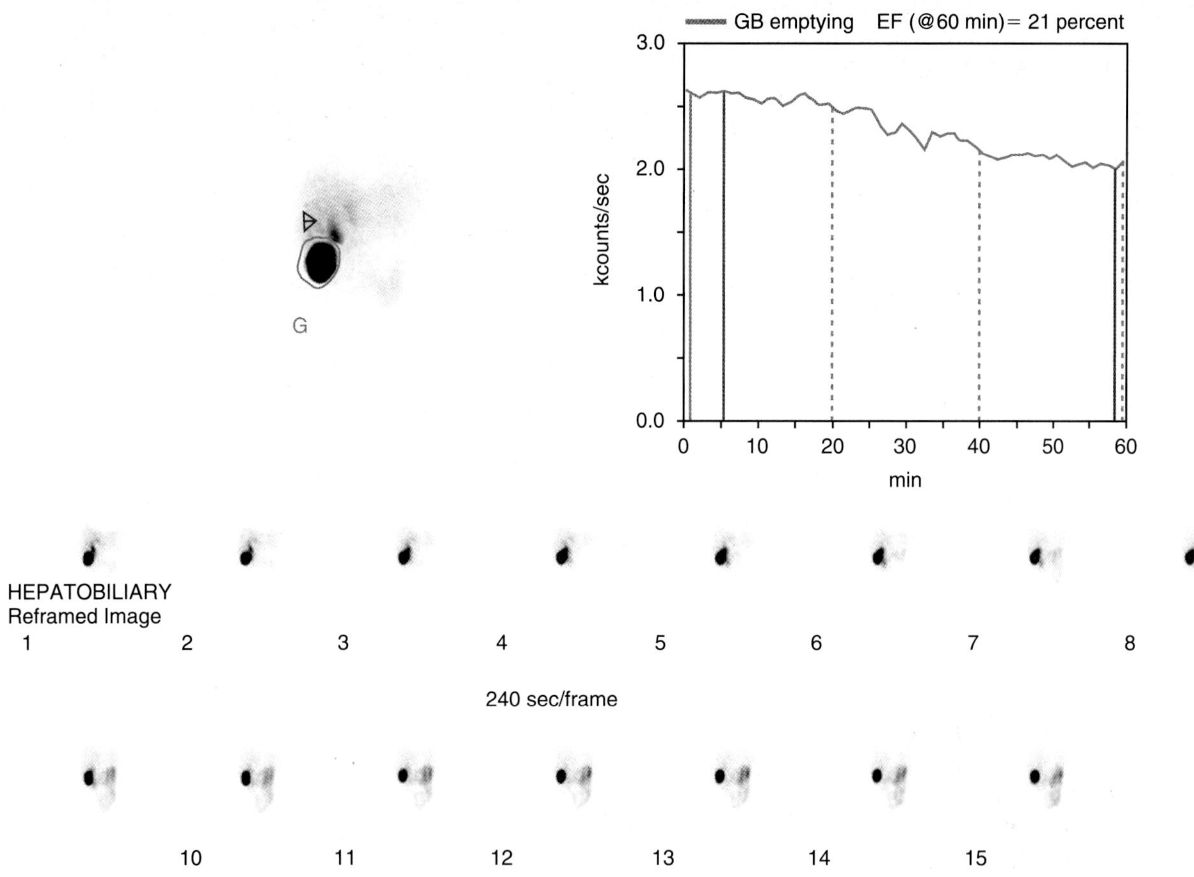

患者有反复胆绞痛史但多次胃肠检查均阴性，包括腹部超声。现行 CCK 胆囊显像证实或排除慢性无结石性胆囊疾病。下面是输注 CCK 时的动态图像。

1．什么是慢性无结石性胆囊疾病？

2．为什么只有行 CCK 胆囊显像才能做出诊断？

3．根据这些图像你的诊断是什么？

4．CCK 胆囊显像诊断诊断慢性无结石性胆囊炎的准确性如何？

病例 178

肝胆系统：慢性无结石性胆囊炎

1. 大部分慢性无结石性胆囊炎患者的临床和组织病理学表现与慢性结石性胆囊炎一样，只是没有结石。
2. 解剖学成像方法可做出有无结石的诊断，然而该疾病无结石。CCK 输注能评价胆囊收缩功能，该病患者的胆囊不收缩。
3. 胆囊收缩率减低（正常大于 35%），与慢性无结石性胆囊炎的诊断相符。
4. 胆囊收缩分数减低的阳性预测值大于 90%，切除胆囊能治疗该病患者的症状并作出组织病理学诊断。

参考文献

Yap L, Wycherley AG, Morphett AD, Toouli J: Acalculous biliary pain: cholecystectomy alleviates symptoms in patients with abnormal cholescintigraphy, *Gastroenterology* 101:786-793, 1991.

Ziessman HA: Functional hepatobiliary disease: chronic acalculous gallbladder and chronic acalculous biliary disease, *Semin Nucl Med* 36:119-132, 2006.

相关参考文献

Nuclear Medicine: THE REQUISITES, 3rd ed, pp 175-176.

点　评

慢性胆囊炎的症状易与其他疾病的腹痛症状相混淆。10%的慢性胆囊炎是无结石性胆囊炎。该病诊断非常困难因为解剖学成像方法没有发现结石或其他异常。慢性无结石性胆囊疾病的其他名称包括慢性无结石性胆囊炎、胆囊运动障碍和胆囊管综合征。所有这些名称指的是反复胆绞痛、胆囊收缩功能差和胆囊切除后症状缓解的一组疾病。

门诊患者反复出现腹部症状、提示慢性无结石性胆囊炎、多种检查方法已除外其他疾病、很长时间的随访未出现其他疾病症状，这时则应行 CCK 胆囊显像。急性重症患者和服用抑制胆囊收缩药物（如黄体酮、硝苯地平、阿托品和吗啡）的患者不应行此检查。

正确的输注方法对诊断非常重要。CCK 输注 30 ～ 60min 比输注 3 ～ 15min 更可靠。正常人群短时间输注能使胆囊收缩分数降低，但输注 30 ～ 60min 胆囊收缩分数正常。很多正常人输注 CCK3min 后会由于输注速度快而出现腹部绞痛和恶心。如输注 30 ～ 60min 则不出现不适症状。推荐输注方法是 0.02μg/kg 输注 60min，并有这种方法的正常范围（胆囊收缩分数＜ 38%则视为异常）。

病例 179

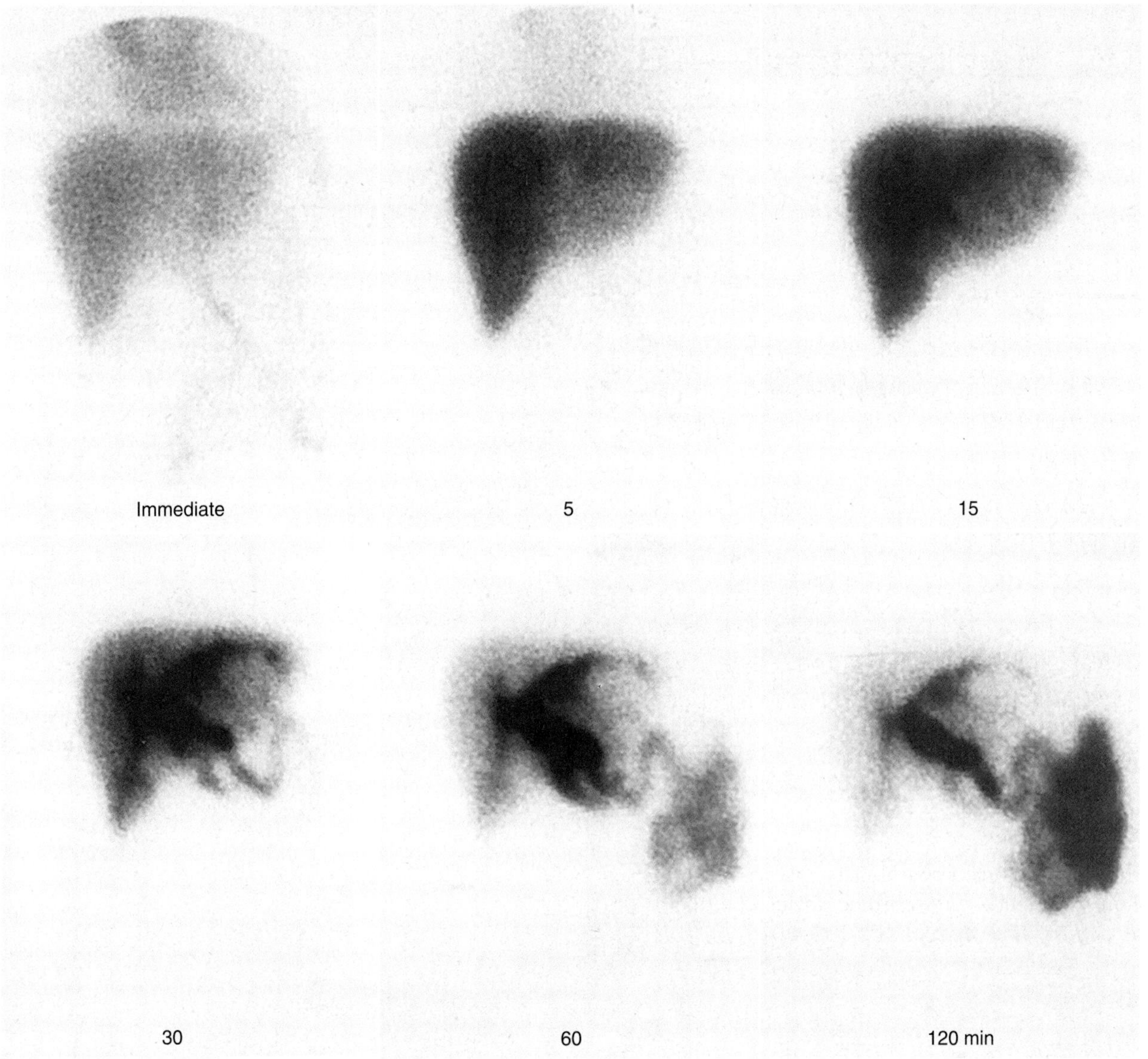

46岁女性患者15个月前行胆囊切除术，术后出现反复上腹痛。上图显示的是注射药物后90分钟内胆囊动态图像。

1．请列出胆囊切除术后综合征的鉴别诊断。

2．请描述上述胆囊显像的表现。

3．请解释上述图像的表现。

4．为了明确诊断下一步应行哪种检查？

病例 179

肝胆系统：胆囊切除术后综合征——胆管狭窄

1. 胆管原因包括胆管结石、胆总管炎性狭窄、奥狄括约肌功能障碍、残余胆囊管炎症。
2. 肝摄取显像剂迅速（5min 时血液内放射性基本被清除），15 ~ 30min 胆管内出现放射性，迈端肝总管和胆总管明显扩张，60min 时肠道可见少量放射性，但胆管内仍有显像剂滞留。120min 时小肠内放射性增加，但胆总管内可见放射性滞留且远端可见明显截断。
3. 尽管可见胆肠转运但胆管内有放射性滞留，提示胆管部分梗阻。
4. 下一步应行 MRCP（磁共振胰胆管造影），如有必要可行 ERCP（内镜逆行胰胆管造影）观察是否有结石和狭窄。如上述检查阴性则提示奥狄氏括约肌功能障碍。此患者后经 ERCP 证实胆管狭窄。

参考文献

Ziessman HA: Functional hepatobiliary disease: chronic acalculous gallbladder and chronic acalculous biliary disease, *Semin Nucl Med* 36:119-132, 2006.

相关参考文献

Nuclear Medicine: THE REQUISITES, 3rd ed, pp 182-187.

点　评

胆囊切除术后 10%的患者出现反复腹痛症状（胆囊切除术后综合征）。最常见胆管原因是结石滞留或复发结石，一些病例炎性纤维组织增生导致狭窄或奥狄括约肌功能障碍。胆囊显像提示胆管部分梗阻。胆管放射性清除减慢是胆囊显像的主要表现。胆肠转运可正常也可延迟，约 50%胆总管部分梗阻患者注射显像剂 60min 后出现胆肠转运。此病例注射药物后 2h 肝总管和胆总管仍可见放射性滞留呈部分梗阻表现。

胆囊显像是一种筛查方法。如显像结果阳性则应行进一步有创检查。MRCP 能发现胆管扩张但经常漏诊小结石，ERCP 能排除结石和狭窄。奥狄括约肌测压检查诊断压力是否增高特异性好。然而一般不行测压检查因该检查技术要求高且并发症发生率高（如胰腺炎）。胆囊显像是排除胆管原因引起腹痛的筛查方法，排除胆管原因后下一步应考虑非胆管原因；如果胆囊显像阳性则应进一步检查。奥狄括约肌功能障碍的治疗方法是括约肌切开术。

病例 180

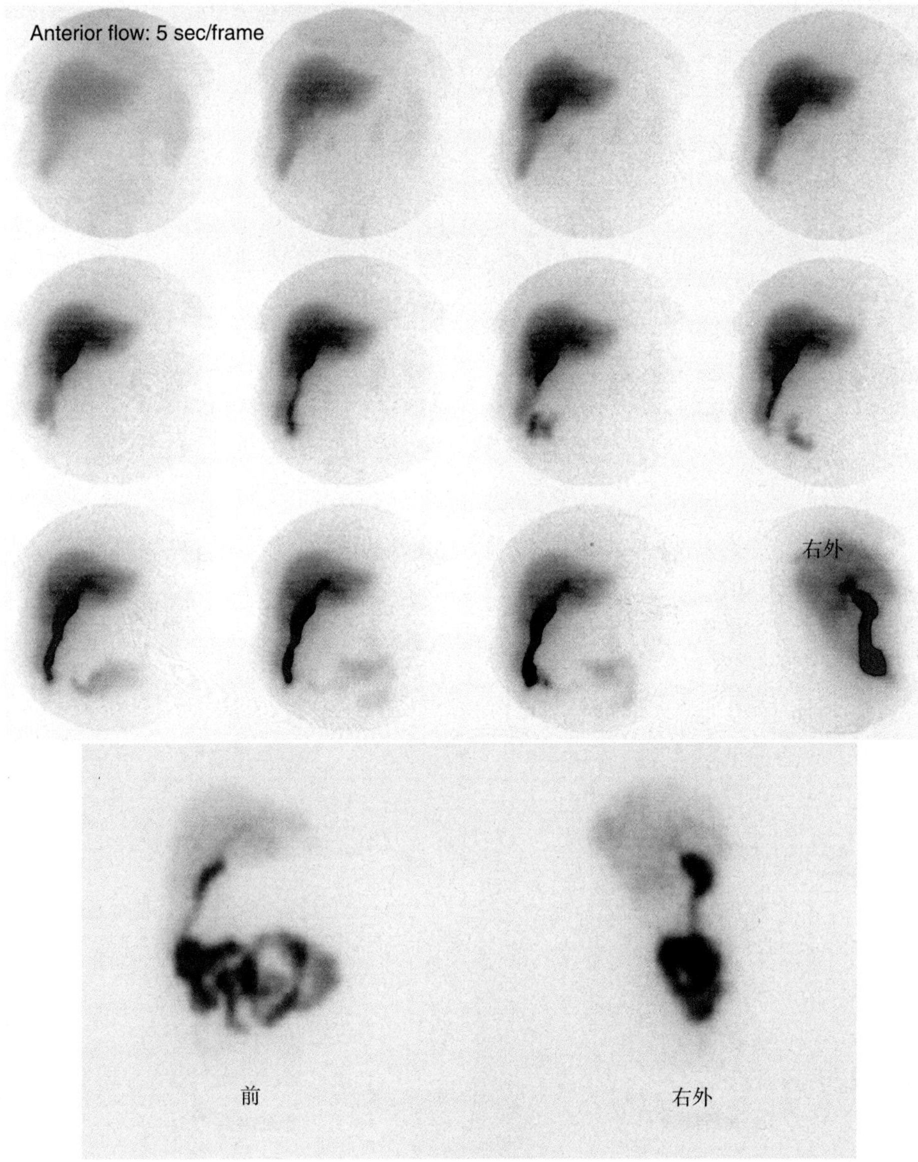

患者曾行胆肠吻合术，手术方式不清楚，最近出现腹痛。

1．请描述上述图像的表现。
2．最可能的胆肠吻合术方式是什么？
3．这项检查正常还是不正常？
4．超声能否提供与核医学检查一样的信息？

病例 180

肝胆系统：胆囊空肠吻合术

1. 肝摄取显像剂速率快，且肠道内迅速出现显像剂。
2. 胆囊十二指肠吻合术或胆囊空肠吻合术。
3. 上述显像结果正常。胆管内放射性排入肠道。
4. 术后常用超声来随访，但67%的患者由于吻合口肠道内气体致超声检查不能提供有价值的诊断信息。没有胆管梗阻的患者也会出现胆管扩张。

参考文献

Ziessman HA, Zeman RK, Akin EA: Cholescintigraphy: correlation with other hepatobiliary imaging modalities. In: Sandler MP, Coleman RE, et al (eds): *Diagnostic Nuclear Medicine*, 4th ed. Baltimore: Lippincott Williams & Wilkins, 2002, pp 503-509.

相关参考文献

Nuclear Medicine: THE REQUISITES, 3rd ed, pp 182-187.

点 评

胆囊显像评价胆肠吻合术后胆管通畅情况有很大价值。该方法可评价术后急性和早期并发症，随访胆管是否通畅。胆管术后患者行胆囊显像前了解术后解剖情况（手术类型）非常重要。胆囊显像最常用于评价胆囊空肠吻合术后胆管通畅情况，该手术是胆总管或肝总管的肝外胆管直接与空肠形成吻合。胆囊显像也可评价肝内胆管空肠吻合术后胆管通畅情况。肝内胆管空肠吻合术更复杂，小肠和肝内胆管之间直接形成吻合，并将肝内胆管部分切除。该方法也可评估胆总管十二指肠吻合术、胆囊十二指肠吻合术、胆囊空肠吻合术后的胆管通畅情况。后两种手术手术常用于良性疾病。

胆汁分流术后可出现多种并发症，胆漏是最常见并发症。反复胆管梗阻也是常见并发症，胆囊显像也用于这些并发症的诊断。胆囊显像是仅有的、无创性鉴别梗阻性胆管扩张和非梗阻性胆管扩张的方法。

病例 181

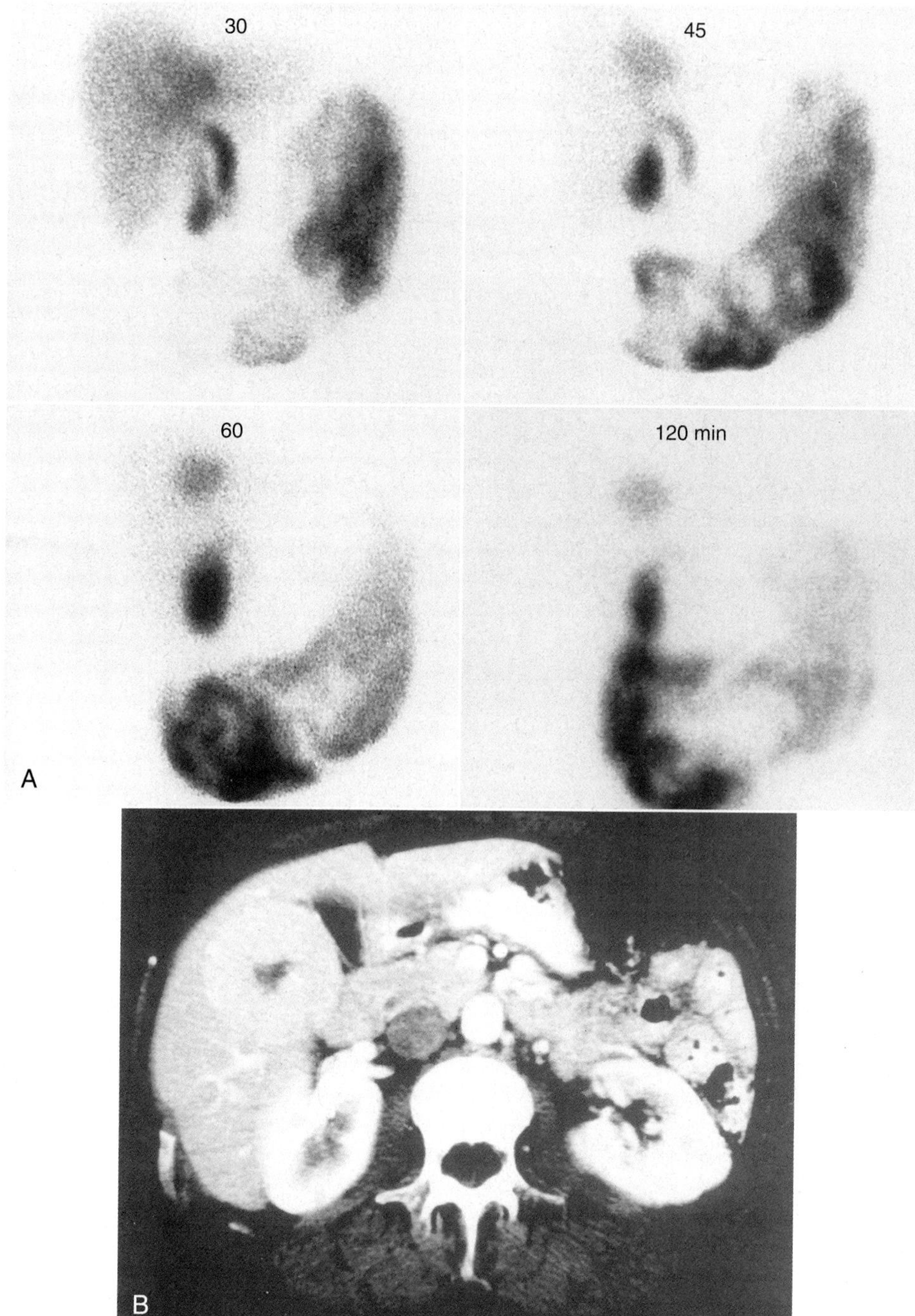

35 岁女性患者间断性急性腹痛。注射显像剂后 30 ~ 120 分钟行胆囊显像（A）。CT 扫描（B）示肝右叶和肝左叶连接处有一边界清晰的巨大占位病变。

1．请描述胆囊显像的表现。
2．鉴别诊断是什么？该患者的诊断是什么？
3．上述每一诊断相应的治疗是什么？
4．其他的哪种放射性药物可证实该患者的诊断？

病例 181

肝胆系统：局灶结节增生

1．CT 所示病灶放射性分布增加。余部肝的显像剂清除后，病灶内仍有放射性滞留。
2．良性和恶性肿瘤（如肝腺瘤、肝癌、局灶结节增生)。此病例的诊断是局灶结节增生。
3．局灶结节增生不需要特殊治疗。肝腺瘤患者应停止服用避孕药或者手术将其切除以避免出血。肝癌需要手术切除。
4．^{99m}Tc- 硫胶体。

参考文献

Boulahdour H, Cherqui D, Charlotte F, et al: The hot spot hepatobiliary scan in focal nodular hyperplasia, *J Nucl Med* 34:2105-2110, 1993.

相关参考文献

Nuclear Medicine: THE REQUISITES, 3rd ed, pp 187-190.

点 评

局灶结节增生和肝腺瘤是肝良性肿瘤，是肝内实性占位，见于年轻和中年女性患者。两病的病史完全不同。肝腺瘤也可表现为肿块，此病最早临床表现是腹腔内出血致急性腹痛。肝腺瘤与服用避孕药有直接关系。病理上肝腺瘤有大量结构紊乱的肝细胞，但没有胆管或库普弗细胞。局灶结节增生与口服避孕药关系不大，患者一般没有临床症状，多是偶然发现，且不需特殊治疗。该患者腹痛症状与肝占位没有关系，且是偶然发现该占位。病理上局灶结节增生含有星状纤维核（请看 CT）和肝的三种细胞。

胆囊显像时局灶结节增生有一非常特异的表现：与邻近正常肝组织相比血流灌注增加、显像剂摄取正常或增加、清除相对延迟，可能由于不成熟胆管系统所致。此病例未见血流相图像，但仍可见上述特征性表现。肝腺瘤是由肝细胞组成，但未见显像剂摄取，具体机理还不清楚。肝癌病灶注射显像剂后 1 小时表现为放射性缺损区（冷区)；然而延迟相（注射显像剂后 2 ~ 4 小时）病灶部位可见显像剂摄取，而此时正常肝内没有显像剂。出现这种特征的原因是：与正常肝细胞相比肝癌细胞摄取和清除显像剂的功能减低。正常肝组织将显像剂清除后，即使肝癌病灶摄取少量显像剂，也容易显示出来。胆囊显像诊断局灶结节增生的敏感性大于 90%。尽管局灶结节增生的诊断大部分靠结构成像方法（如 US、CT、MRI）和活检诊断，但胆囊显像对一些不能确定诊断的病例十分有用。

病例 182

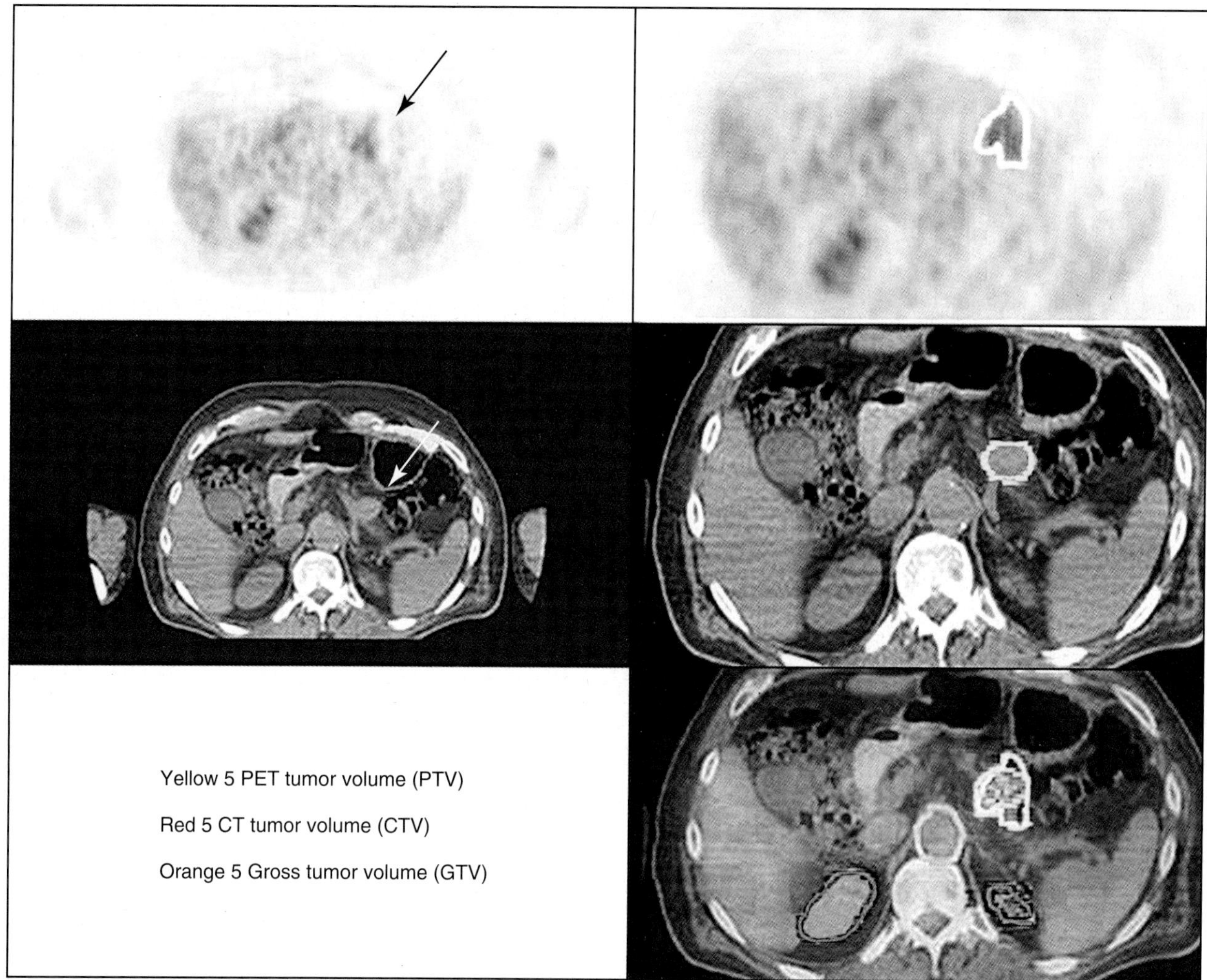

56 岁男性患者最近诊断为胰腺癌，准备行放射治疗。

1．目前哪些方法可根据 FDG-PET 图像计算肿瘤体积？

2．请描述 PET 图像对患者大体肿瘤体积有何影响？

3．制订放疗计划时，PET 显示的肿瘤体积能给患者带来哪些益处 / 局限性？

4．除了 ^{18}F-FDG，哪些显像剂也能用来制订放疗计划？

病例 182

肿瘤：FDG-PET/CT——放疗计划

1. CT 勾画肿瘤范围内设置 SUV 阈值（所有像素的 SUVmax ≥ 2.5）；最大 SUV 固定百分比（如最大 SUV 的 40%）的像素；最大 SUV 标准差（如标偏差是 2.5）范围内的像素；固定靶的像素：靶 / 本比值和主观 / 视觉“光环”评价。目前并没有证明上述哪一种方法比其他方法好。
2. 使用 FDG-PET 后大体肿瘤体积会偏大。
3. 益处是勾画正常组织的摄取后使大体肿瘤体积变小；计算靶治疗体积时减少了观察者之间的差异；提高了放射治疗后残存有活性肿瘤组织的勾画；PET 显像显示了结构显像未发现的转移使肿瘤体积增大；识别出代谢活性最高的肿瘤组织，因这种组织放射治疗后可能快速增长。局限性是不同观察者、不同方法、不同医院计算肿瘤体积时没有标准的方法；根据体重计算 SUV 的可变性随治疗后体重的变化而变化。去脂体重为基础的 SUV 更准确。
4. ^{18}F-fluoride-misonidazole（^{18}F-FMISO），^{64}Copper-diacetyl-bis（N4-methylthiosemicarbazone）（^{64}Cu-ATSM）.

参考文献

Nestle U, Weber W, Hentschel M, Grosu AL: Biological imaging in radiation therapy: role of positron emission tomography, *Phys Med Biol* 54:R1-R25, 2009.

van Baardwijk A, Baumert BG, Bosmans G, et al: The current status of FDG-PET in tumour volume definition in radiotherapy treatment planning, *Cancer Treat Rev* 32:245-260, 2006.

相关参考文献

Nuclear Medicine: THE REQUISITES, 3rd ed, p 304.

点 评

FDG-PET 是放疗计划制订过程中一种检查方法，显像时使用与放疗模拟定位 CT 检查床相似的平板床。用容易固定装置或模具确保 PET 显像和 CT 扫描时病灶区体位基本相同，这样 PET 图像和模拟定位 CT 图像更好融合，尽管两种检查是分别进行的。

肿瘤乏氧程度与肿瘤预后呈负相关。乏氧组织由于氧供应不足使辐射后产生的致死性自由基减少，临床表现为放射治疗效果不佳。^{18}F-FMISO 和 ^{64}Cu-ATSM 是肿瘤乏氧显像剂能显示肿瘤乏氧组织，指导分次放射治疗或放射增敏化疗。乏氧显像剂之外的其他分子显像剂也在研究之中，有可能用于临床的显像剂包括蛋白合成显像剂如 ^{11}C-MET。该显像剂在鉴别放射治疗后残余有活性肿瘤组织有很好的应用前景，病灶如持续摄取 ^{11}C-MET 则预示预后差、生存期短。

病例 183

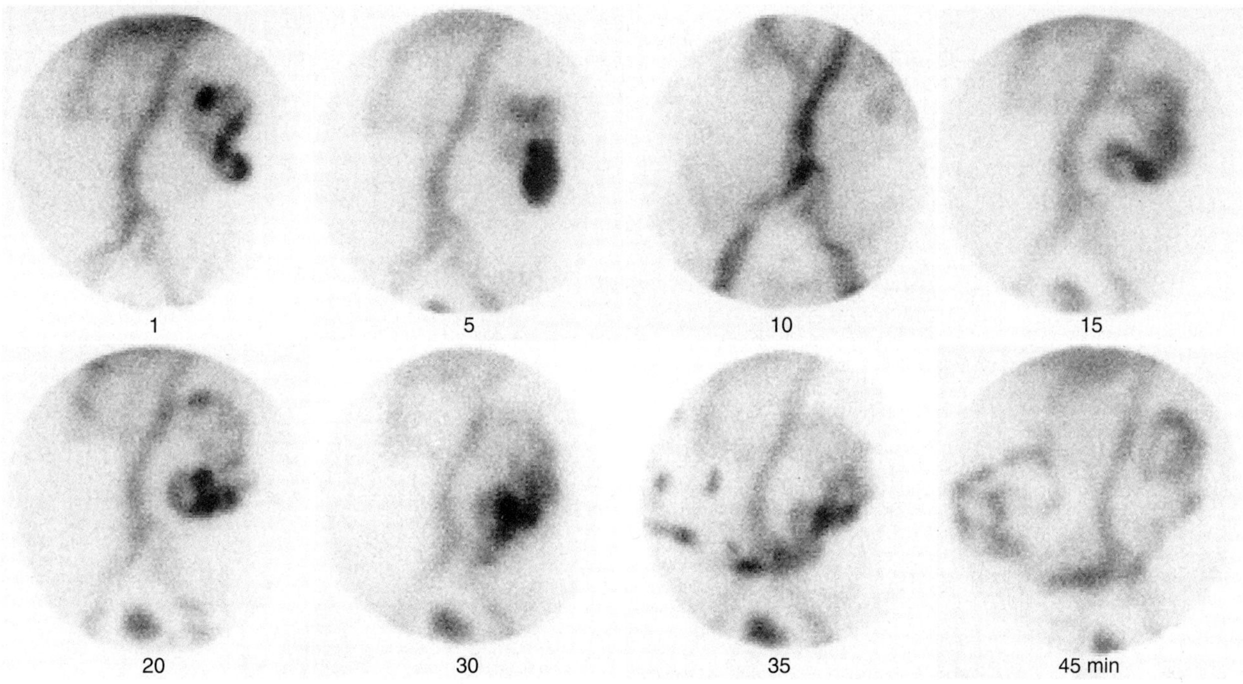

46 岁男性患者最近出现胃肠道出血。

1．请描述所使用的放射性药物是什么？哪种标记方法更好？

2．请描述上述显像的表现？

3．请给出一个诊断。

4．请列出这部分胃肠道出血的常见原因。

病例 183

胃肠系统：^{99m}Tc- 标记红细胞——小肠出血

1. 显像剂是 ^{99m}Tc-RBC。最常用标记方法是体外标记法，该方法的标记率高（> 97%）。
2. 上述图像可见活动性出血，最早于扫描后 5min 左上腹部出现异常放射性，并渐向中腹部、下腹部、右下腹部、右中腹部匐行性移动。
3. 出血灶位于小肠近端，可能是空肠，最早于左上腹出现放射性。肠道内部分放射性向下蠕动，部分反流到十二指肠，第二张图像上可见此现象。
4. 常见原因是动静脉畸形和肿瘤。

参考文献

Howarth DM: The role of nuclear medicine in the detection of acute gastrointestinal bleeding, *Semin Nucl Med* 38:133-146, 2006.

Mariani G, Pauwels EK, Al Sharif A, et al: Radionuclide evaluation of the lower gastrointestinal tract, *J Nucl Med* 49:776-787, 2008.

相关参考文献

Nuclear Medicine: THE REQUISITES, 3rd ed, pp 364-374.

点 评

小肠出血并不常见，但很难定位出血部位，因为小肠长，走形迂曲、重叠，腹腔内位置不固定，这是小肠病变的特点。小肠出血最常见原因是十二指肠溃疡性疾病。少见原因是动静脉畸形、肿瘤（如平滑肌肉瘤、平滑肌瘤、腺癌）、Meckel 憩室和 Crohn 病。约 5%的胃肠道出血患者行多种检查仍找不到确切的出血原因，而 30%的此类患者病变位于小肠。

此患者小肠出血放射性蠕动的形式很有特征性。该特征对鉴别结肠出血和小肠出血非常重要。找到出血点后显像即可结束。显像时最常见错误是过早结束显像，而导致鉴别出血部位在大肠或小肠时得出错误结论。上面所显示图像间隔时间是 5 ~ 10min，但采集频率是 1min/ 帧。计算机上分析动态图像对确定出血部位非常重要。体外标记红细胞的方法较理想，标记率可高达 97%。改良的体内标记法，即注射锡后将患者血液直接抽到含高锝酸盐的注射器中，这种方法的标记率提高到 85% ~ 90%。

病例 184

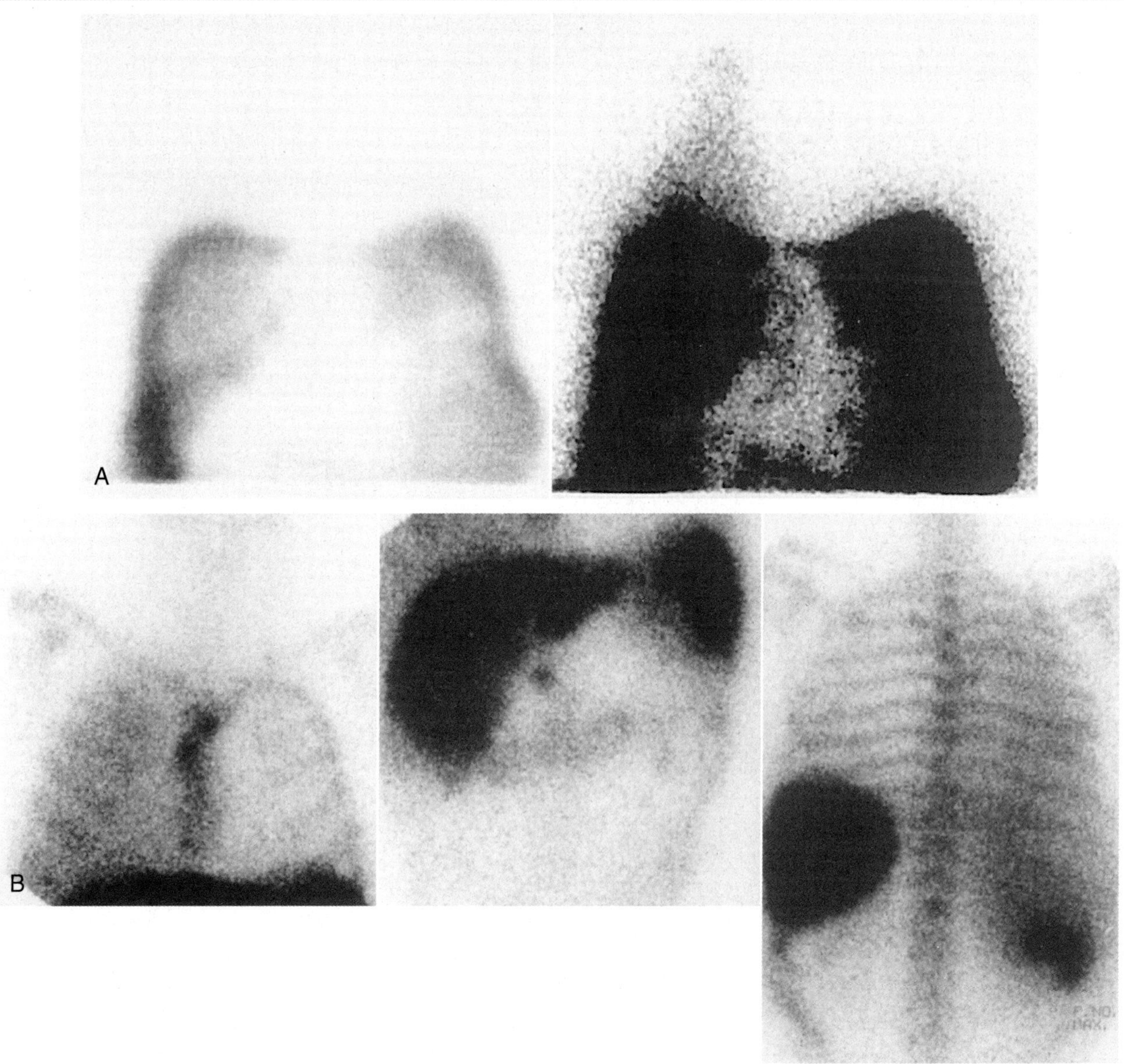

患者 A 有肝硬化和腹水病史，最近患者出现呼吸困难和右侧胸水（注射显像剂后即刻和 30min 显像）。患者 B 曾因为难治性腹水行腹腔静脉分流术，最近患者腹围逐渐增加。

1．该扫描能为这两患者能解决哪些临床问题？

2．请描述患者 A 的扫描程序。

3．请问哪些显像剂可用于该扫描？患者 B 使用了哪种显像剂？

4．请为每个患者做一个诊断。

病例 184

胃肠系统：腹腔扫描和腹腔静脉分流术

1. 患者 A，胸水和腹水之间是否有关系？患者 B，这种分流是否通畅？
2. 腹腔内腹水部位注射放射性显像剂。超声引导下注射可能更有用。注射显像剂后即刻和延迟显像可评估是否有腹腔和胸腔间的分流，从而可确定是否存在经横膈的分流。
3. ^{99m}Tc-SC（硫胶体）或 ^{99m}Tc-MAA（大颗粒聚合人血白蛋白）可用于患者 A 显像。除非胸腔和腹腔之间有通道，否则放射性物质均在横膈下。患者 B 使用显像剂是 ^{99m}Tc-SC，因肝、脾和骨髓可见显像剂摄取。
4. 患者 A：胸腔积液和腹水之间相通。患者 B 的分流是通畅的。

参考文献

Stewart CA, Sakimura IT: Evaluation of peritoneovenous shunt patency seen by intraperitoneal Tc-99m macroaggregated albumin: clinical experience, *AJR Am J Roentgenol* 147:177-180, 1986.

Verreault J, Lepage S, Bisson G, et al: Ascites and right pleural effusion: demonstration of a peritoneo-pleural communication, *J Nucl Med* 27:1707-1709, 1986.

点 评

肝硬化患者出现胸腔积液并不少见。排除其他原因后（如心源性、肺源性或胸膜源性）应考虑肝性胸腔积液，肝性胸腔积液是漏出性积液。肝性胸腔积液最重要的机制是液体经横膈进入胸腔。尸检证实这些患者横膈的肌腱部分存在缺陷，腹水伴腹部膨胀可引起横膈缺陷部分撕裂。

腹腔静脉分流术可降低临床难治性腹水患者的腹腔压力。这种分流术是将腹水引流入颈部或胸腔一大静脉。引流管末端放置在腹腔，且有一单方向阀门，当腹水导致腹腔压力增加到一定程度后该阀门打开。腹腔内阀门处纤维素沉积能致引流管梗阻，临床表现腹水逐渐增加。腹腔内足够的压力才能保证引流管通畅，腹腔内有一定腹水的患者才适合使用这种引流管。如引流管通畅则注射药物后 10 分钟内双肺出现放射性。腹腔注射 ^{99m}Tc-MAA 后双肺可摄取该显像剂，这是 MAA 的优势；然而如使用 SC 作为显像剂，则在注射点附近出现放射性异常浓聚灶（肝脾的摄取）。

^{99m}Tc-SC（0.1 ~ 1.0μm）在腹腔表面分布差；如横膈之上出现放射性则提示腹腔和胸腔之间相通。^{99m}Tc-MAA 颗粒（10 ~ 90μm）直径较大不能被吸收。^{99m}Tc-MAA 在腹腔静脉分流术后有一定优势，如果肺内出现放射性则证实静脉是开放和通畅的。

病例 185

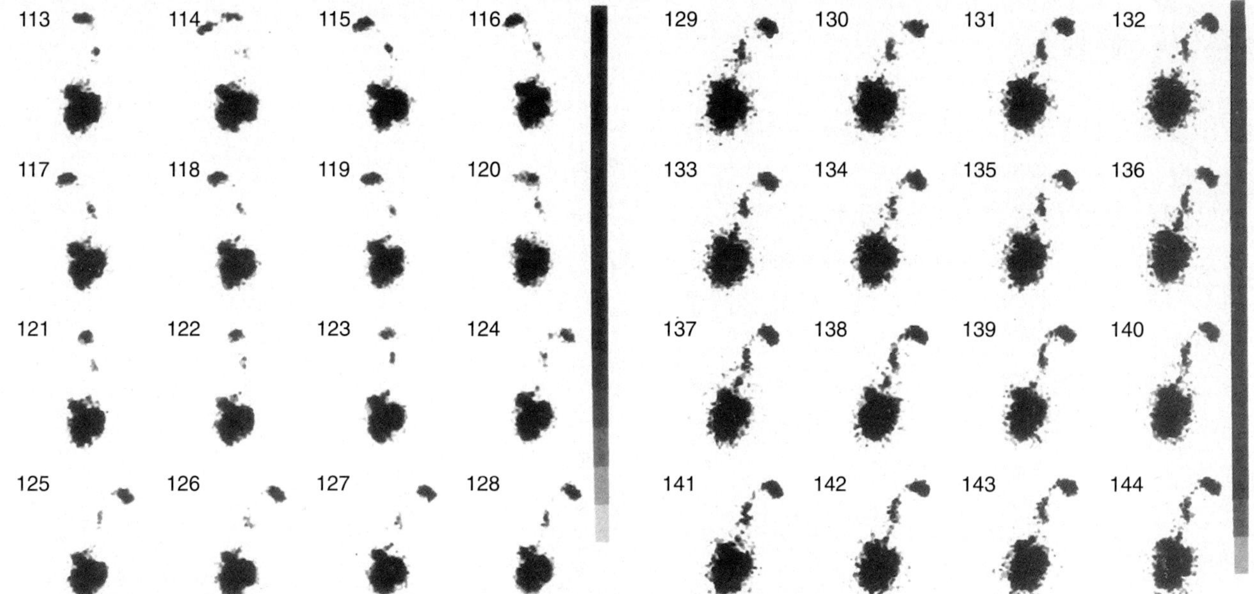

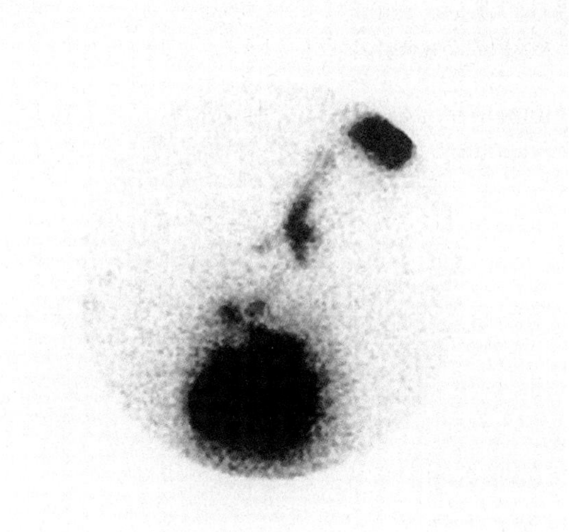

2 岁患儿建议行唾液动态显像（食管通过显像）除外肺吸入。胃食管反流显像是阳性结果，但未见肺吸入。所有图像均行前位采集。

1．儿童肺吸入的临床症状是什么？
2．唾液动态显像最常用显像剂是什么？使用方法是什么？
3．此病例显像的表现是什么？
4．与牛奶显像相比唾液动态显像的优点是什么？

病例 185

胃肠系统：肺吸入

1. 临床症状是反复发作的肺炎、咳嗽、哮喘、生长缓慢、呼吸暂停和猝死。
2. 最常用的显像剂是 ^{99m}Tc-SC。小体积 ^{99m}Tc-SC 放置在舌头上，显像剂与唾液混合并吞咽下去。
3. 动态扫描时放射性向下移动缓慢，且放射性显像剂进入双侧主支气管后进入右肺下叶。
4. 牛奶显像诊断胃食管反流非常敏感；然而诊断肺吸入并不敏感。唾液动态显像诊断肺吸入非常敏感。

参考文献

Bar-Sever Z, Connolly LP, Treves ST: The radionuclide salivagram in children with pulmonary disease and a high risk of aspiration, *Pediatr Radiol* 24(Suppl 1):S180-S183, 1995.

Heyman S, Respondek M: Detection of pulmonary aspiration in children by radionuclide "salivagram," *J Nucl Med* 30:667-679, 1989.

相关参考文献

Nuclear Medicine: THE REQUISITES, 3rd ed, pp 354-356.

点 评

吸入胃内容物可导致致命的支气管痉挛和严重支气管肺炎。神经功能障碍、胃食管反流、上呼吸道或上消化道手术后患者容易出现肺吸入。

与吞钡检查相比，放射性核素牛奶显像诊断反流更敏感。然而诊断肺吸入的敏感性低，即使是严重反流患者，牛奶显像阳性率并不高。许多肺吸入患者常合并有食管运动异常和胃食管反流。唾液动态显像时食管吞咽部分的动态采集间隔时间应短（15 ~ 30 秒 / 帧），这样可获得食管蠕动的图像。行该检查时将 250μCi ^{99m}Tc-SC 放入 10ml 液体中，将该混合液滴在舌头或后咽部。动态采集结束后患儿可将剩余混合餐食入进一步显像。食管吞咽显像可诊断或随访贲门失迟缓症、食管痉挛和硬皮病患者治疗的疗效。

病例 186

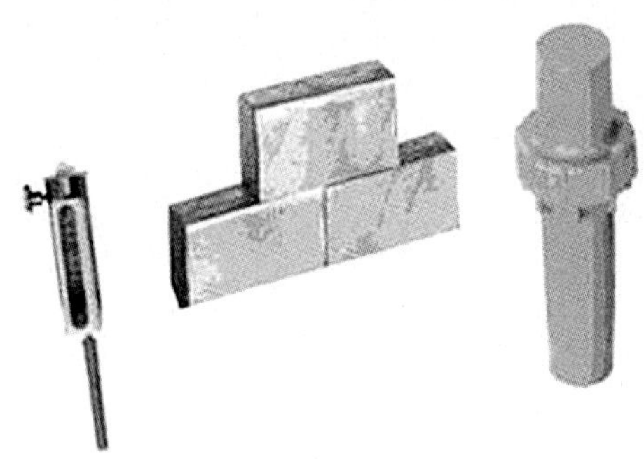

1．使用上面这些物品的目的是什么？它们的名字是什么？
2．哪些因素决定屏蔽效果？
3．半价层和十分之一价层厚度是什么？
4．什么是韧致辐射？

病例 186

放射安全：屏蔽

1. 常用目的是屏蔽辐射。从左到右：有铅玻璃的注射器铅套、铅砖、圆柱形铅屏蔽可运送放射性示踪剂。
2. 屏蔽有效性的决定因素有吸收介质的密度、吸收介质的厚度和射线能量。
3. 半价层是穿过吸收介质后的射线强度为入射强度一半时的穿透厚度，因子是 2。十分之一价层厚度是穿过吸收介质后的射线强度为入射强度十分之一时的穿透厚度，因子是 10。
4. 韧致辐射是从德语“制动辐射”或“减速辐射”而来，一种电磁辐射，是一带电粒子使另一带电粒子偏向减速时产生的辐射。

参考文献

Cherry SR, Sorenson JA, Phelps ME: *Physics in Nuclear Medicine*, 3rd ed. Philadelphia: WB Saunders, 2003, pp 88-88, 431, 433, 435-436, 439-440.

Saha GB: *Physics and Radiobiology of Nuclear Medicine*, 2nd ed. New York: Springer, 2001, pp 54-63.

相关参考文献

Nuclear Medicine: THE REQUISITES, 3rd ed, p 14.

点 评

韧致辐射也叫次级辐射，它是初次辐射速度减慢时产生的一种辐射，如 β 离子减速。能量丧失产生 X 线光谱（能量为 40-100keV），叫韧致辐射，常见于射线经过重金属后，如铅。这种辐射形式容易用低原子序数物质，如塑料和玻璃（低密度物质），屏蔽。

高原子序数物质的半价层小而高能光子的半价层大，呈线性衰减。半价层的例子是：一 γ 辐射源照射剂量率是 100mR/h，经半价层的吸收介质后减少到 50mR/h。十分之一价层厚度的例子是：屏蔽正电子发射体的湮没辐射，511keV 光子的十分之一价层厚度是 13．4mm

屏蔽的效能可用下面方程证实。

$$I = I_0 e^{-\mu x}$$

I_0 每单位面积或辐射强度的光子数量

I 通过吸收介质后的辐射强度

μ 线性吸收系数

x 吸收介质厚度

病例 187

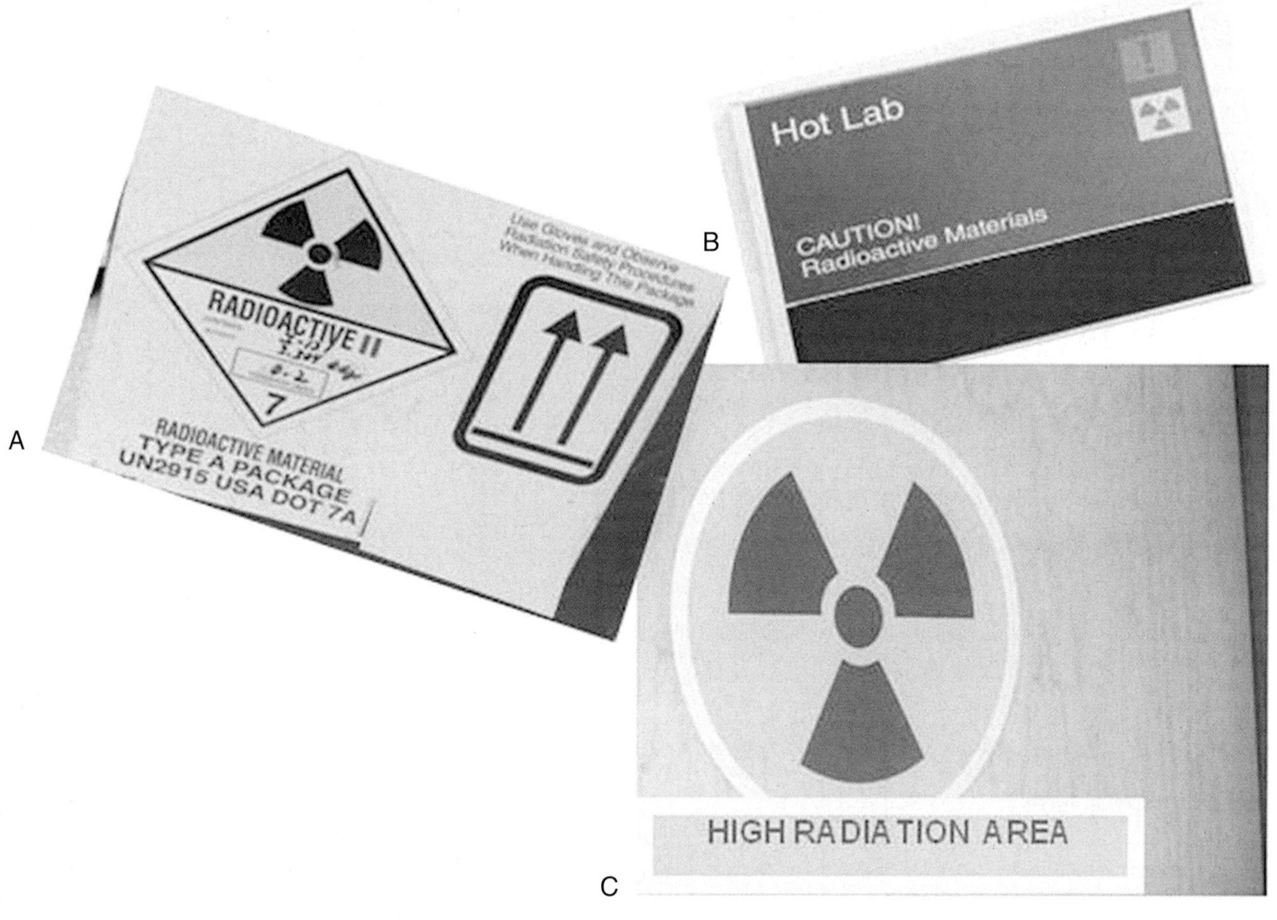

1．一些包装贴有标志牌 A，标志牌 A 的意思是什么？哪个联邦机构管理放射性物质包装 / 材料装运的标志牌？

2．B，“热室”这个标志牌一般悬挂在核医学科的热室门外。下面哪种情况悬挂“热室”标志牌不合适？（a）存储负荷心肌显像时食物和饮料的地方；（b）放射性药物注射前准备药物的地方；（c）常规污染监测本底辐射时。

3．C，什么是“高辐射区”就如上图所示门上的标志？

4．2007 年国际原子能机构和国际标准化组织颁布了一个修改后的标志，是经典三叶草图标的补充，增加公众对潜在辐射源的认识，传递给公众“危险—远离”的信息。这个标志牌有哪些部分组成？什么地方可以用此标志牌？

病例 187

放射安全：标志牌

1. 大多数放射性物质包装箱使用 A 标志牌，对于防止正常运输中的泄漏和小事故泄漏已足够。大量 / 高放射性活度需要粘贴 B 标志牌，主要目的是防止大事故。美国运输部控制着放射性物质的标志和运输。
2. (a) 不合适，食物、饮料不应与放射性物质存储在同一房间。(b) 合适，使用该标志牌后表示该区域有放射性物质。(c) 不合适，本底放射性测量应远离放射源区域。
3. 高辐射区域是指局部辐射使个体在距离辐射源或辐射穿透后 30cm 时 1 小时接受剂量大于 0.1 拉姆（1 毫西弗）
4. “危险 - 远离”标志牌包含经典的三叶草标志，此标志的意思是（1）射线照向头颅；(2) 人离开此区域。此标志牌基于存储辐射源的地方存在危险，国际标准化组织认为这些地方有潜在损伤和 / 或死亡风险。

参考文献

IAEA Safety Standards: Categorization of Radioactive Sources. Safety Guide No. RS-G-1.9. Nuclear Regulatory Commission. Title 10 Code of Federal Regulations 20.1003.

Saha GP: *Physics and Radiobiology of Nuclear Medicine*, 3rd ed. New York: Springer-Verlag, 2006.

相关参考文献

Nuclear Medicine: THE REQUISITES, 3rd ed, p 14.

点 评

辐射区域指的是局部辐射水平使个体距离辐射源 30cm 时当量剂量超过 0.005 拉姆（0.05 毫西弗）。非常高辐射区域指的是局部辐射水平使个体距离辐射源 1m 时吸收剂量超过 500 拉德（5 格瑞）。

按照美国运输部条例和规章制度所有公共交通，包括高速公路、水路、和 / 或飞机都可运输放射性物质。这些规定主要是保护非放射性工作的公众受到意外照射。放射性物质活度如小于或等于 0.002μCi/g，则不受美国运输部运输条例的限制，但要符合美国核管理委员会标志和安全规定。核医学科最常使用上面的 A 标志牌。标志牌 A 的重要信息是核素种类和性状（胶囊、粉状或液体）。

病例 188

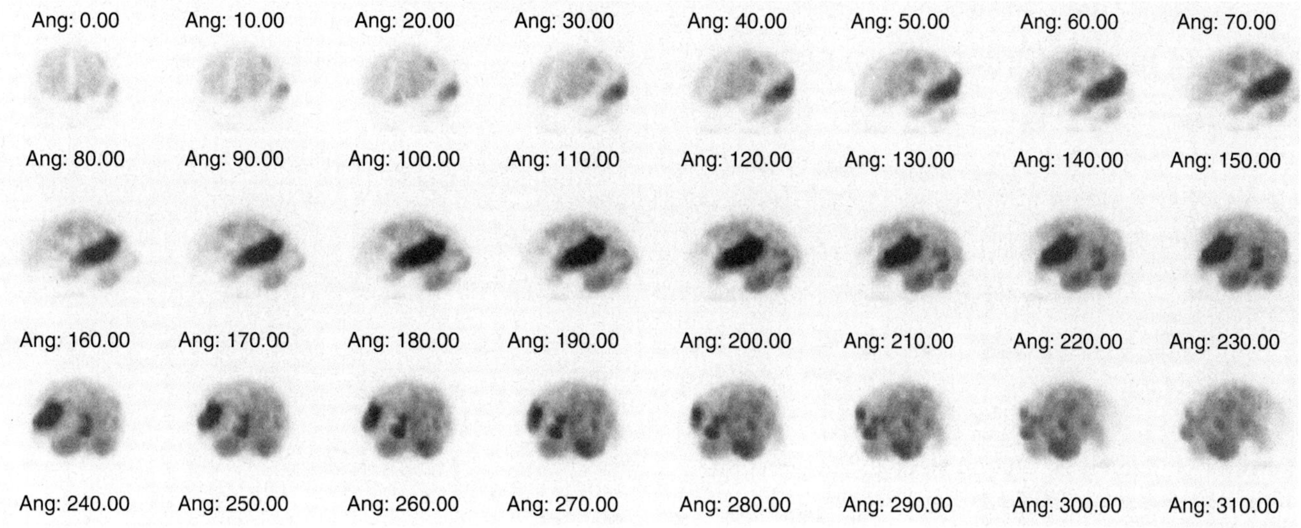

Ang: 0.00 Ang: 10.00 Ang: 20.00 Ang: 30.00 Ang: 40.00 Ang: 50.00 Ang: 60.00 Ang: 70.00
Ang: 80.00 Ang: 90.00 Ang: 100.00 Ang: 110.00 Ang: 120.00 Ang: 130.00 Ang: 140.00 Ang: 150.00
Ang: 160.00 Ang: 170.00 Ang: 180.00 Ang: 190.00 Ang: 200.00 Ang: 210.00 Ang: 220.00 Ang: 230.00
Ang: 240.00 Ang: 250.00 Ang: 260.00 Ang: 270.00 Ang: 280.00 Ang: 290.00 Ang: 300.00 Ang: 310.00

29 岁男性患者最近出现发热和头痛，无明确疾病史。

1．请描述 ^{99m}Tc-HMPAO SPECT 重建图表现。0 度是前位投影图，90 度是左侧位投影图。

2．上述图像特征的生理学基础是什么？

3．此患者出现上述征象时，应和哪些疾病相鉴别？

4．结合此患者的病史，最可能的诊断是什么？

病例 188

中枢神经系统：^{99m}Tc–HMPAO SPECT 疱疹性脑炎

1．左侧颞叶放射性分布增加。
2．左侧颞叶血流灌注增加。
3．癫痫发作（发作期）、感染、肿瘤。
4．疱疹性脑炎。

参考文献

Ackerman ES, Tumeh SS, Charon M, et al: Viral encephalitis: imaging with SPECT, *Clin Nucl Med* 13:640-643, 1988.

Meyer MA, Hubner KF, Raja S, et al: Sequential positron emission tomography evaluations of brain metabolism in acute herpes encephalitis, *Neuroimaging* 4:104-105, 1994.

相关参考文献

Nuclear Medicine: THE REQUISITES, 3rd ed, pp 436-437.

点 评

疱疹性脑炎预后差且进展迅速，因此早期诊断和治疗非常重要。患此病后有生命危险且多数存活患者会有永久性记忆和认知功能障碍。临床诊断靠非特异性的神经系统体征，这些体征提示颞叶功能异常和局部脑电异常。MRI 的敏感性高、边缘结构的空间分辨率高，是早期诊断的方法。当 MRI 不能做出诊断时，脑灌注 SPECT 或 FDG-PET 可辅助做出诊断。尽管部分疱疹性脑炎患者颞叶外侧部放射性分布增高，但典型显像特征是颞叶中间和外侧部分放射性分布增高。

FDG-PET 显像示多数原发性和继发性脑肿瘤葡萄糖代谢增高。血流随代谢改变而改变，大多数脑肿瘤的血流灌注增加，但 ^{99m}Tc-HMPAO SPECT 脑灌注显像很少显示肿瘤摄取显像剂增加，原因还不清楚，可能由于缺少某种受体。癫痫病灶发作期 FDG PET 显像和脑灌注 SPECT 显像示病灶放射性分布增加，而发作间期放射性分布减少。

病例 189

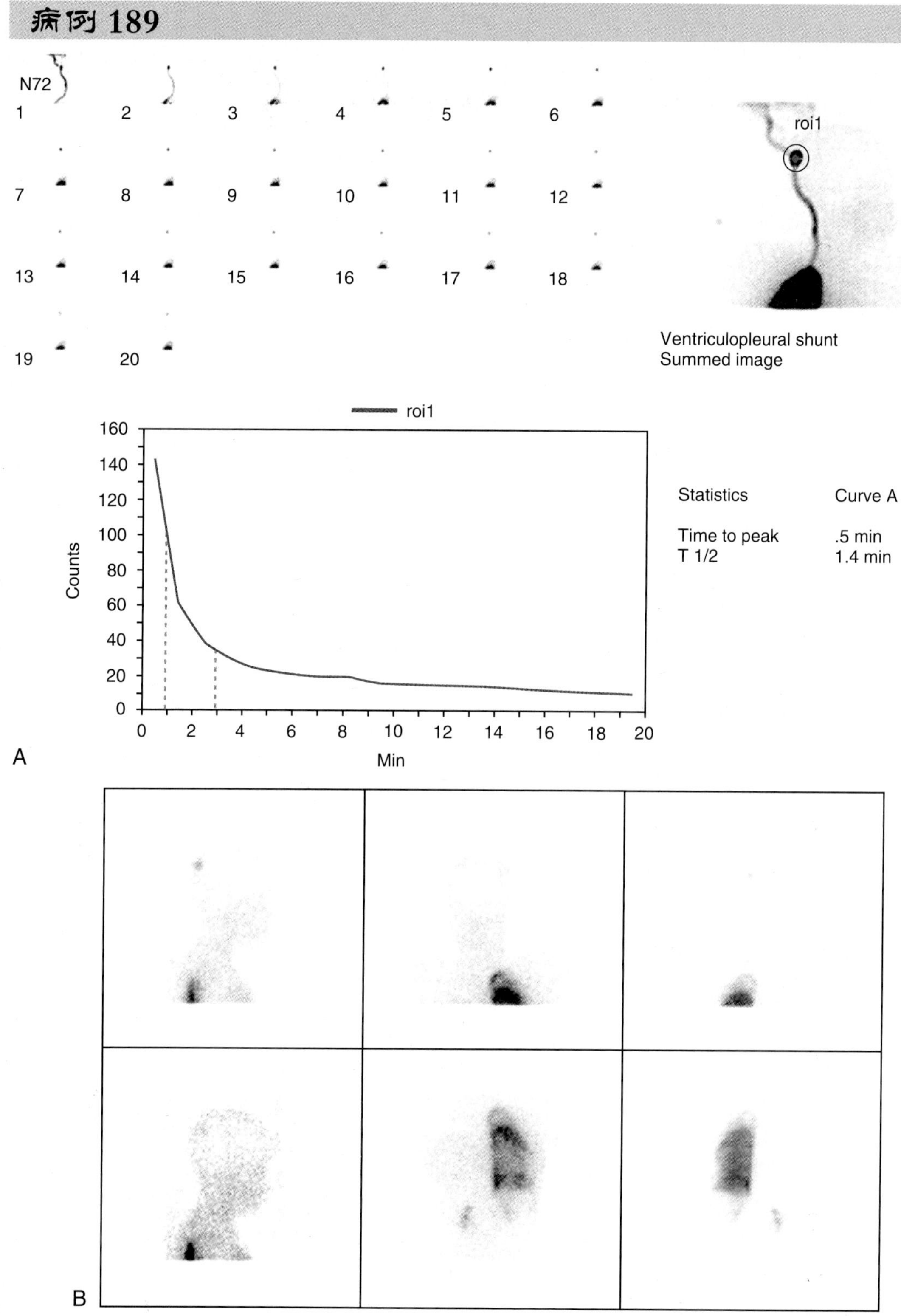

12 岁男孩因脑积水曾行几次脑室分流术。A，头皮分流池注射放射性药物 20min 内动态图像和时间放射性活度曲线。B，动态显像结束后的静态像。

1．使用的放射性药物是什么？

2．请描述图像 A（动态相）和 B（静态相）的表现。

3．请解释上述表现。

4．在这种情况下，应行哪种类型的分流？

病例 189

中枢神经系统：脑室胸腔分流显像

1. 放射性药物是 ^{99m}Tc-DTPA 或 ^{111}In-DTPA。
2. A：分流储藏池内放射性被快速清除，分流管末端放置在胸腔。B：分流管内没有放射性，放射性全在胸腔。
3. 脑室胸腔分流通畅。
4. 脑室胸腔分流是脑积水最常用分流方式。脑室腹腔分流失败后常行脑室心房分流术和脑室胸腔分流术。

参考文献

Uvebrant P, Sixt R, Bjure J, Roos A: Evaluation of cerebrospinal fluid shunt function in hydrocephalic children using 99mTc-DTPA, *Childs Nerv Syst* 8(2):76-80, 1992.

Vernet O, Farmer JP, Lambert R, Montes JL: Radionuclide shuntogram: adjunct to manage hydrocephalic patients, *J Nucl Med* 37(3):406-410, 1996.

相关参考文献

Nuclear Medicine: THE REQUISITES, 3rd ed, pp 446-449.

点 评

脑室脑脊液分流术是治疗脑积水或特发性颅内高压的常用手术方法。约98%的分流行脑室腹腔分流术，该方法并发症较少。脑室心房分流术占脑室脑脊液分流术比例小于1%，一般用于有腹部手术史或腹腔感染的患者，更少用方法是脑室胸腔分流术。

分流术后症状缓解但随时间延长患者再次出现症状或原有症状加重则应怀疑分流失败。分流失败可由于分流管近端或远端阻塞、感染或机械故障。

医生、护士或医生助理应测量颅内压，方法是抽出少量脑脊液后往分流池内注入少量放射性示踪剂。有时短暂闭塞分流管远端将显像剂反流入脑室可评估分流管近端是否通畅，如果没有反流则提示梗阻，应即刻清除储藏池和分流管。如手术方式是脑室腹腔分流术则能看到示踪剂通过引流管后分布在腹腔。如手术方式是脑室心房分流术则放射性示踪剂很快从引流管清除进入血循环。分流管内放射性滞留则提示分流管阻塞。如手术方式是脑室胸腔分流术则放射性示踪剂应该很快进入胸腔。

病例 190

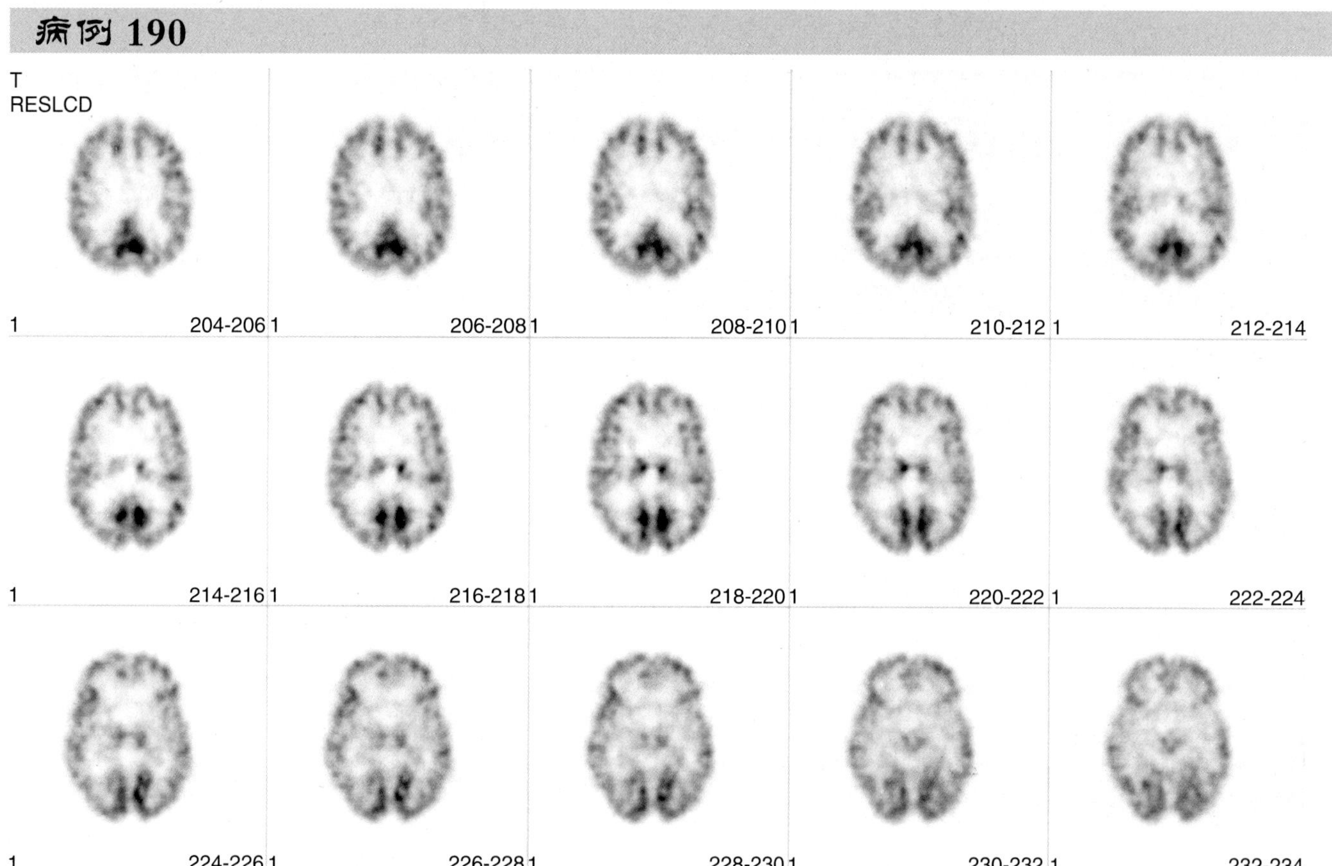

33 岁男性患者，因神经系统症状行 ^{18}F-FDG-PET 扫描。

1．请描述 FDG-PET 扫描的表现。

2．患者症状可能是什么？

3．病理特征是什么？

4．诊断是什么？

病例 190

中枢神经系统：FDG-PET——亨廷顿病

1. 基底节代谢减低。
2. 渐进性运动异常包括无意识性舞蹈病样不自主运动和不能运动的木僵状态，伴渐进性认知功能减退。
3. 纹状体神经元变性，尾状核的病变比壳核严重。
4. 亨廷顿病。

参考文献

Boecker H, Kuwert T, Langen KJ, et al: SPECT with HMPAO compared to PET with FDG in Huntington's disease, *J Comput Assist Tomogr* 18:524-528, 1994.

Marshall VL, Reininger CB, Marquardt M, et al: Parkinson's disease is overdiagnosed clinically at baseline in diagnostically uncertain cases: a 3-year European multicenter study with repeat [123I]FP-CIT SPECT, *Mov Disord* 24:500-508, 2009.

相关参考文献

Nuclear Medicine: THE REQUISITES, 3rd ed, pp 440-441.

点 评

亨廷顿病是常染色体显性遗传病且病因不清，常在中年出现症状。该病的症状和体征是渐进的过程，临床症状包括舞蹈病样运动、不能运动的僵硬状态、行为改变和痴呆。疾病后期尾状核的头和额叶萎缩，但在疾病早期 CT 和 MRI 未见异常表现。FDG-PET 显像可见尾状核和壳核低代谢，而正常情况下这两部位的葡萄糖代谢与皮质相似。代谢减低早于 CT 显示的萎缩，1/3 的高危患者可见尾状核的低代谢。

帕金森病是另一种运动障碍疾病，该病是由于黑质黑色素细胞丧失，临床表现为运动迟缓、震颤和僵硬。20%～30%的患者在疾病后期出现痴呆症状。SPECT 和 PET 显像没有特征性表现。然而严重帕金森病痴呆患者的 SPECT 和 PET 显像与阿尔茨海默病合并是很难区分的（即双侧后顶颞叶、额叶的低代谢和低灌注）。

不久的将来 ^{123} 碘氟潘注射液（DaTSCAN）可能得到美国 FDA 批准并用于诊断帕金森病。氟潘与多巴胺能神经元的突触前多巴胺转运体有很强亲和性。帕金森病患者基底节区摄取该显像剂明显减少。

病例 191

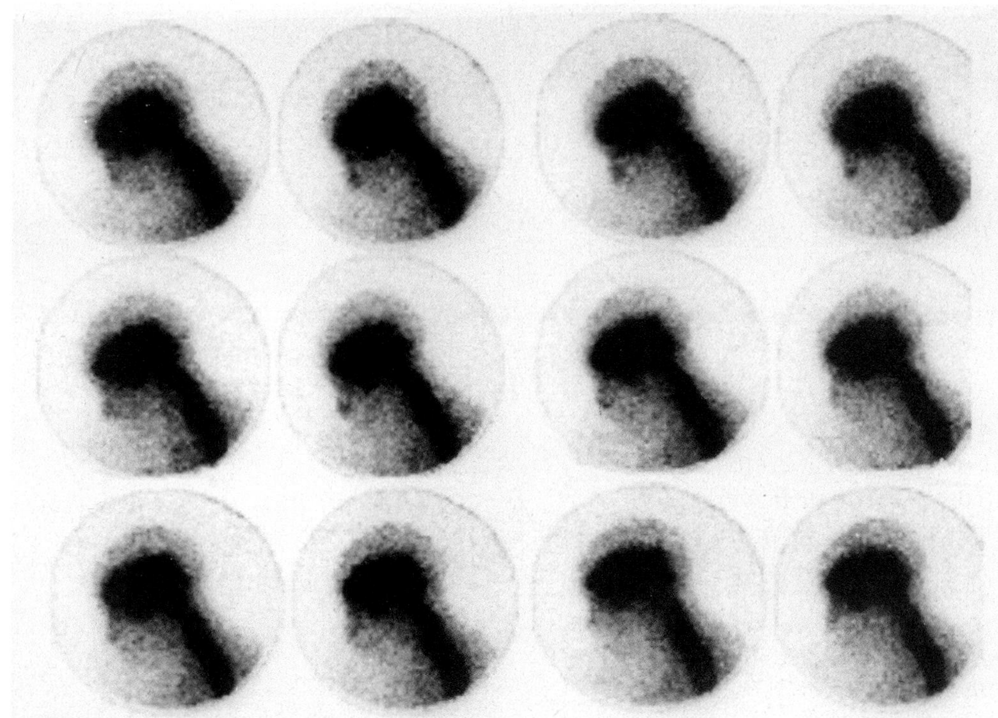

53 岁女性患者，有头部外伤史，最近出现头痛和鼻漏。注射显像剂后 1 小时采集左侧位像。

1．请描述所使用放射性药物。
2．如何使用该放射性药物？
3．请描述该图像的异常，并做出解释。
4．如何进一步确定异常的部位？

病例 191

中枢神经系统：脑脊液漏

1．^{111}In-DTPA
2．鞘内注射
3．鼻部出现异常放射性，提示脑脊液漏，漏的位置可能在筛板。
4．前位相采集。上、中和下鼻甲放置纱布。

参考文献

Harbert JC: Radionuclide cisternography. In: Harbert JC, Eckelman WC, Neumann RD (eds): *Nuclear Medicine, Diagnosis and Therapy.* New York: Thieme, 1996, pp 396-398.

Lawrence SK, Sandler MP, Partain CL, et al: Cerebrospinal fluid imaging. In: Sandler MP, Coleman RE, Wackers FJTh (eds): *Diagnostic Nuclear Medicine*, 3rd ed. Baltimore: Williams & Wilkins, 1996, pp 1163-1176.

相关参考文献

Nuclear Medicine: THE REQUISITES, 3rd ed, pp 446-449.

点　评

临床诊断脑脊液漏和耳漏很困难。大多数漏只漏出少量脑脊液，且是间断性漏。部分患者表现为脑膜炎反复发作，部分患者症状轻微而未引起患者的注意。显像的目的是确定脑脊液漏的部位。多种方法(如注射泛影葡胺 CT 扫描和 MRI）可定位脑脊液漏的部位。放射性核素显像仍是一古老、成熟的诊断方法，对许多病例十分有用。

外伤和手术是脑脊液漏最常见原因。脑积水和先天性缺陷是相对少见的非外伤原因。脑脊液漏可发生在额窦到颞骨的任何部位。筛板最容易发生骨折。脑脊液耳漏是脑脊液漏少见的形式。尽管已观察到通过咽鼓管的脑脊液耳漏，但硬脑膜穿孔并与颞骨岩部相通是耳漏常见原因。

本病例显像时双侧上、中和下鼻甲放置鼻纱布，主要目的是鉴别额窦、筛窦和上颌窦漏。这些纱布应在计数器里计数而不是显像，计数比显像更敏感。诊断脑脊液鼻漏时行侧位相和前位相，诊断耳漏时行后位相。

病例 192

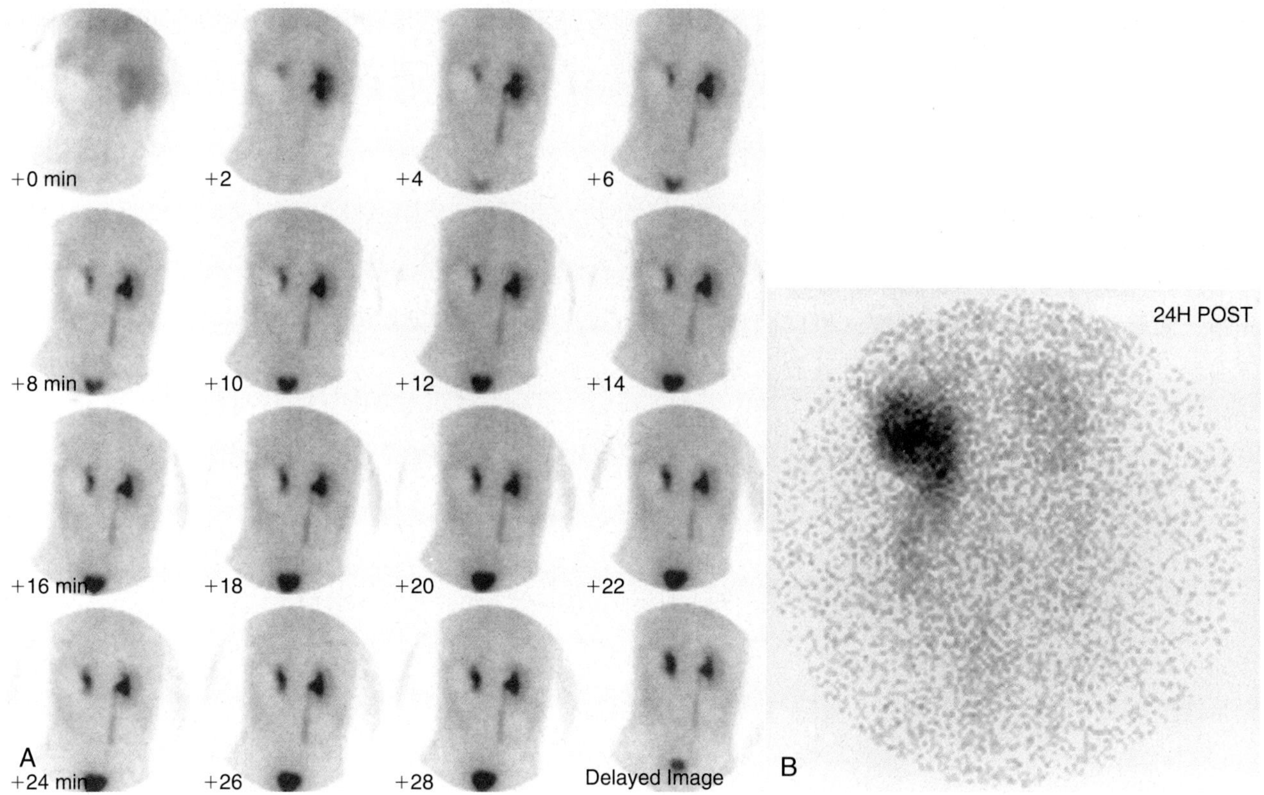

55 岁女性肾结石病史患者，最近出现侧腹痛。患者行 30 分钟肾动态显像（A）和 24h 延迟显像（B）。

1．该显像的表现是什么？

2．请解释上述图像。

3．诊断是什么？

4．可能原因是什么？

病例 192

泌尿系统：尿瘘和尿性囊肿

1. 早期图像上清晰可见一放射性分布缺损区，占据左肾窝大部分区域，仅左肾上极有功能。放射性分布缺损区使清除到左肾盂的放射性向中线移位。右侧肾盂和上 2/3 输尿管可见放射性分布。双肾清除显像剂功能受损，早期图像上放射性分布缺损区在延迟图像上可见放射性填充，且位置低于早期放射性分布缺损区。
2. 放射性分布缺损区是尿性囊肿。随时间延长，含放射性的尿液进入放射性分布缺损区并与无放射性的尿性相混。尿性囊肿区的放射性随时间延长而增加，而肾和本底放射性逐渐被清除。
3. 活动性尿瘘和尿性囊肿
4. 尿路梗阻。

参考文献

Titton RL, Gervais DA, Hahn PF, et al: Urine leaks and urinomas: diagnosis and imaging-guided intervention, *Radiographics* 23:1133-1147, 2003.

相关参考文献

Nuclear Medicine: THE REQUISITES, 3rd ed, pp 245, 253.

点　评

当肾盂压力到达一临界点后，集合系统最脆弱的部分——肾盏穹窿会断裂。少见的情况是撕裂影响到肾盏或输尿管。急性输尿管梗阻、逆行肾盂造影、正常腹部加压的静脉肾盂造影和大量膀胱输尿管反流均可致肾盂压力增高。自发性尿渗（不是由外伤、器械或手术所致）常由输尿管结石所致，但该过程是自限性的。如梗阻未解除可致尿液持续渗漏，而形成一有包膜的腹膜后尿囊，即尿性囊肿。成人自发性尿性囊肿位于肾周围。

小穿孔一般不引起尿性囊肿，除非渗漏伴远侧梗阻。尿性囊肿一般没有临床症状，只有在尿性囊肿很大的情况下才出现症状。此类患者腹部可触及一软的肿块，伴腹部不适、体重下降、恶心、隐匿的腹痛或背部不适。尿性囊肿由于其肿块效应可加重梗阻症状。尿性囊肿治疗包括修复梗阻、切除和引流囊肿。

病例 193

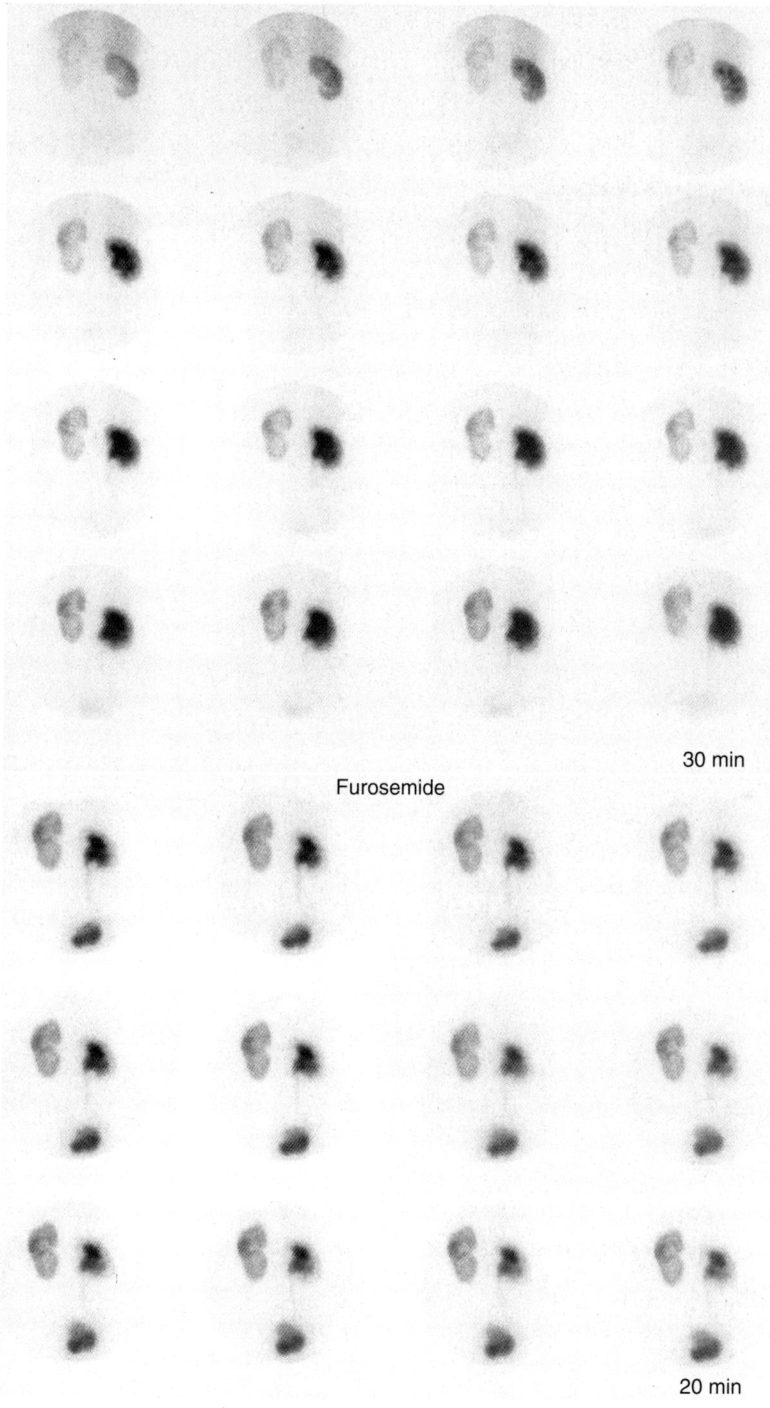

患有宫颈癌转移的 51 岁女性患者，最近 CT 发现肾积水。

1．请描述该扫描表现。
2．使用呋塞米前可观察到哪种表现？
3．使用利尿剂（呋塞米）前和后的诊断是什么？
4．如何计算分肾功能？

病例 193

泌尿系统：利尿肾图——双侧梗阻

1. 左肾皮质摄取显像剂延迟且减少，未见显像剂排入肾盏或肾盂。右肾皮质摄取和清除显像剂速率快，显像剂很快排入集合系统，右侧输尿管持续显淡影，注射利尿剂后右肾未见明显变化。
2. 肾集合系统可见放射性聚集。
3. 注射呋塞米前：左肾完全梗阻，右侧肾积水可疑梗阻。注射呋塞米后：左肾完全梗阻，右肾梗阻。
4. 注射显像剂后 1 ~ 3min 单肾摄取显像剂百分数与双肾功能有关（显像剂排泄到肾盏或肾盂前首先是皮质摄取）。

参考文献

Piepsz A, Ham HR: Pediatric applications of renal nuclear medicine, *Semin Nucl Med* 36:16-35, 2006.
Taylor AL: Radionuclide renography: a personal approach, *Semin Nucl Med* 29:102-127, 1999.

相关参考文献

Nuclear Medicine: THE REQUISITES, 3rd ed, pp 234-244.

点　评

注射利尿剂并不适用于完全梗阻，因高位梗阻患者肾盂没有显像剂滞留。利尿肾图对于不全梗阻患者非常有用（即尿液排入到集合系统并滞留在肾盂）。如使用利尿剂后集合系统未见显像剂滞留，则不是梗阻（如先天性肾积水或肾盂输尿管反流性肾积水）。该方法对梗阻手术治疗后集合系统仍扩张和集合系统部分梗阻的患者（如盆腔肿瘤压迫输尿管，CT 发现肾积水）也有价值。注射利尿剂的作用不是诊断是否有梗阻，而是确定是否需要紧急介入治疗（如支架）来保护肾功能。如注射利尿剂后排泄通畅则提示患者肾功能不会在短期内恶化。

注射呋塞米后能定量示踪剂排出速率。一种常用方法是计算半排时间。与其他系统核医学图像一样，定量分析应与图像相结合。排出速率正常值与所使用方法有关。一些医院注射完显像剂后即刻注射利尿剂，而另一些医院肾盂充满放射性后再注射利尿剂，还有的医院在 25 ~ 30min 扫描将结束时注射利尿剂。如检查目的特殊则检查前应将方法标准化。应常规采集排尿后静态图像，坐位像对诊断也有帮助，特别是儿童患者。

病例 194

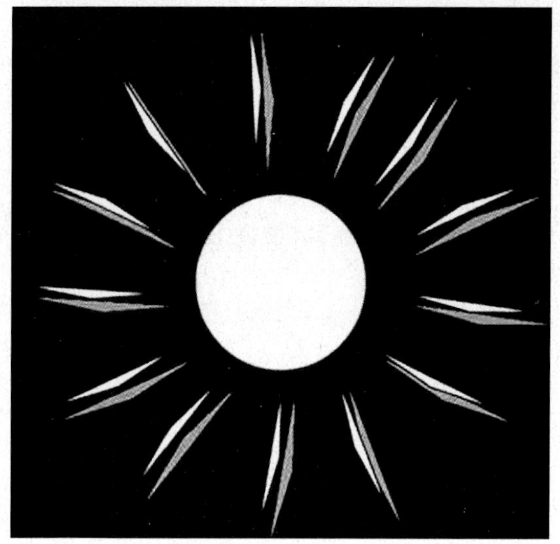

1. 射线照射的主要来源是什么？
2. 哪些因素决定射线照射损伤的程度？
3. 请叙述过度射线照射损伤的表现？
4. 请叙述随机效应和非随机效应的不同？请各举一个例子，两者有剂量限值吗？

病例 194

放射安全：过度射线照射

1. 自然的（如氡气、宇宙射线、体内、外部环境［岩石、土壤等］）和人造的（如 X 线、γ 射线、消费品）。
2. 射线的类型，剂量和持续时间，剂量率，被照射器官，传递到被照射器官的能量。
3. 躯体效应包括红斑、放射性皮炎、白内障、癌症发病率增高。畸形效应发生在出生前且在受照射个体的后代中出现（如先天畸形、智力障碍）。基因效应发生在怀孕前且在受照射个体的后代中出现（如哮喘、糖尿病、癫痫、贫血）。
4. 随机效应：没有剂量限值且随机发生，随照射剂量增加发生概率增加。最严重的是与照射剂量无关（如癌症），一般发生于照射后数年。非随机效应或确定性效应：有剂量限值，照射副作用的严重程度随照射剂量增加而变化。

参考文献

Graham DT, Cloke PJ: *Principles of Radiological Physics*, 4th ed. Philadelphia: Elsevier, 2003, p 343.

Stabin MG: *Radiation Protection and Dosimetry*. New York: Springer, 2007, p 92.

Wootton R: *Radiation Protection of Patients*. Cambridge, UK: Cambridge University Press, 1993, pp 24-25.

相关参考文献

Nuclear Medicine: THE REQUISITES, 3rd ed, pp 15-18.

点　　评

急性放射综合征是短时间内辐射照射剂量大于 50 拉德导致的疾病。最常见表现在皮肤、中枢神经系统、造血组织和胃肠道。最早的症状包括恶心、呕吐和腹泻（前驱期），持续几分钟到几小时。潜伏期发生在前驱期后几小时到几周，一般没有症状。随后是症状明显期，在此阶段患者症状不同，持续时间几小时到几个月。最后阶段是患者恢复(几星期到 2 年)或者死亡。

过度照射后死亡最常见原因是造血功能衰竭、血管损伤、胃肠道黏膜损伤、中枢神经系统损伤以及感染。中枢神经系统受侵是临床表现最严重且可致过度照射后 3 天内死亡。

当照射剂量超过 600 ~ 800cGy 时可致男性永久性不孕。当照射剂量超过 500 ~ 800cGy 时可致女性永久性不孕。胎儿过度照射可致智力发育障碍或胚胎死亡和流产。

病例 195

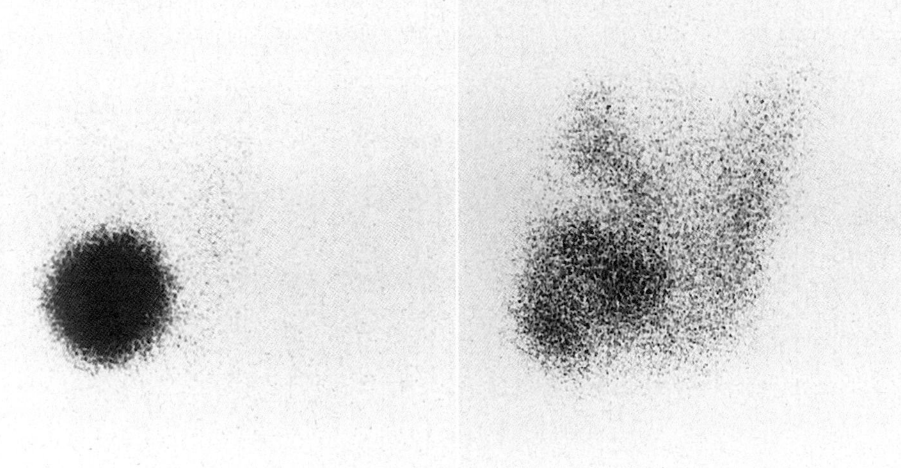

44 岁女性患者接受了两次 ^{131} 碘扫描，两次扫描间隔时间是 1 年，扫描时均有甲状腺毒症。

1．患者第一次扫描（左图）最可能的诊断是什么？

2．两次扫描之间患者接受了何种治疗？

3．第二次扫描（右图）患者的甲状腺功能如何？诊断是什么？

4．如患者 TSH 水平低但不是抑制状态的 TSH，而甲状腺激素水平正常，诊断是什么？

病例 195

内分泌系统：毒性甲状腺结节的治疗

1. 右叶功能自主性毒性甲状腺腺瘤。
2. 患者接受了 ^{131} 碘治疗。患者的结节仍是高功能结节且伴有“冷区”，可能有出血、坏死或两者兼有，但不再抑制余部甲状腺功能。
3. 患者的甲状腺功能是正常。
4. 仍是功能自主性甲状腺腺瘤，治疗不彻底。

参考文献

Becker DV, Hurley JR: Radioiodine treatment of hyperthyroidism. In: Sandler MP (ed): *Diagnostic Nuclear Medicine*, 3rd ed. Baltimore: Williams & Wilkins, 1996, pp 943-958.

Sarkar SD: Benign thyroid disease: what is the role of nuclear medicine? *Semin Nucl Med* 36:185-193, 2006.

相关参考文献

Nuclear Medicine: THE REQUISITES, 3rd ed, pp 88-94.

点　评

第一次扫描后患者行 ^{131} 碘治疗，甲状腺素水平恢复正常。第二次甲状腺扫描是因为右叶结节和持续抑制的 TSH 水平。第二次扫描显示：与甲状腺其余部分相比右叶结节仍是高功能，但较第一次扫描时明显减低。放射性碘治疗单发功能自主性结节效果非常好；然而有时需要行第二次治疗。如这种治疗有效，则结节将变成冷结节（无功能）。

放射性碘治疗的短期和长期副作用非常少。放射性碘治疗甲状腺功能亢进已有 50 多年历史，该方法安全、有效。治疗功能自主性甲状腺腺瘤的剂量一般是 20 ~ 30mCi，比治疗 Grave 病的剂量要大，因为功能自主性结节对于放射性碘的耐受性更强。许多研究显示放射性碘治疗的副作用（如继发肿瘤、白血病、不孕、后代畸形）；然而接受放射性碘治疗组的患者发病率并未明显高于未治疗组。碘治疗后少部分患者会出现甲亢症状短期加重和颈部疼痛，这些症状可用 β 受体阻滞剂和消炎药物对症治疗。怀孕患者是 ^{131} 碘治疗的禁忌证，由于 ^{131} 碘能通过胎盘。胎儿于怀孕后 10 周即可有摄取碘和碘化功能，因此如孕妇行 ^{131} 碘治疗则导致胎儿先天性甲低。

病例 196

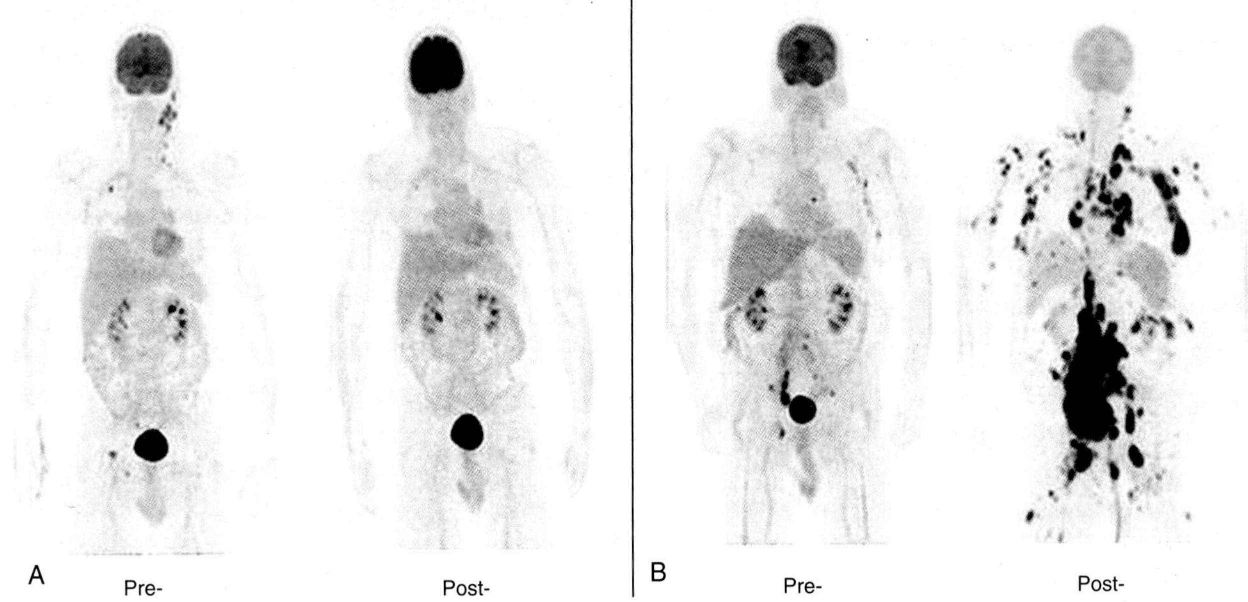

两滤泡型淋巴瘤患者（A 和 B）复发放射免疫治疗前和治疗后分别进行了 FDG-PET 显像。

1. 在非霍奇金淋巴瘤，哪种放射性药物可用于放射免疫治疗？该药物的靶抗原是什么？
2. 请描述患者 A 和 B 的疗效，两患者疗效不同的原因是什么？
3. 放射免疫治疗时剂量限制的器官 / 系统是什么？如何监测副反应？
4. 美罗华治疗无效的患者放射免疫治疗是不是有效？请解释这种现象。

病例 196

FDG-PET——放射免疫治疗疗效

1. ^{131}I- 托西莫单抗(百可沙)和钇 -90 替伊莫单抗(泽娃灵)。这两药物的靶抗原是 B 淋巴细胞表面的 CD20。
2. 患者 A 对治疗有较好疗效，仅右侧胸肌下单个淋巴结仍有病变。患者B疗效较差，病情有进展。
3. 放射免疫治疗的剂量限制是血液毒性。大部分患者会出现轻到中度血小板减少症和中性粒细胞减少症，必须监测血细胞计数值直到恢复正常，这种副作用一般在治疗后 4 ～ 7 周出现，经常是 30 天左右。
4. 是的，美罗华治疗无效的患者仍然能接受抗 CD20 的放射免疫治疗，并且这些患者的预后好。核素发射的 β 射线对肿瘤中心细胞产生“交叉火力”作用，而杀死这些肿瘤细胞。

参考文献

Cheson BD, Leonard JP: Monoclonal antibody therapy for B-cell non-Hodgkin's lymphoma, *N Engl J Med* 359:613-626, 2008.

Jacene HA, Filice R, Kasecamp W, Wahl RL: ^{18}F-FDG PET/CT for monitoring the response of lymphoma to radioimmunotherapy, *J Nucl Med* 50:8-17, 2009.

相关参考文献

Nuclear Medicine: THE REQUISITES, 3rd ed, pp 293-296.

点 评

血小板计数小于 100,000 或者骨髓受侵大于 25%则不应行 CD20 介导的放射免疫治疗。治疗前显像很有必要。如使用替伊莫单抗（泽娃灵）治疗，显像的主要作用是显示病变生物分布的变化，显像剂是 ^{111}In（铟）标记的替伊莫单抗，而不是 ^{90}Y（钇）（一个纯发射 β 射线的核素）。如显像示生物分布正常，此患者就可接受按公斤体重计算的 ^{90}Y- 替伊莫单抗治疗，为防止血小板减少症的出现可对剂量进行适当调整。如使用 ^{131}I- 托西莫单抗（百可沙）治疗，则行低剂量的 ^{131}I- 托西莫单抗（百可沙）扫描，扫描后计算药物滞留时间，最后确定治疗量。

^{90}Y- 的替伊莫单抗和 ^{131}I- 托西莫单抗（百可沙）是鼠科 IgG 单克隆抗体。两药物已被 FDA 批准用于复发 / 难治低级别或滤泡性非霍奇金淋巴瘤。数据提示抗 CD20 在一线单药治疗中非常有效。^{90}Y- 替伊莫单抗最近被 FDA 批准作为非霍奇金淋巴瘤的一线治疗药物，也可以作为巩固化疗方案中的一种化疗药物。

目前已有证据显示泽娃灵和百可沙的生物学行为可能相似。与低级别淋巴瘤相比高级别淋巴瘤如套细胞淋巴瘤，^{131}I- 托西莫单抗（百可沙）和 ^{90}Y- 替伊莫单抗（泽娃灵）的疗效较差（31%对 63% ~ 70%）。FDG-PET 显像监测放射免疫治疗效果非常有价值。患者治疗后 3 个月如 SUV 值下降幅度大于 50%，则这些患者的无病生存期很长。

病例 197

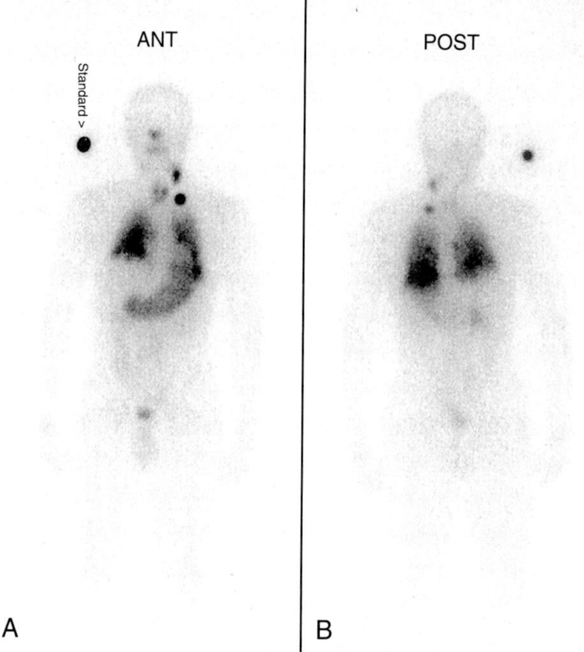

53 岁女性患者患有乳头状、滤泡状甲状腺癌，且行次全切除术。

1．这项检查是什么？所用的放射性药物是什么？

2．请描述 ^{131}I 摄取类型并给出相应解释。

3．甲状腺吸碘试验使用的碘剂量是多少？怀疑胸骨后甲状腺肿行 ^{131}I 扫描，应使用的剂量是多少（A）？甲状腺癌患者甲状腺切除术后行 ^{131}I 扫描，应使用的剂量是多少（B）？

4．Grave 甲亢患者、甲状腺毒性结节和甲状腺癌，请解释为什么使用 ^{131}I 治疗，而不是使用 ^{123}I 治疗。

病例 197

内分泌系统：甲状腺癌——全身扫描

1. ^{123}I 全身扫描。^{131}I 是放射性碘全身扫描最常用显像剂，但 ^{123}I 全身显像的图像质量好、与 ^{131}I 生物分布相似，本患者使用的是 ^{123}I。
2. 双肺野可见弥漫性 ^{123} 碘摄取，颈部、左侧锁骨上、下颈部可见局灶性放射性异常浓聚，这些浓聚灶符合甲状腺癌转移灶表现。
3. 吸碘试验的剂量是 10μCi；胸骨后甲状腺肿行甲状腺扫描的剂量是 50μCi，甲状腺癌术后行甲状腺扫描的剂量是 2 ~ 4mCi。一定要区分 mCi 和 μCi。
4. 发射 β 射线的 ^{131}I 被甲状腺滤泡细胞摄取，可起到治疗作用。

参考文献

Freitas JE: Therapy of differentiated thyroid cancer. In: Freeman LM (ed): *Nuclear Medicine Annual 1998*. Philadelphia: Lippincott-Raven, 1998.

Hurley JR, Becker DV: Treatment of thyroid cancer with radioiodine (131-I). In: Sandler MP, Coleman RE, Wackers FJTh, et al (eds): *Diagnostic Nuclear Medicine*, 3rd ed. Baltimore: Williams & Wilkins, 1996, pp 959-989.

相关参考文献

Nuclear Medicine: THE REQUISITES, 3rd ed, pp 94-98.

点 评

甲状腺癌患者行 ^{131}I 全身扫描在临床已应用几十年，然而这项检查有较高全身照射剂量（0.5rad/mCi）且可出现甲状腺顿抑（再次给予治疗剂量后，甲状腺细胞的摄碘能力减低）。因此 ^{123}I 被认为是 ^{131}I 的替代药物，并且 ^{123}I 扫描能提供相似诊断信息。^{123}I 的缺点是物理半衰期较短（半衰期是 13 小时），而限制 24 小时延迟显像（^{131}I 全身扫描一般于注射后 48 小时扫描），且 ^{123}I 费用高。甲状腺癌 ^{123}I 扫描使用剂量是 1.5mCi，常规甲状腺 ^{123}I 扫描使用剂量是 200μCi。

除甲状腺癌，行 ^{131}I 扫描的另一适应证是怀疑胸骨后甲状腺肿的患者。与 ^{123}I（能峰 159keV）相比 ^{131}I 能峰（364keV）高，胸骨对射线的衰减相对小。^{131}I 对正常甲状腺组织的照射剂量较高（1rad/μCi），因此甲状腺扫描时甲状腺接受的总剂量是 50 rad。行甲状腺扫描的大多是老年结节性甲状腺肿患者。大部分医院首选用 ^{123}I，而怀疑胸骨后甲状腺肿患者则首选 ^{131} 碘。

病例 198

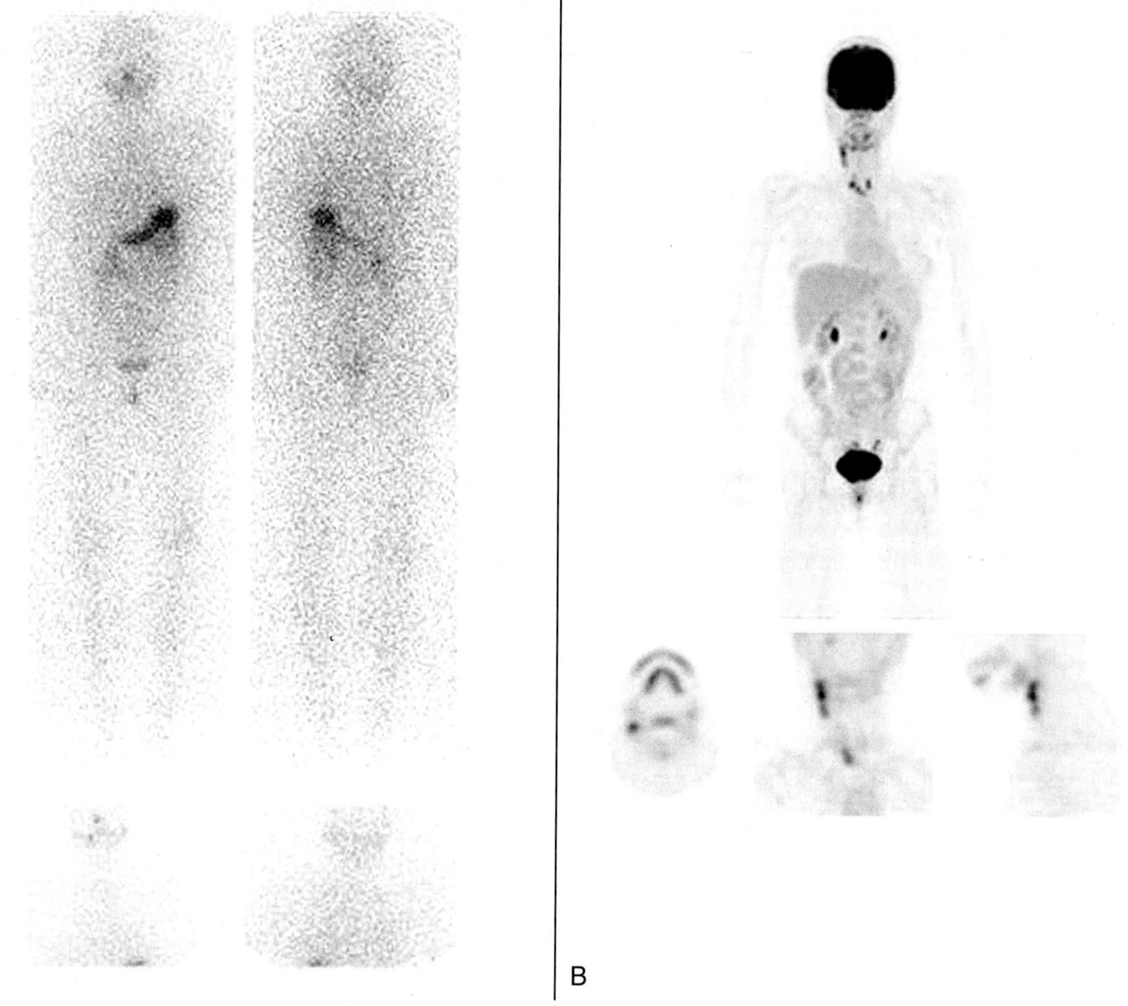

32岁女性患者2年前患乳头状甲状腺癌行甲状腺切除术和放射性碘清扫。最近患者甲状腺球蛋白水平逐渐升高。

A图，^{123}I全身扫描；B图，A图后2周行PET检查。

1．请描述A图显像表现，这种放射性分布正常或不正常？

2．请描述B图显像表现所见并做出相应解释。

3．对甲状腺癌患者，PET/CT检查的适应证是什么？

4．从B图所见，你能推断该甲状腺癌患者的分子特性是什么？

病例 198

肿瘤：FDG-PET 甲状腺癌

1. 这是正常的放射性碘全身扫描图像。口咽、腮腺、胃、肠、膀胱、生殖器可见碘的摄取和排泄。
2. 甲状腺部位可见 FDG 摄取。右侧颈部可见局灶性 FDG 摄取提示淋巴结转移。
3. 血清甲状腺球蛋白增高 / 全身 ^{131} 碘扫描阴性的甲状腺癌患者，PET/CT 可发现和定位复发部位。FDG-PET 扫描对分化较差的甲状腺癌和髓样癌也十分有用。
4. 如甲状腺癌病灶没有摄取放射性碘的能力而有摄取 FDG 的能力，则提示该肿瘤没有摄取碘和碘化功能，与该肿瘤去分化和向恶性程度更高转化有关。

参考文献

Finkelstein FE, Grigsby PW, Siegel BA, et al: Combined [^{18}F] fluorodeoxyglucose positron emission tomography and computed tomography (FDG-PET/CT) for detection of recurrent, ^{131}I-negative thyroid cancer, *Ann Surg Oncol* 15:286-292, 2008.

Lind P, Kohlfürst S: Respective roles of thyroglobulin, radioiodine imaging, and positron emission tomography in the assessment of thyroid cancer, *Semin Nucl Med* 34:194-205, 2006.

相关参考文献

Nuclear Medicine: THE REQUISITES, 3rd ed, pp 95-97.

点评

食入放射性碘后首先在小肠吸收，从此部位进入血流，后被甲状腺滤泡上皮细胞摄取并浓集。放射性碘也被分化好的甲状腺癌摄取。

大约 30% 的甲状腺癌患者失去摄取碘和碘有机化的能力，但仍然能分泌甲状腺球蛋白。与碘摄取能力高的甲状腺癌患者相比，甲状腺球蛋白水平增高而放射性碘全身扫描阴性的甲状腺癌患者总的生存率更低，临床治疗也比较难。过去这些患者将接受大剂量 ^{131} 碘治疗，根据血清甲状腺球蛋白水平确定 ^{131} 碘的疗效。

放射性碘全身扫描阴性的甲状腺癌患者中，FDG-PET/CT 扫描的阳性率可达到 93%。与传统显像方法和实验室检查相比，FDG-PET 扫描可改变很多患者的诊疗方案。肿瘤的准确定位可以方便外科手术切除和 ^{131} 碘治疗。FDG-PET 可以作为随访的一项基本检查。

病例 199

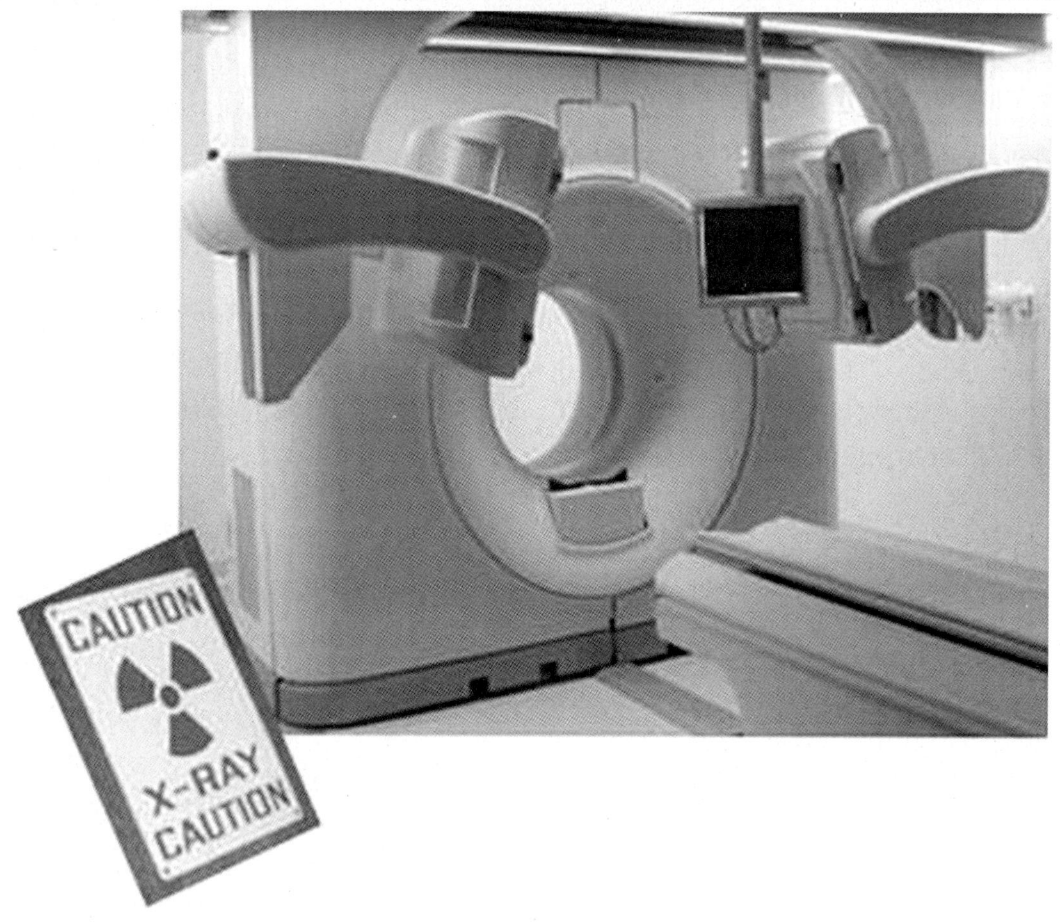

35 岁女性患者患有类癌综合征，建议行 ^{111}In- 奥曲肽扫描，全身平面显像示胸部有局灶性放射性异常摄取。核医学医师建议患者行胸部 SPECT-CT 扫描。

1．同机 SPECT/CT 显像的益处和缺点是什么？
2．SPECT/CT 检查时 CT 的设置常数（如 120kVp，400mAs），与成人相比小孩接受的有效剂量（有效剂量当量）偏高还是偏低，为什么？
3．SPECT/CT 检查时，减少或限制 CT 照射剂量的策略是什么？
4．与单纯 γ 相机相比，SPECT/CT 的哪些质量控制问题必须解决？

病例 199

放射安全：透射 CT

1. 与单纯 SPECT 和 SPECT、CT 分别采集后的融合图像相比，SPECT/CT 能提高医师诊断的信心和特异性。SPECT/CT 融合图像能显示放射性显像剂摄取部位与解剖位置的关系，同时使 CT 为基础的衰减校正成为可能。但 SPECT/CT 存在的问题是器官的生理性运动（心脏、呼吸、肠蠕动、膀胱充盈及对比剂移动）对图像的影响，这些运动可引起 SPECT 和 CT 图像的不匹配。
2. 偏高，如果用相同的设置参数，由于他们体重较轻，接受的有效剂量偏高。
3. 首先确定 CT 扫描对于该检查是不是必需。减少 X 线的射线能量（减少 kVp）、减少光子密度（通量）、多探测器 CT 可增加波束宽度、仅扫描临床需要检查的部位、根据扫描部位调节设置（如胸部还是盆腔）、乳腺防护、减少每次检查的扫描次数（即注射药物后 4h 和 24h CT 是不是都有必要？），利用现有扫描时自动减少照射剂量技术、根据患者体重调整设置、保证图像质量的前提下调整窗宽（pitch 与照射剂量成反比），这些措施均可减少 CT 扫描的照射剂量。
4. SPECT 的质量控制。CT 的质量控制：CT 空气 / 水用 Hu 为单位进行校正。机架是否配准决定衰减校正图能不能融入到融合图像，机架配准可确保图像配准准确。

参考文献

Chowdhury FU, Scarsbrook AF: The role of hybrid SPECT-CT in oncology: current and emerging clinical applications, *Clin Radiol* 63:241-251, 2008.

McNitt-Gray MF: AAPM/RSNA Physics Tutorial for Residents: topics in CT. Radiation dose in CT, *Radiographics* 22:1541-1553, 2002.

相关参考文献

Nuclear Medicine: THE REQUISITES, 3rd ed, pp 16-17.

点 评

儿童进行核医学和 CT 检查时，知道下列事宜非常重要：(1) 儿童各种组织对于射线更敏感，(2) 任何给定剂量的照射可导致更大有效剂量，(3) 接受照射后儿童患癌的间隔时间更长。检查前应与医生和家长讨论这些问题。

对于所有患者应尽可能减少照射剂量，不仅是女性、生育期或儿科患者。医生必须在减少照射剂量与高质量、能显示病变图像之间做出权衡。

病例 200

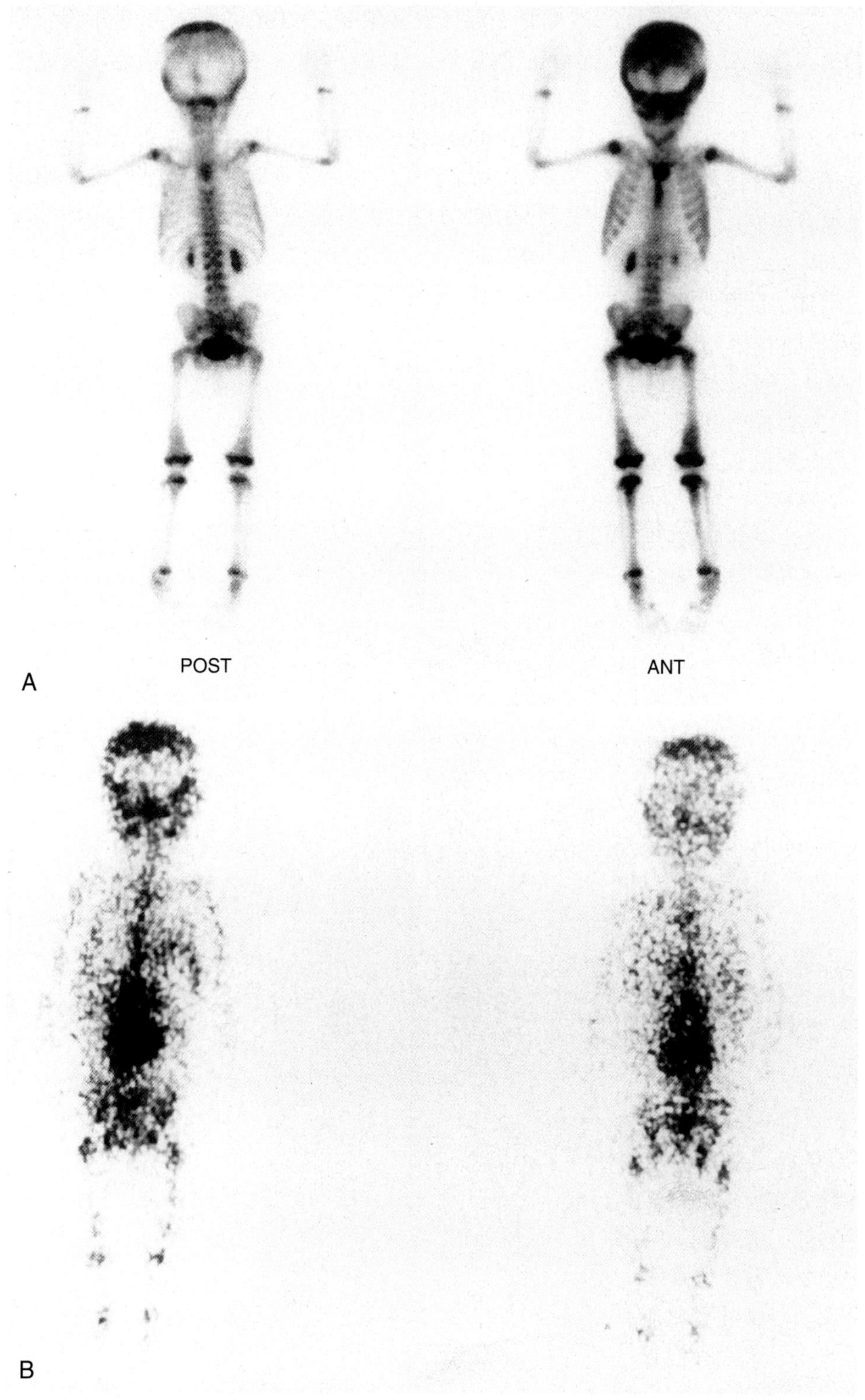

3 岁男孩，CT 发现腹膜后肿物

1．请描述 ^{99m}Tc-MDP 骨显像（A）和 ^{131}I-MIBG 扫描（B）的图像特点。

2．请对上述两个扫描的图像特点进行分析。

3．在这个年龄段导致骨外摄取显像剂最常见的肿瘤是什么？

4．诊断这种病骨转移最敏感的显像方法是什么？

病例 200

肿瘤：骨显像和 MIBG 扫描—神经母细胞瘤

1. 骨显像显示股骨远端和面部的骨有对称性放射性摄取。MIBG 扫描显示中腹部有放射性浓聚。骨显像图像上该区域可见左肾周的软组织影。MIBG 扫描可见弥漫性 MIBG 骨髓 / 骨摄取。
2. MIBG 图像上 MIBG 的异常摄取与神经母细胞瘤相符。骨显像图上相应区域可见轻微显像剂摄取。对称性股骨远端、颅骨和面部骨摄取显像剂提示有肿瘤转移的可能。此病例最终证实从头颅到足全身骨髓 / 骨有广泛转移。
3. 首先是原发性神经母细胞瘤。其次是骨肉瘤转移到肺。不同类型的肿瘤转移到肺、结肠和乳腺，偶尔骨显像也可见这些转移灶显影。
4. 骨显像和 ^{131}I-MIBG 或 ^{123}I-MIBG 扫描。

参考文献

Gelfand MJ: Metaiodobenzylguanidine in children, *Semin Nucl Med* 23:231-242, 1993.

Shulkin BL, Shapiro B: Current concepts on the diagnostic use of MIBG in children, *J Nucl Med* 39:667-688, 1998.

相关参考文献

Nuclear Medicine: THE REQUISITES, 3rd ed, pp 109-112.

点　评

很多神经母细胞瘤在发现的时候已是晚期，常行骨显像诊断是否有骨转移。神经母细胞瘤的转移灶起源于骨髓腔，骨显像可能低估转移侵犯的范围。神经母细胞瘤容易转移到生长板邻近的干骺端也是影响骨显像诊断的因素。此病例骨显像上轻微的变化与 MIBG 扫描上明显的变化形成鲜明对比。这两种检查联合应用可以最敏感的发现转移灶。

MIBG 能定位在肾上腺素能神经元、肾上腺髓质和神经母细胞瘤。正常 MIBG 扫描可见肝、软组织、血池有 MIBG 分布，但正常骨和骨髓不摄取 MIBG。肾上腺素能神经元控制的器官（如心脏、腮腺、脾）也有 MIBG 摄取。10%的患者行 MIBG 扫描时可见双侧肾上腺摄取显像剂。MIBG 扫描也可用于疾病分期和监测疗效。如治疗有效，MIBG 扫描能比骨显像更早发现变化。

^{123}I-MIBG 已经被 FDA 批准，且能在市场上得到。^{123}I-MIBG 由于其高的计数率和好的图像质量，使其成为 MIBG 显像时更好的一个显像剂。有人正研究将 ^{131}I-MIBG 作为神经母细胞瘤的治疗药物。